Klinische Anästhesiologie und Intensivtherapie

Band 23

Herausgeber:
F. W. Ahnefeld H. Bergmann C. Burri W. Dick
M. Halmágyi G. Hossli E. Rügheimer
Schriftleiter: J. Kilian

Die intravenöse Narkose

Herausgegeben von
F. W. Ahnefeld H. Bergmann C. Burri W. Dick
A. Doenicke M. Halmágyi G. Hossli E. Rügheimer

Unter Mitarbeit von
S. Agoston, F. W. Ahnefeld, K.-H. Altemeyer, E. Blazejewicz
H. Bergmann, A. Blahs, I. Bowdler, Ch. Bretz, E. Breucking
R. Degen, W. Dick, W. Dimai, A. Doenicke, E. Ebentheuer
W. Erdmann, S. Fitzal, H.-H. Frey, R. Gattiker, B. Grote
H. Haegler, G. Haldemann, M. Halmágyi, U. W. Heise
G. Hossli, H.-D. Kamp, W. Kapp, W. Klaus, D. Koch, J. Kugler
D. Langrehr, H. H. Mehrkens, B. Mutter, J. Neumark,
D. Newton, A. Opitz, I. Rietbrock, E. Rügheimer, H. Schoeppner
H. Suttmann, J. Tarnow, H.-D. Taube, B. Ulsamer
J. Wörschhauser

Mit 122 Abbildungen

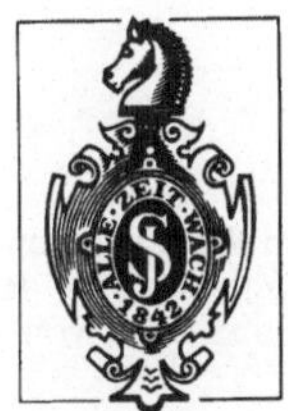

Springer-Verlag Berlin Heidelberg New York 1981

ISBN-13: 978-3-540-10953-2   e-ISBN-13: 978-3-642-68192-9
DOI: 10.1007/ 978-3-642-68192-9

Druck und Bindearbeiten: Offsetdruckerei Julius Beltz KG, Hemsbach
2119/3140-543210

Vorwort

In den zurückliegenden Jahren hat die intravenöse Narkose zweifellos an Bedeutung
gewonnen und die Verfahren der Inhalationsanästhesie zurückgedrängt. Dieser Vorgang
wurde nicht zuletzt durch Publikationen ausgelöst oder zumindest unterstützt, die nicht
nur die Nebenwirkungen von Inhalationsanästhetika auf den narkotisierten Patienten
selbst, sondern vor allem auch die schädlichen Auswirkungen auf das Anästhesiepersonal
betrafen. Ob diese Entwicklung berechtigt war, ob sich heute nicht schon wieder eine
Wende anbahnt, mag dahingestellt bleiben.

Intravenös anwendbare Anästhetika spielen nicht nur eine Rolle bei der Neuroleptanalgesie
oder anderen empfohlenen intravenösen Mono- bzw. Kombinationsnarkosen. Jede
Allgemeinnarkose wird heute mit einem i.v. Anästhetikum eingeleitet; die dafür verwendeten Medikamente haben im weiteren Sinne auch eine zunehmende Bedeutung im
Bereich der Prämedikation sowie der postoperativen Schmerzbekämpfung und Sedierung,
schließlich auch in der Intensivtherapie. In den zurückliegenden Jahren konnten auf diesem
Gebiet umfassende neue Forschungsergebnisse gesammelt werden, die die klinische Praxis
maßgeblich beeinflußt haben. So wurden unterschiedliche Formen intravenöser Kombinationsnarkosen empfohlen, die klassische Neuroleptanalgesie modifiziert, es stehen aber
auch zahlreiche neue Substanzen, z.B. aus der Reihe der Benzodiazepine, zur Verfügung
oder sie befinden sich in klinischer Prüfung. Insgesamt sahen wir in der Entwicklung der
letzten Jahre genügend Gründe, um das Thema „Die intravenöse Narkose" für die ganze
Breite der eben genannten Indikationen erneut aufzugreifen. Wir verfolgten bei der
Auswahl der Themen und in der Diskussion auch bei diesem Workshop das Ziel, über die
heute gültigen Grundlagen zu berichten und eine kritische Zwischenbilanz zu ziehen, um
daraus Empfehlungen für die klinische Praxis ableiten und auch einen Ausblick auf die
weitere Entwicklung vermitteln zu können. Wir hoffen, daß wir gemeinsam dieses Ziel
erreicht haben. Der Leser wird jedoch immer wieder feststellen, daß trotz der Bemühungen
zahlreiche praxisrelevante Fragen offen bleiben mußten, da die bisher vorliegenden
Ergebnisse der Forschung noch nicht für eine endgültige Beurteilung ausreichen und
daher in vielen Fällen noch keine allgemein gültigen Empfehlungen zu erstellen sind.
Auch die neu eingeführten Präparate ermöglichen keine risikofreie Narkose. Gerade die
differenzierte, auf den individuellen Fall ausgerichtete Anästhesie beinhaltet zusätzliche
Risiken, die z.B. die postoperative Überwachung betreffen.

Die Firma Eli Lilly hat als Sponsor das Workshop unterstützt und die Veranstaltung
ermöglicht, wir danken Herrn Köhler für die Hilfe bei der Organisation. Unser Dank gilt
den Referenten, ganz besonders für die engagierte Mitwirkung in der Diskussion, weiterhin
aber auch unseren Mitarbeitern und dem Springer-Verlag, ganz besonders Herrn Kilian,
der die Bürde der Schriftleitung und Koordination trägt.

Im August 1981   Die Herausgeber

Inhaltsverzeichnis

Verzeichnis der Referenten und Diskussionsteilnehmer

Prof. Dr. F. W. Ahnefeld
Zentrum für Anästhesiologie
der Universität Ulm
Steinhövelstraße 9
D-7900 Ulm (Donau)

Dr. K.-H. Altemeyer
Zentrum für Anästhesiologie
der Universität Ulm
Steinhövelstraße 9
D-7900 Ulm (Donau)

Prof. Dr. H. Bergmann
Institut für Anaesthesiologie (Blutzentrale)
des Allg. öffentl. Krankenhauses Linz
A-4020 Linz (Donau)

Prof. Dr. W. Dick
Zentrum für Anästhesiologie
der Universität Ulm
Prittwitzstraße 43
D-7900 Ulm (Donau)

Prof. Dr. A. Doenicke
Vorstand der Abteilung für Anaesthesiologie
der Chir. Poliklinik der Universität München
Pettenkoferstraße 8a
D-8000 München 2

Dr. S. Fitzal
Allgemeines Krankenhaus der Stadt Wien
Univ.-Klinik für Anaesthesie
und allgemeine Intensivmedizin
Spitalgasse 23
A-1090 Wien

Prof. Dr. H.-H. Frey
Laboratorium für Pharmakologie
und Toxikologie
Fachbereich Veterinärmedizin
Freie Universität Berlin
Koserstraße 20
D-1000 Berlin 33

Prof. Dr. R. Gattiker
Institut für Anästhesiologie
Universitätsspital
Rämistraße 100
CH-8091 Zürich

Dr. B. Grote
Medizinische Einrichtungen
der Universität Düsseldorf
Institut für Anaesthesiologie
Moorenstraße 5
D-4000 Düsseldorf 1

Dr. G. Haldemann
Institut für Anästhesiologie
und chirurgische Intensivstation
Kantonsspital
CH-5001 Aarau

Prof. Dr. M. Halmágyi
Institut für Anaesthesiologie des Klinikums
der Johannes Gutenberg-Universität Mainz
Langenbeckstraße 1
D-6500 Mainz (Rhein)

Prof. Dr. G. Hossli
Institut für Anästhesiologie
Universitätsspital
Rämistraße 100
CH-8091 Zürich

Dr. W. Kapp
Bärenfelsstraße 6
D-7889 Grenzach-Wyhlen

Prof. Dr. J. Kilian
Zentrum für Anästhesiologie
der Universität Ulm
Steinhövelstraße 9
D-7900 Ulm (Donau)

X

Prof. Dr. W. Klaus
Pharmakologisches Institut
der Universität zu Köln
Gleueler Straße 24
D-5000 Köln 41

Dr. H.-D. Kamp
Institut für Anaesthesiologie
der Universität Erlangen-Nürnberg
Maximiliansplatz
D-8520 Erlangen

Dr. D. Koch
Klinik für Anästhesiologie und
operative Intensivmedizin der
Krankenanstalten Sarepta gGmbH
D-4800 Bielefeld 13

Prof. Dr. J. Kugler
Nervenklinik der Universität München
Abteilung für Elektroencephalographie
Nußbaumstraße
D-8000 München 19

Prof. Dr. D. Langrehr
Instituut voor Anesthesiologie
Rijksuniversiteit Groningen
Oostersingel 59
NL-9700 RB Groningen

Priv.-Doz. Dr. H. H. Mehrkens
Zentrum für Anästhesiologie
der Universität Ulm
Prittwitzstraße 43
D-7900 Ulm (Donau)

Univ. Doz. Dr. J. Neumark
Univ.-Klinik für Anaesthesie
und allgemeine Intensivmedizin
Spitalgasse 23
A-1090 Wien

Priv.-Doz. Dr. H. W. Opderbecke
Vorstand des Instituts für Anästhesiologie
des Städt. Klinikums Nürnberg
Flurstraße 17
D-8500 Nürnberg 90

Prof. Dr. I. Rietbrock
Institut für Anaesthesiologie der
Universität Würzburg
Josef-Schneider-Straße 2
D-8700 Würzburg

Prof. Dr. E. Rügheimer
Institut für Anaesthesiologie
der Universität Erlangen-Nürnberg
Maximiliansplatz
D-8520 Erlangen

Priv.-Doz. Dr. sc. med. H. Schoeppner
Klinik für Anaesthesiologie
und operative Intensivmedizin der
Westfälischen-Wilhelms-Universität
Jungeblodtplatz 1
D-4400 Münster

Dr. H. Suttmann
Abteilung für Anaesthesiologie der
Chir. Poliklinik der Universität München
Pettenkoferstraße 8a
D-8000 München 2

Priv.-Doz. Dr. H.-D. Taube
Chefarzt der Anästhesieabteilung des
Allgemeinen Krankenhauses Heidberg
Tangstedter Landstraße 400
D-2000 Hamburg 62

Prof. Dr. J. Tarnow
Institut für Anaesthesiologie
der Freien Universität Berlin
Klinikum Westend
Spandauer Damm 130
D-1000 Berlin 19

Dr. B. Ulsamer
Abteilung für Anaesthesiologie der
Chir. Poliklinik der Universität München
Pettenkoferstraße 8a
D-8000 München 2

Verzeichnis der Herausgeber

Prof. Dr. Friedrich Wilhelm Ahnefeld
Zentrum für Anästhesiologie
der Universität Ulm
Steinhövelstraße 9, D-7900 Ulm (Donau)

Prof. Dr. Hans Bergmann
Vorstand des Instituts für
Anaesthesiologie (Blutzentrale) des
Allgemeinen öffentlichen Krankenhauses Linz
A-4020 Linz (Donau)

Prof. Dr. Caius Burri
Abteilung Chirurgie III
der Universität Ulm
Steinhövelstraße 9, D-7900 Ulm (Donau)

Prof. Dr. Wolfgang Dick
Zentrum für Anästhesiologie
der Universität Ulm
Prittwitzstraße 43, D-7900 Ulm (Donau)

Prof. Dr. Alfred Doenicke
Vorstand der Abteilung für Anaesthesiologie
der Chir. Poliklinik der Universität München
Pettenkoferstraße 8a, D-8000 München 2

Prof. Dr. Miklos Halmágyi
Institut für Anaesthesiologie des Klinikums
der Johannes Gutenberg-Universität Mainz
Langenbeckstraße 1, D-6500 Mainz (Rhein)

Prof. Dr. Georg Hossli
Universitätsspital Zürich
Institut für Anästhesiologie
Rämistraße 100, CH-8091 Zürich

Prof. Dr. Erich Rügheimer
Direktor des Instituts für Anästhesiologie
der Universität Erlangen-Nürnberg
Maximiliansplatz 1, D-8520 Erlangen

Die historische Entwicklung der intravenösen Narkose*
Von G. Hossli

Die moderne Allgemeinanästhesie ruht auf zwei Säulen: der Narkose durch Inhalation und der intravenösen Anästhesie. Die letztere, d. h. die Herbeiführung einer allgemeinen intraoperativen Schmerzfreiheit durch Einbringen von geeigneten Pharmaka direkt in die Blutbahn, nimmt heute im anästhesiologischen Alltag breitesten Raum ein, sei es als Monoanästhesie, zur Einleitung einer Inhalationsnarkose oder als intravenöse Kombinationsanästhesie.

Man kann die bisherige Entwicklung in drei Phasen einteilen (s. auch Tabelle 1):

I.   Die Phase der ersten Versuche, die beherrscht war durch die Anwendung letztlich nicht geeigneter Pharmaka,

II.   die Periode des Ausbaus zur klinischen Routine mit der absoluten Dominanz der Barbiturate,

III. die heutige Stellung der intravenösen Anästhesie im Rahmen des gesamten anästhesiologischen Spektrums mit der Verschiebung des pharmakologischen Schwerpunktes zu den Neuroleptika und Analgetika hin.

I. Phase der ersten Versuche

Bereits im 17. Jahrhundert versuchte der Engländer WREN durch intravenöse Injektion einer Opiumlösung Narkosen bei Hunden zu erzielen. Elementare Mängel, insbesondere das Nichterkennen der atemdepressiven Wirkung, führten aber zu so unbefriedigenden Ergebnissen, daß man dieses Vorgehen schließlich aufgab; diese heute im Rückblick gesehen logische und vermehrt angewandte Methode einer allgemeinen Schmerzausschaltung hauptsächlich mit einem Analgetikum wurde vorerst wieder vergessen.

1847, ein Jahr nach der legendären Äthernarkose von MORTON, versuchte der russische Chirurg PIROGOFF bei Hunden erfolglos eine Allgemeinbetäubung durch intravenöse Infusion von Äther zu erzielen.

Am 9. Februar 1874 führte ORÉ im Hôpital St. André in Bordeaux die erste intravenöse Anästhesie bei einem Menschen durch Injektion von Chloralhydrat direkt in die Blutbahn durch. Er hat über 55 Anwendungen berichtet (19).

---

* Weitgehend nach W. F. HENSCHEL: Die Entwicklung der intravenösen Narkose. Anästh. u. Intensivmed. 19, 388 (1978) "25 Jahre DGAI"; dort weitere Literaturangaben, besonders auch über einschlägige Lehrbuchkapitel.

Tabelle 1. Geschichte der intravenösen Narkose (z. T. nach HENSCHEL)

17. Jahrh.	WREN	Opiumlösung i.v. bei Hunden
1847	PIROGOFF	Ätherinfusion i.v. bei Hunden
1874	ORÉ	Chloralhydrat i.v. am Menschen
1903/05	FEDOROFF, KRAWKOW	Hedonal
1909	BURCKHARDT, KÜMMEL	Äther und Chloroform in wäßriger Lösung i.v.
1913	NOEL, SUTTAR	Paraldehyd i.v.
1916	BREDENFELD	Dämmerschlaf mit Morphium-Scopolamin i.v.
	PECK, MELTZER	Magnesiumsulfat i.v.
1924	FREDET, PERLIS	Somnifen (Diäthylbarbitursäure) i.v., erste intravenöse Barbituratnarkose
1927	BUMM	Pernocton
	KELLER	Allional
1929	ZERFAS, Mc CALLUM	Amytal
	KIRSCHNER	Avertin
1930	CONSTANTIN	Äthylalkohol i.v.
1931/32	TAUB, KROPP (Synthese) WEESE (Anwendung)	Evipan (Natriumsalz der Hexobarbitursäure)
	LUNDY	Nembutal
1934	DESPLAS, CHEVILLON	Soneryl
	HEIM	Eunarcon
1935	LUNDY	Pentothal (Thiopental)
1946	MACINTOSH, SCOTT	Kemithal
1953	LABORIT, HUGUÉNARD	"Cocktail lytique" mit Phenothiazinen, z. B. Chlorpromazin (Megaphen, Largactil) oder Promethazin (Atosil) in Kombination mit Pethidin und/oder Hydergin
1955	MURPHY	"Steroid-Narkose" mit Hydroxydion (Viadril, Presuren)
1957	HENSCHEL, JUST	Eugenol (Phenoxyessigsäure)-derivate als "Ultrakurznarkotika", zunächst G 29505, seit 1965 z. B. PODLESCH, ZINDLER, HARRFELDT: Propanidid (Epontol)
	STOELTING	Methohexital (Brevital)

1958/59	Janssen (Entwicklung) DE CASTRO, MUNDELEER (Einführung)	stark, schnell und kurzwirkende Neu- roleptika (Butyrophenone: Haloperidol, später Droperidol, Dehydrobenzperidol) und Analgetika (Phenoperidin, später Fentanyl) "Neuroleptanalgesie"
1965	CORSSEN	Ketamin (Ketalar, ein Phenocycli- din)
1971	DAVIS	Althesin (Alfathesin, ein neues Steroid)
1973	DOENICKE	Etomidat (Hypnomidate) als Ein- leitungshypnotikum
1968/1972/1977		Benzodiazepine (Diazepam: Valium; Flunitrazepam: Rohypnol; Imidazo- Benzodiazepin: Midazolam) i.v. allein oder anstelle des Droperi- dol in der Kombination mit Fen- tanyl (als Modifikation der NLA) oder in Kombination mit Ketamin

Nach dieser Geburtsstunde der intravenösen Narkose wurde sie
jedoch zunächst für lange Zeit durch die Inhalationsnarkose in
den Hintergrund gedrängt. Pharmakologische Unzulänglichkeiten
und methodische wie auch technische Schwierigkeiten (z. B. auch
zunächst Fehlen von geeigneten Injektionsspritzen und -nadeln)
standen einer allgemeinen Verbreitung der intravenösen Anästhesie entgegen, obwohl immer wieder neue Substanzen und Methoden versucht wurden, so 1903 Hedonal durch FEDOROFF und KRAW-
KOW, 1913 Paraldehyd durch NOEL und SUTTAR; 1909 hatten BURCK-
HARDT und KÜMMEL wieder versucht, zur Narkose Äther und Chloroform in wäßriger Lösung intravenös zu verabreichen.

1916 wandte BREDENFELD zum ersten Mal den intravenösen Morphium-
Scopolamin-Dämmerschlaf an, und PECK und MELTZER erprobten die
intravenöse Magnesiumsulfatnarkose.

1924 setzten FREDEL und PERLIS eine Lösung von Somnifen (Diäthyl-
diallylbarbitursäure) zur intravenösen Anästhesie ein; sie führten somit die erste intravenöse Barbituratnarkose durch. 1927
benutzte BUMM Pernocton, KELLER Allional zur intravenösen Narkose.

1929 verwendete KIRSCHNER eine 2,5%ige Lösung von Avertin als
intravenöses Narkotikum. Es hatte dann aber für lange Jahre Bedeutung als rektales Basisnarkotikum.

1930 schließlich versuchte CONSTANTIN die allgemeine Schmerzausschaltung durch intravenöse Injektion von Äthylalkohol.

Wegen beispielsweise schlecht voraussehbarer Wirkungsstärke und
eventuell langer Wirkungsdauer sowie unerwünschter Nebenwirkungen (z. B. starke kardiozirkulatorische und/oder respiratorische Depression, Venenunverträglichkeit) blieb es in allen diesen Fällen bei sporadischen Anwendungen.

II. Periode des Ausbaus zur klinischen Routine; Dominanz der Barbiturate

1932 kam es zum entscheidenden Schritt in der Entwicklung der intravenösen Anästhesie, als WEESE (21) das von KROPP und TAUB synthetisierte Natriumsalz der Hexobarbitursäure unter dem Namen Evipan-Natrium in die Anästhesie einführte. Zum ersten Mal verfügte man über eine Substanz, welche den Hauptanforderungen, die an ein intravenöses Narkotikum gestellt werden müssen - große therapeutische Breite bei raschem Wirkungseintritt und kurzer Wirkungsdauer -, recht nahe kam. Es begann der eigentliche Aufschwung der intravenösen Anästhesie bis zu ihrem heutigen Ausmaß.

In den folgenden 20 Jahren war die intravenöse Narkose absolut beherrscht durch die Barbitursäureabkömmlinge, z. B. Eunarcon (1934) und das rasch und kürzer wirksame Thiopental (Pentothal, 1935; LUNDY (15)). Einen weiteren Fortschritt brachte dann das 1957 von STOELTING (20) eingeführte ultrakurz wirkende Methohexital (Brevital).

Mit den Barbituraten wurde die intravenöse Anästhesie weithin verbreitet und tagtäglich routinemäßig erfolgreich angewandt entweder als Barbiturat-Mononarkose auch für lang dauernde Eingriffe oder zur Einleitung einer Inhalationsnarkose. Von den zu einer Operation kommenden Patienten wurde die intravenöse Narkose geschätzt; sie hat damit in entscheidendem Maße dazu beigetragen, die Angst der Kranken, die sich einem operativen Eingriff unterziehen müssen, vor der bevorstehenden Narkose erheblich zu verringern. Die "Schlafspritze in den Arm" verdrängte die unangenehmen Sensationen bei der Einleitung mit der Narkosemaske. Es machte sich geradezu eine Barbiturateuphorie breit, die auch zu einer Unterschätzung möglicher Gefahren der nun so einfach scheinenden intravenösen Anästhesie führte. Erinnern wir uns z. B. nur an den Slogan "deadly easy - easily dead" oder an die tragischen Erfahrungen, welche die Amerikaner 1943 beim japanischen Überfall auf Pearl Harbour mit der alleinigen Anwendung von Pentothal bei den zahlreichen Schwerverletzten und Schockierten machten (1).

Schließlich wurde aber doch die Bedeutung der unerwünschten Nebeneffekte der Barbiturate erkannt, insbesondere ihre Atemdepression, die myokarddeprimierende und den peripheren Gefäßwiderstand erhöhende Wirkung, wozu eine Leberbelastung kam, und deshalb suchte man nach anderen intravenösen Narkotika.

1955 wurde Hydroxydion (Viadril), ein Steroid, als intravenöses Basisnarkotikum inauguriert (8, 12, 16, 17), vor allem wegen schlechter Gefäßwandverträglichkeit und Steuerbarkeit aber bald wieder verlassen. Mit Althesin (CT 1341, Alfathesin, Aurantex) wurde die Steroidnarkose dann 1971 allerdings weitgehend rehabilitiert (4).

1956 begann die klinische Erprobung von Eugenol(Phenoxyessigsäure)-Präparaten (zunächst G 29505 (11, 12)), dann seit 1965 Propanidid: Epontol (10, 18) als intravenöse Ultrakurznarkotika.

1958 kam erstmals ein Phenocyclidin (Sernyl) in der intravenösen Narkose zur Anwendung, das dann 1965 abgelöst wurde durch
das intravenös und intramuskulär anwendbare, vielseitige Ketamin (3, 14).

1973 hat DOENICKE das Imidazol Etomidat als praktisch den Kreislauf nicht beeinflußendes intravenöses Einleitungsnarkotikum in
die Klinik eingeführt (7).

III. Die heutige Stellung der intravenösen Anästhesie: Neuroleptika und Analgetika

Es setzte sich in den 40er Jahren auch bei der intravenösen Narkose immer mehr die Forderung durch, daß neben der Bewußtlosigkeit auch Analgesie, vegetative Stabilität und ein gewisser
Grad von Muskelerschlaffung herbeigeführt werden sollten. Das
führte zu der bekannten Entwicklung der intravenösen Kombinationsanästhesie, zunächst mit dem schon 1953 durch LABORIT und
HUGUÉNARD zusammengestellten "Cocktail lytique" (wesentlicher
Bestandteil: Phenothiazine, wie z. B. Largactil) (13), später
der "Balanced anaesthesia" und schließlich der Neuroleptanalgesie (1958, s. unten). Neben den Barbituraten, also Hypnotika,
wurden nun Anxiolytika und Neuroleptika sowie vor allem Analgetika in die intravenöse Anästhesiemethodik eingeführt.

1958/59 entwickelte Janssen das Neuroleptikum Haloperidol, ein
Butyrophenon, später Droperidol (Dehydrobenzperidol) sowie das
sehr stark und kurz wirkende Analgetikum Phenoperidin, gefolgt
vom heute allgemein gebräuchlichen potenten Fentanyl. DE CASTRO
und MUNDELEER (6, 9) basierten darauf ihr seither in vielen Variationen vor allem in Europa angewandtes Verfahren der Neuroleptanalgesie. Und seit etwa 1968 wird in dieser Kombination,
oft auch anstelle des Butyrophenons, die schlaffördernde und
anxiolytische Wirkung der Benzodiazepine mittels intravenöser
Gabe von Diazepam (Valium) und vor allem 1972 Flunitrazepam
(Rohypnol) (5) ausgenützt; noch günstiger scheint das Imidazo-
Benzodiazepin Midazolam zu sein, welches seit 1977 (2) in klinischer Erprobung steht.

Die intravenöse Narkose ist in den bald 50 Jahren ihrer syste-
matischen Anwendung bedeutend differenzierter und in den Hän-
den des mit umfassenden Kenntnissen über ihre Pharmakologie und
Indikationen ausgestatteten Anästhesiearztes auch wesentlich
sicherer geworden. Dennoch zeigen zahlreiche offene Fragen,
daß die Erforschung vieler Einzelheiten noch keineswegs abgeschlossen ist. Man darf auch die Entwicklung neuer Stoffe, welche den Forderungen, die an intravenös applizierbare Narkosemittel gestellt werden, noch näherkommen, schon in den nächsten
Jahren durchaus erwarten.

Literatur

1. BEECHER, H. K.: Resuscitation and anesthesia for wounded
   men. The management of traumatic shock. Springfield: Tho-
   mas 1949

2. CONNER, J. T., KATZ, R. L., PAGANO, R. R., GRAHAM, C. W.:
   RO 21-3981 for intravenous surgical premedication and induction of anesthesia. Anesth. Analg. $\underline{57}$, 1 (1978)

3. CORSSEN, G., DOMINO, E. F.: Dissociative anesthesia: Further
   pharmacological studies and first clinical experience with
   the phencyclidine derivative CI-581. Anesth. Analg. $\underline{45}$, 29
   (1966)

4. DAVIS, B., PEARCE, D. R.: An introduction to Althesin (CT
   1341). Postgrad. med. J. $\underline{48}$, Suppl. 2, 13 (1972)

5. DE CASTRO, J.: Atar-Analgesia with Ro 5-4200, Pancuronium
   and Fentanyl or Ketamine. In: Proceedings of the Fifth World
   Congress of Anaesthesiologists, Kyoto, Japan, p. 184, 1972

6. DE CASTRO, J., MUNDELEER, P.: Die Neuroleptanalgesie. Auswahl der Präparate, Bedeutung der Analgesie und der Neuro-
   lepsie. Anaesthesist $\underline{11}$, 11 (1962)

7. DOENICKE, A.: Klinisch-experimentelle Untersuchungen und
   erster klinischer Erfahrungsbericht über ein neues i.v.
   Hypnotikum. In: Proceedings 6. Internationaler Fortbildungs-
   kurs für klinische Anaesthesiologie, Wien, 21. - 25.5.1973

8. GAUDIN, P., HOSSLI, G.: Ein als Allgemeinanaestheticum wirk-
   sames synthetisches Steroid (Viadril). Anaesthesist $\underline{5}$, 80
   (1956)

9. GEMPERLE, M.: Fortschritte der Neuroleptanalgesie. Berlin,
   Heidelberg, New York: Springer 1967

10. HARRFELDT, H. P.: Technik und Erfahrungen bei 2700 Kurznar-
    kosen mit Propanidid. In: Die intravenöse Kurznarkose mit
    dem neuen Phenoxyessigsäurederivat Propanidid (eds. K. HO-
    RATZ, R. FREY, M. ZINDLER). Anaesthesiologie und Wiederbe-
    lebung, Bd. 4, p. 182. Berlin, Heidelberg, New York: Sprin-
    ger 1965

11. HENSCHEL, W. F., JUST, O. H.: Zur Anwendung des neuartigen
    intravenösen Kurznarkotikums G 29505. Anaesthesist $\underline{6}$, 174
    (1957)

12. JUST, O. H., IBE, K.: Klinische Erfahrungen mit einem Steroid
    als Basisnarkotikum. Chirurg $\underline{26}$, 505 (1955)

13. LABORIT, H., HUGUÉNARD, P.: Pratique de l'hibernothérapie
    en chirurgie et en médecine. Paris: Masson & Cie 1954

14. LANGREHR, D., ALAI, P., ANDJELKOVIC, J., KLUGE, I.: Zur Narkose mit Ketamine (CI-581): Ein Bericht über erste Erfahrungen in 500 Fällen. Anaesthesist 16, 308 (1967)

15. LUNDY, J. S.: Intravenous anesthesia: preliminary report of the use of two new thiobarbiturates. Proc. Staff Meet. Mayo Clin. 10, 536 (1935)

16. MAYRHOFER, O., REMES, J.: Basisnarkose mit dem Steroid Viadril. Anaesthesist 6, 111 (1957)

17. MURPHY, F. J., GUADAGNI, N., DEBON, F.: Use of steroid anesthesia in surgery. J. Amer. med. Ass. 158, 1412 (1955)

18. PODLESCH, I., ZINDLER, M.: Die intravenöse Kurznarkose mit dem neuen Ultrakurznarkotikum Propanidid. In: Die intravenöse Kurznarkose mit dem neuen Phenoxyessigsäurederivat Propanidid (eds. K. HORATZ, R. FREY, M. ZINDLER). Anaesthesiologie und Wiederbelebung, Bd. 4, p. 160. Berlin, Heidelberg, New York: Springer 1965

19. SABATHIÉ, M., DELPERIER, A.: History of intravenous anaesthesia: ORÉ, 1874. In: Progress in Anaesthesiology. Proc. of 4th World Congr. of Anaesthesiologists, London 1968. Amsterdam: Excerpta Medica 1969

20. STOELTING, V. K.: The use of a new intravenous oxygen barbiturate 25398 for intravenous anaesthesia (A preliminary report). Anesth. Analg. 36, 49 (1957)

21. WEESE, H., SCHARPF, W.: Evipan, ein neuartiges Einschlafmittel. Dtsch. med. Wschr. 1, 1205 (1932)

Narkosetheorien

Von W. Klaus

Der exakte molekulare Wirkungsmechanismus der Narkosemittel ist
auch heute noch weitgehend ungeklärt, obwohl seit der klinischen
Einführung dieser Substanzen zahllose Untersuchungen über die
während der Narkose stattfindenden funktionellen Veränderungen
verschiedener Organe und Organsysteme vorgenommen worden sind.
Die meisten der bisher aufgestellten Narkosetheorien vermögen
in der Regel nur für eine beschränkte Anzahl von Narkosemitteln
eine Beschreibung gewisser Zusammenhänge zwischen physikalisch-
chemischen Eigenschaften und der narkotischen Kraft dieser Substanzen zu geben, außerdem basieren sie häufig auf Effekten,
die nur in künstlichen Modellsystemen, funktionell sehr diffe-
renten biologischen Präparaten oder nur mit extrem hohen Konzentrationen der betreffenden Narkosemittel erzielt wurden und
deshalb von fragwürdiger Bedeutung für die eigentliche Wirkung
dieser Substanzen auf den Funktionszustand der Nervenzellen in
vivo sind. Die hierbei erhaltenen Befunde ergeben zwar ein reich-
haltiges Bild von den zahlreichen Wirkungsmöglichkeiten verschiedener Narkosemittel auf zellulärer und subzellulärer Basis, lassen in den meisten Fällen jedoch keine Schlüsse auf den
entscheidenden molekularen Angriffspunkt dieser Substanzen zu,
der zu einer Narkose, d. h. zu einer reversiblen Hemmung bestimmter zentralnervöser Funktionen führt. Ob dieser Effekt bei
allen Narkosemitteln aus verschiedenen chemischen Gruppen (z. B.
Kohlenwasserstoffe, Barbiturate, Edelgase) auf demselben Grund-
mechanismus beruht, wie zunächst von BERNARD (1) und später von
WINTERSTEIN (27) vermutet wurde, ist deshalb noch unsicher. (Ein
solches Verhalten muß nicht unbedingt gefordert werden; es ist
durchaus vorstellbar, daß eine derartige funktionelle Beeinträchtigung als Folgezustand verschiedener Eingriffe in eine komplexe
Reaktionskette resultieren kann. Eine Aussage hierüber ließe
sich erst machen, wenn die Wirkungsweise charakteristischer
Vertreter aus den einzelnen Narkosemittelgruppen auf zellulärer Basis geklärt wäre und dabei auch die erste Stufe der Interaktion auf molekularer Ebene bekannt wäre).

Die Schwierigkeiten einer exakten Aussage werden noch dadurch
erhöht, daß nicht sämtliche zu beobachtenden funktionellen Veränderungen in einem direkten Zusammenhang zur narkotischen Wirkung dieser Substanzen zu stehen brauchen, sondern gewissermaßen unabhängig davon oder auch als Folgereaktion ablaufen
können. Es ist deshalb nicht überraschend, daß im Laufe der
Entwicklung zahlreiche differierende Theorien über den eigentlichen Mechanismus der Narkose aufgestellt wurden, je nachdem,
welche der beobachteten Wirkungen von den betreffenden Autoren
als entscheidende Kausalfaktoren angesehen wurden. Ein gemeinsames Charakteristikum aller dieser Theorien ist deshalb die
Tatsache, daß sie nur auf bestimmte Substanzen oder Substanzgruppen, nicht aber auf eine größere Zahl von Narkosemitteln

aus verschiedenen chemischen Gruppen anwendbar sind. Es kann
im Rahmen der vorliegenden Betrachtung kein vollständiger Überblick über sämtliche bisher aufgestellten Narkosetheorien gegeben werden, es sollen vielmehr nur kurz jene Vorstellungen
diskutiert werden, denen auch heute noch eine gewisse Bedeutung für die Erklärung bzw. das Verständnis des Narkosemechanismus beizumessen ist.

<u>Biophysikalische Theorien</u>

Die älteren Untersuchungen befaßten sich vorwiegend mit den
physikochemischen Eigenschaften der Narkosemittel und suchten
diese in Beziehung zu der narkotischen Wirkung dieser Substanzen zu bringen, allerdings fanden sich meistens nur in begrenzten Reihen homologer Präparate und nur in einigen Gruppen von
Pharmaka befriedigende Korrelationen. Dies gilt vor allem für
den zuerst von TRAUBE (23) postulierten Zusammenhang zwischen
der narkotischen Kraft einer Substanz und der Herabsetzung der
Oberflächenspannung wäßriger Lösungen, der aufgrund von Messungen mit verschiedenen Alkoholen erkannt wurde, jedoch bereits
innerhalb der Gruppe der narkotisch wirksamen Kohlenwasserstoff-
verbindungen keine allgemeine Gültigkeit besitzt. Auch die von
MEYER (14) und OVERTON (17) aufgrund von Verteilungsstudien für
Narkosemittel an künstlichen Systemen (Olivenöl/Wasser) aufge-
stellte Lipoidtheorie der Narkose kann den eigentlichen Wirkungsmechanismus dieser Substanzen nicht erklären. Sie zeichnet sich jedoch dadurch aus, daß der postulierte Zusammenhang
zwischen der narkotischen Kraft einer Substanz und ihrer Lipoidlöslichkeit (gemessen am Öl-Wasser-Verteilungskoeffizienten) in
zahlreichen, chemisch unterschiedlichen Gruppen von Narkosemitteln nachgewiesen werden konnte und sogar für die narkotisch
wirksamen Edelgase (Xenon, Krypton, Argon) zutrifft, deren Ein-
ordnung in ein Narkoseschema immer mit Schwierigkeiten verbunden ist und in den meisten Fällen nicht durchgeführt werden
kann. Sie wurde später von MILLER (15) und EGER und Mitarbeitern (5) bestätigt. Zwar wurden in neuerer Zeit Einwände gegen
die Übertragbarkeit der meisten an Olivenöl-Wasser-Phasen gemessenen Verteilungskoeffizienten auf die in-vivo-Verhältnisse,
vor allem auf die Verteilung der Narkosemittel in den Lipoiden
des Hirns, erhoben. Doch das von MEYER und OVERTON aufgezeigte
Prinzip, eine Parallelität zwischen Lipoidlöslichkeit und narkotischer Kraft, besitzt zumindest in verschiedenen Reihen von
Narkosemitteln eindeutig Gültigkeit und ist für den Entstehungsmechanismus einer Narkose zumindest insofern von Interesse, als
hierauf möglicherweise die lokale Verteilung der Substanzen im
Gewebe und damit vor allem ihre Anreicherung an den reaktiven
Stellen der Zellen zurückzuführen sein dürfte.

Einen weitergehenden Zusammenhang zwischen biologischer Wirkung
und bestimmten physikochemischen Daten stellte FERGUSON (7) aufgrund thermodynamischer Überlegungen fest. Hierbei wurde die
Tatsache berücksichtigt, daß nur ein Teil der im Organismus gelösten Substanzmenge spezifische Wirkung entfalten kann, d. h.
in freier aktiver Form vorliegt, die mit geeigneten "Rezeptoren" reagieren kann, während ein anderer Teil der Substanz für

die Auslösung biologischer Effekte nicht in Frage kommt, da
diese Moleküle untereinander oder mit denen des Lösungsmittels
unspezifisch reagieren. FERGUSON (7) berechnete anhand von Literaturangaben die thermodynamischen Aktivitätskoeffizienten
für isonarkotische Konzentrationen zahlreicher dampfförmiger
Narkosemittel und fand eine weitaus geringere Variationsbreite
dieser Werte als beim Vergleich der effektiven Konzentrationen
der Narkosemittel. (Die Aktivitätskoeffizienten variierten maximal um den Faktor 7, die Konzentrationen um den Faktor 2.000).
Dieser Zusammenhang zwischen thermodynamischer Aktivität und
narkotischer Kraft wurde später von BRINK und POSTERNAK (2) bestätigt und für weitere Pharmaka ergänzt. Aber auch diese Theorie kann keinen weiteren Aufschluß über den eigentlichen Wirkungsmechanismus der Narkosemittel geben, sondern zeigt nur,
daß bestimmte physikochemische Voraussetzungen für das Zustan-
dekommen einer Narkose gegeben sein müssen.

MULLINS (16) hat diese grundlegenden Beziehungen zwischen narkotischer Kraft und thermodynamischer Aktivität bei seiner Deutung verschiedener Literaturbefunde berücksichtigt, gleichzeitig aber noch auf die zusätzliche Bedeutung der Molekülgröße
der Narkosemittel hingewiesen. Er kam dabei zu dem Schluß, daß
die chemisch inerten Narkosemittel dadurch wirken, daß sie einen bestimmten kritischen Teil des Gesamtvolumens einer nicht
wäßrigen Phase der Zellen (= Zellmembran) besetzen. Danach würde eine Narkose immer dann eintreten, wenn ein bestimmter Anteil des freien Lösungsraumes in der Zellmembran durch diese
Mittel blockiert wäre, wodurch die Permeabilität der Membran
für Ionen und andere Substanzen und damit letztlich die Zell-
funktion beeinträchtigt würde. (Einen indirekten Hinweis auf
eine derartige Bedeutung der Molekülgröße für die Narkosekraft
brachten auch die Berechnungen von WULF und FEATHERSTONE (28),
aus denen hervorgeht, daß zwischen dem Ausmaß der van der Waals-
schen Kräfte verschiedener Narkosemittel und deren Narkosekraft
in einer bestimmten Reihe von Pharmaka eine positive Korrelation besteht).

Während die bisher erwähnten Theorien rein deskriptiv verschiedene physikochemische Eigenschaften der Narkosemittel in Beziehung zu ihrer narkotischen Wirkung setzten, ohne gleichzeitig
eine Aussage über den eigentlichen molekularen Wirkungsmechanismus zu erlauben, wurde von PAULING (18) versucht, die re-
versible Beeinträchtigung verschiedener Zellfunktionen durch
gasförmige Anästhetika über bestimmte molekulare Eigenschaften
dieser Substanzen zu erklären (siehe auch FEATHERSTONE und MUEHL-
BAECHER (6)).

In Analogie zu dem Verhalten in Modellsystemen postulierte er
bei Einwirkung narkotisch wirksamer Gase auf das Gewebe eine
Ausbildung von Clathrathydraten (Einschlußkristallen), die zu
einer Funktionsbeeinträchtigung der Zellen führen soll. Experimentell läßt sich eine derartige Hydratbildung zwar nur bei höheren Drucken und niedrigeren Temperaturen als in vivo nachweisen, PAULING nahm jedoch an, daß durch zusätzliche stabilisie-
rende Faktoren in der Zelle (eventuell Proteine, Lipoide) auch
unter normalen Bedingungen ein solcher Vorgang möglich sei. Na-

hezu übereinstimmend hiermit ist auch die Vorstellung von MIL-
LER (15), wonach sich die Narkosemittel in wäßriger Lösung aufgrund intermolekularer Kräfte mit einem Wassermantel umgeben
und dadurch ebenfalls Hydrate bilden sollen. Die entstehenden
Komplexe werden mit "Eisbergen" verglichen, da das Wasser hierbei nicht mehr in freier, sondern in strukturiert gebundener
Form vorliegen soll.

Auf welche Weise diese Hydrate in den zellulären Funktionsab-
lauf eingreifen und eine Narkose bewirken können, ist noch ungeklärt. Infolge der herabgesetzten Beweglichkeit des Wassers
wäre eine Beeinträchtigung der transmembranären Austauschvor-
gänge während des Erregungsprozesses, aber auch eine Beeinflussung biochemischer Reaktionsabläufe oder der Proteinstruktur
vorstellbar.

Für das Verständnis der Narkosewirkung wesentlich waren jedoch
unabhängig von den speziellen Theorien die zunehmenden experimentellen Hinweise auf die vorrangige Rolle der Lipidphase als
primären bzw. vorherrschenden Wirkort der Anästhetika, die vor
allem durch thermodynamische Analysen erhärtet wurden (siehe
SEEMAN (21)).

Die Anwendung moderner spektroskopischer und anderer physika-
lischer Verfahren an Modellsystemen (Erythrozytenmembran, Phos-
pholipidbilayers) führte Anfang der 70er Jahre zu entscheidenden Erkenntnissen hinsichtlich des eigentlichen molekularen Wirkungsmechanismus der Narkosemittel. SEEMAN und Mitarbeiter (21)
erarbeiteten z. B. mit dilatometrischen Verfahren überzeugende
Korrelationen zwischen der narkotischen Potenz diverser AnäsThetika und ihrer membranexpandierenden Wirkung: Obwohl das Mole-
kularvolumen der in den Membranen gelösten Narkosemittelmenge
z. B. nur 0,02 % betrug, nahm das Gesamtvolumen der Membran um
0,4 % zu, d. h. um einen 20fach höheren Faktor, was über das
Phänomen einer lateralen Expansion erklärt wird.

Die Anwendung der Elektronenspinresonanz führte zum Nachweis
spezifischer Änderungen des Signalspektrums durch klinisch relevante Konzentration von Inhalationsanästhetika (24, 25), die
auf eine größere Beweglichkeit und Rotierbarkeit des in der
Membran eingeschleusten künstlichen Markers hinweisen. Dieses
Verhalten kann über eine Zunahme der Fluidität der Membranlipide unter dem Einfluß der Narkosemittel interpretiert werden.
Die quantitative Auswertung der beobachteten Veränderungen ließ
eine deutliche Konzentrationsabhängigkeit der beobachteten Abnahme des Ordnungsgrades der Lipidstruktur erkennen, die in
Übereinstimmung mit der postulierten Änderung der Membraneigenschaften steht.

Die Relevanz dieser Verhaltensweise für den Narkosemechanismus
wurde durch die Beobachtung unterstrichen, daß die Fluiditäts-
änderung bei Druckerhöhung auf 150 - 200 atü völlig reversibel
ist, ohne daß das Narkosemittel aus dem System entfernt wäre,
ganz analog der bereits seit langem bekannten Möglichkeit einer
Aufhebung der narkotischen Wirkung an Kaulquappen, Mäusen etc.
durch diese physikalische Maßnahme (10, 22, 26).

Diese gute Übereinstimmung in gewissen phänomenologischen Aspekten der Narkosemittelwirkungen auf intakte Organismen und auf Lipidstrukturen wird als wesentlicher Beweis für den primären Angriffspunkt der Narkosemittel in der Lipidphase der Membran betrachtet (22). Veranschaulichen lassen sich die aufgrund der experimentellen Daten postulierten Auswirkungen auf die Membranstruktur und -funktionen in folgender Weise: Unter normalen Bedingungen weisen die Lipidmoleküle eine regelmäßige Anordnung und Ausrichtung in der Membran auf, die Faltung der intramembranären Proteine wird durch elektrostatische Kräfte und "strukturiertes Wasser" in einem Zustand stabilisiert, der einen funktionsbezogenen Ionendurchtritt (z. B. Natriumionen durch den sogenannten Natriumkanal bei Erregung der Nervenfaser) ermöglicht. Unter der Einwirkung eines Narkosemittels, welches sich entsprechend der physikochemischen Gesetzmäßigkeiten in den verschiedenen Anteilen der Membran löst, resultiert eine Störung der ursprünglichen Ordnung: In der Lipidphase kommt es zu einer Zunahme der Fluidität, die Konformation des Proteins wird sowohl dadurch als auch durch eine direkte Beeinflussung durch das Narkosemittel verändert, woraus morphologisch eine laterale Membranexpansion und funktionell eine Einschränkung der normalen Permeabilitätsverhältnisse resultieren. Diese "narkotisierte Membran" läßt sich durch Erhöhung des Systemdruckes trotz weiterer Anwesenheit von Narkosemittelmolekülen in ihren ursprünglichen Ordnungszustand versetzen und gewinnt allein durch diese physikalische Maßnahme ihre Funktionstüchtigkeit wieder zurück.

Diese relativ unspezifischen Änderungen der Membranstruktur lassen verständlich erscheinen, daß ganz unterschiedliche Narkosemittel gleichartige funktionelle Auswirkungen haben können, wenn sie nur in ihrer Interaktion mit den Membrankomponenten den geschilderten biophysikalischen Gesetzmäßigkeiten folgen. Diese Vorstellungen stehen in einer engen Beziehung zu der bereits zu Beginn dieses Jahrhunderts von HÖBER (9) und LILLIE (12) formulierten Permeabilitätstheorie der Narkose.

Sie besagt, daß durch Narkosemittel die Membranpermeabilität der Nervenzellen derart beeinträchtigt werden soll, daß keine Erregungsvorgänge mehr ablaufen können, daß gewissermaßen eine Stabilisierung der Zellen im Ruhezustand herbeigeführt werden soll. Die ursprüngliche Theorie wurde jedoch im wesentlichen aufgrund von Befunden entwickelt, deren Übertragbarkeit auf die Verhältnisse der Narkose unter in-vivo-Bedingungen wiederholt angezweifelt wurde. In den meisten Untersuchungen wurde nämlich vorwiegend an künstlichen Systemen, Erythrozyten, Froschmuskulatur und ähnlichen experimentell leicht zu handhabenden Objekten das Eindringvermögen von Wasser, Glukose, Sulfat und Farbstoffen gemessen, von Substanzen also, deren Permeationsvermögen in keinem unmittelbaren Zusammenhang zum Verhalten der Zellmembrane während der Narkose gebracht werden kann. Außerdem wurde bei der experimentellen Durchführung all dieser Versuche nicht die Tatsache berücksichtigt, daß die Permeabilitätsverhältnisse während des Erregungszustandes der Nervenzellen sich prinzipiell von der Ruhepermeabilität unterscheiden, weshalb auch verschiedene negative Befunde nicht als verwertbare Beweise gegen die klassische Permeabilitätstheorie angeführt werden konnten.

Die erwähnten neueren Erkenntnisse über den Einfluß von Narkosemittel auf die innere Membranstruktur lassen eine Permeabilitätsänderung für Ionen speziell während des Erregungsprozesses leicht erklären, da die hierbei beteiligten Proteine der "Poren" und "Kanäle" durch die Umgebungsveränderung in der angrenzenden Lipidphase strukturell verändert werden mit dem Resultat einer Funktionsbeeinträchtigung.

Biochemische Theorie

Einen anderen Weg zur Erklärung des Narkosemechanismus beschritten vor allem QUASTEL und Mitarbeiter (19, 20), die eine biochemische Interaktion der Narkosemittel mit bestimmten Enzymen der Nervenzelle als Grundreaktion der Narkose ansahen. Sie gingen von der Beobachtung aus, daß durch alle untersuchten Narkosemittel sowohl in vitro als auch in vivo eine Hemmung des Sauerstoffverbrauches des Hirngewebes (aber auch verschiedener anderer Gewebe) bewirkt werden kann. Ihre eigentlichen Untersuchungen und Schlußfolgerungen beschränken sich jedoch weitgehend auf die Wirkung der Barbiturate. Sie konnten durch gleichzeitige Bestimmung des Substratumsatzes und des Sauerstoffverbrauches von Hirnschnitten nachweisen, daß unter dem Einfluß dieser Substanzen außer einer Atmungshemmung noch eine Verminderung des Glukose-, Laktat- und Pyruvatverbrauches, jedoch keine Beeinträchtigung der Succinatoxydation stattfindet. GREIG (8) konnte durch genauere Analysen der Zellatmung eine Blockade des Elektronentransportes zwischen den Flavoproteinen und dem Cytochromsystem unter dem Einfluß von Barbituraten nachweisen. Diese Angriffsmöglichkeit an der Atmungskette wurde durch neuere Untersuchungen im wesentlichen bestätigt (z. B. 4).

Die von diesen Untersuchern entwickelte Vorstellung, daß die beobachteten Veränderungen des oxydativen Stoffwechsels sekundär eine Narkose auslösen sollen, blieb nicht unwidersprochen. Bereits BUTLER (3) konnte vor längerer Zeit in einer zusammenfassenden Darstellung dieser Befunde darauf hinweisen, daß diese Theorie eine ähnlich beschränkte Anwendbarkeit aufweist wie die früheren biophysikalischen Theorien, denn die beobachteten Effekte traten in den meisten Fällen erst unter dem Einfluß sehr hoher Barbituratkonzentrationen auf, die in vivo niemals vorliegen können, außerdem wurde eine gleichartige Hemmung des Sauerstoffverbrauches auch bei Einwirkung anderer, nicht narkotisch wirksamer Substanzen und sogar bei Verwendung krampfauslösender Verbindungen beobachtet. Danach kann der postulierte Mechanismus, eine primäre Hemmung der zellulären Oxydationsvorgänge, nicht als eigentliche Ursache der Narkose betrachtet werden. Vielmehr wurde in der Folgezeit sogar geschlossen, daß die in diesen Versuchen beobachteten Hemmeffekte der zellulären Oxydationsprozesse nur als Sekundärerscheinungen der Narkose zu betrachten seien. Vor allem MC ILWAIN (13) hat diese Erscheinungen auf eine sekundäre Utilisationsbeeinträchtigung zurückgeführt, die auf der funktionellen Ruhigstellung des Nervengewebes während der Narkose beruhen soll.

Schlußfolgerung

Die geschilderten Veränderungen der Membranstruktur und -funktion vermögen nach derzeitigem Kenntnisstand wohl am besten den molekularen Wirkungsmechanismus der Narkosemittel zu erklären.

Für das Verständnis der differenzierten Auswirkung einer Narkose auf den Funktionszustand des zentralen Nervensystems muß allerdings angenommen werden, daß diese Effekte sich nicht uniform in allen Strukturen des ZNS gleichermaßen manifestieren, sondern daß bestimmte Regionen sich in ihrer Empfindlichkeit gegenüber derartigen Funktionsstörungen unterscheiden. Die Beobachtung einer durch niedrige Narkosemittelkonzentrationen verminderten postsynaptischen Aktivität bei unbeeinflußtem präsynaptischem Erregungsablauf (11) weist auf die Synapsen als möglicherweise bevorzugten Angriffspunkt der Narkosemittel hin. Dies erscheint verständlich, da die erwähnten Änderungen der Membraneigenschaften sich vor allem an diesen funktionell hoch spezialisierten Abschnitten der Nervenzellen auswirken dürften. Es würde auch erklären, warum vor allem jene Regionen des ZNS, die eine hohe Synapsendichte und eine komplexe Vermaschung verschiedener neuronaler Systeme aufweisen (z. B. Formatio reticularis), besonders störanfällig gegenüber der Wirkung von Narkosemitteln sind.

Literatur

1. BERNARD, C.: Leçons sur les anésthesiques et sur l'asphyxie. Paris: Baillière 1875

2. BRINK, F., POSTERNAK, J. M.: Thermodynamic analysis of relative effectiveness of narcotics. J. cell. Comp. Physiol. 32, 211 (1948)

3. BUTLER, T.: Theories of general anesthesia. Pharmacol. Rev. 2, 121 (1950)

4. CHANCE, B., HOLLUNGER, G.: Inhibition of electron and energy transfer in mitochondria. I. Effects of amytal, thiopental, rotenone, progesterone, and methylene glycol. J. biol. Chem. 278, 418 (1963)

5. EGER, E. J., LUNDGREN, C., MILLER, S. L., STEVENS, W. C.: Anesthetic potencies of sulfur hexafluoride, carbon tetrafluoride, chloroform and ethrane in dogs: correlation with the hydrate and lipid theories of anesthetic action. Anesthesiology 30, 129 (1969)

6. FEATHERSTONE, R. M., MUEHLBAECHER, C. A.: The current role of inert gases in the search for anesthesia mechanisms. Pharmacol. Rev. 15, 97 (1963)

7. FERGUSON, J.: The use of chemical potentials as indices of toxicity. Proc. Roy. Soc. Lond. B 127, 387 (1939)

8. GREIG, M. E.: The site of action of narcotics on brain metabolism. J. Pharmacol. exp. Therap. 87, 185 (1946)

9. HÖBER, R.: Beiträge zur physikalischen Chemie der Erregung und der Narkose. Pflügers Arch. ges. Physiol. 120, 492 (1907)

10. JOHNSON, F. H., FLAGLER, E. A.: Hydrostatic pressure reversal of narcosis in tadpols. Science 112, 91 (1951)

11. KENDIG, J. J., TRUDELL, J. R.: Approaches to a theory of anaesthetic action. Scientific foundations of anaesthesia (eds. C. SCURR, S. FELDMAN). London: Heinemann 1974

12. LILLIE, R. S.: Protoplasmic action and nervous action. Univ. of Chicago Press, 1923

13. MC ILWAIN, H.: Chemical exploration of the brain. A study of cerebral excitability in ion movement. Amsterdam: Elsevier 1963

14. MEYER, H. H.: Zur Theorie der Alkoholnarkose. I. Mitt. Welche Eigenschaft der Anaesthetika bedingt ihre narkotische Wirkung? Naunyn-Schmiedebergs Arch. exp. Path. Pharmakol. 42, 109 (1899)

15. MILLER, S. L.: A theory of gaseous anesthetics. Proc. nat. Acad. Sci. (Wash.) 47, 1515 (1961)

16. MULLINS, L. J.: Some physical mechanisms in narcosis. Chem. Rev. 54, 289 (1954)

17. OVERTON, E.: Studien über die Narkose. Zugleich ein Beitrag zur allgemeinen Pharmakologie. Jena: Fischer 1901

18. PAULING, L.: A molecular theory of general anesthesia. Science 134, 15 (1961)

19. QUASTEL, J. H.: Respiration in the central nervous system. Physiol. Rev. 19, 135 (1939)

20. QUASTEL, J. H.: Biochemical aspects of narcosis. Curr. Res. Anesth. Analg. 31, 151 (1952)

21. SEEMAN, P.: The membrane action of anesthetics and tranquilizers. Pharmacol. Rev. 24, 583 (1972)

22. SEEMAN, P.: Anesthetics and pressure reversal of anesthesia. Anesthesiology 47, 1 (1977)

23. TRAUBE, J.: Theorie der Osmose und Narkose. Pflügers Arch. ges. Physiol. 105, 541 (1904)

24. TRUDELL, J. R., HUBBELL, W. L., COHEN, E. N.: The effect of two inhalation anesthetics on the order of spin-labeled phospholipid vesicles. Biochim. biophys. Acta 291, 321 (1973)

25. TRUDELL, J. R., HUBBELL, W. L., COHEN, E. N.: Pressure reversal of inhalation anesthetic induced disorder in spin-labeled phospholipid vesicles. Biochim. biophys. Acta $\underline{291}$, 328 (1973)

26. WHITCHER, C.: Mechanism of action of volatile anaesthetics. A review of theories of anaesthesia compiled by a clinical anaesthetist. In: Anaesthesia and Pharmacology (eds. J. SPIERDIJK, S. A. FELDMAN, H. MATTIE). Leiden: Univ. Press 1976

27. WINTERSTEIN, H.: Die Narkose. Berlin: Springer 1926

28. WULF, R. J., FEATHERSTONE, R. M.: A correlation of van der Waals' constants with anesthetic potency. Anesthesiology $\underline{18}$, 97 (1957)

Pharmakokinetik und Metabolismus intravenöser Hypnotika (Barbiturate, Propanidid, Etomidat, Althesin, Ketamin)

Von H.-H. Frey

Die Pharmakokinetik, d. h. die Beschreibung von Konzentrations-
abläufen im Organismus mit Hilfe mathematischer Modelle, ist ursprünglich besonders für Chemotherapeutika entwickelt worden;
später sind dann Arzneimittelgruppen wie die Herzglykoside, Antiepileptika, Antikoagulanzien und Antirheumatika untersucht worden. Bei allen diesen Arzneimitteln stellten die ermittelten
pharmakokinetischen Parameter eine wertvolle Grundlage für die
klinische Dosierung dar.

Als gemeinsames Kriterium der genannten Arzneimittel konnte gelten, daß es sich um relativ langlebige Stoffe handelte, die nur
langsam oder zu einem geringen Grad metabolisiert wurden. Ihre
Pharmakokinetik ließ sich mit Hilfe der relativ einfachen offenen 1- oder 2-Kompartiment-Modelle beschreiben. Und bei Kenntnis der Eliminationskonstanten (k_e bzw. ß), des scheinbaren Ver-
teilungsvolumens (V_d), der Bioverfügbarkeit nach oraler Gabe und
der für den therapeutischen Effekt erforderlichen Serumkonzentration ließen sich geeignete Einzeldosen und Dosierungsintervalle
berechnen.

Im Lauf der Zeit sind dann komplizientere pharmakokinetische Modelle entwickelt worden, mit deren Hilfe sich auch das Verhalten
kurzlebiger Arzneimittel mit rascher und intensiver Verteilung
sowie schneller metabolischer Entgiftung beschreiben läßt. In
diese Gruppe gehören die intravenösen Anästhetika.

Im folgenden soll gezeigt werden, daß die pharmakokinetischen
Daten dieser Stoffgruppe eine erhebliche Problematik beinhalten
können. Solche Daten sind nämlich oft nur reproduzierbar, wenn
die Dosis und die Injektionszeit mit experimenteller Exaktheit
eingehalten werden und wenn ein sehr homogenes Kollektiv von Versuchspersonen verwendet wird. Die Anforderungen des Anästhesisten
unterscheiden sich allerdings auch von denen, die der Internist
bei der Behandlung mit Chemotherapeutika oder Herzglykosiden
stellt: Meist wird nur eine Dosis gegeben, relativ selten wird
die Wirkung durch eine Infusion aufrechterhalten und entscheidend für die Beendigung der Wirkung ist oft weniger die Halbwertszeit der Eliminations- als die der Verteilungsphase. Die Pharmakokinetik intravenöser Anästhetika hat deshalb eine mehr erkennt-
nistheoretische als praktische Bedeutung.

N-Methyl- und Thiobarbiturate

Die Arbeiten von PRICE und Mitarbeitern (<u>14</u>, <u>15</u>) haben gezeigt,
daß die kurze klinische Wirkung dieser intravenösen Narkotika
nicht, wie ursprünglich angenommen, auf einer schnellen metabolischen Inaktivierung und auch nicht auf einer Speicherung im

Fettgewebe beruht, sondern auf durchblutungsabhängigen Umverteilungsvorgängen im Organismus. Die sehr gut durchbluteten Organe, zu denen das Gehirn gehört, erhalten zunächst entsprechend ihrem Anteil am Herzminutenvolumen sehr viel Barbiturat zugeführt, und der Patient kommt damit in Narkose. In der nächsten Phase der Verteilung setzen sich die Muskulatur und andere weniger gut durchblutete "Magergewebe", die aber einen großen Anteil an der Körpermasse haben, ins Gleichgewicht. Dies ist nur möglich, wenn Barbiturat aus den gut durchbluteten Organen - darunter dem Gehirn -, welche zunächst mehr Narkotikum erhalten hatten als ihrem Anteil an der Körpermasse entspricht, wieder abströmt und in Muskulatur und "Magergewebe" umverteilt wird. In dieser Phase erwacht der Patient. Das sehr schlecht durchblutete Fettgewebe nimmt in den nächsten Stunden beträchtliche Mengen der stark lipophilen Kurznarkotika auf, die dann wieder aus den besser durchbluteten Organen umverteilt werden müssen. Für die akute Beendigung der klinischen Wirkung kommt diese Aufnahme ins Fettgewebe aber zu spät.

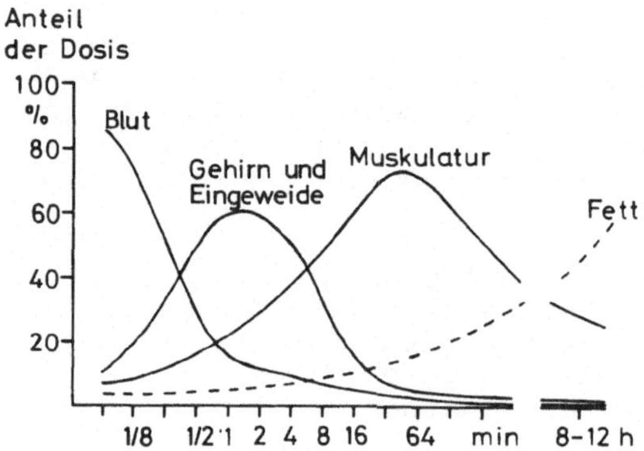

Abb. 1. Schema der durchblutungsabhängigen Verteilung von N-Methyl- und Thiobarbituraten auf die verschiedenen Organe und Gewebe nach PRICE (14). Die Ordinate gibt den auf die einzelnen Organ- und Gewebegruppen entfallenden Anteil an der Gesamtdosis an, die Abszisse die logarithmisch geraffte Zeit. Die metabolische Entgiftung ist nicht berücksichtigt

Abb. 1 zeigt das Schema der Umverteilung in Abhängigkeit von der Durchblutungsgröße nach PRICE (14). In diesem Schema ist die metabolische Inaktivierung, die etwa 10 - 20 %/h beträgt, nicht berücksichtigt. Abb. 2 zeigt die Grundzüge des Stoffwechsels der N-Methyl- und Thiobarbiturate. Die größte Rolle spielt dabei die Seitenkettenoxidation an den C^5-Substituenten, die stets zu pharmakologisch unwirksamen und stark polaren Metaboliten führt. Eine geringere und von Patient zu Patient unterschiedliche Rolle spielt die N-Demethylierung bei N-Methyl- und die Desulfurierung bei Thiobarbituraten. Dabei entstehen hypnotisch wirksame klassische Barbiturate, die durchaus eine Bedeutung für den "Hangover" nach Kurznarkosen haben können (8).

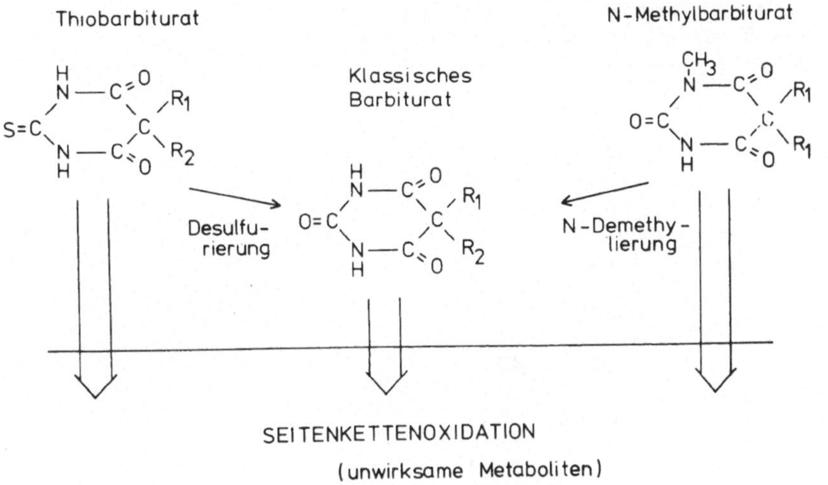

Abb. 2. Generelles Schema der chemischen Inaktivierung von N-Methyl- und Thiobarbituraten

Die Abhängigkeit der Wirkung von der Durchblutungsgröße erklärt auch einige klinische Phänomene, z. B. den geringen Bedarf an Narkotikum nach Blutverlusten, wenn eine ausgeprägte Zentralisation des Kreislaufs vorliegt und der initiale Verteilungsraum für das Narkotikum damit sehr klein ist. Umgekehrt wird ein erregter und verängstigter Patient viel Narkotikum benötigen, denn durch Adrenalinausschüttung ist das Gefäßbett der Muskulatur weitgestellt und der initiale Verteilungsraum ist entsprechend vergrößert.

Bereits PRICE et al. (15) sind für Thiopental von einem 6-Kompartiment-Modell ausgegangen, wobei der Stoffwechsel noch nicht berücksichtigt worden war, und spätere Autoren haben auf der Basis von Organgewicht und Durchblutungsgröße sehr komplizierte pharmakokinetische Modelle entwickelt (4). Auch im für die pharmakokinetische Darstellung üblichen halblogarithmischen Raster bleibt der Konzentrationsverlauf der Kurznarkotika nichtlinear, d. h. der Konzentrationsabfall nimmt mit der Zeit kontinuierlich ab, ein sicheres Zeichen für ein Vielkompartimentsystem. Trotzdem lassen sich die Konzentrationsabläufe oft befriedigend mit Hilfe eines offenen 2- oder 3-Kompartiment-Modells beschreiben, man muß sich aber darüber klar sein, daß diese Kompartimente "fiktiv" sind, d. h. kein direktes physiologisches Korrelat haben. Gleich- oder gegenläufige Veränderungen in zwei oder mehreren realen Kompartimenten täuschen unter Umständen ein einheitliches Kompartiment vor (13).

Das stark lipophile Thiobarbiturat Thiopental zeigt beim Menschen eine schnelle und eine langsamere Verteilungsphase und schließlich eine Eliminationsphase mit einer Halbwertszeit von fast 6 h (Tabelle 1); die Autoren geben aber an, daß sich der Verlauf bei einzelnen Versuchspersonen auch zufriedenstellend mit Hilfe eines offenen 2-Kompartiment-Modells hätte beschreiben lassen (9).

Tabelle 1. Pharmakokinetische Daten für Thiopental nach i.v. Injektion von 3,5 mg/kg innerhalb von 30 s ($\underline{9}$)

π $(\min^{-1})$	0,162
$t_{0,5\pi}$ (min)	4,3
α $(\min^{-1})$	0,00917
$t_{0,5\alpha}$ (min)	76
β $(\min^{-1})$	0,002
$t_{0,5\beta}$ (min)	347 $\pm$ 47
V_1 (l/kg)	0,44 $\pm$ 0,13
V_{dss} (l/kg)	1,6 $\pm$ 0,11
Cl_{tot} (ml/kg/min)	3,7 $\pm$ 0,33

Besonders von BREIMER ist eine Infusionsmethode zur Bestimmung pharmakokinetischer Parameter entwickelt und auch für die N-Methylbarbiturate Hexobarbital und Methohexital eingesetzt worden ($\underline{1}$, $\underline{2}$). Diese Methode, bei der die narkotische Dosis über einen Zeitraum von 1 h infundiert wird, hat den Vorteil, daß die Versuchsperson nicht in Narkose gelangt und daß sich, da die schnellen Phasen der Verteilung während der Infusionsperiode ablaufen, nach Schluß der Infusion relativ sicher die Eliminationshalbwertszeit bestimmen läßt (Tabelle 2). Sie hat den Nachteil, daß diese Eliminationshalbwertszeit in einem Konzentrationsbereich bestimmt wird, der klinisch nicht mehr relevant ist, d. h. in dem der Patient bereits wach ist. Entscheidend für das Erwachen ist bei den heute klinisch verwendeten relativ niedrigen Dosen die schnelle Verteilungsphase, in der die Umverteilung von den sehr gut durchbluteten Organen (Gehirn) auf die weniger gut durchblutete Muskulatur stattfindet. Unter den Normbedingungen der Klinik hat die Eliminationsphase also allenfalls eine Bedeutung für die sedativ-hypnotischen Narkosenachwirkungen, nicht aber für das Erwachen. Bei höheren Dosierungen oder bei einer Verlängerung der Narkose durch Nachinjektion füllen sich aber die tiefen Kompartimente auf und die Eliminationsphase kann damit in einen noch narkotisch wirksamen Konzentrationsbereich angehoben werden. Mit steigender Gesamtdosis verliert die Verteilungsphase ihre Bedeutung als entscheidender Faktor für die Beendigung der Narkose und an ihre Stelle tritt die langsame ß-Phase (Abb. 3). Das sehr späte Erwachen nach protrahierten Narkosen mit intravenösen Kurznarkotika ist besonders aus der Veterinärmedizin bekannt. Die langsame Auffüllung der tiefen Kompartimente (z. B. Fettgewebe) und die damit verbundenen höheren Restkonzentrationen im Serum erklären auch das Phänomen der kumulativen Wirkungsverlängerung bei in kurzen Zeitabständen (Stunden) wiederholten Kurznarkosen ($\underline{11}$).

Tabelle 2. Pharmakokinetische Daten für Methohexital und Hexobarbital. Methohexital wurde in einer Dosis von 3 mg/kg, Hexobarbital von 7 - 9 mg/kg über 1 h intravenös infundiert ([1], [2])

	Methohexital	Hexobarbital
α (min^{-1})	0,111	0,0533
$t_{0,5\alpha}$ (min)	6,2 $\pm$ 1	13 (0,7 - 69)
β (min^{-1})	0,00744	0,00281
$t_{0,5\beta}$ (min)	93 $\pm$ 27	261 $\pm$ 69
V_1 (l/kg)	0,29 $\pm$ 0,058	0,43 $\pm$ 0,16
V_{dss} (l/kg)	1,13 $\pm$ 0,21	1,1 $\pm$ 0,83
Cl_{tot} (ml/kg/min)	12,1 $\pm$ 2,7	3,6 $\pm$ 0,83

Propanidid

Zum Unterschied von den Barbitursäurederivaten beruht die kurze klinische Wirkung von Propanidid wirklich in erster Linie auf der schnellen chemischen Entgiftung im Organismus. Der Hauptschritt ist dabei die Hydrolyse der Esterbindung, die durch die Pseudocholinesterase im Serum ebenso wie durch Esterasen der Leber erfolgen kann. Die Spaltung der Amidbindung erfolgt langsamer und hat für die Wirkungsbeendigung deshalb nur eine untergeordnete Bedeutung. Beide Metaboliten sind pharmakologisch unwirksam ([5]) (Abb. 4).

Eine Untersuchung der Pharmakokinetik beim Menschen liegt direkt nicht vor, wesentliche Parameter lassen sich aber aus einer Arbeit von DOENICKE und Mitarbeitern ([7]) ableiten. Die Autoren haben unter anderem den Konzentrationsverlauf nach i.v. Injektion von 7 mg/kg Propanidid innerhalb von 5 s und innerhalb von 20 s verfolgt. Abb. 5 zeigt eine Transformation der aus der entsprechenden Abbildung von DOENICKE et al. zu entnehmenden Werte. Daraus geht hervor, daß sich der Konzentrationsverlauf nach schneller Injektion mit Hilfe eines offenen 2-Kompartiment-Modells, nach langsamerer Injektion aber mit Hilfe eines offenen 1-Kompartiment-Modells beschreiben läßt! Die Eliminationshalbwertszeiten (β bzw. k_e) stimmen dabei recht gut überein. Als Erklärung für diese offensichtliche Diskrepanz wird man annehmen können, daß bei der sehr schnellen Injektion die Bindungsfähigkeit der Plasmaproteine erschöpft ist und daß damit eine raschere Verteilung aus dem zentralen Kompartiment heraus erfolgen kann.

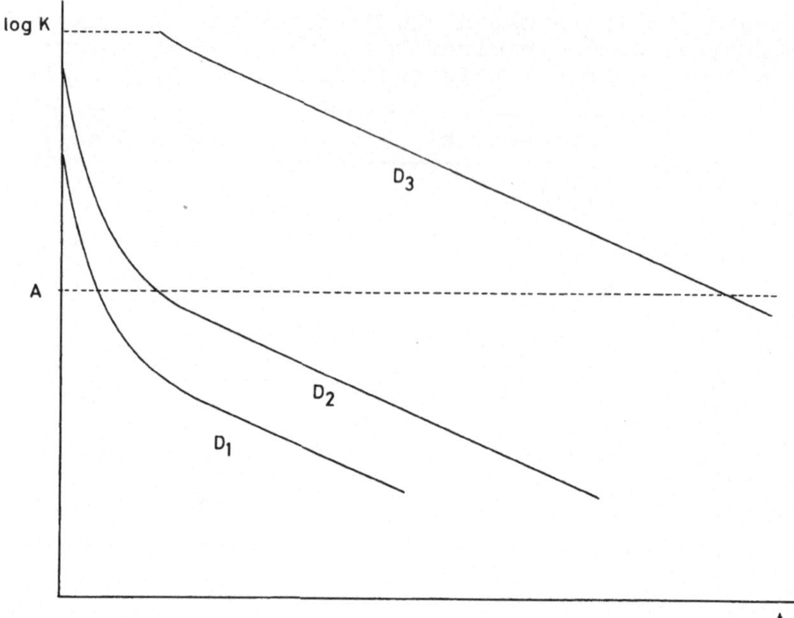

Abb. 3. Schematische Darstellung der Abhängigkeit des Zeitpunktes des Erwachens von der Gesamtdosis. Der Abfall der Plasmakonzentration ist gegen die Zeit aufgetragen, A ist die anästhetische Schwellenkonzentration. Bei einer kleinen Dosis (D$_1$) erwacht der Patient während der Verteilungsphase. Nach einer protrahierten Narkose mit entsprechend hoher Gesamtdosis (D$_3$) sind die tiefen Kompartimente so weit aufgefüllt, daß jetzt die langsame Eliminationsphase die entscheidende Determinante für das Erwachen darstellt. D$_2$ skizziert die Verhältnisse nach einer intermediären Dosis

Abb. 4.

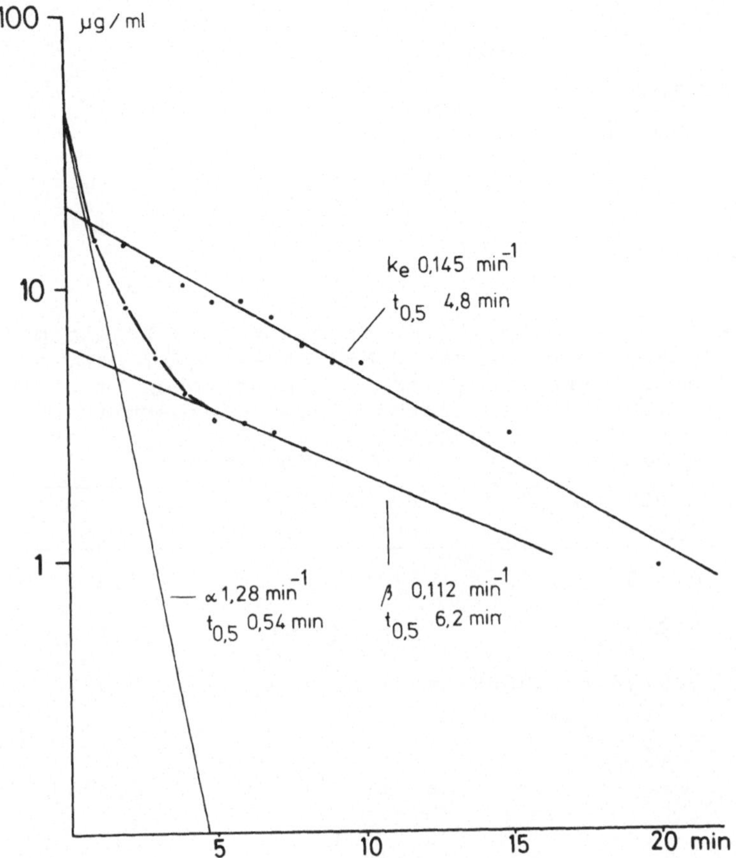

Abb. 5. Abfall der Serumkonzentration von Propanidid in Abhängigkeit von der Injektionszeit: Eine Dosis von 7 mg/kg wurde innerhalb von 5 s (o) bzw. innerhalb von 20 s (●) intravenös injiziert. Die Konzentrationskurve läßt sich im ersten Fall mit Hilfe eines offenen 2-Kompartiment-Modells, im zweiten mit Hilfe eines offenen 1-Kompartiment-Modells beschreiben. Umgezeichnet nach DOENICKE et al. (7)

Etomidat

Auch das injizierbare Hypnotikum Etomidat hat eine Esterstruktur und wird durch hydrolytische Spaltung der Esterbindung durch hepatische Enzyme relativ schnell inaktiviert. Zum Unterschied von Propanidid wird der Stoff durch die Serumcholinesterase nicht inaktiviert (10) (Abb. 6).

Detaillierte Untersuchungen der Pharmakokinetik liegen von van HAMME et al. (12) sowie von SCHÜTTLER et al. (16) vor (Tabelle 3). Dabei fällt auf, daß trotz gleicher Dosierung die Kinetik einmal mit Hilfe eines 2-Kompartiment-Modells und einmal mit Hilfe eines 3-Kompartiment-Modells beschrieben wird. Der Unterschied,

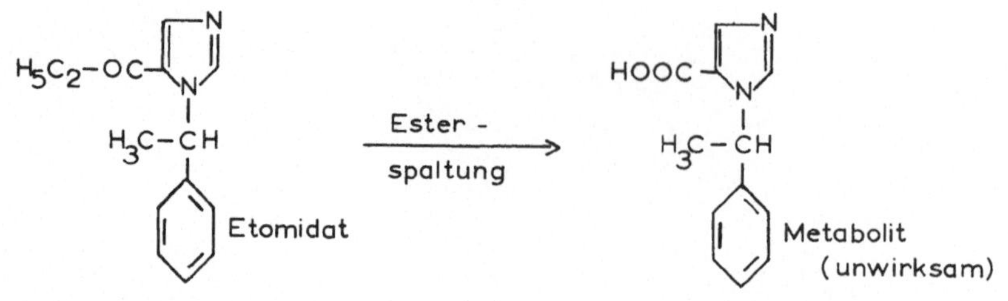

Abb. 6

Tabelle 3. Pharmakokinetische Daten für Etomidat nach Injektion
von 0,3 mg/kg intravenös. Die von van HAMME et al. (12) bzw.
SCHÜTTLER et al. (16) ermittelten Parameter entsprechen im ersten
Fall einem 3-Kompartiment-, im letzteren einem 2-Kompartiment-
Modell; sie sind in der Tabelle so nebeneinandergestellt, daß
die einander entsprechenden Werte sich gegenüberstehen

	SCHÜTTLER et al. (16)	van HAMME et al. (12)	
α (min^{-1})	$0,268 \pm 0,0596$	π (min^{-1})	$0,335$
$t_{0,5\alpha}$ (min)	$2,6$	$t_{0,5\pi}$ (min)	$2,1$
β (min^{-1})	$0,0103 \pm 0,0009$	α (min^{-1})	$0,0316$
$t_{0,5\beta}$ (min)	$67 \pm 5,7$	$t_{0,5\alpha}$ (min)	22
		β (min^{-1})	$0,00302$
		$t_{0,5\beta}$ (min)	230
V_1 (l/kg)	$0,021 \pm 0,0028$	V_1 (l/kg)	$0,31$
V_{dss} (l/kg)	$0,16 \pm 0,025$	V_{dss} (l/kg)	$4,5$
Cl_{tot} (ml/kg/min)	$23 \pm 3,8$	Cl_{tot} (ml/kg/min)	12

besonders in der Eliminationshalbwertszeit ($t_{0,5\beta}$) und im Verteilungsvolumen unter Steady-state-Bedingungen (V_{dss}), ist erheblich. Die Erklärung für den Unterschied liegt in der unterschiedlichen Empfindlichkeit der Nachweismethode: Bis zu 4 h
nach der Injektion entsprechen sich die Plasmakonzentrationen
beider Untersuchungen recht gut. Zu diesem Zeitpunkt war die
Grenze der Empfindlichkeit der von SCHÜTTLER et al. benutzten
gaschromatographischen Methode erreicht, und - da die klinische
Wirkung längst beendet war - schien auch kein Bedarf für eine
weitere Verfolgung der Konzentrationen zu bestehen. Van HAMME
et al., die eine Kombination von Gaschromatographie und Massen-
spektrometrie verwendeten, konnten die Etomidatkonzentrationen
bis 10 h nach der Injektion verfolgen und entdeckten damit noch
ein tiefes drittes Kompartiment. Dieses scheint für die prakti-

sche Anästhesie keine größere Bedeutung zu haben, denn SCHÜTT-
LER et al. (17) konnten in einer späteren Mitteilung zeigen, daß
ein auf der Basis des 2-Kompartiment-Modells entwickeltes Infusionsmodell dem Erwartungswert sehr gut entsprach. Man muß jedoch damit rechnen, daß sich bei längerer Infusionszeit oder
häufigen Nachinjektionen das dritte Kompartiment schließlich
auffüllt und ähnlich wie bei den Barbiturat-Kurznarkotika klinische Bedeutung gewinnt.

Althesin

Verläßliche pharmakokinetische Daten für Althesin liegen beim
Menschen nicht vor. Von den beiden Komponenten des Präparates
ist nur das anästhetisch wirksamere Alphaxalon von STRUNIN et
al. (18) mit ^{14}C-markierter Substanz untersucht worden. Gemessen wurde dabei der Abfall der Gesamtaktivität im Plasma, es muß
demnach mit einer möglichen Verfälschung der Ergebnisse durch
Metaboliten gerechnet werden. Der Abfall erfolgte während der
ersten 2 min sehr schnell (Verteilungsphase), die Konzentration
blieb dann bis etwa 100 min nach der Injektion auf einem Plateau
und fiel anschließend mit einer Halbwertszeit in der Größenordnung von 200 - 500 min ab. Die Ausscheidung erfolgte über die
Nieren und war nach 25 h fast vollständig, bei Nierenschäden jedoch verlangsamt. Über die Pharmakokinetik der zweiten Komponente Alphadolon, die anästhetisch etwa halb so wirksam ist wie
Alphaxalon, ist nichts bekannt.

Ketamin

Ketamin wird im Organismus durch N-Demethylierung in nor-Ketamin
überführt, dieser Metabolit kann durch Oxidation des Cyclohexan-
Ringes in Dehydro-nor-Ketamin umgewandelt werden (3). Von diesen
Metaboliten hat nor-Ketamin etwa ein Zehntel der anästhetischen
Wirksamkeit von Ketamin, das Dehydroderivat ist noch schwächer
wirksam. Da nor-Ketamin kürzer wirksam ist als Ketamin und im
Gehirn von diesem Metaboliten keine nennenswerten Konzentrationen erreicht werden (6), dürfte er für die anästhetische Wirkung
von Ketamin keine größere Bedeutung haben (Abb. 7).

Das Verhalten der Ketaminkonzentration im Serum ist unter anderem von WIEBER et al. (19) beim Menschen untersucht worden und
läßt sich mit Hilfe eines offenen 2-Kompartiment-Modells beschreiben (Tabelle 4). Auch bei Ketamin erwacht der Patient noch
während der raschen Verteilungsphase, also zu einem Zeitpunkt,
zu dem noch 50 - 60 % der Gesamtdosis in wirksamer Form im Organismus sind. Die langsame Eliminationsphase hat eher eine Bedeutung für die Nachwirkungen der Anästhesie. Sie erklärt aber
die kumulative Wirkungsverlängerung, die experimentell für in
kurzen Zeitabständen wiederholte Ketamininjektionen beschrieben
worden ist (6). Bei Ketamin muß also ebenso wie bei den Kurznarkotika der Barbituratreihe damit gerechnet werden, daß sich bei
hohen Dosen oder Nachinjektionen schließlich das tiefe Kompartiment auffüllt und die langsame ß-Phase dann die bestimmende Größe
für das Erwachen des Patienten wird.

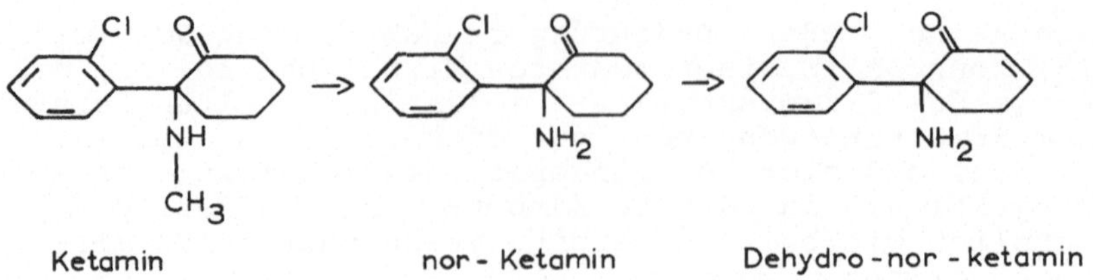

Ketamin   nor - Ketamin   Dehydro -nor - ketamin

Abb. 7

Tabelle 4. Pharmakokinetische Daten für Ketamin nach i.v. Injektion von 2,5 mg/kg (19)

α (min^{-1})	0,0632
$t_{0,5\alpha}$ (min)	11
β (min^{-1})	0,00458
$t_{0,5\beta}$ (min)	150
V_1 (l/kg)	0,06
V_{dss} (l/kg)	0,2
Cl_{tot} (ml/kg/min)	≈ 20

Diskussion

Bei den zur intravenösen Anästhesie verwendeten Stoffen handelt es sich um hochlipophile Verbindungen, die sich im Organismus schnell und in Abhängigkeit von der Durchblutungsgröße der einzelnen Organe und Gewebe verteilen und daneben mit unterschiedlicher Geschwindigkeit einer metabolischen Inaktivierung unterliegen. Diese Eigenschaften setzen die Anwendung komplizierter Vielkompartimentmodelle zur exakten Beschreibung des Konzentrationsverlaufes voraus, in praxi geben aber oftmals relativ einfache 2- oder 3-Kompartiment-Modelle zufriedenstellende Approximationen. Den Kompartimenten fehlt dann aber ein physiologisches Korrelat, d. h. sie müssen als fiktive Größen aufgefaßt werden.

Anders als bei langlebigen Arzneimitteln, wie Chemotherapeutika, Herzglykosiden, Antiepileptika usw., werden die pharmakokinetischen Modelle für intravenöse Anästhetika oft durch Variable wie Injektionsgeschwindigkeit und Dosierung, aber auch durch die Empfindlichkeit der Nachweismethode stark beeinflußt. Sie haben deshalb ihren Hauptwert für vergleichende klinisch-pharmakologische Untersuchungen, in denen man z. B. die Änderungen einzelner pharmakokinetischer Parameter bei bestimmten Krankheitszuständen ermitteln und vergleichen will. Voraussetzung für die Vergleichbarkeit sind aber absolut einheitliche Versuchsbedingungen in Kontroll- und Versuchsgruppe, andernfalls kann es zu schweren Fehlinterpretationen kommen.

Die klinische Wirkungsbeendigung, d. h. das Erwachen des Patienten, erfolgt bei den heute üblichen niedrigen Dosierungen im allgemeinen noch während der Verteilungsphase, wenn nämlich die Konzentration des Anästhetikums im Gehirn durch Umverteilung auf andere, schlechter durchblutete, aber einen größeren Anteil an der Körpermasse ausmachende Organe und Gewebe stark abfällt. Die bei anderen Arzneimitteln meist für die Therapie entscheidende Eliminationsphase (ß-Phase) liegt bei solchen Dosen weit unterhalb des für die klinische Wirkung interessanten Konzentrationsbereiches und hat damit keine klinische Relevanz für die praktische Anästhesie.

Diese Verhältnisse ändern sich, wenn die Anästhesie durch Nachinjektionen oder Infusionen verlängert wird und damit insgesamt höhere Dosen in den Organismus verbracht werden. Unter diesen Bedingungen füllen sich die tiefen - vorher ziemlich bedeutungslosen und oft analytisch kaum faßbaren - Kompartimente auf, und die meßbare Konzentration im zentralen Kompartiment erreicht höhere und klinisch wirksame Werte. Die für das klinische Erwachen ausschlaggebende Größe verschiebt sich damit von der Halbwertszeit der Verteilungsphase in Richtung auf diejenige der Eliminationsphase, die meist ein Vielfaches der ersteren beträgt. Dieses Phänomen erklärt den langen Nachschlaf nach hoch dosierten Narkosen mit sogenannten "Kurznarkotika" ebenso wie die kumulative Wirkungsverlängerung bei Nachinjektionen oder in kurzen Zeitabständen wiederholten Anästhesien. Unter diesen Bedingungen kann sogar die Geschwindigkeit der metabolischen Inaktivierung, die normal für die Wirkungsbeendigung - vielleicht mit Ausnahme von Propanidid - keine Rolle spielt, zur entscheidenden Größe werden.

Der Anästhesist sollte sich bei der Interpretation pharmakokinetischer Daten für intravenöse Anästhetika dieser Problematik, die sich grundsätzlich von der der meisten anderen Arzneimittelgruppen unterscheidet, bewußt sein. Die Kenntnis der Pharmakokinetik der intravenösen Anästhetika läßt dosis- und krankheitsabhängige Änderungen in der pharmakodynamischen Wirkung verständlich werden; sie wird jedoch nur in den seltensten Fällen als Grundlage für die klinische Dosierung dienen. Hierzu besteht bei der meist "nach Wirkung" zu dosierenden Arzneimittelgruppe auch kaum Bedarf.

Literatur

1. BREIMER, D. D., HONHOFF, C., ZILLY, W., RICHTER, E., van ROSSUM, J. M.: Pharmacokinetics of hexobarbital in man after intravenous infusion. J. Pharmacokinet. Biopharm. 3, 1 (1975)

2. BREIMER, D. D.: Pharmacokinetics of methohexitone following intravenous infusion in humans. Brit. J. Anaesth. 48, 643 (1976)

3. CHANG, T., GLAZKO, A. J.: Biotransformation and disposition of ketamine. Int. Anesth. Clin. 12, 157 (1974)

4. CHEN, C. N., ANDRADE, J. D.: Pharmacokinetic model for simultaneous determination of drug levels in organs and tissues. J. pharm. Sci. 65, 717 (1976)

5. CLARKE, R. S. J.: Biotransformation of eugenols. Int. Anesth. Clin. 12, 135 (1974)

6. COHEN, M. L., TREVOR, A. J.: On the central accumulation of ketamine and the relationship between metabolism of the drug and its pharmacological effects. J. Pharmacol. exp. Ther. 189, 351 (1974)

7. DOENICKE, A., KRUMEY, I., KUGLER, J., KLEMPA, J.: Experimental studies of the breakdown of epontol: Determination of propanidid in human serum. Brit. J. Anaesth. 40, 415 (1968)

8. FREY, H.-H., DOENICKE, A., JÄGER, G.: Quantitative Bedeutung der Desulfurierung im Stoffwechsel von Thiobarbituraten. Med. exp. (Basel) 4, 243 (1961)

9. GHONEIM, M. M., van HAMME, M. J.: Pharmacokinetics of thiopentone: Effects of enflurane and nitrous oxide anaesthesia and surgery. Brit. J. Anaesth. 50, 1237 (1978)

10. GHONEIM, M. M., van HAMME, M. J.: Hydrolysis of etomidate. Anesthesiology 50, 227 (1979)

11. GIBALDI, M., LEVY, G., WEINTRAUB, H.: Drug distribution and pharmacologic effects. Clin. Pharmacol. Ther. 12, 734 (1971)

12. HAMME, M. J. van, GHONEIM, M. M., AMBRE, J. J.: Pharmacokinetics of etomidate, a new intravenous anesthetic. Anesthesiology 49, 274 (1978)

13. NOORDHOEK, J.: Apparent failure of the two-compartment open model in describing the pharmacokinetics of intravenously injected hexobarbital in mice. Arch. int. Pharmacodyn. 189, 388 (1971)

14. PRICE, H. L.: A dynamic concept of the distribution of thiopental in the human body. Anesthesiology 21, 40 (1969)

15. PRICE, H. L., KOVNAT, P. J., SAFER, J. N., CONNER, E. H., PRICE, M. L.: The uptake of thiopental by body tissues and its relation to the duration of narcosis. Clin. Pharmacol. Ther. 1, 16 (1960)

16. SCHÜTTLER, J., WILMS, M., LAUVEN, P. M., STOECKEL, H., KOENIG, A.: Pharmakokinetische Untersuchungen über Etomidat beim Menschen. Anaesthesist 29, 658 (1980)

17. SCHÜTTLER, J., STOECKEL, H., WILMS, M., SCHWILDEN, H., LAUVEN, P. M.: Ein pharmakokinetisch begründetes Infusionsmodell für Etomidat zur Aufrechterhaltung von Steady State-Plasmaspiegeln. Anaesthesist 29, 662 (1980)

18. STRUNIN, L., STRUNIN, J. M., KNIGHTS, K. M., WARD, M. E.:
Metabolism of ^{14}C-labelled alphaxalone in man. Brit. J. Anaesth. <u>49</u>, 609 (1977)

19. WIEBER, J., GUGLER, R., HENGSTMANN, J. H., DENGLER, H. J.:
Pharmacokinetics of ketamine in man. Anaesthesist <u>24</u>, 260
(1975)

Pharmakokinetik und Metabolismus – Tranquillanzien (minor und major), Benzodiazepine

Von W. Kapp

Das Thema Pharmakokinetik und Metabolismus der im Titel genannten Substanzen ist sehr weit gefaßt. Um der Problematik gerecht werden zu können, muß eine Einschränkung gemacht werden. Im folgenden soll in erster Linie auf Pharmakokinetik und Metabolismus von wichtigen Benzodiazepinderivaten eingegangen und bezüglich der major-Tranquilizer in erster Linie das Dehydrobenzperidol herausgestellt werden.

Einleitend muß weiter festgestellt werden, daß die Betrachtung pharmakokinetischer und metabolischer Daten nicht überbewertet werden darf. Es soll deshalb in dem Beitrag auch nur herausgehoben werden, was für den praktisch tätigen Anästhesisten von Bedeutung ist. Gestatten Sie mir zu der Problematik auch die Anmerkung, daß die Blutspiegelgläubigkeit sehr vieler Autoren zu irreführenden Interpretationen und Angaben über bestimmte Produkte führt. Es muß die Frage zugelassen werden, inwieweit pharmakokinetische und metabolische Daten für die Anwendung einer Substanz relevant sind und inwieweit diese Daten klinisch bedeutsam sind. Es muß weiter gefragt werden, welche Daten mit klinischen Effekten korrelieren und ob überhaupt für diese Präparate eine strenge Korrelation zwischen Blutspiegel und klinischer Wirkung besteht.

Hätte man diese Frage noch vor fünf Jahren gestellt, so wären genügend Hinweise, speziell aus der Stoffgruppe der Benzodiazepine, gekommen, die eindeutig darauf hingewiesen hätten, daß Benzodiazepinderivate in ihrer Korrelation zwischen Plasmaspiegeln und klinischer Wirksamkeit außerordentlich schwer zu deuten sind. Untersuchungen, wie sie für Flunitrazepam (Rohypnol) von AMREIN und Mitarbeitern (1) durchgeführt wurden, zeigen jedoch, daß es ohne Zweifel möglich ist, für ganz bestimmte Merkmale klinischer Art eine Korrelation herzustellen. Betrachtet man hingegen z. B. Barbiturate und Benzodiazepine im Hinblick auf eine Dosis-Wirkungs-Kurve, so sieht man die Grenzen der Betrachtungsweise der Dosierung "mg pro kg Körpergewicht". So zeigen z. B. Barbiturate eine dosisabhängige Beziehung zur Narkosetiefe, zu komatösen Zuständen und zu letalen Dosen. Versucht man nun mit einem Benzodiazepin Narkosestadien zu erreichen, die von der Barbituratnarkose her bekannt sind, so fällt auf, daß ab einer gewissen Dosis durch Erhöhung der Benzodiazepinmenge keinesfalls die Narkose vertieft werden kann, sondern ein sogenanntes Ceiling-Phänomen auftritt, das dadurch gekennzeichnet ist, daß sich die Dosis-Wirkungs-Kurve asymptotisch einem Grenzwert nähert und weitere Dosiserhöhungen jetzt nur noch zu einer Verlängerung der Wirkung der Benzodiazepine führen, nicht aber zu einer Verstärkung der Wirkung. Des weiteren müssen wir bedenken, daß für Benzodiazepine und major-Tranquilizer (Neuroleptika) das Phänomen einer Rezeptorbindung entdeckt wurde und daß mit hoher Wahrscheinlichkeit für die Wirksamkeit eines Benzodiazepins das Ausmaß dieser Bindung entscheidend ist; es ist aller Wahrscheinlichkeit nach so, daß die Geschwindigkeit, mit der ein Benzodiazepin an den Rezeptor gelangt, und die Zeitdauer, die es am Rezeptor bleibt, für die Wirkung entscheidend ist. Selbstverständlich sind ausreichend hohe Blutspiegel wichtig, um in dem Kompartiment, in dem sich die Rezeptoren befinden, den Wirkstoff verfügbar zu machen. Unzulässig erscheint es mir aber, aus Blutspiegelverläufen alleine auf die klinische Wirkung und vor allen Dingen die Wirkungsdauer dieser Substanzen zu schließen. Wir müssen in dieser Beziehung umdenken und bisherige Vorstellungen einschränken.

Im folgenden etwas zu den Definitionen: Die Pharmakokinetik befaßt sich mit dem zeitlichen Verlauf der Arzneimittelkonzentration im Organismus. Fragen der Resorption, Verteilung, Speicherung, Proteinbindung, Biotransformation und Ausscheidung werden für die Wirkstoffe gemessen (5).

Als Pharmakokinetik wird das Teilgebiet der Pharmakologie bezeichnet, welches sich mit der zeitlichen Änderung der Konzentration eines Pharmakons im Organismus befaßt. In der Regel wird dieser Verlauf durch die Form einer Kurve charakterisiert, die zum Ausdruck bringt, daß die Konzentration im Blut zunächst nach der Applikation mehr oder weniger steil ansteigt, ein Maximum erreicht und dann wieder abfällt. Dieser Verlauf entsteht dadurch, daß die aktuelle Konzentration eines Pharmakons am Wirkort aus den gleichzeitig ablaufenden, einander entgegengerichteten Prozessen der Invasion und der Evasion resultiert. Beide Vorgänge besitzen einen für das jeweilige Pharmakon charakteristischen Verlauf und bestimmen den zeitlichen Ablauf einer Pharmakonwirkung.

Kann sich ein Pharmakon im Organismus frei ausbreiten, so wird es nach abgeschlossener Verteilung im gesamten Körperwasserraum in der gleichen Konzentration vorliegen. Das ist jedoch nicht immer der Fall. Pharmaka, welche die Lipidmembranen der Blut-Hirn-Schranke und der Zellwand nicht passieren, verteilen sich nur im extrazellulären Raum. Makromoleküle, die die Gefäßwand nicht durchdringen, wie z. B. die Dextrane, verteilen sich zunächst im intravasalen Raum. Dementsprechend ergeben sich verschieden große Verteilungsvolumina.

Pharmakokinetische Überlegungen und Berechnungen haben zum Ziel, Vorhersagen über den zeitlichen Wirkungsverlauf eines Pharmakons zu ermöglichen. Da die Wirkungsintensität eines Pharmakons von seiner Konzentration am Wirkort abhängt, müßte korrekterweise dieser Wert gemessen werden. In den meisten Fällen ist es jedoch unmöglich, die Konzentration am Wirkort zu messen. Man verwendet daher die viel leichter zugängliche Konzentration des Pharmakons im Blut, die im üblichen Sprachgebrauch als Blutspiegel bezeichnet wird. Dabei wird vorausgesetzt, daß sich die Konzentration am Wirkort und im Blut nach Einstellung des Verteilungsgleichgewichts gleichen oder wenigstens in einem konstanten Verhältnis zueinander stehen. Hier sind jedoch Einschränkungen zu machen. So können gleiche Konzentrationen nur dann er-

Tabelle 1. Benzodiazepinderivate

Internationaler Freiname	Halbwertszeit	Aktive Metabolite	Halbwertszeit	Referenz
Nitrazepam	18 - 38 h	keine		
Flurazepam	sehr kurz	N-Desalkylflurazepam	2 - 4 Tage	
Flunitrazepam	15 - 30 h	7-Amino-Derivat Desmethyl-Derivat	23 ± 4 h 31 ± 8 h	
Diazepam	20 - 50 h	Desmethyl-Derivat 3-Hydroxy-Derivat (Temazepam) Oxazepam	30 - 60 h 4 - 10 h 6 - 24 h	
Temazepam	4 - 10 h	keine		
Oxazepam	6 - 24 h	keine		
Triazolam	5 - 10 h	unbekannt		
Chlordiazepoxid	7 - 14 h	Desmethyl-Derivat Demoxepam Desmethyldiazepam		3
Lorazepam	9 - 22 h	keine		
Chlorazepat		Desmethyldiazepam	30 - 60 h	
Midazolam	1,3 - 2,2 h	keine		*
Lormetazepam	8 - 10 h	keine		**

* unveröffentlichte Angaben von Roche
** Angaben des Herstellers

wartet werden, wenn das Pharmakon vom Blut aus ungehindert in den Verteilungsraum des Wirkortes diffundieren kann. Das leicht diffundierende Atropin z. B. wird in den Zellen des ZNS rasch annähernd gleiche Konzentration wie im Blut erreichen. Der Neurotransmitter Dopamin dagegen kann die Blut-Hirn-Schranke nicht passieren. Seine Konzentration im ZNS wird daher trotz hoher Blutspiegel nicht erhöht. Dadurch kann sich auch kein Verhältnis zwischen der Konzentration im Blut und im ZNS ausbilden. Da außerdem für die pharmakologische Wirkung nur der freie, nicht an Proteine gebundene Anteil des Pharmakons entscheidend ist, kann bei stark gebundenen Substanzen die Gesamtkonzentration im Blut zu völlig falschen Vorstellungen führen und eine Quelle für Fehler sein.

In der Tabelle 1 werden einige wichtige Benzodiazepinderivate, ihre Halbwertszeit, das Vorhandensein aktiver Metabolite und die Halbwertszeit der aktiven Metabolite aufgeführt (2). Bei der Betrachtung der aktiven Metabolite muß darauf hingewiesen werden, daß das Problem dieser Aktivität nicht nur unter rein qualitativen Aspekten gesehen werden muß. Es ist nicht zulässig, alleine aus der Existenz eines länger wirkenden Metaboliten, wie z. B. das N-Desalkylflurazepam, zwangsläufig auf eine Hang-over-Wirkung zu schließen, wenn man nicht das Auftreten dieses Metaboliten quantitativ erfaßt. Untersuchungen, die zur Zeit durchgeführt werden, deuten an, daß die Menge des N-Desalkylmetaboliten von Flurazepam, der im menschlichen Organismus entsteht und für den eine Kumulation angenommen werden muß, so gering ist, daß die Substanz selbst für eine pharmakologische Wirkung am Menschen nicht in dem Ausmaß in Betracht kommt, wie das von einigen Autoren angenommen wird. Die Tabelle der Metabolite gibt aber auch Auskunft über den prinzipiellen Abbauweg, dem die Benzodiazepinderivate unterliegen. Hier sind speziell die 1,4-Benzodiazepine gemeint.

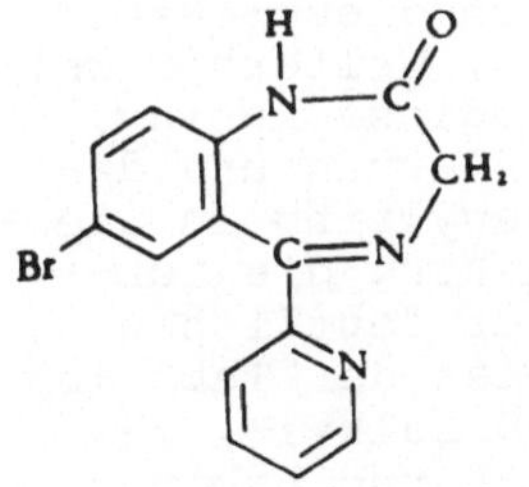

Abb. 1. Benzodiazepine

Am Benzodiazepinmolekül ist die Stellung 7 von besonderem Interesse, hier finden wir bei der überwiegenden Anzahl der im Handel befindlichen Substanzen ein Chloratom, jedoch sind auch einige Substanzen an dieser Stelle mit einer Nitrogruppe versehen.

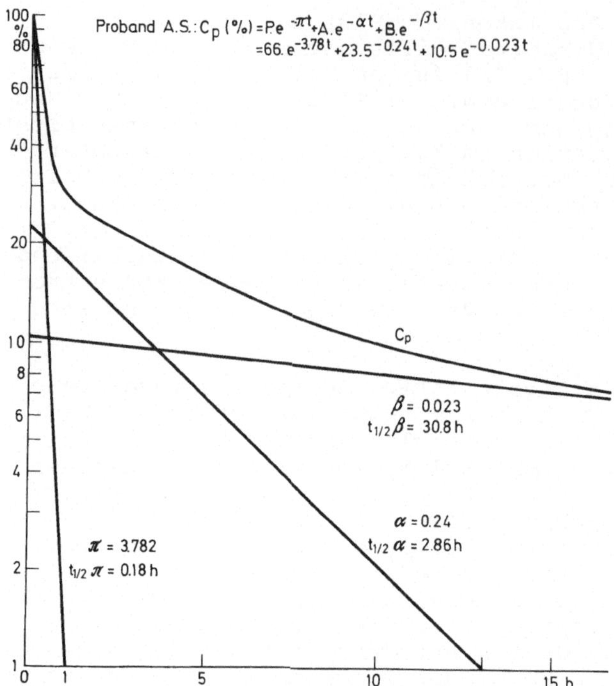

Abb. 2. Pharmakokinetik des Flunitrazepams

Während Halogene in Stellung 7 bis zum Endmetaboliten unverändert bleiben, bedeutet eine Nitrogruppe in Stellung 7 auch den
potentiellen Abbaumechanismus über die 7-Amino-Benzodiazepine.
Ein Abbauweg, der für alle Benzodiazepine gilt, ist die Stellung des Stickstoffatoms 1 im Benzodiazepinring. Trägt diese
Stelle eine Methyl- oder Äthylgruppe, so setzt an dieser Stelle
eine N-Desmethylierung oder N-Desalkylierung ein. Weiterhin ist
von großer Bedeutung die Hydroxylierung am Benzodiazepinring,
die Hinweise auf eine dort ansetzende Glucuronisierung und damit Inaktivierung und Ausscheidung gibt. Der Phenylring in Stellung 5 ist von großer Bedeutung, weil an diesem Ring die Substitution mit Halogenen in Orthostellung zu einer deutlichen
Potenzsteigerung des Moleküls führt. Insgesamt ist der Tabelle
1 zu entnehmen, daß wir es mit N-Desmethyl-, N-Desalkyl-, 7-
Amino- und Hydroxyderivaten der Benzodiazepine zu tun haben,
die sehr unterschiedliche Aktivitäten aufweisen und weiteren
metabolischen Ausscheidungen unterliegen.

Im folgenden soll am Beispiel des sehr gut untersuchten Fluni-
trazepams einiges Grundlegende über die Pharmakokinetik der
Benzodiazepine ausgeführt werden. Die Plasmaspiegelkurve von
Rohypnol kann in drei Kurven zerlegt werden. Maßgeblich für den
Konzentrationsablauf in den ersten 10 min sind die Phasen π und
α (1).

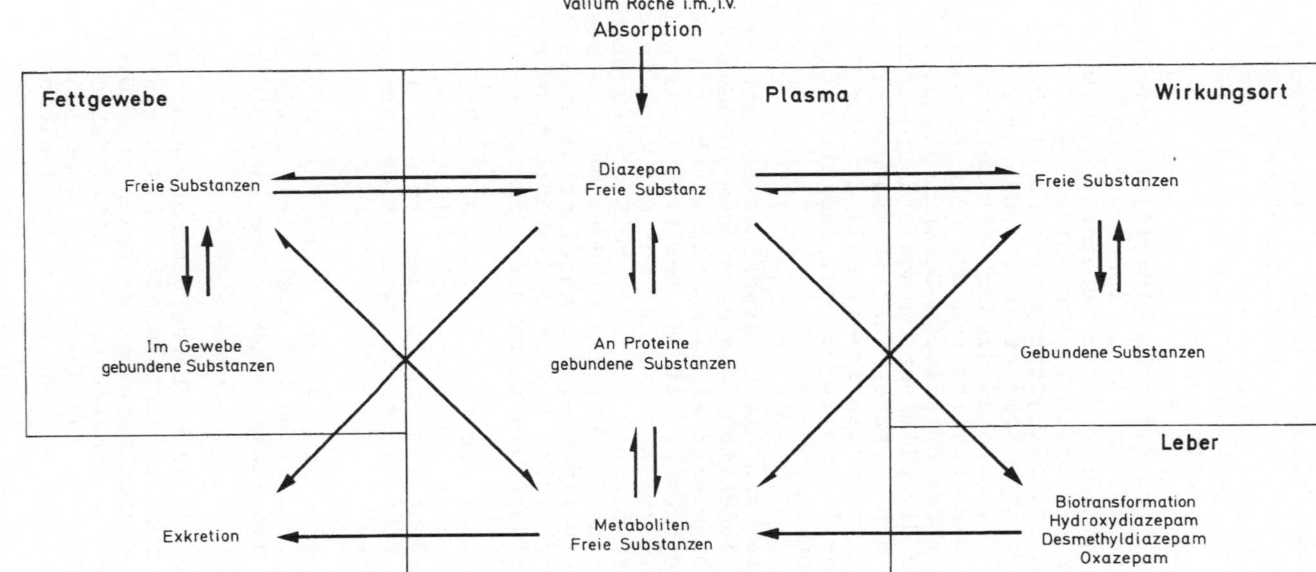

Abb. 3. Diazepam, 3-Kompartiment-Modell

Mit dieser triexponentiellen Kurvenbeschreibung ist die Vorstellung eines 3-Kompartiment-Modells mit Elimination aus dem
Zentralkompartiment zu verbinden. Betrachten wir die intravenöse Injektion, so befindet sich die gesamte Menge des Wirkstoffes im zentralen Kompartiment, zu dem auch das Plasma gehört. Aus diesem Kompartiment beginnt das Medikament in die
tieferen Kompartimente einzufließen. Bereits nach 1 h finden
wir im zentralen Kompartiment nur noch etwa ein Drittel der ursprünglich vorhandenen Substanz, das zweite Kompartiment befindet sich praktisch im Konzentrationsgleichgewicht mit dem ersten und enthält jetzt annähernd die Hälfte des Wirkstoffes. Im
tiefen dritten Kompartiment finden wir etwa 15 % des Wirkstoffes und 7 % sind zu dieser Zeit bereits ausgeschieden. Im Prinzip ist dieses Verhalten auf alle Benzodiazepine auszudehnen;
nur die unterschiedliche Geschwindigkeit, mit der die Verteilung und die Elimination sowie der metabolische Umbau geschehen,
ist für den Wirkungseintritt und die Wirkungsdauer mit entscheidend. Im folgenden Schema soll für das Diazepam ein 3-Komparti-
ment-Modell gezeigt werden, das die Situation noch einmal ver-
deutlicht.

Betrachtet man die Unterschiede bei intravenöser und intramuskulärer Injektion, wie es in dem folgenden Beispiel für das
Diazepam gezeigt wird, so ist unschwer abzulesen, daß die erreichten Konzentrationen bei i.v. Applikation höher liegen als
bei i.m. Applikation, daß bei der i.m. Injektion entsprechende
Wirkspiegel aber über längere Zeit bestehen (7). Hier muß jedoch darauf hingewiesen werden, daß die Bioverfügbarkeit, d. h.
die Wirkstoffmenge, die nach intramuskulärer Applikation zur
Verfügung steht, bei Benzodiazepinen sehr unterschiedlich sein
kann. Erfolgt die intramuskuläre Injektion nämlich bei nicht
einwandfreier Technik genau zwischen Fett- und Muskelgewebe,
dann ist bei der Lipophilität der Substanzen mit einem außerordentlich verzögerten Rücklauf der Substanz in das zentrale
Kompartiment Blut zu rechnen, so daß eine schlechte Bioverfügbarkeit resultiert, was sich in der Abb. 4 durch große Streuung
ausdrückt.

Für Diazepam sind solche Verhältnisse bekannt und auch für Flunitrazepam dürften bei nicht lege artis durchgeführter Injektion in den Muskel Probleme bei der Bioverfügbarkeit zu erwarten sein.

Wie eingangs schon hervorgehoben, sind jedoch die Blutspiegel
alleine für die Wirksamkeit der Substanz nicht so entscheidend
wie die Konzentrationen am Rezeptor. Folgt man den Vorstellungen, wie sie GLADTKE und v. HATTINGBERG (5) in dem Lehrbuch für
Pharmakokinetik anführen, so ist der Gesamtweg des Medikamentes
von der Einverleibung bis zur endgültigen Entfernung aus dem
Blut in mehrere Einzelschritte aufzuteilen: Die Diffusion im
Lösungsmittel, die Diffusion durch Gewebs- und Gefäßmembrane,
der Transport durch das Blut, die Diffusion zu den für die pharmakologische Wirkung verantwortlichen Rezeptoren, gleichzeitig
Diffusion in Flüssigkeitsräume, die dem Stoff aufgrund seiner
physikalisch-chemischen Eigenschaften zugänglich sind. Diese
Räume stellen neben dem Blut die wesentlichen Anteile des kine-

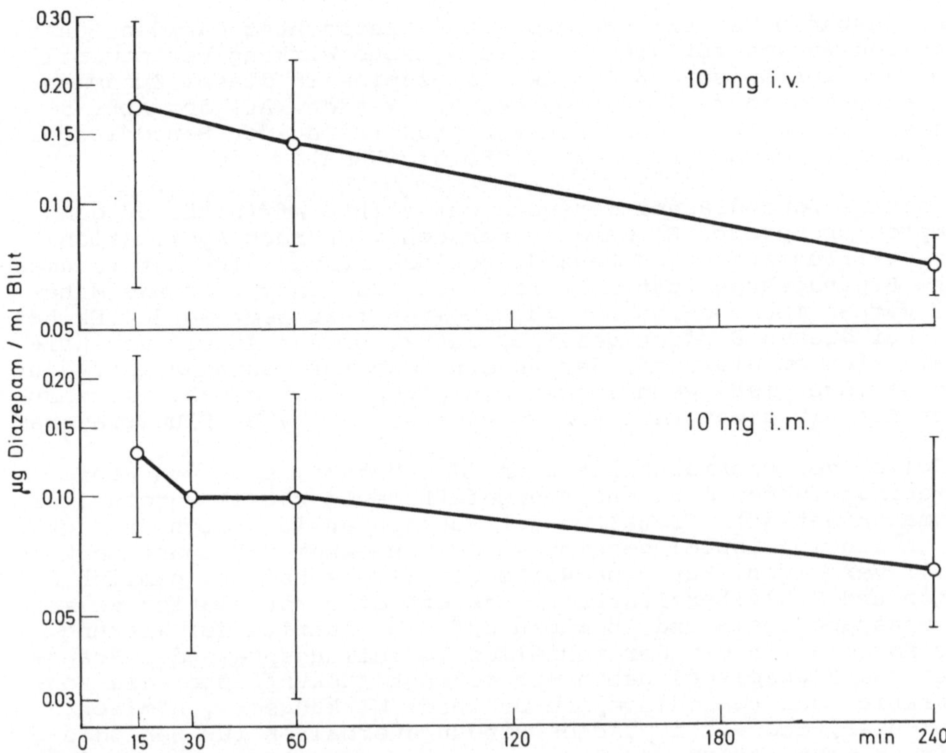

Abb. 4. Blutspiegelkurven von Diazepam beim Menschen nach einmaliger Verabreichung von 10 mg Valium Roche i.v. und i.m.

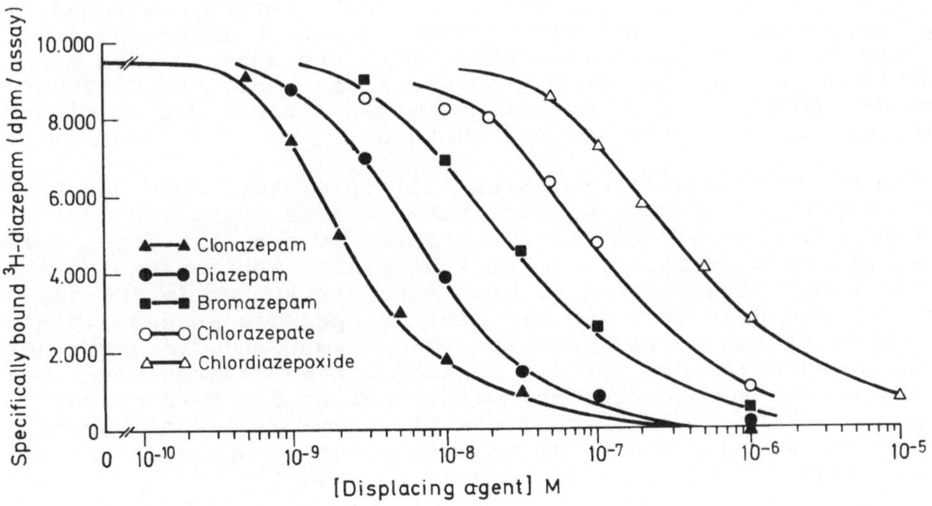

Abb. 5. Benzodiazepinrezeptoren

tisch faßbaren Verteilungsraumes auf. Betrachtet man den Punkt
Diffusion zu den für die pharmakologische Wirkung verantwortlichen Rezeptoren, so muß für Benzodiazepine in diesem Zusammenhang eine besondere Situation gesehen werden. Auf der Abb. 5
soll zu der unterschiedlichen Rezeptorbindung der Benzodiazepine
Stellung genommen werden (2) (MÖHLER, OKADA).

Für einige Benzodiazepinderivate wurde ihre Affinität zu dem
Rezeptor überprüft. Es wurde untersucht, ob nach Applikation
eines tritiummarkierten Benzodiazepinderivates eine unterschiedliche Bindungskapazität auftritt, wenn das entsprechende Mate-
rial vorher mit anderen Benzodiazepinen inkubiert wurde. Es hat
sich bei diesen Studien gezeigt, daß z. B. der Anteil von tri-
tiummarkiertem Diazepam, der an den Rezeptor gebunden ist, deutlich geringer ist, wenn vorher ein potenteres Molekül mit stärkerer Affinität zum Rezeptor gegeben wurde, z. B. Flunitrazepam.

Bezüglich der Pharmakokinetik und des Metabolismus von Benzodiazepinderivaten darf zusammengefaßt festgestellt werden: Das
pharmakokinetische Verhalten der Substanzen läßt sich sehr gut,
wie an einem Beispiel gezeigt wurde, in einem 3-Kompartiment-
Modell verfolgen. Für eine Reihe von Eigenschaften, nämlich Sedation und Schlafbereitschaft, besteht eine Korrelation zwischen
den Plasmaspiegeln und, bezogen auf den Eintritt der Wirkung,
eine Korrelation mit der schnellen Verteilungsphase der Präparate. Die Blutspiegel geben nur bedingt Auskunft über die Konzentration der Benzodiazepine an ihrem Wirkungsort, nämlich
Strukturen, die ein typisches Bindungsverhalten für Benzodiazepine zeigen. An diesen Strukturen werden potentere Benzodiazepine intensiver gebunden als weniger starke. Im Vergleich zu
den Barbituraten besteht keine so strenge Dosis-Wirkungs-Kurve
für die Benzodiazepine, was auf das Ceiling-Phänomen dieser
Substanzen zurückzuführen ist. Die Abbauwege der Benzodiazepine
verlaufen über N-Desmethylierung, N-Desalkylierung, Hydroxylierung bzw. Umformung einer Nitrogruppe in eine Aminogruppe in
Stellung 7 am Benzodiazepinmolekül. Die Substanzen werden nur
in geringen Mengen unverändert ausgeschieden, die überwiegende
Menge der Stoffe wird im Organismus metabolisiert und in glucuro-
nisierter Form zur Ausscheidung gebracht.

Bei den major-Tranquilizern, hier soll in erster Linie das Dehydrobenzperidol erwähnt werden, haben wir es bezüglich der
pharmakologischen Wirkung mit Substanzen zu tun, die dopaminerge Rezeptoren blockieren. Die Wirkung dieser Substanzen ist somit mit einer Bindung an ganz bestimmte Strukturen im ZNS verknüpft. Somit gilt auch für die Stoffgruppen die Aussage, daß
die Konzentration am Rezeptor bzw. das Ausmaß und die Dauer der
Blockade des Rezeptors für die Wirkung der Substanzen von aus-
schlaggebender Bedeutung sind. Damit gewinnt die Betrachtung
des pharmakokinetischen Verhaltens im Plasma eine ähnliche Bedeutung wie wir das von Benzodiazepinen her kennen und wie es
im vorangegangenen Teil auch ausgeführt wurde.

Die folgende Kurve (Abb. 6) zeigt die mittleren Plasmaspiegel
von Droperidol bei drei gesunden Freiwilligen nach intravenöser Applikation von 5 mg des Wirkstoffes (4).

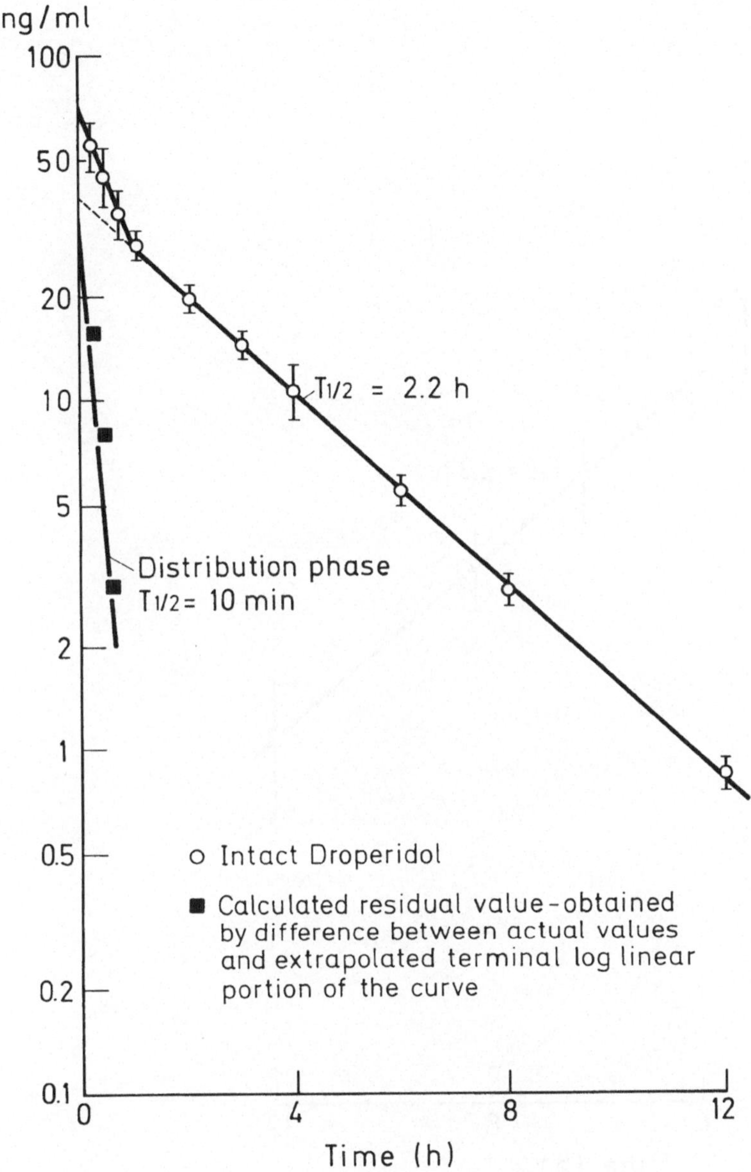

Abb. 6. Plasmaspiegel von Dehydrobenzperidol nach i.v. Injektion

Die zweite Kurve (Abb. 7) zeigt die mittleren Plasmawerte von
Droperidol bei neun Patienten, denen 5 mg Droperidol intramuskulär gegeben wurden (4). Wir sehen typische zweiphasige Kurven-
charakteristiken, die einem 2-Kompartiment-Modell entsprechen,
das der Distributionsphase der Substanz und der Elimination ent-

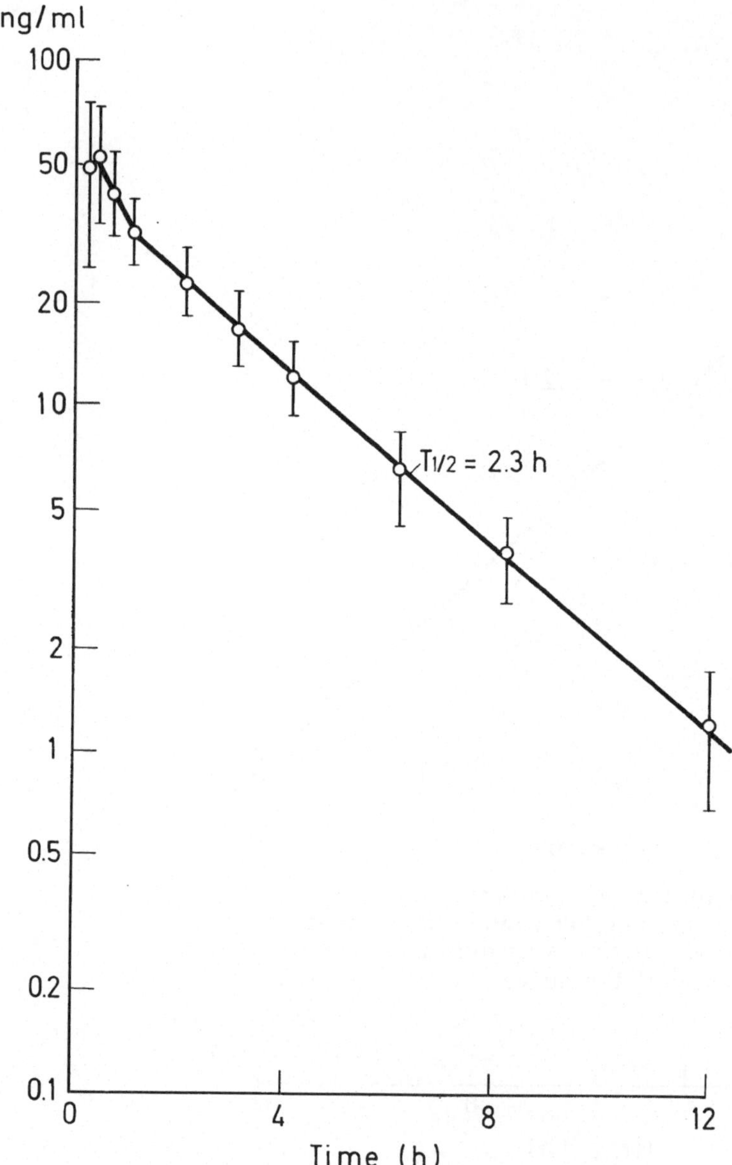

Abb. 7. Plasmaspiegel von Dehydrobenzperidol nach i.m. Injektion

spricht. Die Verteilungsphase hat eine Halbwertszeit von 10 min, hingegen ist die anschließende Eliminationsphase mit einer mitt- leren Halbwertszeit von 134 ± 13 min anzunehmen. Bei der Kennt- nis nur der pharmakokinetischen Daten dieser Substanz ist auf- fallend, daß zwischen klinischer Wirkung und pharmakokinetischen

Daten doch erhebliche Unterschiede bestehen. Die Wirkung von
Dehydrobenzperidol überdauert eindeutig die wirksamen Plasmakonzentrationen. Damit taucht auch für diese Substanz die Frage auf, ob nicht deutliche Einschränkungen in der Bedeutung
der pharmakokinetischen Daten gemacht werden müssen.

Die Ausscheidung und Biotransformation von Droperidol wurde in
der Regel mit tritiummarkierten Substanzen gemessen; bei der
Ratte wird die Substanz schnell umgeformt und ausgeschieden,
30 % mit dem Urin und 62 % mit dem Stuhl. Der größte Teil, nämlich 83 % der tritiummarkierten Substanz, wird innerhalb der ersten 24 h ausgeschieden.

Wie die Mehrzahl der Neuroleptika vom Butyrophenontyp wird Droperidol durch oxidative N-Dealkylation metabolisiert. Der Hauptmetabolit im Urin ist p-Fluorophenylaceticsäure, die in einem
5-Schritt-Abbau gebildet wird. Die Struktur der Metabolite, die
mit dem Stuhl ausgeschieden werden, ist noch nicht endgültig
bekannt. Möglicherweise wird auch einiges an Droperidol unverändert mit dem Stuhl abgegeben (6).

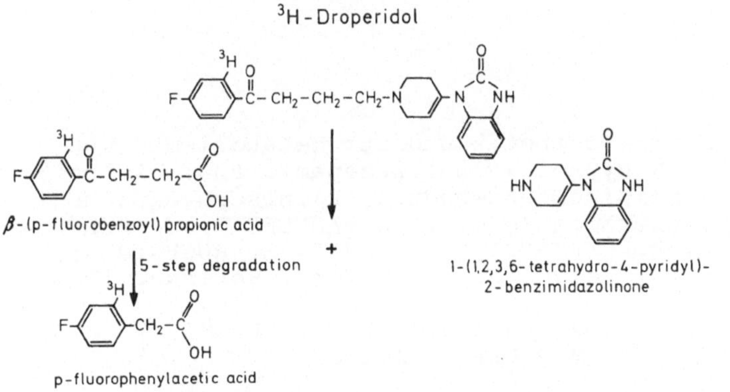

Abb. 8. Metabolismus des Droperidols

SCHAER und JENNY zeigten, daß tritiummarkiertes Droperidol sehr
schnell auch aus dem menschlichen Plasma verschwindet. 5 min
nach intravenöser Applikation von 0,31 mg/kg KG wurden nur 7,5 %
der gegebenen Dosis im Plasma gefunden. Die sehr schnelle Ge-
websverteilung der Substanz korreliert mit dem schnellen Eintritt der Wirkung. An dieser Stelle sei an Flunitrazepam, eine
Substanz aus einer ganz anderen Stoffgruppe erinnert, bei der
auch der schnelle Wirkungseintritt mit einer sehr schnellen Verteilungsphase korreliert.

Zusammenfassend darf festgestellt werden: Benzodiazepine und
Butyrophenone zeigen, obwohl es sich um ganz unterschiedliche
Stoffgruppen handelt, ähnliche Probleme. Durch die Bindung an
bzw. Blockade von bestimmten Strukturen im ZNS ist für die Wirk-

samkeit und für die Dauer der Wirkung in erster Linie wohl das
Bindungsphänomen entscheidend. Ausreichend hohe Blutspiegel
sind selbstverständlich eine Voraussetzung für die klinische
Wirkung. Klar herausgestellt werden muß, daß zwischen der raschen Verteilungsphase der Substanzen und dem schnellen Wirkungseintritt eine Korrelation besteht. Sicher ist auch, daß
für die Benzodiazepinderivate in bezug auf ganz bestimmte Wirkungsqualitäten Voraussagen möglich sind. Es ist jedoch unter
klinischen Bedingungen nicht möglich, wie man es z. B. mit Barbituraten machen kann, eine gewünschte Narkosetiefe praktisch
zu titrieren, wie z. B. Verlust des Lidreflexes, Verlust des
Kornealreflexes, Veränderung der Pupillenweite. Die Benzodiazepine, die sich von den Barbituraten durch ein typisches Ceiling-Phänomen unterscheiden - sie verstärken physiologische Hemmungsmechanismen, während Barbiturate exzitatorische Mechanismen hemmen -, führen bei einer Dosissteigerung nicht zu einer
Vertiefung der gewünschten Schlafmuster, sondern mehr zu einer
Verlängerung der Wirkungsdauer. Es muß deshalb bedacht werden,
daß bei Einleitung einer Anästhesie mit Benzodiazepinen nicht
Parameter der Barbituratnarkose als Beurteilungskriterien eingeführt werden. Tut man das, so ist eine relative Überdosierung
unumgänglich.

Literatur

1. AMREIN, R.: Zur Pharmakokinetik und zum Metabolismus von
   Flunitrazepam. In: Rohypnol (Flunitrazepam). Pharmakologi-
   sche Grundlagen - Klinische Anwendung. Klinische Anästhesio-
   logie und Intensivtherapie (eds. F. W. AHNEFELD, H. BERGMANN,
   C. BURRI, W. DICK, M. HALMAGYI, G. HOSSLI, E. RÜGHEIMER),
   Bd. 17, p. 8. Berlin, Heidelberg, New York: Springer 1978

2. BREIMER, D. D.: Sleep research (eds. R. G. PRIEST, A. PLET-
   SCHER, J. WARD), p. 63. MTP Press Limited

3. BOXENBAUM, H. G., GEITNER, K. A., JACK, M. L. et al.: Pharmacokinetic and biopharmaceutic profile of chlordiazepoxide
   HCl in healthy subjects: single-dose studies by the intravenous, intramuscular, and oral routes. J. Pharmacokinet.
   Biopharm. 5, 3 (1977)

4. CRESSMAN, W. A., PLOSTNIEKS, J., JOHNSON, P. C.: Absorption,
   metabolism and excretion of droperidol by human subjects
   following intramuscular and intravenous administration. Anesthesiology 38, 363 (1973)

5. GLADTKE, E., v. HATTINGBERG, H. M.: Pharmakokinetik, 2.,
   neubearbeitete Auflage. Berlin, Heidelberg, New York: Springer

6. SOUDIJN, W., van WIJNGAARDEN, I., JANSSEN, P. A. J.: Biotransformation of neuroleptanalgesics. Int. Anesth. Clin.
   12, 145 (1974)

7. Zur Pharmakokinetik von Valium Roche. Grenzach: Hoffmann-La
   Roche

Metabolismus und Pharmakokinetik – opiatartige Analgetika und Antagonisten

Von H.-D. Taube

Die Beschreibung von Metabolismus und Pharmakokinetik als Basisinformation für die Wirkdauer von Pharmaka wird heutzutage fast als selbstverständliche Voraussetzung für die Einführung neuer Medikamente angesehen. Grundlage für diese Einstellung ist die rapide Weiterentwicklung hochempfindlicher Bestimmungsmethoden während der letzten Jahre, so z. B. Radioimmunassays, Massenspektrographie oder Dünnschicht-, Gas- und Hochdruckflüssigkeitschromatographie. Entsprechend diesem Fortschritt sind Opiate jüngeren Datums differenzierter untersucht. Bei manchen längst bewährten Präparaten ist dagegen die Beschreibung spärlicher, so daß eine vergleichende Darstellung nur teilweise gegeben werden kann.

Die Vermittlung der opiatspezifischen Wirkung erfolgt über Opiatrezeptoren. Eine Charakterisierung der Rezeptorkinetik wäre für das eigentliche Verständnis von Bedeutung (27). Dies stößt insofern auf Schwierigkeiten, als mehrere Opiatrezeptorpopulationen existieren, deren Aktivierung zu verschiedenen Effekten führt (9, 15, 16, 17, 18, 19, 21, 22). Der µ-Rezeptor ist für die charakteristische Morphinwirkung verantwortlich: Analgesie, Atemdepression, Euphorie, Bradykardie, Miosis, Toleranz und Sucht. Aktivierung des κ-Rezeptors führt zu Symptomen, die für Benzomorphane, z. B. Cyclazocin, typisch sind: Analgesie, Sedierung ohne Atemdepression, Toleranz und Sucht. Der σ-Rezeptor, der ebenfalls von Benzomorphanderivaten aktiviert wird, vermittelt Dysphorie, Halluzinationen, Tachypnoe und Tachykardie, aber keine Analgesie. Schließlich wurde ein δ-Rezeptor beschrieben, zu denen die Enkephaline eine besonders starke Affinität haben.

Die in Tabelle 1 wiedergegebenen Opiate lassen sich entsprechend ihrer Wirkung auf Opiatrezeptoren eingruppieren. Praktisch reine Agonisten, wie Morphin, aktivieren µ-Rezeptoren; praktisch reine Antagonisten blockieren µ-, κ- und σ-Rezeptoren. Partielle Agonisten, wie Buprenorphin weisen unter Umständen zwar eine hohe Affinität zum µ-Rezeptor auf, besitzen aber nur eine geringe Intrinsic activity und wirken in hohen Konzentrationen antagonistisch (am µ-Rezeptor). Schließlich aktivieren Antagonisten mit analgetischer Wirkung κ- und σ-Rezeptoren; sie besitzen an µ-Rezeptoren antagonistische Eigenschaften. Bei Opiatsucht können sie ebensowenig wie die partiellen Agonisten als Opiatersatz dienen.

Für die Wirksamkeit von Opiaten spielt eine Reihe von physikochemischen Eigenschaften eine Rolle, vorwiegend die Lipoidlöslichkeit, die für die Überwindung der Blut-Hirn-Schranke bedeutsam ist (26). Vergleicht man die Wirksamkeit verschiedener Opiate untereinander bei systemischer bzw. bei intrazerebro-

Tabelle 1

	Praktisch reiner Agonist b = 0	Partieller Agonist	Antagonist mit agonistischer Wirkung	Praktisch reiner Antagonist a = 0
Morphine	Morphin a = 1 Codein a = 1/12 Heroin a = 3		Nalorphin a = 1; b = 1/10	Naloxon b = 1 Naltrexon b = 2–3
Oripavine	Etorphin a = 400 – 1000	Buprenorphin a = 40; b = 1/2		
Morphinane	Levorphanol a = 3–5		Levallorphan a = 1; b = 1/5 Butorphanol a = 7; b = 1/40	
Benzomorphane			Pentazocin a = 1/3; b = 1/50 Cyclazocin a = 1/30; b = 1/2	
Piperidine – Phenylpiperidine – Anilinopiperidine	Pethidin a = 1/8 – 1/10 Alphapropidin a = 1/5 Anileridin a = 1/3 Fentanyl a = 100			
Propylamine	Methadon a = 1 Piritramid a = 2/3 Dextromoramid a = 1,5	Propiram a = 1/20 b = 1/50		
Cyclohexene		Tilidin a = 1/30; b = 1/500 Tramadol a = 1/20; b = 1/500		

Wirkungsvergleich bei parenteraler Applikation
Morphin: a = 1; b = 0
Naloxon: a = 0; b = 1

ventrikulärer Applikation, so ist die Rangfolge unterschiedlich. So ist z. B. Morphin aufgrund seiner geringen Lipoidlöslichkeit ein relativ schwaches Analgetikum, verglichen mit der
direkten intrazerebroventrikulären Applikation (35).

Als wichtige pharmakokinetische Parameter können die Plasmahalbwertszeiten angesehen werden; im folgenden wird in der Regel nur die Eliminationsgeschwindigkeit der langsamen Phase
$t_{1/2\beta}$ angegeben. Sie ist im wesentlichen von der Biotransformation und der Exkretion abhängig.

Der Metabolismus von Opiaten und ihren Antagonisten erfolgt vorwiegend in der Leber. Die Abbauwege bestehen in Konjugation mit
Glucuronsäure, seltener Schwefelsäure, N-Dealkylierung, O-De-
alkylierung, Hydrolyse von Estern, Oxydation oder Reduktion verschiedener Gruppen und Ringbildung. Die Metabolite sind manchmal pharmakologisch aktiv und können sich in ihrem Wirkprofil
gelegentlich von der Muttersubstanz unterscheiden (11, 16).

Die Exkretion erfolgt entweder vorwiegend über die Niere oder
die Leber. Die Dominanz des einen oder anderen Ausscheidungs-
weges ist häufig vom Funktionszustand der Organe abhängig.

Morphinderivate

Anhand der Formel des Morphins (Abb. 1) sei auf einige Struktur-Wirkungs-Beziehungen hingewiesen. Charakteristisch für viele Analgetika mit opiatähnlicher Wirkung ist die sogenannte
Tyramineinheit, d. h. ein Benzolring mit phenolischer OH-Gruppe,
der mit einem tertiären N-Atom über eine -C-C-Brücke verknüpft
ist. Ist keine Tyramineinheit vorhanden, wie bei vielen synthetischen Analgetika, so läßt sich eine ähnliche sterische Beziehung zwischen einem tertiären N-Atom und einem Ringsystem nachweisen (Literatur bei 32). Eine Veränderung der phenolischen
OH-Gruppe führt zu einer Abschwächung der Wirkung (z. B. Codein),
eine ungesättigte alphatische oder zyklische Seitenkette am
tertiären N-Atom zu Substanzen mit antagonistischer Wirkung
(z. B. Nalorphin).

Morphin wird im wesentlichen als Morphin-3-Glucuronid über die
Niere ausgeschieden, geringe Mengen zum Teil unverändert über
die Leber. Im Gegensatz zu anderen Opiaten spielt die N-Dealkylierung keine Rolle. Die Halbwertszeit in der langsamen Phase
der Elimination von Morphin nach parenteraler Gabe liegt innerhalb der ersten 6 h bei 2 - 3 h, danach bei 10 - 44 h (5, 16).
Wie bei allen Opiaten gelangt nur ein kleiner Anteil einer applizierten Dosis in das ZNS, die wesentliche Anreicherung findet in Lunge, Leber, Niere und Milz statt. Die orale Wirksamkeit von Morphin ist aufgrund der raschen Konjugation in der
Leber abgeschwächt, sie beträgt ca. ein Siebentel einer parenteral applizierten Dosis. Diese Metabolisierung nach einer Aufnahme per os, sogenannter First-pass-Effekt, ist beim Codein wesentlich geringer, vermutlich weil die 3-Methoxygruppe die Konjugation mit Glucuronsäure verhindert. Das parenterale zu orale
Wirkverhältnis ist entsprechend hoch, ca. bei zwei Drittel. Ein

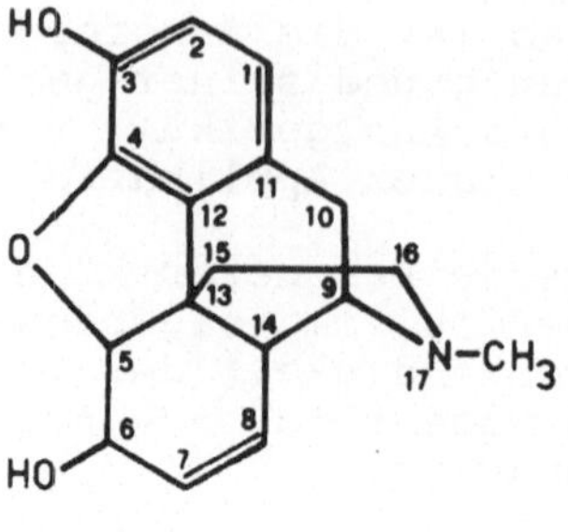

Morphin

Freiname	Handelsname	Substituenten			
		3	6	17	andere
Morphin	Amphiolen [R] Mo–HCl Morphin–Thilo [R]	–OH	–OH	–CH_3	–
Codein	diverse	–O–CH_3	–OH	–CH_3	–
Heroin	–	–O–$\overset{O}{C}$–CH_3	–O–$\overset{O}{C}$–CH_3	–CH_3	–
Nalorphin	Nalline [R] Lethidrone [R]	–OH	–OH	–CH_2–CH=CH_2	–
Naloxon	Narcanti [R]	–OH	=O	–CH_2–CH=CH_2	C_7 – C_8 hydriert
Naltrexon	–	–OH	=O	–CH_2–CH$\begin{smallmatrix}CH_2\\|\\CH_2\end{smallmatrix}$	C_7 – C_8 hydriert

Abb. 1. Morphinderivate

kleiner Teil des Codeins (ca. 10 %) wird zu Morphin demethyliert; die Ausscheidung erfolgt im wesentlichen über die Niere, wie beim Morphin als unwirksame konjugierte Metabolite.

Während Morphin die Blut-Hirn-Schranke nur schlecht passiert, ist diese für die besser lipoidlöslichen Derivate Codein und Heroin leicht durchlässig. Codein hat eine geringe Affinität zum Opiatrezeptor und ist deshalb nur schwach analgetisch wirksam. Die eigentliche Wirkung des Heroins ist die des nach Hydrolyse entstehenden Morphins; die unterschiedlichen Effekte sind auf die schnelle bzw. langsame Anflutung im ZNS zurückzuführen. Der Metabolismus von Heroin nach der Desacetylierung entspricht dem des Morphins.

Nalorphin ist das N-Allyl-Derivat von Morphin. Die Lipoidlöslichkeit steigt dadurch, so daß bei Applikation vergleichbarer Dosen die Konzentrationen an Nalorphin im Gehirn drei- bis viermal höher liegen als beim Morphin. Die Inaktivierung von Nalorphin durch Konjugation mit Glucuronsäure erfolgt rasch, entsprechend sind perorale Gaben wenig wirksam. Noch stärker ist der First-pass-Effekt bei Naloxon. Die parenterale zu orale Wirksamkeit beträgt ein Fünfzigstel. Die enorme Menge von

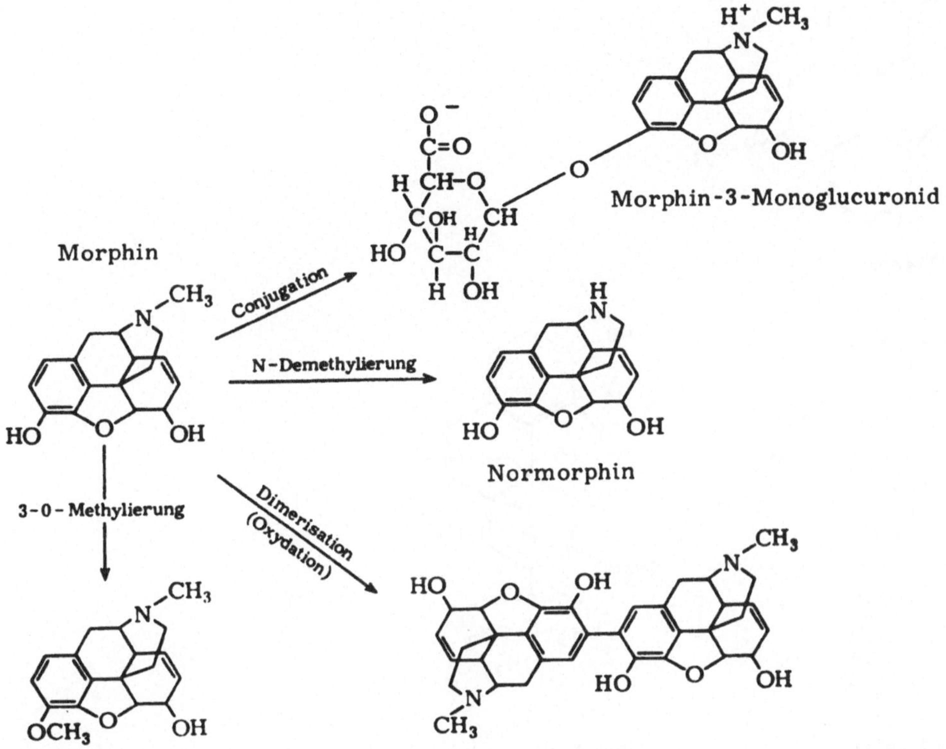

Abb. 2. Metabolismus von Morphin (Aus 11)

1.000 mg per os wird innerhalb von 24 h vollständig metabolisiert. Aufgrund der guten Lipoidlöslichkeit ist die Hirn-Plas-
ma-Relation 15mal höher als beim Morphin. Die Wirkdauer ist
sehr kurz, ca. 45 min nach 0,4 mg i.v., so daß eine Remorphinisierung leicht möglich ist. Während beim Morphin innerhalb der
ersten Stunde nach i.v. Injektion zwar der Plasmaspiegel stark
abfällt, der Morphingehalt im Gehirn dagegen nicht abnimmt,
liegt beim Naloxon immer eine Parallelität der Konzentrationen
in Gehirn und Plasma vor (1, 16, 19, 22, 36, 37).

Oripavinderivate

Vom Thebain, das keine analgetische Wirkung besitzt, leiten
sich eine Reihe hochpotenter Analgetika ab, die in ihrer Wirksamkeit Morphin bis zu 10.000mal übertreffen. Bedeutung haben
Etorphin und Buprenorphin erlangt.

Etorphin dient aufgrund seiner starken Affinität zum Nachweis
von Opiatrezeptoren in Bindungsstudien in vitro. Wegen der starken katatonen Wirkung wird es beim Menschen nicht verwendet,
dient aber in der Veterinärmedizin beim Einfangen wilder Tiere
zur Immobilisation, diese ist durch den spezifischen Antagonisten
Diprenorphin reversibel.

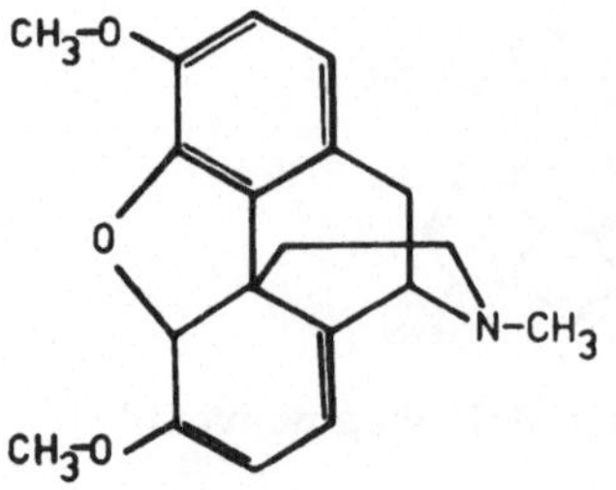

Thebain

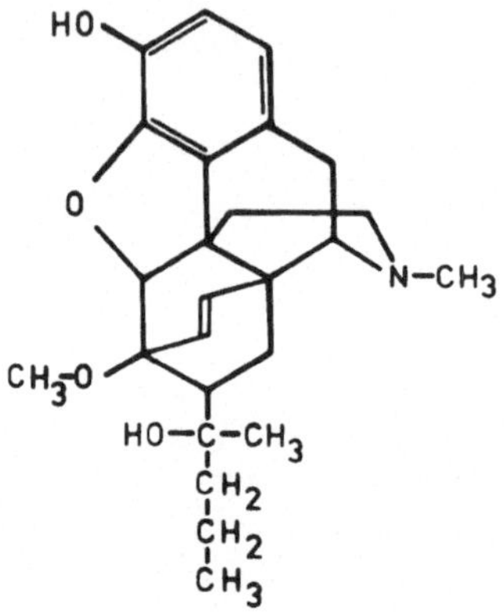

Etorphin

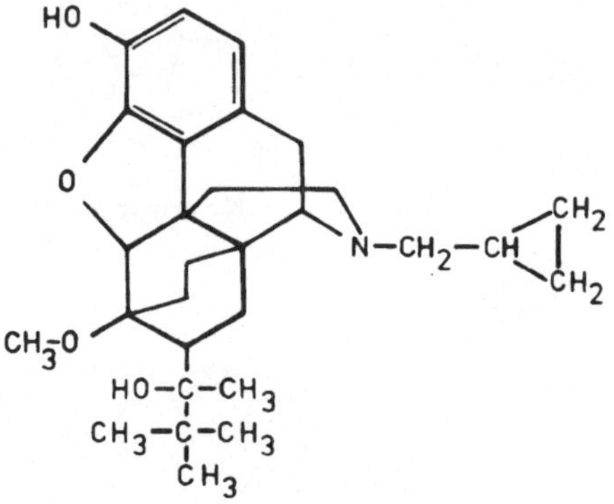

Buprenorphin

Abb. 3. Oripavinderivate

Eine vielversprechende Substanz ist das Buprenorphin (Temgesic),
ein partieller Agonist mit hoher Affinität zum µ-Rezeptor, aber
nur geringer Intrinsic activity. Entsprechend der Rezeptorkinetik ist die Wirkung lang anhaltend und das Suchtpotential sehr
gering. Bei Buprenorphin wurde eine nicht kompetitive Eigenhemmung beschrieben (Literatur bei 27). Diese führt bei zunehmender Dosis zu einem Gipfel der Wirkung und bei weiterer Dosissteigerung zu einer Abnahme des Effektes; die Dosis-Wirkungs-
Kurve wird glockenförmig. Diese Eigenhemmung kann erklärt werden durch Aktivierung von zwei Rezeptorpopulationen, von denen
die eine Wirkung die andere vermindert.

Die Biotransformation besteht in der Konjugation mit Glucuronsäure und N-Dealkylierung. Ein deutlicher First-pass-Effekt
kann durch sublinguale Applikation umgangen werden. Interessant
sind Untersuchungen, die zeigten, daß ein wesentlicher Teil der
Glucuronidbildung bereits in den Mukosazellen des Dünndarms erfolgt (28). Dies war bei den lipoidlöslichen Substanzen Etorphin und Buprenorphin der Fall, nicht dagegen bei dem hydrophi-
len Dihydromorphin. Nach diesen Untersuchungen ist früher die
Bedeutung der Leber für den First-pass-Effekt bei vielen Substanzen wahrscheinlich überschätzt worden.

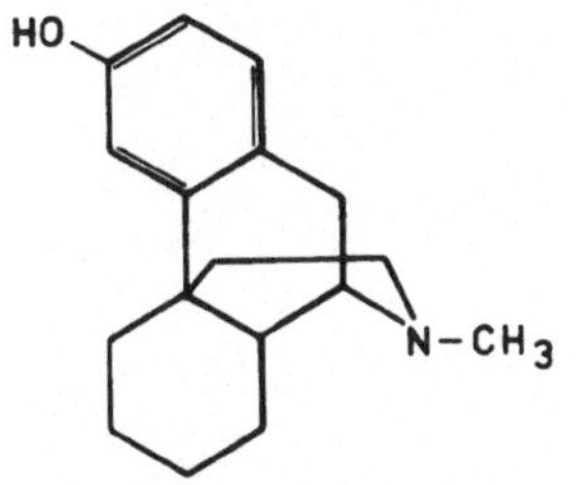

Levorphanol

Freiname	Handelsname	Substituenten 14	17 (N–)
Levorphanol	Dromoran[R]	– H	– CH_3
Levallorphan	Lorfan[R]	– H	– CH_2 – CH = CH_2
Butorphanol	–	– OH	– CH_2 – CH$\Big\langle\begin{smallmatrix}-CH_2\\-CH_2\end{smallmatrix}\Big\rangle CH_2$

Abb. 4. Morphinanderivate

Die Ausscheidung von Buprenorphin erfolgt zu 70 % über die Fäzes, zum Teil als unveränderte Substanz. Gegenüber einer Plasmahalbwertszeit von ca. 3 h ist die Wirkdauer mit 6 - 8 h wesentlich länger, vermutlich aufgrund der langsamen Rezeptorkinetik (6).

Morphinanderivate

In die Reihe der Morphinane gehören drei wichtige Substanzen: der Agonist Levorphanol und die Antagonisten mit agonistischer Wirkung Levallorphan und Butorphanol. Die Wirkdauer von Levorphanol ist länger, die des Butorphanols entspricht der des Morphins; Levallorphan ist nur sehr kurz wirksam. Die Biotransformation besteht in Konjugation und N-Dealkylierung. Die Plasmahalbwertszeit ist nur für Butorphanol bekannt, $t_{1/2\beta}$ = 4 - 5 h (7, 36).

Benzomorphanderivate

Die in Abb. 5 aufgeführten Substanzen sind durchweg Antagonisten mit analgetischer Wirkung. Wegen der starken psychomimetischen Eigenschaften sind sie in der Humanmedizin nicht gebräuchlich, mit Ausnahme des Pentazocins, das hier beschrieben werden soll.

Pentazocin wird schnell resorbiert; bei oraler Applikation unterliegt es einem deutlichen First-pass-Effekt, so daß die Dosis dreimal höher gewählt werden muß als bei parenteraler Gabe. Im Plasma sind deutliche Metabolitenspiegel nur nach peroraler

Freiname	Handelsname	N – Substituenten
Metazocin	–	– CH_3
Pentazocin	Fortral [R]	– CH_2 – CH = C ⟨ CH_3 / CH_3
Cyclazocin	–	– CH_2 – CH ⟨ CH_2 – CH_2
Phenazocin	–	– CH_2 – CH_2 – C_6H_5

Abb. 5. Oben: Pentazocinmetabolismus
Unten: Benzomorphanderivate

Aufnahme nachweisbar. Die Metabolisierung erfolgt in der Leber
durch Oxydation der N-terminalen Methylgruppen. Nach Glucuronidie-
rung werden die Metabolite fast ausschließlich über die Niere
eliminiert. Pentazocin passiert gut die Plazenta- und die Blut-
Hirn-Schranke. Es besteht eine enge Korrelation zwischen der
analgetischen Wirkung und der Konzentration im Blut (2, 4).

Piperidinderivate

Aus der Reihe der Phenylpiperidine hat das Pethidin weltweite
Bedeutung erlangt. Bei der Anwendung von Pethidin sind jedoch
eine Reihe von Besonderheiten des Metabolismus und der Pharmakokinetik zu beachten (23). Für Opiate untypisch ist die zwei-
gipflige Kurve der Plasmaspiegel bei i.m. Applikation nach 30
und 90 min, bei peroraler Gabe nach 1,3 und 4,5 h. Die Biotransformation in der Leber führt zur Pethidinsäure einerseits und
nach Demethylierung zu Norpethidin und weiter zu Norpethidin-
säure. Das Norpethidin ist ein aktiver Metabolit, der neben einer analgetischen erhebliche exzitatorische Eigenschaften besitzt. Entsprechend werden bei toxischen peroralen Dosen auf-

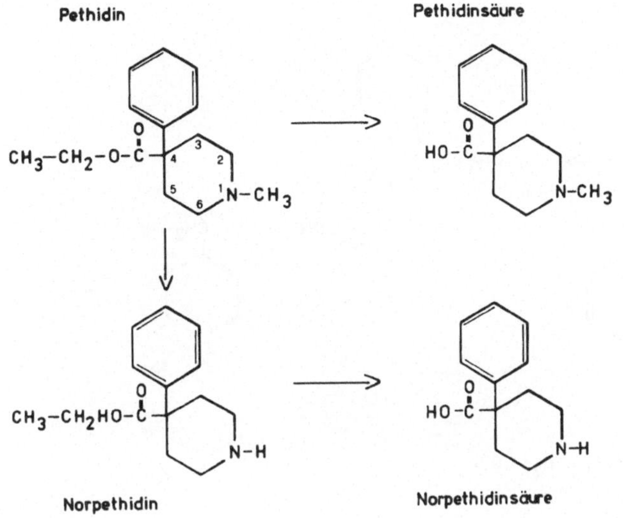

Freiname	Handelsname	Substituenten		
		1	4	andere
Pethidin	Dolantin	$- CH_3$	$- C(\!\!=\!\!O) - O - C_2H_5$	–
Ketobemidon	Cliradon	$- CH_3$	$- C(\!\!=\!\!O) - C_2H_5$	(m) – OH am Phenylrest
Alphapropidin	Nisentil	$- CH_3$	$- C(\!\!=\!\!O) - C_2H_5$	$- CH_3$ in 5
Anileridin	Leritine	$- CH_2$ $CH_2 - (C_6H_4) - p\text{-}NH_2$	$- C(\!\!=\!\!O) - O - CH_2\text{-}CH_3$	–

Abb. 6. Oben: Pethidinmetabolismus
Unten: Phenylpiperidinderivate

grund der hohen Norpethidinbildung neben Stupor Krämpfe beobachtet, während eine parenterale Überdosierung zu zentraler Depression führt.

Die Plasmahalbwertszeit, normalerweise 3 - 4 h, hängt von der
Leberfunktion und von der renalen Exkretion ab. Bei Lebererkrankungen verläuft die Metabolisierung wesentlich langsamer (16,
23). Bei Neugeborenen bilden sich erhebliche Mengen an Norpethidin; die Elimination ist siebenmal länger als beim Erwachsenen
(24). Dies spielt wegen der guten Passage der Plazenta eine
große Rolle für die Gabe von Pethidin unter der Geburt.

Bekannt sind erhebliche Nebenwirkungen bei geriatrischen Patienten. Neben der allgemein stärkeren Empfindlichkeit gegenüber Opiaten konnte bei alten Patienten eine deutlich vermin-

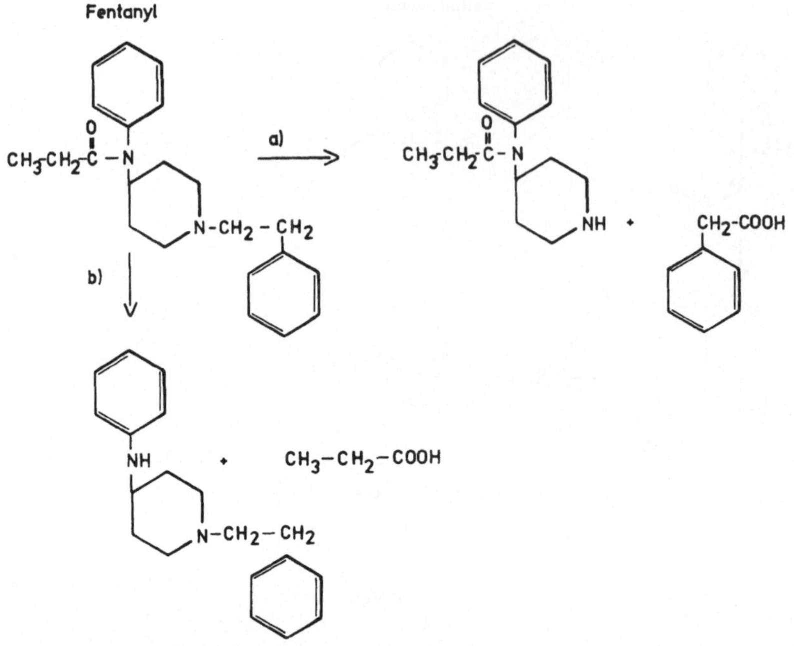

Abb. 7. Metabolismus von Fentanyl, ein Anilinopiperidinderivat.
a) Oxydative N-Dealkylierung; Bildung von 4-N-(N-Propionylanilino)-piperidin + Phenylessigsäure
b) Hydrolyse zu 1-(2-Phenethyl)-4-N-anilino-piperidin + Propionsäure

derte Bindung von Pethidin an Erythrozyten beobachtet werden und damit einhergehend ein Anstieg des Plasmaspiegels (8).

Mit der Einführung der Neuroleptanalgesie unter Verwendung des Anilinopiperidinderivates Fentanyl begann eine neue Ära von Anästhesieverfahren. Hauptgrund für die schnelle Verbreitung des Verfahrens war die geringe Toxizität von Fentanyl und die gute Steuerbarkeit aufgrund der kurzen Wirkung.

Die für eine Anästhesie notwendige Dosis führt zu einer vollständigen Lähmung des Atemzentrums. In der Regel wird bei zeitgerechter Applikation die zentrale Atemdepression am Ende einer Operation nicht mehr oder nur gering vorhanden sein. Berichte über postoperative Zwischenfälle, die eine bis mehrere Stunden nach anfänglich suffizienter Atmung auftraten, sprechen für eine Rezirkulation von Fentanyl, deren Ursachen bislang nur zum Teil geklärt sind.

Pharmakokinetische Studien haben für Fentanyl nach i.v. Injektion die schnelle Phase der Elimination mit 7 min, die sich anschließende langsame Phase mit 3 h angegeben. Es ist jedoch von Bedeutung, daß die Geschwindigkeitskonstanten und die Verteilung in die einzelnen Kompartimentsvolumina starken Schwankungen unterworfen sind, die nicht mit dem Körpergewicht und der

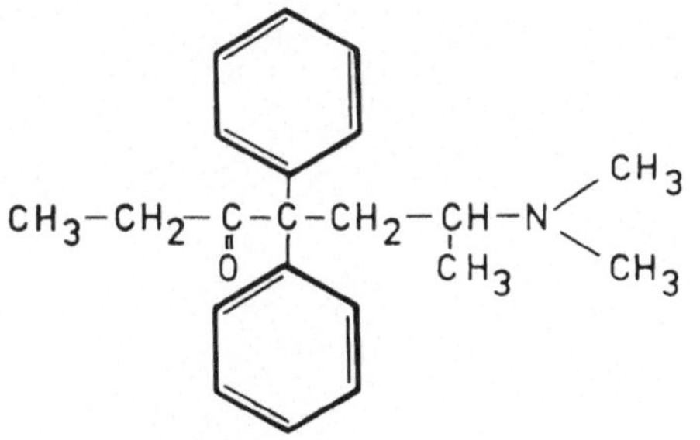

$$CH_3-CH_2-\underset{\underset{O}{\|}}{C}-\overset{}{C}-CH_2-\underset{\underset{CH_3}{|}}{CH}-N\begin{smallmatrix}CH_3\\CH_3\end{smallmatrix}$$

Methadon

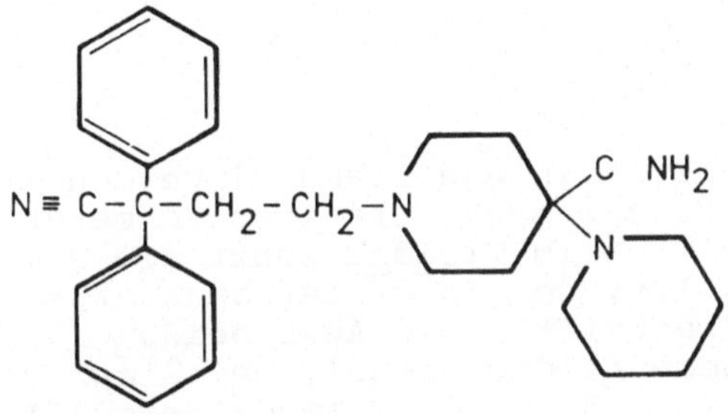

$$N\equiv C-C-CH_2-CH_2-N\diagdown \quad C\ NH_2$$

Piritramid

Abb. 8. Propylaminderivate

Körperoberfläche korrelieren ($\underline{3}$, $\underline{25}$, $\underline{29}$). Schließlich haben STOECKEL und Mitarbeiter ($\underline{30}$) auf die erhebliche Anreicherung von Fentanyl in der Magenwand und auf seine Sekretion mit dem Magensaft hingewiesen. Damit ist die Möglichkeit der entero-systemischen Rezirkulation gegeben, die auch für Pethidin ($\underline{12}$) und Methadon (Literatur bei $\underline{30}$) bekannt ist. Das Problem der postnarkotischen Atemdepression ist auch dann gegeben, wenn statt intermittierender i.v. Injektionen eine Infusion erfolgt ($\underline{14}$).

Propylaminderivate

Zu den Propylaminen gehören Piritramid und Methadon. Über $\underline{Pi}$-$\underline{ritramid}$ liegen beim Menschen keine Untersuchungen über den Metabolismus oder die Pharmakokinetik vor. Bei der Ratte wird es vorwiegend in der Leber metabolisiert und weitgehend über die Fäzes ausgeschieden.

Methadon weist im Gegensatz zu fast allen Opiaten eine starke Eiweißbindung in verschiedenen Organen auf. Dadurch kommt es trotz sehr guter Fettlöslichkeit nur langsam zu einer Akkumulation im Gehirn. Die Eiweißbindung ist auch Grundlage für die

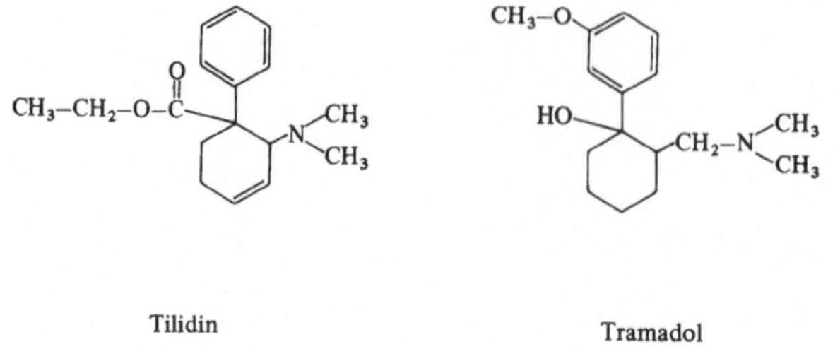

Tilidin

Tramadol

Abb. 9. Cyclohexenderivate

relativ langsame Elimination mit einer Plasmahalbwertszeit von
ca. 15 h. Atypisch ist auch die Metabolisierung: Unter Ringbildung entstehen mehrere Pyrrolidine. Die Ausscheidung erfolgt
gleichermaßen über Niere und Leber.

Cyclohexenderivate

Die dazugehörenden Pharmaka Tilidin und Tramadol werden in
jüngster Zeit viel verwendet, zur postoperativen Schmerzbekämpfung und zu Narkosen (31). Beim Tilidin führt die N-Demethylierung zu einem Metabolit, der in seiner analgetischen
Potenz die Muttersubstanz übertrifft. Die Ausscheidung erfolgt
nach Glucuronidbildung im wesentlichen renal, bei einer Plasmahalbwertszeit von ca. 11 h (33, 34). Von Tramadol sind 11 Metabolite bekannt, von denen der durch O-Demethylierung entstehende stärker analgetisch ist als der Ausgangsstoff, erklärbar
durch die eingangs geschilderten Struktur-Wirkungs-Beziehungen
(siehe Morphin). Die vorwiegend renale Ausscheidung erfolgt als
Glucuronid oder als unveränderte Substanz (10, 20).

Zusammenfassung

Die Wirkung von Opiaten wird über unterschiedliche Opiatrezeptoren (µ-, κ-, σ- und δ-Rezeptoren) vermittelt, deren Verteilung in den einzelnen Abschnitten des ZNS stark schwankt. Aufgrund experimenteller Untersuchungen ist eine Gruppierung der
Opiate hinsichtlich ihrer Rezeptoraffinität und Intrinsic activity möglich. Die übliche Einteilung in Agonisten und Antagonisten bezieht sich auf den µ-Rezeptor, über den die typischen Morphinwirkungen vermittelt werden. Ein analgetischer
Effekt wird aber nicht nur bei µ-Rezeptoragonisten beobachtet,
sondern auch bei µ-Rezeptorantagonisten, wenn sie gleichzeitig
κ-Rezeptoren aktivieren (z. B. Benzomorphanderivate). Für das
Verständnis der Pharmakologie der Opiate und Opiatantagonisten
sind ihre Intrinsic activity und ihre Rezeptorkinetik für die
verschiedenen Rezeptorpopulationen von Bedeutung.

Die Plasmahalbwertszeiten in der Eliminationsphase ($t_{1/2\beta}$) geben wichtige Hinweise, sind jedoch nicht direkter Ausdruck für
die Wirksamkeit einer Substanz: Zum Beispiel sinkt der Morphin-
spiegel im Plasma nach i.v. Injektion innerhalb 1 h stark ab,

die Wirkung ändert sich dagegen wenig, weil die Konzentrationen
im ZNS gleich bleiben (langsame Penetration aufgrund geringer
Lipoidlöslichkeit). Oder Buprenorphin hat einen länger anhaltenden analgetischen Effekt durch seine hohe Affinität zum μ-
Rezeptor, als nach den Plasmaspiegeln zu erwarten wäre.

Die Plasmahalbwertszeit wird durch die Biotransformation und
durch die Exkretion bestimmt. Der Metabolismus der Opiate und
ihrer Antagonisten erfolgt vorwiegend in der Leber durch ver-
schiedenste biochemische Veränderungen, häufig durch Glucuronidbildung der Muttersubstanz oder der Metabolite. Die Metabolite
sind manchmal pharmakologisch aktiv (z. B. Pethidin, Tilidin,
Tramadol). Durch Lebererkrankungen kann die Biotransformation
erheblich verlängert werden. Die Exkretion erfolgt sowohl über
die Niere als über die Leber in unterschiedlichem Ausmaß. Nicht
metabolisierte Opiate, die in den Gastrointestinaltrakt sequestriert werden, zum Teil nach Ausscheidung über den Magen (Methadon, Pethidin, Fentanyl), können zu enterosystemischer Rezirkulation und Atemdepression nach langer Latenzzeit führen.

Literatur

1. BERKOWITZ, B. A.: The relationships of pharmacokinetics to
   pharmacological activity: morphine, methadone and naloxone.
   Clin. Pharmacokin. 1, 219 (1976)

2. BERKOWITZ, B. A., WAY, E. L.: Metabolism and excretion of
   pentazocine in man. Clin. Pharmacol. Ther. 10, 681 (1969)

3. BOWERS, S., HOLLAND, D. E., HULL, C. J.: The pharmacokinetics of fentanyl in man. Brit. J. Anaesth. 48, 1121 (1976)

4. BROGDEN, R. N., SPEIGHT, T. M., AVERY, G. S.: Pentazocine:
   a review of its pharmacological properties, therapeutic efficacy and dependence liability. Drugs 5, 6 (1973)

5. BRUNK, S. F., DELLE, M.: Morphine metabolism in man. Clin.
   Pharmacol. Ther. 16, 51 (1974)

6. BULLINGHAM, R. E. S., Mc QUAY, H. J., MOORE, R. A., BENNET,
   M.: Plasma pharmacokinetics of buprenorphine (Temgesic) in
   man. Proceedings 7th World Congress of Anaesthesiologists.
   Amsterdam: Excerpta Medica 1980 (In press)

7. CARUSO, F. S., PIRCIO, A. W., MADISSOO, H., SMYTH, R. D.,
   PACHTER, I. J.: Butorphanol. In: Pharmacological and biochemical properties of drug substances (ed. GOLDBERG). Washing-
   ton/DC: American Pharmaceutical Association Academy of Pharmaceutical Substances 1979

8. CHAN, K., KENDALL, M. J., MITCHARD, M., WELLS, W. D. E.,
   VICKERS, M. D.: The effect of ageing on plasma pethidine
   concentration. Brit. J. clin. Pharmacol. 2, 297 (1975)

9. DE CASTRO, J., ANRIEU, S.: Basic principles of general pharmacology and uses of opiate antagonists. In: Proceedings 7th World Congress of Anaesthesiologists. Amsterdam: Excerpta Medica 1980 (In press)

10. ERLACIN, S., FRANKUS, E., LINTZ, W.: Metabolism of tramadol in man and animals. Naunyn-Schmiedeberg's Arch. Pharmacol. 1980 (In press)

11. FOLDES, F. F., SWERDLOW, M., SIKER, E. S.: Morphinartige Analgetika und ihre Antagonisten. Anaesthesiologie und Wiederbelebung, Bd. 25. Berlin, Heidelberg, New York: Springer 1968

12. GESSNER, T., TRUDNOWSKI, R., RICO, R., REMPEL, J.: Passage of intravenously administered pethidine into gastric juice in humans. J. Pharm. Pharmacol. 28, 78 (1976)

13. HEEL, R. C., BROGDEN, R. N., SPEIGHT, T. M., AVERY, G. S.: Buprenorphine: A review of its pharmacological properties and therapeutic efficacy. Drugs 17, 81 (1979)

14. HENGSTMANN, J. H., STOECKEL, H., SCHÜTTLER, J.: Infusion model for fentanyl based on pharmacokinetic analysis. Brit. J. Anaesth. 52, 1021 (1980)

15. HOUDE, R. W.: Analgesic effectiveness of the narcotic agonist-antagonists. Brit. J. clin. Pharmacol. 7, 297 S (1979)

16. JAFFE, J. H., MARTIN, W. R.: Narcotic analgesics and antagonists. In: The pharmacological basis of therapeutics (eds. L. S. GOODMAN, A. GILMAN). New York: Macmillan Publishing Co. 1975

17. JASINSKI, D. R.: Human pharmacology of narcotic antagonists. Brit. J. clin. Pharmacol. 7, 287 S (1979)

18. KOSTERLITZ, H. W., LESLIE, F. M.: Comparison of the receptor binding characteristics of opiate agonists interacting with - or - receptors. Brit. J. Pharmacol. 64, 607 (1978)

19. LEWIS, J. W., BENTLEY, K. W., COWAN, A.: Narcotic analgesics and antagonists. Ann. Rev. Pharmacol. 11, 241 (1971)

20. LINTZ, W.: Pharmacokinetics of tramadol in man and animals. Naunyn-Schmiedeberg's Arch. Pharmacol. 1980 (In press)

21. LORD, J. A. H., WATERFIELD, A. A., HUGHES, H., KOSTERLITZ, H. W.: Endogenous opioid peptides: multiple agonists and receptors. Nature 267, 495 (1977)

22. MARTIN, W. R.: Opioid antagonists. Pharmacol. Rev. 19, 463 (1967)

23. MATHER, L. E., MEFFIN, P. J.: Clinical pharmacokinetics of pethidine. Clin. Pharmacokin. 3, 352 (1978)

24. MORSELLI, P. L., ROVEI, V.: Placental transfer of pethidine and norpethidine and their pharmacokinetics in the newborn. Europ. J. clin. Pharmacol. 18, 25 (1980)

25. NIEMEGEERS, C. J. E., HÖRIG, C., RENNEMANN, R. S.: Pharmakologie und Pharmakokinetik. In: Neuroleptanalgesie (ed. W. F. HENSCHEL). Stuttgart: Schattauer 1980

26. OLDENDORF, W. H., HYMAN, S., BRAUN, L., OLDENDORF, S. Z.: Blood-brain barrier penetration of morphine, codeine, heroin and methadone after carotid injection. Science 178, 984 (1972)

27. RANCE, M. J.: Animal and molecular pharmacology of mixed agonist-antagonist drugs. Brit. J. clin. Pharmacol. 7, 281 (1979)

28. RANCE, M. J., SHILLINGFORD, J. S.: The role of the gut in the metabolism of strong analgesics. Biochem. Pharmacol. 25, 735 (1976)

29. SCHLEIMER, R., BENJAMIN, E., EISELE, J., HENDERSON, G.: Pharmacokinetics of fentanyl as determined by radioimmunassay. Clin. Pharmacol. Ther. 23, 188 (1978)

30. STOECKEL, H., HENGSTMANN, J. H., SCHÜTTLER, J.: Pharmacokinetics of fentanyl as a possible explanation for recurrence of respiratory depression. Brit. J. Anaesth. 51, 741 (1979)

31. STOFFREGEN, J.: Kombinationsnarkose mit Tramadol-Infusion. Anästh. Intensivmed. 10, 267 (1980)

32. TAUBE, H. D.: Opiatrezeptoren und Endorphine. Anaesthesist 27, 2 (1978)

33. VOLLMER, K. O., ACHENBACH, H.: Zum Metabolismus von DL-trans-2-Dimethylamino-1-phenylcyclohex-3-en-trans-1-carbonsäureäthylester-hydrochlorid. Arzneimittel-Forsch. (Drug Research) 24, 1237 (1974)

34. VOLLMER, K. O., POISSON, A.: Zur Humanpharmakokinetik des neuen stark wirkenden Analgetikums DL-trans-2-Dimethylamino-1-phenylcyclohex-3-en-trans-1-carbonsäureäthylester-hydrochlorid. Arzneimittel-Forsch. (Drug Research) 20, 992 (1970)

35. VON CUBE, B., TESCHEMACHER, J. H., HERZ, A., HESS, R.: Permeation morphinartig wirksamer Substanzen an den Ort der antinociceptiven Wirkung im Gehirn in Abhängigkeit von ihrer Lipoidlöslichkeit nach intravenöser und nach intraventrikulärer Applikation. Naunyn-Schmiedeberg's Arch. Pharmacol. 265, 455 (1970)

36. WAY, E. L., ADLER, T. K.: The pharmacologic implications of the fate of morphine and its surrogates. Pharmacol. Rev. 12, 383 (1960)

37. WEINSTEIN, S. H., PFEFFER, M., SCHOR, J.: Metabolism and
pharmacokinetics of naloxone. In: Narcotic antagonists
(eds. M. C. BRAUDE, L. S. HARRIS, E. L. MAY, J. P. SMITH,
J. E. VILLAREAL). New York: Raven Press 1974

Pharmakokinetik von i.v. Narkotika (Barbiturate und Fentanyl) unter Anästhesie und Intensivtherapie bei Patienten mit Leber- und Niereninsuffizienz

Von I. Rietbrock

Pharmakokinetik ist die Auseinandersetzung des Organismus mit
dem Pharmakon und bildet neben der Pharmakodynamik die Grundlage jeder rationalen Therapie. Sie beschäftigt sich mit den
zahlreichen Vorgängen, welche die Substanz nach Applikation bis
zu ihrem Eintreffen am Wirkort und während ihrer Elimination
aus dem Organismus erfährt. Die zu ermittelnden pharmakokinetischen Kenngrößen sind Hilfsmittel. Es sind nicht die absoluten Werte klinisch relevant, sondern die Deutung dieser Größen
im biologischen Zusammenhang.

Nach intravenöser Applikation gelangt das Anästhetikum nicht
nur an seinen Wirkort, dem Gehirn, sondern es verteilt sich
gleichzeitig in die gut durchbluteten Gewebe. Entsprechend nimmt
die Konzentration im Plasma zunächst schnell und dann langsamer ab. Mit welcher Geschwindigkeit dieser Konzentrationsabfall
erfolgt, ist durch die Gewebeperfusion und die zahlreichen che-
misch-physikalischen Eigenschaften eines Pharmakons, wie Membraneigenschaften, Lipoidlöslichkeit der Substanz und ihrer Ge-
websaffinität, vorgegeben und wird sekundär durch den Krank-
heitsprozeß beeinflußt. Daher lassen sich die pharmakokinetischen Kenngrößen von Gesunden, die sich aus dem Konzentrationsverlauf über die Zeit errechnen lassen, nicht ohne weiteres auf
den kranken Patienten übertragen. Hierbei zeigen die quantitativen Zusammenhänge zwischen Verteilung und hepatischer Clearance die größte Variabilität, was zu erheblichen individuellen
Unterschieden in der Beziehung zwischen Dosis und Stärke der
Wirkung bzw. Wirkungsverlust der Narkotika führen kann.

Besondere Schwierigkeiten bereitet dem Kliniker die Pharmakotherapie von Patienten mit Erkrankungen der Leber oder mit sep-
tisch-toxischen Prozessen. Das gilt vor allem für Patienten,
bei denen im Rahmen der Erkrankung ein peripherer Widerstands-
verlust und eine Steigerung des Herzminutenvolumens bis zu 12 l
eintritt. So können der Verteilungsraum und die hepatische Clearance unabhängig voneinander erhöht oder vermindert sein (2,
10). Maßgebend ist die Medikamentenanamnese, die Substanzeigen-
schaft, die Genese und die Schwere des Krankheitsprozesses (4,
11, 17, 18). Am Beispiel des Hexobarbitals konnte gezeigt werden, daß mit zunehmender Schwere der Erkrankung die interindi-
viduellen Schwankungen der Plasmakonzentrationen zunehmen (4,
8, 11, 18). Nach einer 60minütigen Hexobarbitalinfusion in einer Geschwindigkeit von 122 µg/kg/min schwanken die maximalen
Plasmakonzentrationen und der entsprechende Dosisbedarf bei Gesunden um einen Faktor von 1,7, bei Patienten mit akuter Hepatitis um 2,0, bei Patienten mit dekompensierter Leberzirrhose
um 3,5, bei Intensivpatienten ohne Sepsis um 2,9 und bei Intensivpatienten mit Sepsis sogar um 12,8 (Abb. 1).

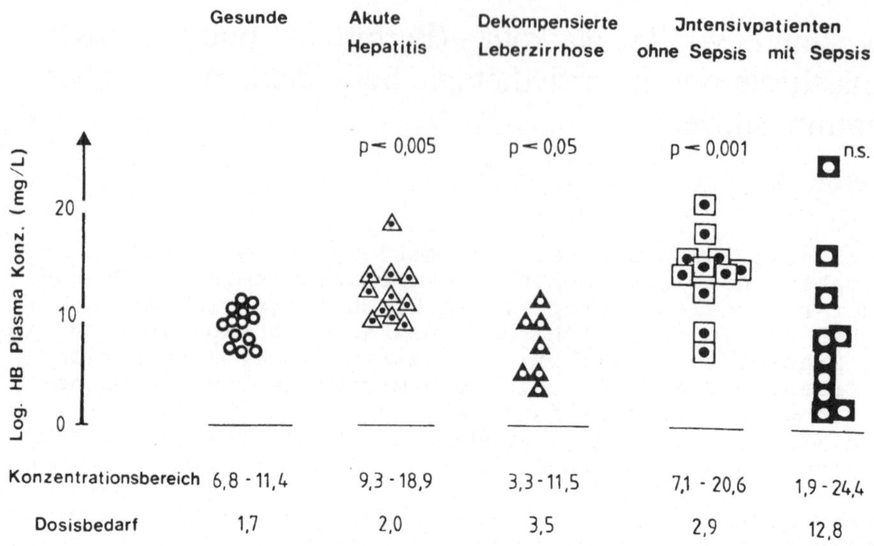

Abb. 1. Interindividuelle Unterschiede der maximalen Plasmakonzentrationen von Hexobarbital nach kontinuierlicher 60minütiger
Infusion (Dosierung: 122 µg/kg/min) bei gesunden Probanden, bei
Patienten mit akuter Hepatitis, dekompensierter Leberzirrhose
und bei Intensivpatienten ohne und mit Sepsis (Nach 4, 8, 11,
18)

Einen Überblick über die im Vergleich zu Gesunden ermittelten
prozentualen Abweichungen der pharmakokinetischen Kenngrößen
von Hexobarbital bei verschiedenen Erkrankungen der Leber und
bei Intensivpatienten in Abhängigkeit von der Behandlungsdauer
gibt Abb. 2.

An dieser Stelle sei darauf hingewiesen, daß die Werte für die
Verteilungsvolumina in den zentralen und peripheren Kompartimenten trotz der Angabe in l/kg KG Proportionalitätskonstanten
darstellen, die die unterschiedliche Bindung des Pharmakons an
Zellbestandteile in den verschiedenen Kompartimenten widerspie-
geln. Für Pharmaka, die in der Leber verstoffwechselt werden,
vermittelt die Bestimmung der Plasmaclearance am Patienten den
besten Einblick in die krankheitsbedingten Veränderungen ihrer
hepatischen Clearance.

Eine verringerte Plasmaclearance von 10 - 35 % und einen ver-
kleinerten Verteilungsraum für Hexobarbital weisen Patienten
mit akuter Hepatitis, Patienten mit kompensierter Leberzirrhose
ohne Aszites und Ösophagusvarizen und Intensivpatienten zu Beginn der Behandlung nach Beherrschung der primären Schockphase
auf. Bei ihnen ist in der Regel die pharmakologische Wirkung
verstärkt. Bei Patienten mit dekompensierter Leberzirrhose,
Ösophagusvarizen und Aszites ist zwar die Plasmaclearance um
60 % erniedrigt, hingegen der Verteilungsraum für Hexobarbital
um 25 - 40 % vergrößert. Sie reagieren relativ unempfindlich
auf Hexobarbital und benötigen zur Aufrechterhaltung der Nar-

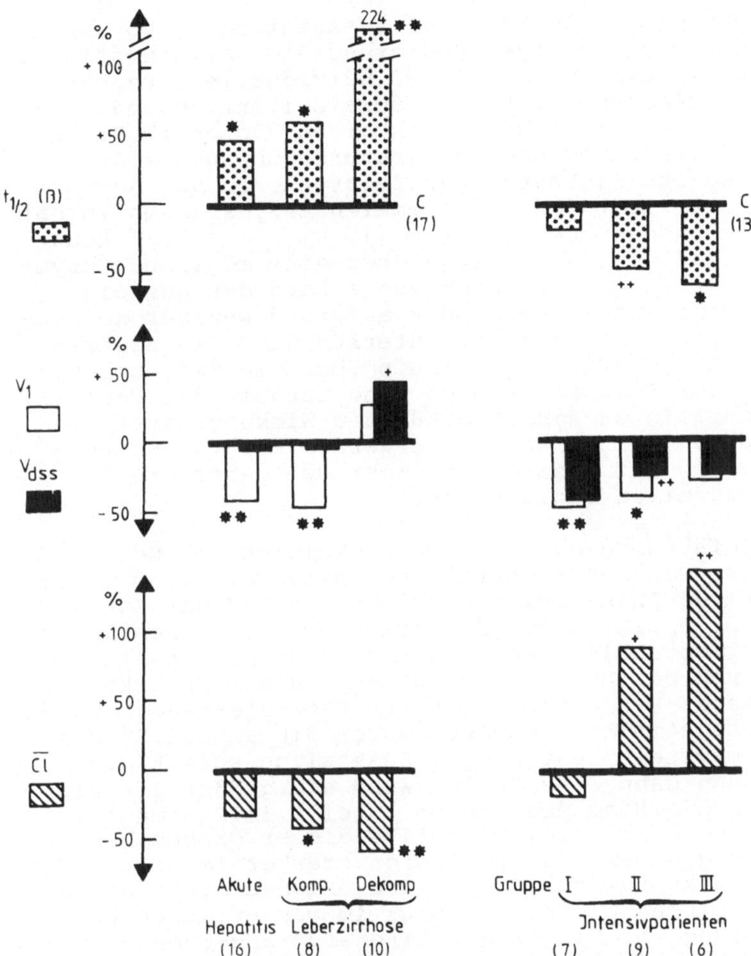

Abb. 2. Mittlere prozentuale Abweichungen der pharmakokinetischen Kenngrößen (Halbwertszeit, Verteilungsvolumen und Plasmaclearance) von Hexobarbital im Vergleich zu Gesunden bei Patienten mit akuter Hepatitis, kompensierter und dekompensierter Leberzirrhose und bei Intensivpatienten der drei verschiedenen
Gruppen. In Gruppe I wurde der Test zwischen dem dritten und
vierten Tag, in Gruppe II zwischen dem fünften und achten Tag
und in Gruppe III zwischen dem 13. und 29. Tag nach Einleitung
der Intensivmaßnahmen durchgeführt (Nach 4, 11, 18)

kose höhere Dosen als es der metabolischen Kapazität der Leber
entspricht. Bei ihnen muß mit einem Narkoseüberhang in der postoperativen Phase gerechnet werden.

Anders ist die Situation bei Intensivpatienten nach einer zwei-
bis dreiwöchigen Behandlung zu beurteilen. Trotz Lebervergrößerung
und veränderten konventionellen Leberfunktionsproben - wie γ-
GT, Transaminasen und Bilirubin - ist die Hexobarbital-Plasma-

clearance im Durchschnitt auf 87 - 143 % angestiegen, so daß
zur Erzielung einer gleichmäßigen Sedierung die Dosierungsintervalle immer kürzer werden. Die interindividuelle Streubreite der hepatischen Clearance ist besonders bei Intensivpatienten groß. Von den vielen Einflußmöglichkeiten können z. B. erhöhter Medikamentenverbrauch und Temperaturerhöhungen einerseits und herabgesetzte Sauerstoffpartialdrucke in den Geweben
andererseits die Aktivität des mikrosomalen Enzymsystems in ent-
gegengesetzten Richtungen beeinflussen (1, 5, 11, 13). Erschwe-
rend kommt hinzu, daß eine Voraussage über eine mögliche Enzyminduktion aus der klinischen Beobachtung anhand des gesteigerten Medikamentenverbrauchs allein oder aufgrund weniger Konzen-
trationsmessungen nicht möglich ist. Hierfür wird die Bestimmung des gesamten Konzentrationsverlaufs über die Zeit benötigt,
da unabhängig von der Plasmaclearance eine Zunahme des Vertei-
lungsvolumens ebenfalls zu einer verkürzten Wirkungsdauer von
i.v. Narkotika führen kann. Demzufolge werden bei Intensivpatienten nach Absetzen der Medikamente sehr weitgestreute Auf-
wach- und Erholungszeiten registriert.

Eine elementare Gefährdung der vitalen Funktionen von Herz und
Atmung durch höhere Gewebekonzentrationen sind vor allem in der
frühen postoperativen Phase gefürchtet. Das Ausmaß der Kumulation von intravenös applizierten Narkotika wird im wesentlichen
von der Höhe ihrer metabolischen Clearance der Leber bestimmt.
Sie ist abhängig von der Leberdurchblutung und der Extraktionsrate im Steady state. Bei den sogenannten "Low-clearance"-Sub-
stanzen wird die hepatische Clearance durch die Kapazität des
mikrosomalen Enzymsystems festgelegt. Zusätzlich spielt die
Plasmaproteinbindung dann eine Rolle, wenn sie größer ist als
90 %. Hierbei kann die Höhe des freien Anteils im Plasma eli-
minationslimitierend sein. I.v. Narkotika dieser Gruppe haben
eine längere Wirkungsdauer und kumulieren stärker im Organismus als i.v. Narkotika aus der Gruppe der "High-clearance"-Sub-
stanzen. Ihre hepatische Clearance hängt im wesentlichen von
der Leberdurchblutung ab. Die in der Literatur angegebenen Ku-
mulationseigenschaften der verschiedenen i.v. Narkotika gelten
jedoch nur für gesunde Patienten. Kommt es durch den Krankheits-
prozeß bzw. durch die medikamentöse Therapie zu einer Beeinflussung der Organsysteme, so können Pharmaka, die primär im Organismus nicht oder nur gering kumulieren, sich stärker anrei-
chern oder solche mit hoher Kumulation rascher eliminiert werden.

Dieses zeigen detaillierte Untersuchungen bei schwerkranken Patienten. Sie erhielten einen Pulmonaliskatheter zur Messung der
kardialen Vor- und Nachlast und des Herzminutenvolumens und zusätzlich einen Lebervenenkatheter zur Bestimmung der Leberextraktionsrate des geprüften Pharmakons. Als Testsubstanzen wähl-
ten wir Methohexital aus der Gruppe der "High-clearance"-Sub-
stanzen (3) und Fentanyl aus der Gruppe der "Low-clearance"-
Substanzen (15). Beide Narkotika wurden entweder als Bolus appliziert oder kontinuierlich infundiert. Während der An- und
Abflutungsphase wurden die Plasmakonzentrationen von Muttersubstanz und Metaboliten im arteriellen, venösen und hepatisch-
venösen Blut gaschromatographisch bzw. radioimmunologisch ver-

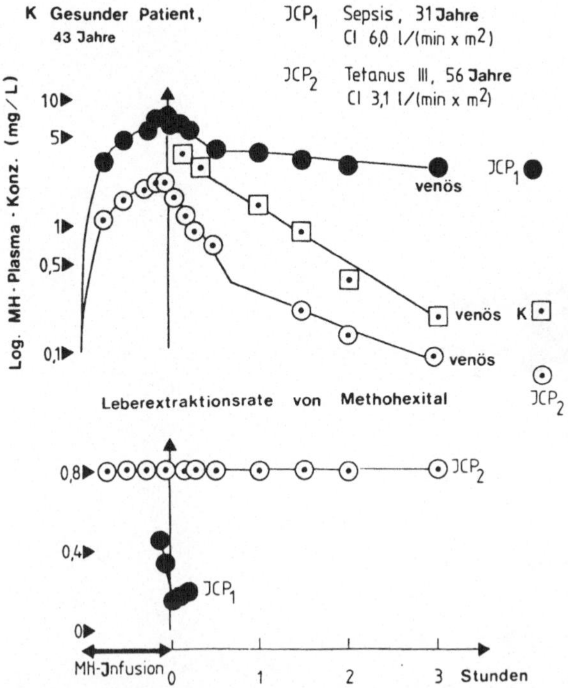

Abb. 3. Plasmakonzentrationen von Methohexital im venösen Blut von einer gesunden Person (K) und zwei Beatmungspatienten (ICP₁ und ICP₂) (oben) und ihre Leberextraktionsrate (unten) während und bis zu 3 h nach einer kontinuierlichen Infusion von 50 µg/ kg/min über 60 min.
ICP₁: Polytrauma III, Sepsis und hyperdyname Herz-Kreislauf- Zirkulation.
ICP₂: Tetanus III, Aktivierung des arzneimittelabbauenden En- zymsystems.
(Nach 14)

folgt. Gleichzeitig wurde die Gesamtleberdurchblutung nach der Farbstoffverdünnungsmethode gemessen.

Bei zwei Patienten wird die unterschiedliche Beeinflussung der Pharmakokinetik von Methohexital unter den Bedingungen der In- tensivtherapie dargestellt (Abb. 3). Der eine Patient wies ei- ne Sepsis mit hyperdynamer Herz-Kreislauf-Zirkulation, vermin- derter Leberdurchblutung und herabgesetztem O_2-Verbrauch der Leber auf, bei dem anderen lag eine Tetanuserkrankung Stadium III mit komplikationsloser Respiratorbehandlung, normalen Herz- Kreislauf-Verhältnissen, erhöhter Leberdurchblutung und gestei- gertem O_2-Verbrauch der Leber vor. Methohexital wurde in einer Dosierung von 50 µg/kg/min über 60 min infundiert (14). Bei dem Patienten mit Sepsis waren die hohen Plasmaspiegel während der An- und Abflutungsphase die Folge einer verminderten Methohexi- talextraktion der Leber. Die Halbwertszeit der ß-Phase, die das Ausmaß der Kumulation am besten beschreibt, war von 85 min auf

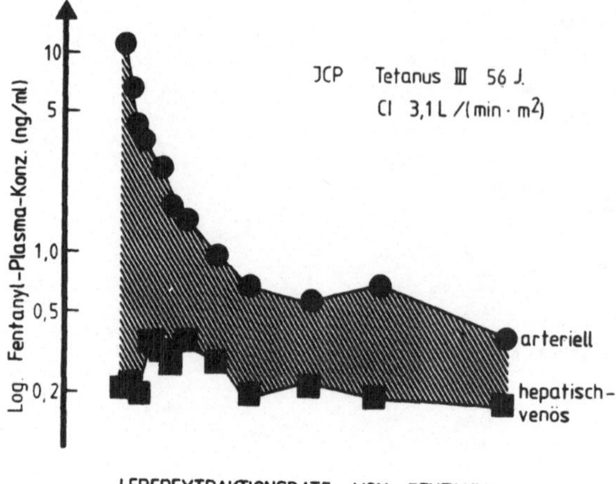

LEBEREXTRAKTIONSRATE   VON   FENTANYL

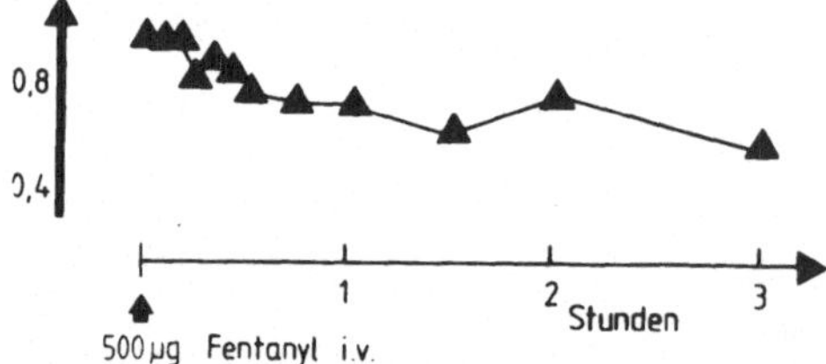

Abb. 4. Plasmakonzentrationen von Fentanyl im arteriellen und hepatisch-venösen Blut bei einem Intensivpatienten mit Tetanuserkrankung Stadium III unter kontrollierter Beatmung (oben) und Leberextraktionsrate (unten) nach einer Bolusapplikation von 500 µg während einer Beobachtungsperiode von 3 h (Nach 9)

385 min verlängert. Klinisch konnte eine unerwartete Toleranzminderung auf Sedativa beobachtet werden.

Demgegenüber lagen bei dem zweiten Intensivpatienten mit einer Tetanuserkrankung die Methohexital-Plasmaspiegel sowohl während der Anflutung als auch während der gesamten Abflutung wesentlich niedriger als bei der gesunden Kontrollperson. Seine Leberextraktion für Methohexital war mit einem Faktor von nahezu 1 fast vollständig. An dem Anstieg von Metaboliten und dem erhöhten O_2-Verbrauch der Leber konnte eine Aktivität des arzneimittelabbauenden Enzymsystems der Leber vermutet werden (14).

Die Beeinflussung von Kumulation und Elimination durch Erkrankung und Pharmakotherapie ist in der Gruppe der "Low-clearance"-Substanzen noch wesentlich stärker ausgeprägt. Abb. 4 zeigt das pharmakokinetische Verhalten von Fentanyl nach einer einmaligen Bolusinjektion von 500 µg bei dem Patienten mit Tetanuserkrankung und bereits nachgewiesener hoher Methohexitalextraktionsrate der Leber. Mit Werten von 0,98 während der Verteilungsphase und 0,65 im Steady state entsprach die Fentanylextraktionsrate der Leber nahezu der von Methohexital bei Gesunden. Die Plasmakonzentrationen fielen rasch ab und zeigten angedeutet einen triphasischen Verlauf. Die Halbwertszeit der ß-Phase war von 260 min auf 146 min verkürzt (9).

Völlig entgegengesetzt ist das pharmakokinetische Verhalten von Fentanyl bei einem Patienten mit Leberzirrhose, hyperdynamer Herz-Kreislauf-Zirkulation und niedrigem peripherem Gesamtwiderstand unter den Bedingungen einer Narkose und Shunt-Operation. Fentanyl wurde zunächst als Bolus in einer Dosierung von 500 µg appliziert und dann nach Abschluß der Vorbereitungsmaßnahmen während der Operation kontinuierlich in der Dosierung von 4 µg/min und später von 2 µg/min infundiert. Insgesamt wurden 1,46 mg innerhalb von 7 3/4 h verabreicht. Abb. 5 gibt oben die arteriellen und hepatisch-venösen Plasmakonzentrationen und unten die Leberextraktionsrate von Fentanyl während und bis zu 24 h nach Beendigung der Operation und Narkose unter stabilen Herz-Kreislauf-Verhältnissen wieder. Bei einer Fentanylextraktionsrate von 0,31 im Steady state war es unter den Bedingungen der langen Narkose zu einer erheblichen Anreicherung von Fentanyl im Organismus gekommen. Entsprechend verlief die Elimination von Fentanyl in der postoperativen Phase wesentlich langsamer als bei gesunden Patienten. In den ersten 4 h fielen die Konzentrationen langsam von 3,6 ng/ml auf 1,9 ng/ml ab und blieben während der zweiten Beobachtungsperiode von 4 - 24 h unverändert. Die Halbwertszeiten in den drei verschiedenen Kompartimenten waren verlängert und betrugen 15, 59 und 1.815 min gegenüber 2, 11 und 260 min bei Gesunden (12).

Der "Silent death" nach Fentanyl hat sicherlich mehrere Ursachen. STOECKEL und Mitarbeiter (16) nehmen eine vorübergehende Sequestrierung von einem Teil des intravenös verabreichten Fentanyls in den Intestinaltrakt mit erneuter Resorption und Wiedererscheinen im zentralen Kompartiment an. Wir haben dieses Problem vom Standpunkt der Kumulation von Fentanyl anhand eines tiefen Kompartiments beleuchtet. Bereits 1971 hatten HESS und Mitarbeiter (7) in Tierversuchen aufgezeigt, daß Fentanyl wesentlich langsamer aus dem Fett, der Muskulatur und der Leber eliminiert wurde als aus den gut durchbluteten Organen wie Gehirn, Lunge und Herz.

Mit Hilfe eines Analog-Computers simulierten wir für Fentanyl nach einem 3-Kompartiment-Modell die Verteilungsphase sowie die Konzentrationsverläufe im zentralen und tiefen Kompartiment. Abb. 6 zeigt eine derartige Simulation der Fentanylkinetik der zwei zuletzt beschriebenen Patienten auf. Bei dem Tetanuspatienten beruht der initiale rasche Abfall der Plasmakonzentrationen auf einer schnellen Verteilung von Fentanyl im Organismus. Ebenso konnte eine rasche Rückverteilung aus dem zentralen Kompartiment ermittelt werden. Die Elimination aus dem tiefen Kompartiment war wesentlich langsamer. Infolge eines aktivierten Arzneimittelmetabolismus war auch hier ein stetes Sinken in den ersten 4 h zu verzeichnen, was zu einem beschleunigten Abfall der Plasmakonzentrationen in der ß-Phase führte (9).

Bei dem Leberpatienten hingegen war es unter der Fentanylnarkose zu einer Kumulierung in dem tiefen Kompartiment gekommen. Entsprechend konnte während der ersten 4 h kein Konzentrations-

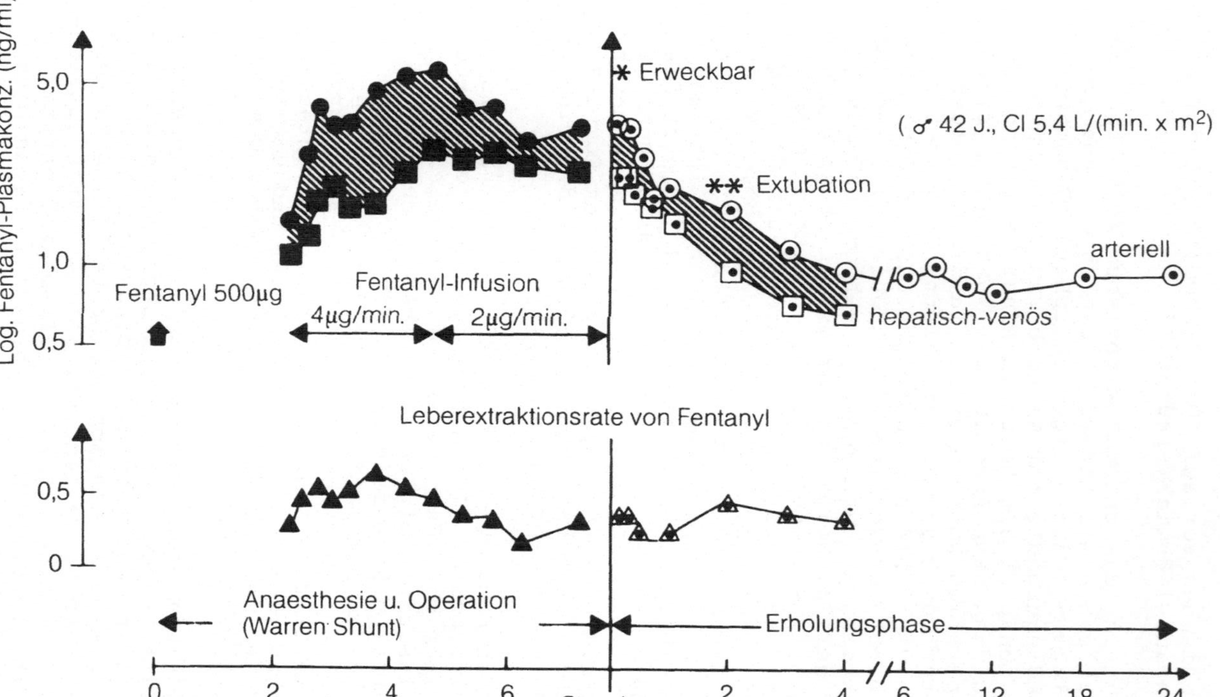

Abb. 5. Plasmakonzentrationen von Fentanyl im arteriellen und hepatisch-venösen Blut bei einem Patienten mit Leberzirrhose und Ösophagusvarizen (oben) und Leberextraktionsrate (unten) während und bis zu 24 h nach Beendigung von Operation (Warren-Shunt) und Narkose (Nach 12)

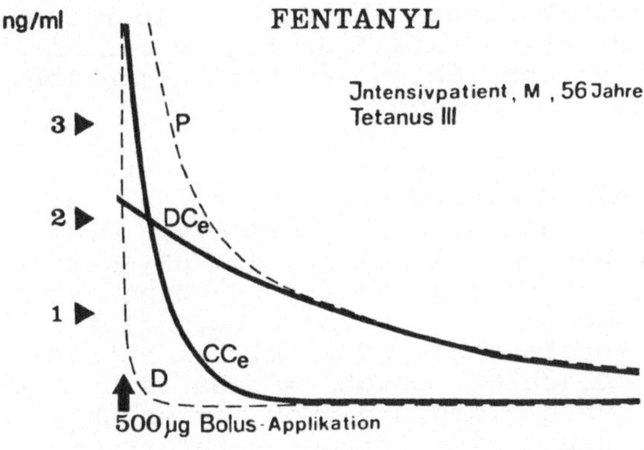

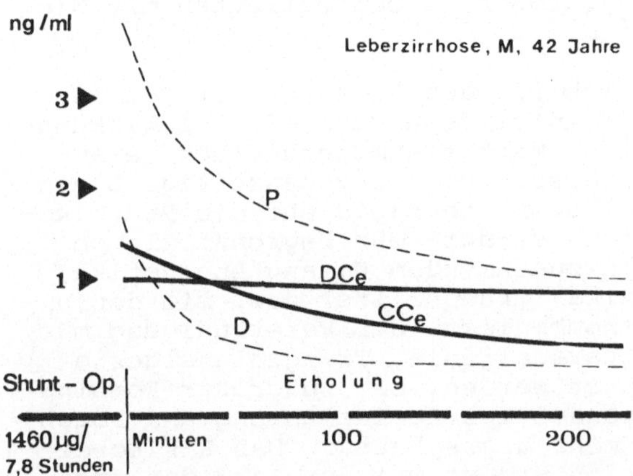

Abb. 6. Fentanyl-Plasmakonzentrationen (P) und Simulation der Verteilungsphase (D) sowie der Konzentrationsverläufe im zentralen (CCe) und tiefen Kompartiment (DCe) in Abhängigkeit von der Zeit mit Hilfe eines Analog-Computers.
Oben: Simulation einer einmaligen Bolusinjektion (500 µg) bei einem Beatmungspatienten (ICP: Tetanus III).
Unten: Simulation einer Bolusinjektion (500 µg) mit anschließender kontinuierlicher Fentanylinfusion (4 µg/min über 3 h und Dosisreduzierung auf 2 µg/min über weitere 2,8 h) bei einem Patienten mit Leberzirrhose und Ösophagusvarizen unter den Bedingungen der Anästhesie und Operation. Insgesamt wurden 1.460 µg Fentanyl während 7,8 h verabreicht.
(Nach 9, 12)

abfall in dem tiefen Kompartiment und rückwirkend nur verzögerte Rückverteilungsprozesse aus dem zentralen in das periphere Kompartiment registriert werden (12).

Der Patient selbst öffnete sofort nach Absetzen der Fentanyl-infusion auf Anruf die Augen und zeigte eine ausreichende Spontanatmung. Eine Extubation sollte jedoch erst vorgenommen werden, wenn sich die Schutzreflexe wieder eingestellt haben, d. h.

wenn der Patient den Tubus selbst nicht mehr duldet. Aber dann
ist - wie der langsame Konzentrationsabfall anzeigt - ein Ad-
ditionseffekt mit zusätzlich verabreichten Analgetika möglich,
der zu einer Ateminsuffizienz führen kann.

Unterschiedliche Dosis-Wirkungs-Beziehungen von i.v. Narkotika
beruhen zum Teil auch auf einer Beeinflussung der Bindung an
den Rezeptoren. Die Konzentrationen am Wirkort sind von dem
Quotienten Lipoidlöslichkeit/Wasserlöslichkeit, dem pK_a-Wert
und der Proteinbindung einer Substanz abhängig und können auch
hier wieder durch die verschiedenen Erkrankungen beeinflußt
werden. Eine erhöhte Narkotikatoleranz wird z. B. bei Patienten mit Niereninsuffizienz beobachtet. Sowohl metabolische Entgleisungen mit konsekutiver Zunahme des undissoziierten Anteils
als auch Abnahme der Eiweißbindung sind für den verstärkten
pharmakologischen Effekt von Thiopental bei Patienten mit Niereninsuffizienz verantwortlich (6).

Welche Folgerungen ergeben sich für den klinisch tätigen Anästhesisten? Die Vielfalt der Angriffspunkte, die die Wirkungsintensität und Dauer eines i.v. Narkotikums erheblich verändern können, ist groß. Unser Wissen um die gegenseitige Beeinflussung von Erkrankung und Pharmakotherapie auf die Pharmakokinetik intravenöser Narkotika ist nur sehr begrenzt. In der
heutigen Anästhesie werden in zunehmendem Umfang Analgetika,
Sedativa, Hypnotika, Ataraktika, Tranquilizer usw. mit den un-
terschiedlichsten Wirkungen kombiniert. Zur Verständigung müssen neue Nomenklaturen wie Ataranalgesie, Tranqualanalgesie
oder Analgosedierung eingeführt werden. Bei zu großer Kombina-
tionsfreudigkeit ist die gegenseitige Beeinflussung und Poten-
zierung von Narkotika nicht mehr überschaubar. Das Risiko einer postoperativen Komplikation steigt mit der Zahl der zugeführten Medikamente rasch an. In welchem Umfang i.v. Narkotika
in höherer Konzentration im Organismus kumulieren können, ist
klinisch nicht ohne weiteres abschätzbar, so daß z. B. die Gabe von Naloxon zur Verhinderung einer postoperativen Atemdepression dem Anästhesisten nur eine Pseudosicherheit gibt.

<u>Literatur</u>

1. BALLARD, B. E.: Pharmacokinetics and temperature. J. pharm.
   Sci. <u>63</u>, 1345 (1974)

2. BLASCHKE, T. F.: Protein binding and kinetics of drugs in
   liver diseases. Clin. Pharmacokinet. <u>2</u>, 32 (1977)

3. BREIMER, D. D.: Pharmacokinetics of methohexitone following
   intravenous infusion in humans. Brit. J. Anaesth. <u>48</u>, 643
   (1976)

4. BREIMER, D. D., ZILLY, W., RICHTER, E.: Pharmacokinetics
   of hexobarbital in acute hepatitis and after apparent recovery. Clin. Pharmacol. Ther. <u>18</u>, 433 (1975)

5. CUMMING, J. F.: The effect of arterial oxygen tension on antipyrine half-time in plasma. Clin. Pharmacol. Ther. 19, 468 (1976)

6. GHONEIM, M. M., PANDYA, H.: Plasma protein binding of thiopental in patients with impaired renal or hepatic function. Anesthesiology 42, 545 (1975)

7. HESS, R., STIEBLER, G., HERZ, A.: Pharmacokinetics of fentanyl in man and rabbit. Europ. J. clin. Pharmacol. 4, 137 (1972)

8. KELLER, B.: Pharmakokinetische Untersuchungen zur Beurteilung der Hexobarbital-Toleranz bei Lebergesunden vor und nach einer Behandlung mit Prednison oder Rifampicin sowie bei Patienten mit akuter Hepatitis und Leberzirrhose. Inaugural-Dissertation, Universität Würzburg 1976

9. RIETBROCK, I., ALKEN, G., LASSMANN, A.: Plasma fentanyl concentrations and liver extraction ratios in intensive-care patients (In Vorbereitung)

10. RIETBROCK, I., LAZARUS, G.: Evaluation of altered pharmacokinetics in intensive-care patients. A clinical approach. In: International symposium on methods in clinical pharmacology (eds. N. RIETBROCK, B. WOODCOCK, G. NEUHAUS). Braunschweig: Vieweg & Sohn 1980

11. RIETBROCK, I., LAZARUS, G., RICHTER, E., BREIMER, D. D.: Hexobarbital disposition at different stages of intensivecare treatment. Brit. J. Anaesth. (1981) (Accepted)

12. RIETBROCK, I., LAZARUS, W., SOLD, M., ALKEN, G., LASSMANN, A.: Plasma fentanyl concentrations and liver extraction ratios in patients with and without liver disease prae, during and after operation (In Vorbereitung)

13. RIETBROCK, I., RICHTER, E.: Veränderungen der Pharmakokinetik unter der Intensivtherapie. In: Aktuelle Probleme der Intensivbehandlung I (eds. P. LAWIN, U. MORR-STRATHMANN), p. 207. Intensivmedizin, Notfallmedizin, Anästhesiologie (eds. P. LAWIN, V. v. LOEWENICH, G. RODEWALD, P. SCHÖLMERICH, H. STOECKEL), Bd. 12. Stuttgart: Thieme 1978

14. RIETBROCK, I., RICHTER, E., HEUSLER, H., BREIMER, D. D.: Methohexitone disposition in healthy subjects and intensivecare patients. Kinetics and clearance-apparent blood flow relationships (In Vorbereitung)

15. SCHLEIMER, R., BENJAMINI, E., EISELE, J., HENDERSON, G.: Phamacokinetics of fentanyl as determined by radioimmunoassay. Clin. Pharmacol. Ther. 23, 188 (1978)

16. STOECKEL, H., HENGSTMANN, J. H., SCHÜTTLER, J.: Pharmacokinetics of fentanyl as a possible explanation for recurrence of respiratory depression. Brit. J. Anaesth. 51, 741 (1979)

17. ZILLY, W., BREIMER, D. D., RICHTER, E.: Stimulation of
    drug metabolism by rifampicin in patients with cirrhosis
    or cholestasis measured by increased hexobarbital and tol-
    butamide clearance. Europ. J. clin. Pharmacol. 11, 287 (1977)

18. ZILLY, W., BREIMER, D. D., RICHTER, E.: Hexobarbital dis-
    position in compensated and decompensated cirrhosis of the
    liver. Clin. Pharmacol. Ther. 23, 525 (1978)

Zusammenfassung der Diskussion zu den Themen: „Narkosetheorien, Pharmakokinetik, Metabolismus"

NARKOSETHEORIEN

FRAGE:
Es wurde dargestellt, daß die Zellmembranen unter der Einwirkung von Narkotika eine erhöhte Beweglichkeit erfahren. Gilt dieser Grundsatz in gleicher Weise für Inhalations- und intravenöse Narkotika auch unter Berücksichtigung der seit etwa einem Jahr bekannten Annahme, daß die Membranen insbesondere durch Halothan über die Lipidperoxydation verändert werden könnten?

ANTWORT:
Aufgrund indirekter Messungen (Einbringen von markierten Molekülen - Membranexpansion) kann als gesichert gelten, daß eine Fluiditätszunahme durch eine Auflockerung der Fettsäuremolekülketten in der Innenschicht der Membrane erfolgt. Bisher ist in dieser Hinsicht vorwiegend die Gruppe der Inhalationsnarkotika untersucht worden. Gleiche Effekte sind vorerst nur für Pentobarbital nachgewiesen. Für die Barbiturate ist darüber hinaus bekannt, daß sie genau wie Halothan auch über die Lipidperoxydation Membranveränderungen bewirken können.

FRAGE:
Auf welche Weise ist das initiale Exzitationsstadium bei der Einleitung einer Narkose erklärbar?

ANTWORT:
Es ist davon auszugehen, daß im Gesamtpool von exzitatorischen und inhibitorischen Synapsen der Ausfall der neuronalen Funktionen nicht uniform parallel, sondern stufenweise erfolgt. Dabei sind primär die inhibitorischen Neurone betroffen, so daß - wahrscheinlich abhängig vom pharmakokinetischen Verhalten einer Substanz - initial vorübergehend eine exzitatorische Phase resultiert.

FRAGE:
Gibt es Hinweise für eine gewebespezifische Empfindlichkeit gegenüber Narkotika, die die bevorzugte Wirkung dieser Pharmaka am zentralen Nervensystem erklären könnten?

ANTWORT:
Im Prinzip finden die beschriebenen narkosemittelbedingten Veränderungen in allen Membranen des Organismus statt. Allerdings
weisen z. B. Nerven und Muskelzellmembranen unterschiedliche
Konstruktionsmerkmale auf, die wahrscheinlich die erhöhte Ansprechbarkeit des Zentralnervensystems auf eine Impulsgenera-
tionshemmung durch Narkosemittel bedingen.

Darüber hinaus ist für therapeutische Dosisbereiche auch im
Zentralnervensystem selbst eine differente Anfälligkeit gegenüber diesen Membranveränderungen zu verzeichnen. Dieses Phänomen ist weitgehend mit der unterschiedlichen Wirksamkeit von
Lokalanästhetika an "dünnen" und "dicken" Nervenfasern zu vergleichen.

FRAGE:
Was ist unter dem "Winterschen Schema" als Narkosetheorie zu
verstehen (4, 9)?

ANTWORT:
Das "Wintersche Schema" umfaßt eine Klassifizierung aller Narkotika und Hypnotika gemäß ihrer exzitatorischen Wirkungen,
woraus sich eine Zweiteilung in Substanzen mit vorwiegend exzitatorischer und Substanzen mit vorwiegend depressiver Wirkung
ergibt.

Eine Reihe von Narkotika, wie z. B. Etomidat, läßt sich allerdings in dieses Schema nicht einordnen, so daß der generelle
Wert dieser Klassifizierung zweifelhaft bleibt.

FRAGE:
Für die zerebroprotektive Wirkung der Barbiturate werden unter
anderen verschiedene biochemische Mechanismen diskutiert. Können Barbiturate blockierend in den Vorgang der oxydativen Glu-
kosephosphorylierung eingreifen und damit einen Minderverbrauch
an Adenosintriphosphat und Kreatinphosphat bewirken?

ANTWORT:
Es ist heute bekannt, daß Barbiturate den Elektronenfluß in der
Atmungskette zu blockieren vermögen; dies allerdings nur bei
sehr hoher Dosis, die nur in vitro zu erzielen ist und die noch
mindestens um eine Zehnerpotenz höher liegt als alle bisher in
vivo unter klinischen Bedingungen verabfolgten Barbituratmen-
gen. Der klinische Effekt der zerebroprotektiven Wirkung der
Barbiturate ist eher als Auswirkung einer allgemeinen funktionellen Ruhigstellung von neuronalen und anderen Stoffwechsel-
vorgängen im Zerebrum zu sehen, die zu einer verminderten Um-
satzrate und einem geringeren Verbrauch an energiereichen Phosphaten führt.

PHARMAKOKINETIK

FRAGE:
Welche Relevanz ist den pharmakokinetischen Daten für die Klinik zuzumessen?

ANTWORT:
Die außerordentliche Bedeutung der Pharmakokinetik für die klinische Anwendung verschiedener Pharmaka steht außer Zweifel. Es ist jedoch sehr schwierig, aus den zur Verfügung stehenden Meßdaten folgerichtige Rückschlüsse zu ziehen, da die ermittelten Blutwerte zum Teil nur in sehr lockerem Zusammenhang mit dem dynamischen Verhalten des Pharmakons am eigentlichen Wirkort im Zentralnervensystem stehen. Allein unter Steady-state-Bedingungen lassen sich gesicherte Korrelationen zwischen Blutspiegeln und zentralnervöser Wirkung herstellen.

Trotz dieser Einschränkung ergeben sich aus der mathematischen Beschreibung der Konzentrationsverläufe im Blut wichtige Hinweise für die Verteilung und Elimination einer Substanz, wobei die Verwendung verschiedener Kompartimentmodelle sehr hilfreich ist. Diese theoretisch abgeleiteten Kompartimente sind nicht identisch mit den Flüssigkeits- oder Gewebskompartimenten des Organismus.

FRAGE:
Gibt es grundlegende kinetische Charakteristika, nach denen sich pharmakologisch wirksame Substanzen einordnen lassen?

ANTWORT:
Unter Berücksichtigung der pharmakochemischen Eigenschaften spielt die "Plasmaclearance" eines Pharmakons für seine Wirksamkeit im Organismus eine wichtige Rolle: "High-clearance"-Substanzen werden primär von der Leberdurchblutung abhängig metabolisiert; d. h. Erkrankungen, die mit einer Veränderung der Leberdurchblutung einhergehen (z. B. Schock), werden die Pharmakokinetik dieser Substanzen entscheidend beeinflussen. Bei den "Low-clearance"-Substanzen ist ihre Kumulationsneigung zu beachten, was insbesondere bei der klinischen Anwendung von Wiederholungsdosen berücksichtigt werden muß (z. B. Fentanyl).

Eine wichtige Rolle spielen weiterhin die unterschiedlichen Verteilungsvolumina. Bei Substanzen mit kleinem Verteilungsvolumen (z. B. Methohexital) ist die Gefahr, in toxische Dosierungsbereiche zu gelangen, wesentlich größer als bei solchen mit großem Verteilungsvolumen (z. B. Thiopental).

Ganz generell liefern die pharmakokinetischen Zusammenhänge zwar wichtige "Eckdaten", die im Einzelfall jedoch durch unterschiedliche Störfaktoren eine außerordentliche Variationsbreite aufweisen können.

FRAGE:
Welcher Stellenwert kommt einerseits der Verteilung und ande-
rerseits der Elimination für die klinische Wirksamkeit eines
Pharmakons zu?

ANTWORT:
Nach einmaliger Bolusinjektion wird die Beendigung der klinischen Wirksamkeit der applizierten Substanz in der Hauptsache
durch die initiale Verteilungs- oder Alphaphase bestimmt. Die
Beta- oder Eliminationsphase gewinnt dagegen zunehmend an Bedeutung, wenn nachinjiziert wird. Die Tatsache, daß Fentanyl
als "Low-clearance"-Substanz eine langgezogene Betaphase aufweist, hat zur Folge, daß diese Substanz bei Nachinjektion sehr
leicht kumulieren kann. Unabhängig davon kann es durch eine Reabsorption des Fentanyls im Dünndarm noch Stunden nach der letzten Applikation zur erneuten Analgesie mit klinisch relevanter
Atemdepression kommen (7). Das Attribut "gut steuerbar, mit
kurzer Wirkungsdauer" muß daher als irreführend angesehen werden.

FRAGE:
Ist es zulässig, bei der Darstellung einer Kinetik von einer
Alphaphase zu sprechen, wenn die ersten 4 min des Wirkstoffs
im Plasma nicht erfaßt sind (z. B. van HAMME et al.: Etomidat-
Untersuchungen) (8)?

ANTWORT:
Da in Abhängigkeit vom Injektionsmodus ohnehin Schwierigkeiten
bestehen, während der ersten 2 min gesicherte Daten zu erhalten, erscheint die Zeitspanne von 4 min noch vertretbar.

FRAGE:
Welche klinische Bedeutung haben die beschriebenen doppelgipf-
ligen Konzentrationskurven von Narkotika und Hypnotika ("Kamel-
kurven")?

ANTWORT:
Derartige doppelgipflige Konzentrationsverläufe werden unter
anderen nach Thiopentalnarkosen bei Probanden beobachtet (DOE-
NICKE). 6 h postnarkotisch kam es im Anschluß an ein Mittag-
essen zu einem deutlichen Anstieg der Plasmaspiegel mit klinisch
auffälliger Sedierung, begleitet von charakteristischen EEG-Veränderungen. Dieses Phänomen kann insbesondere forensisch wichtig
werden. Eine mögliche Erklärung ist im Auftreten eines sogenannten "enterohepatischen Kreislaufs" gegeben, der für Hexobarbital und Diazepam bekannt ist.

FRAGE:
Wie weit kann die Kinetik eines Anästhetikums durch die gleichzeitige Gabe anderer Pharmaka verändert werden, z. B. durch Verdrängung aus der Proteinbindung?

ANTWORT:
Nach Untersuchungen von GHONEIM und van HAMME (2) konnte für
Thiopental und Enflurane bei Versuchspersonen keine Beeinflussung der Pharmakokinetik durch die zusätzliche Gabe von Diazepam festgestellt werden. Gleiche Ergebnisse liegen für die
Kombination Diazepam und Ketamin vor. Theoretisch denkbare kompetitive Wirkungen zur Proteinbindung scheinen eher von untergeordneter Bedeutung zu sein.

FRAGE:
Gibt es eine altersabhängige Wirksamkeit eines Pharmakons?

ANTWORT:
Aufgrund einer wesentlich verminderten Plasmaalbuminkonzentra-
tion im Alter kann es zu klinisch relevanten Veränderungen vorwiegend in der initialen Alpha- oder Verteilungsphase in Form
einer deutlichen Verkürzung kommen.

FRAGE:
Sind bestimmte Organveränderungen denkbar, die zu einer Beeinflussung der Eiweißbindung führen können?

ANTWORT:
Bei Lebererkrankungen sind unabhängig voneinander Störungen der
Aufnahme in die Leber und Beeinträchtigungen der Eiweißbindung
in der Leber möglich. Bei gestörter Aufnahme in die Leber ist
mit einer gesteigerten pharmakologischen Wirksamkeit aufgrund
eines erhöhten freien Anteils des Pharmakons im Serum zu rechnen, während es bei ungestörter Aufnahme, aber vermindertem Ei-
weißbindungsvermögen in der Leber aufgrund einer erhöhten Metabolisierungsrate eher zu einem Wirkungsverlust kommt (z. B. erhöhte Clearance von Tolbutamid).

FRAGE:
Es wurde festgestellt, daß auch die Kombination zweier Narkotika die jeweilige Eigenkinetik unverändert fortbestehen läßt.
Gilt dies auch für die chronische Applikation von Pharmaka z. B.
in der Intensivmedizin?

ANTWORT:
Im Gegensatz zur anästhesiologischen Kurzzeitanwendung muß bei
Langzeitbehandlungen mit Interferenzerscheinungen - etwa über
Enzyminduktionen - gerechnet werden, die sich heute noch gar
nicht bis ins einzelne überschauen lassen.

FRAGE:
Welchen Einfluß hat eine Temperaturerhöhung auf das Enzymsystem
und die Proteinbindung?

ANTWORT:
Es ist bekannt, daß die Aktivität des mikrosomalen Enzymsystems
mit einer Temperaturerhöhung ansteigt.

Bei der Proteinbindung handelt es sich dagegen um einen rein
physikalischen Prozeß mit einem sehr niedrigen Temperaturko-
effizienten, so daß hier unter in-vivo-Bedingungen - auch bei
einer Hyperpyrexie - keine Veränderungen zu erwarten sind. Wesentlich bedeutungsvoller sind die temperaturbedingten Veränderungen der Durchblutung in den verschiedenen Körperregionen
und Organen, die die Pharmakokinetik einer Substanz ganz wesentlich beeinflussen können.

FRAGE:
Es werden bei operativen Intensivpatienten vermehrt ischämische
Gallenblasennekrosen beobachtet. Ist es denkbar, daß in diesem
Zusammenhang eine Fentanyl-Langzeitanalgesie als Ursache anzu-
sehen ist, d. h. die Perforationsgefahr damit erhöht ist?

ANTWORT:
Nach Untersuchungen von RADNAY et al. (6) verursacht Fentanyl
einen Spasmus des Choledochus, was bei Langzeitanwendung von
Fentanyl möglicherweise zu einer Verschlußsymptomatik führen
kann. Als einziges Analgetikum scheint Pentazocin keine derartigen Nebeneffekte zu haben. Bei Patienten mit Vorerkrankungen
der Gallenwege sollten diese Befunde beachtet werden.

FRAGE:
Bestehen für die Benzodiazepine Beziehungen zwischen den phar-
makokinetischen Daten und der klinischen Wirksamkeit bezüglich
Anxiolyse, Sedation und Tiefschlaf?

ANTWORT:
Grundsätzlich lassen sich für bestimmte Teilqualitäten (z. B.
Sedation) relativ exakte Dosis-Wirkungs-Beziehungen festlegen.
Schwierigkeiten gibt es vornehmlich bei dem überaus komplexen
Begriff der Anxiolyse.

Von den unterschiedlichen Wirkqualitäten lassen sich dagegen
Sedierung und Schlafbereitschaft dosisbezogen abgrenzen. Für
Flunitrazepam gelten z. B. folgende Plasmarichtwerte:

 7 ng = stark empfundene Sedation
10 ng = Schlafbereitschaft.

Es wird angenommen, daß die anxiolytische Wirkung von Flunitrazepam unterhalb von 7 ng liegt. Generell kann also vermutet
werden, daß die anxiolytische Wirkung der Benzodiazepine unterhalb der Sedationsschwelle liegt.

Plasmaspiegel von mindestens 15 - 20 ng sind absolute Voraussetzung für das Auftreten sogenannter "amnestischer Episoden".

FRAGE:
Wie ist der Begriff "amnestische Episode" zu definieren, und
welche klinische Bedeutung hat er?

ANTWORT:
Es ist zu trennen zwischen "Amnesie" und "amnestischer Episode".
Als "amnestische Episoden" können nur solche Zustände bezeichnet werden, bei denen ein Mensch ein ungestörtes, umweltbezo-
gen koordiniertes Verhalten zeigt, an die er sich aber nicht
erinnern kann, was er als unangenehm oder beängstigend erlebt
(3, 5). Dieses Phänomen kann nicht als substanzspezifisch, z.
B. für Flunitrazepam, angesehen werden, sondern ist bei vielen
Sedativa möglich. Eine sichere objektive Beurteilung dieser Erscheinungen ist schwierig. Eine gewisse forensische Bedeutung
ist durchaus in Betracht zu ziehen.

FRAGE:
Es ist bekannt, daß die Wirkung der Benzodiazepine über spezifische Rezeptoren vermittelt wird. Ergeben sich aus der Besetzung
der Rezeptoren an sich sowie der Dauer der Besetzung Hinweise
auf Störungen der Gedächtnisfunktion?

ANTWORT:
Es gibt bisher keinen Anhalt dafür, daß die Besetzung der Benzodiazepinrezeptoren primär die Gedächtnisfunktionen stören könnte.

FRAGE:
Lassen sich definitive Aussagen zur Lokalisation der Benzodia-
zepinrezeptoren machen, und gibt es analog zu den Endorphinen
Hinweise auf endogene Wirksubstanzen an diesem Rezeptor?

ANTWORT:
Benzodiazepinrezeptoren finden sich über das gesamte Zentralnervensystem verteilt, also sowohl im Kortex als auch im Zere-
bellum und im sogenannten limbischen System.

Eine Struktur analog den Endorphinen beim Opiatrezeptor ist bisher nicht gefunden worden. Eine körpereigene Substanz, die gegen Angst schützt und an diesem Rezeptor wirkt, ist aber durchaus denkbar.

FRAGE:
Sind Affinitätsunterschiede bei den Benzodiazepinen zu den spezifischen Rezeptoren bekannt, und weiß man bereits etwas über
mögliche Antagonisten?

ANTWORT:
Gesichert ist, daß potente Benzodiazepine mit hoher Affinität
an den Rezeptor gehen. Sie können schwächer wirksame aus die-

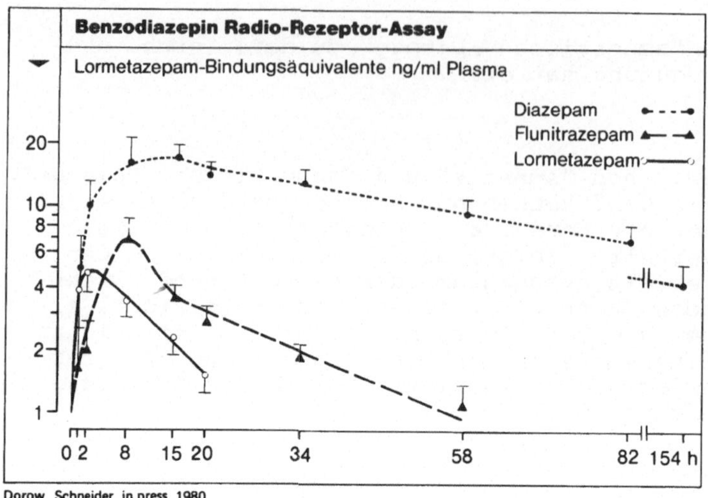

Abb. 1. Zeitverlauf der Plasmaspiegel (Mittelwerte ± Standard-
abweichung der Mittelwerte) rezeptoraffiner Substanzen im Radio-
Rezeptor-Assay nach peroraler Gabe von 10 mg Diazepam, 2 mg
Flunitrazepam und 1 mg Lormetazepam bei acht Probanden

ser Bindung verdrängen. Vorläufig lassen sich jedoch noch keine verbindlichen Aussagen über die Anzahl der besetzten Rezeptoren und die Dauer der Haftung an den Rezeptoren machen.

Die hohe Spezifität dieser Benzodiazepinrezeptoren kann nach
heutigen Erkenntnissen nicht mehr bezweifelt werden. Eine neuere Untersuchung von DOROW und SCHNEIDER (1) zeigt, wie man unter Verwendung eines Radio-Rezeptor-Assay über den Plasmaspiegel rückschließen kann, welche Substanzmenge benzodiazepinge-
bunden sein muß bzw. wieder freigesetzt worden ist. Damit läßt
sich beispielsweise die sehr rasche Elimination des neuen Benzodiazepins Lormetazepam gegenüber Diazepam belegen.

Die Erprobung spezifischer Benzodiazepinantagonisten befindet
sich zur Zeit noch im Stadium der ersten klinischen Prüfungen.
Bisher kann lediglich gesagt werden, daß sie eine sehr hohe Affinität zum Benzodiazepinrezeptor aufweisen und 30 mg einer solchen Substanz die sedative Wirkung von 1 mg Flunitrazepam zu
antagonisieren vermögen. Weitergehende Aussagen über mögliche
Eigenwirkungen, Metabolisierung, Wirkdauer etc. sind gegenwärtig noch nicht möglich.

FRAGE:
Sowohl Barbiturate (Beispiel Thiopental) als auch Benzodiazepine (Beispiel Diazepam) werden als Hypnotikum zur Narkoseeinleitung verwendet. Welche prinzipiellen Wirkunterschiede sind
bei der Beurteilung des schlafinduzierenden Effektes beider
Substanzgruppen zu beachten?

Tabelle 1. Elimination half-lives of benzodiazepines and active metabolites in healthy adults

Parent drug	Active metabolite	Elimination half-life (h) mean (range)			
		Method of analysis			
		GC/	RIA		Radio-receptor assay
Diazepam		32	(21 - 46)[a]	63	(34 - 180)[b]
	N-Desmethyldiazepam	-	(50 - 99)[a]		
Flunitrazepam		15	(9 - 25)[c]	23	(15 - 52)[b]
	7-Aminoderivative	23[d]	-		
	N-Desmethylderivative	31[d]	-		
Lormetazepam		10	(7 - 14)[e]	9	(5 - 23)

a = KAPLAN, 1973; b = DOROW und SCHNEIDER (In press, 1980); c = BOXENBAUM, 1978; d = WENDT, 1976; e = HÜMPEL, 1980

ANTWORT:
Barbiturate folgen einer strengeren Dosis-Wirkungs-Korrelation
als Benzodiazepine. Bei letzteren kommt es ab einer bestimmten
Dosis zu einem "Ceiling-Effekt", d. h. mit weiterer Dosissteigerung ist keine Verstärkung der Schlaftiefe, sondern nur eine
Schlafverlängerung zu erreichen. Werden daher bei Narkoseeinleitung mit einem Benzodiazepin die Beurteilungskriterien für
die Barbituratnarkose angewendet, so kann das Benzodiazepin
sehr leicht überdosiert werden. Der benzodiazepingebundene
Schlaf benötigt eine längere Zeitspanne und ist nicht so gut
titrierbar wie bei einem Barbiturat.

FRAGE:
In jüngerer Zeit mehren sich die Berichte über erhebliche psychische Nebenwirkungen nach Gabe von Droperidol. Es werden noch
24 - 48 h nach der Injektion dieses potenten Neuroleptikums nar-
koleptische und parkinsonoide Zustände beobachtet, die von den
Patienten bzw. Probanden als überaus unangenehm empfunden werden. Wie können diese Phänomene erklärt werden, wenn sich aus
den pharmakokinetischen Daten keine direkten Anhaltspunkte ableiten lassen, da bekanntermaßen nach Gabe von 5 mg Droperidol
die Alphaphase 10 min und die Betaphase 2,2 h betragen?

ANTWORT:
Neuroleptika blockieren die dopaminergen Rezeptoren im Zentralnervensystem. Dadurch fällt das an den Nervenendigungen der
Synapsen freigesetzte Dopamin einer raschen Verstoffwechselung
anheim. Dies bewirkt einen gesteigerten Dopamin-Turnover und
führt zu einer Verarmung der Endigungen an diesem biogenen Amin.
Da die Resynthese von Dopamin in Kombination mit der Rezeptorblockade einen längeren Zeitraum in Anspruch nimmt, können die
geschilderten Symptome als Ausdruck des anhaltenden Azetylcho-
lin-Dopamin-Ungleichgewichts auch noch am folgenden Tage auftreten. Durch Gabe eines Anticholinergikums (z. B. Akineton)
läßt sich eine rasche Reversibilität erzielen.

FRAGE:
Aufgrund der dargestellten langanhaltenden Störung der Trans-
mitter-Restauration im dopaminergen System sind Droperidol nicht
die Eigenschaften einer gut steuerbaren Substanz zuzusprechen.
Gibt es weitere neuroleptische Wirkungen, die bei der Anwendung
von Droperidol in der Anästhesie zu beachten sind?

ANTWORT:
Der Eingriff der Neuroleptika in die dopaminergen Systeme führt
zwangsläufig auch zu Störungen des Schlaf-Wach-Rhythmus, wie
sich an Versuchspersonen zeigen läßt. Insbesondere kommt es zu
einer Verschiebung in dem wichtigen Verhältnis von REM-Perioden
und Nicht-REM-Perioden des Schlafes. Diese Folgen sind zwar
beim operierten Patienten nur schwer zu erfassen, dennoch sollten sie in ihrer Bedeutung nicht unterschätzt werden.

FRAGE:
Lassen sich für diese unerwünschten Nebenwirkungen der Neuroleptika bestimmte Dosis-Wirkungs-Beziehungen angeben?

ANTWORT:
Das Entscheidende für das Auftreten der genannten Störsymptome ist die individuell unterschiedliche "neuroleptische Schwelle". Darunter ist diejenige Dosis eines Neuroleptikums zu verstehen, ab der es zu einer Störung der Feinmotorik kommt. Für das sehr genau untersuchte Haloperidol liegt diese Schwellendosis zwischen 5 und 30 mg.

Grundsätzlich ist festzustellen, daß in der Anästhesiologie die hier dargestellten unerwünschten Nebeneffekte einer derart potenten psychotropen Droge wie dem Droperidol in der Vergangenheit nicht umfassend genug berücksichtigt wurden.

<u>Literatur</u>

1. DOROW, R., SCHNEIDER, H.: Einsatz eines Benzodiazepinradiorezeptorassays zur Bestimmung von Plasmakonzentrationen nach Gabe von Benzodiazepinen (Im Druck)

2. GHONEIM, M. M., van HAMME, M. J.: Pharmacokinetics of thiopentone: Effects of enflurane and nitrous oxide anaesthesia and surgery. Brit. J. Anaesth. <u>50</u>, 1237 (1978)

3. KUGLER, J., DOENICKE, A., LAUB, M.: Metabolisch-toxisch verursachte amnestische Episoden. Münch. med. Wschr. <u>117</u>, 1585 (1975)

4. LANGREHR, D., SINGBARTL, G.: Zur Wirkung moderner Narkotika auf das ZNS nach der Mehr-Vektor-Theorie von W. Winters. Erlanger Anästhesie Seminar <u>1</u>, 1 (1977)

5. MUMENTHALER, M., MUMENTHALER, M., MEIER, C.: Amnestische Episoden. In: Status psychomotorius (ed. K. KARBOWSKI), p. 117. Basel: Huber 1980

6. RADNAY, P. A., BRODMAN, E., MANKIKAR, D., DUNCALF, D.: The effect of equi-analgesic doses of fentanyl, morphine, meperidine, and pentazocine on common bile duct pressure. Anaesthesist <u>29</u>, 26 (1980)

7. STOECKEL, H., HENGSTMANN, J. H., SCHÜTTLER, J.: Pharmacokinetics of fentanyl as a possible explanation for recurrence of respiratory depression. Brit. J. Anaesth. <u>51</u>, 741 (1979)

8. Van HAMME, M. J., GHONEIM, M. M., AMBRE, J. J.: Pharmacokinetics of etomidate, a new intravenous anesthetic. Anesthesiology <u>49</u>, 274 (1978)

9. WINTERS, W. D.: Neuropharmacological studies of drug induced states of CNS excitation and depression. In: Drugs and the brain. Baltimore: Hopkins Press 1969

Prämedikation

Von J. Tarnow

Das Thema Prämedikation beschäftigt viele Anästhesisten erfahrungsgemäß erst dann, wenn ein Patient schlecht oder gar nicht prämediziert zur Narkose kommt. Der Unmut des Anästhesisten über eine mißglückte Prämedikation ist allerdings meist nicht von langer Dauer, Konsequenzen werden zu selten gezogen. Auch die wissenschaftliche Attraktivität dieses Themas ist, wenn man einen Blick in die Fachzeitschriften wirft, offenbar nicht allzu groß.

Dabei scheint mir gerade die Prämedikation zu den am wenigsten befriedigend gelösten Problemen in der Anästhesie zu gehören. Wir können zwar mit dem EKG, mit Doppler-Meßköpfen und Swan-Ganz-Kathetern umgehen, sind aber häufig nicht in der Lage dafür zu sorgen, daß alle Patienten gelassen und ohne Angst der Narkose und Operation entgegensehen. Es erscheint deshalb an der Zeit, einige kritische und vielleicht auch provokative Fragen aufzuwerfen.

Bevor ich auf die verschiedenen Prämedikationspharmaka eingehe, möchte ich mich einer anderen Droge zuwenden, die in der Medizin ganz allgemein zu selten eingesetzt wird, nämlich die "Droge" der menschlichen Zuwendung. In unserem Fach ist dabei besonders die Bedeutung der präoperativen Visite anzusprechen. Tabelle 1 enthält einige quantitative Informationen zu diesem Aspekt, die zeigen, wie wichtig die psychologische Vorbereitung des Patienten auf die Anästhesie und den operativen Eingriff ist (11): Bei einer Gruppe von Patienten (A) wurde eine präoperative Visite durchgeführt, die 10 min dauerte und bei der den Patienten Informationen über die Prämedikation, die Funktion des Anästhesisten, die Sicherheit der Anästhesie und über die postoperative Phase gegeben wurden. Eine zweite Gruppe (B) erhielt lediglich eine Broschüre mit diesen Informationen, eine dritte Gruppe (C) ohne Visite oder Broschüre diente als Kontrollgruppe. Bei allen drei Gruppen wurde ein Angst-Score nach SPIELBERGER (15) erhoben, wobei die Patienten ihren Angstgrad selbst einschätzen. Der präoperative Angst-Score war bei allen Gruppen zunächst etwa gleich hoch, verglichen mit einem Score, der bei einer anderen Gruppe von Patienten postoperativ gefunden wurde.

In der Gruppe A war der Angst-Score nach der präoperativen Visite deutlich niedriger als bei den Patienten, die lediglich die Broschüre gelesen oder nur das Testformular im gleichen Zeitabstand ausgefüllt hatten. Aber selbst bei diesen Patienten war der Angst-Score beim zweiten Selbsttest niedriger, offenbar allein schon aufgrund der Tatsache, daß sich überhaupt jemand mit ihnen, und sei es nur zu statistischen Zwecken, beschäftigt hatte.

Tabelle 1. Einfluß der präoperativen Visite auf den Angst-Score (SPIELBERGER)

Patientengruppen	1. Beurteilung	2. Beurteilung	Differenz	p <
A = präoperative Visite	46,5 ± 7,5	32,8 ± 4,3	− 13,7	0,01
B = Broschüre	43,8 ± 7,4	35,4 ± 8,5	− 8,4	0,02
C = Kontrolle	45,1 ± 12,5	38,1 ± 6,8	− 7,0	n.s.
Postoperativer Angst-Score	29,5 ± 4,2			

LEIGH, J. M. et al.: Brit. Med. J. 1977 II, 987

Tabelle 2. Vergleich der psychischen Wirkungen der präoperativen Visite mit einer Pentobarbitalprämedikation bei 218 Patienten

	K Kontroll- gruppe %	P Pentobarbital 2 mg/kg i.m. %	V Präoperative . Visite %	PV Pentobarbital und Visite %	Pentobarbital- effekt %	Effekt der Visite %
Fühlt sich müde	18	30	26	38	+ 12	+ 8
Sieht müde aus	11	34	15	36	+ 22**	+ 3
Fühlt sich nervös	58	61	40	38	0	− 20*
Sieht nervös aus	63	55	47	45	− 5	− 13
Psyche stabil	35	48	65	71	+ 10	+ 26**

$$\text{Pentobarbitaleffekt} = \frac{(P - K) + (PV - V)}{2}$$

$$\text{Effekt der Visite} = \frac{(V - K) + (PV - P)}{2}$$

* p < 0,01
** p < 0,001

EGBERT, L. D. et al.: J. Amer. med. Ass. 185, 553 (1963)

In Tabelle 2 wird die Effektivität der präoperativen Visite mit
der einer Pentobarbitalprämedikation (2 mg/kg i.m.) verglichen
(6). Pentobarbital erhöhte zwar den Prozentsatz der Patienten,
die sich müde fühlten oder müde aussahen, um 12 % bzw. 22 %,
das Gefühl bzw. der äußere Eindruck von Nervosität änderte sich
dagegen kaum, die Einstufung "Psyche stabil" war nur um 10 %
größer als in der Kontrollgruppe. Die Wirkung der präoperativen Visite auf die subjektive und objektive Müdigkeit war gering, das Gefühl der Patienten nervös zu sein und der äußere
Eindruck von Nervosität waren dagegen deutlich weniger ausgeprägt, und die Einstufung "Psyche stabil" war um 26 % höher als
vor der Visite. Wie zu erwarten, war die Effektivität einer
Kombination von Prämedikation und präoperativer Visite am größten.

Die Tatsache, daß der Arzt durch die Prämedikationsvisite einen so starken Einfluß auf die psychische Situation ausüben
kann, zeigt, welche enorme emotionelle Bedeutung eine Krankheit und eine bevorstehende Operation bzw. Narkose für den Patienten haben. Eine pharmakologische Prämedikation kann deshalb
kein Ersatz sein für das Gespräch des Arztes mit dem Patienten.

Ich möchte mich nun der medikamentösen Prämedikation zuwenden
und zunächst darstellen (Tabelle 3), worin die Ziele der Prämedikation bestehen und in welchen Punkten sie in der Praxis
häufig selbst gegen diese Ziele verstößt oder sogar das Gegenteil bewirkt. Unbestritten ist, daß Anxiolyse, Sedierung und
möglichst auch Amnesie die primären Ziele der Prämedikation
sind. Ein analgetischer Effekt, eine Unterdrückung der Speichelsekretion und eine Hemmung des Herzvagus sind dagegen nicht bei
allen Patienten erforderlich.

Tabelle 3. Ziele der Prämedikation

Immer: Anxiolyse
                Sedierung
                Amnesie

Nicht immer: Analgesie
                Hemmung der Salivation
                Hemmung des Herzvagus

Tatsächliche Prämedikationseffekte sind nicht selten:

Angst vor der "Spritze" (nicht nur Kinder).
Schmerzen am Injektionsort.
Trockener Mund.
Störung der Akkomodation.
Keine oder unzureichende Sedierung.
Sedierung erst bei Narkoseende wirksam.
Dysphorie, Angst-Spannungs-Zustände (DHB).
Andere Nebenwirkungen (z. B. auf Atmung und Kreislauf).

Die weit verbreitete Gewohnheit, Standardprämedikationen à la
"50/50/0,5" zu verordnen, ohne die speziellen Anforderungen zu
berücksichtigen, die sich aus der psychischen und somatischen
Situation des Patienten oder den Erfordernissen des operativen
Eingriffes ergeben können, führt in der Praxis nicht selten dazu, daß der Patient mehr belästigt als sediert wird. Z. B. sollte nicht unterschätzt werden, daß viele Patienten (und nicht
nur Kinder) Angst vor einer intramuskulären Injektion haben
und dies nicht ganz ohne Grund: Eine i.m. Injektion kann auch
bei sachgemäßer Technik erhebliche und länger anhaltende Schmerzen am Injektionsort verursachen. Eine Unterdrückung der Speichelsekretion ist keinesfalls bei jedem Patienten notwendig,
stellt aber fast immer eine Belästigung dar. Störungen der Akkomodation sind eine weitere häufige Begleiterscheinung der
Prämedikation. Daß die erwünschte Sedierung oft entweder ganz
ausbleibt, nicht ausreicht oder erst bei Narkoseende wirksam
wird, ist ein jedem Anästhesisten geläufiges Problem nicht
nur der Dosierung, sondern vor allem der Organisation in einem
großen Routinebetrieb. Nicht wenige Patienten, vor allem solche, die Dehydrobenzperidol oder Thalamonal zur Prämedikation
erhalten haben, klagen über Dysphorie sowie über Angst- und
Spannungszustände, wobei diese subjektiven Mißempfindungen in
auffallendem Gegensatz zum ruhigen äußeren Erscheinungsbild des
Patienten stehen ($\underline{2}$, $\underline{4}$, $\underline{9}$, $\underline{10}$). Gelegentlich fällt bei solchen
äußerlich vollkommen ruhig wirkenden Patienten eine erhebliche
Tachykardie und ein hoher Blutdruck als Symptom der inneren
Spannung auf. Nebenwirkungen der Prämedikation auf Atmung und
Kreislauf sollen hier nur am Rande erwähnt werden.

Wenn der Eindruck richtig ist, daß in unserem Fachgebiet besonders das Problem der Prämedikation nicht befriedigend gelöst
ist, sollte man sich fragen, ob nicht einige unserer traditionellen Prämedikationskonzepte in Frage gestellt werden müssen
(Tabelle 4).

Tabelle 4. Dogmen der Prämedikation

---

1. Keine Narkose ohne Prämedikation.
2. Keine Prämedikation ohne Atropin.
3. Keine Prämedikation ohne Analgetikum.
4. Die Prämedikation wird intramuskulär gegeben.

"Empirical procedures firmly entrenched in the habits of good
doctors seem to have a vigor and life, not to say immortality
of their own."
(H. K. BEECHER)

Zu den diskussionswürdigen "Dogmen der Prämedikation" gehört
wohl zuerst die Frage, ob denn überhaupt für jede Narkose eine
Prämedikation erforderlich ist. Wenn die Feststellung zutrifft,
daß die medikamentöse Prämedikation kein Ersatz sein kann für
die präoperative Visite und das Gespräch mit dem Patienten, so
kann man umgekehrt sicher sagen, daß unter bestimmten Voraus-

Tabelle 5

Die traditionelle Prämedikation mit 0,5 mg Atropin i.m. schützt
nicht oder nicht ausreichend vor:

1. <u>Bradykardie, z. B. als Folge von:</u>

   Hypoxie
   Succinylcholingabe
   Zug am M. rectus medialis oculi
   Druck auf die A. carotis
   Zug am Darm
   Knotenrhythmus
   AV-Block

2. <u>Hypersalivation, z. B. bei:</u>

   Eingriffen im Bereich von Larynx, Pharynx oder Ösophagus
   Bronchoskopien
   Verwendung von Neostigmin
   Ketamin- oder Ätheranästhesie
   Bronchitis

3. <u>Erbrechen</u>

---

setzungen ein präoperatives Gespräch durchaus die Prämedikation
ersetzen kann. Im allgemeinen muß man wohl kleinere Kinder hiervon ausnehmen, bei Erwachsenen läßt sich aber - insbesondere im
ambulanten Bereich - ein Verzicht auf die Prämedikation in vielen Fällen vertreten, besonders dann, wenn der Anästhesist von
der "Droge" der menschlichen Zuwendung Gebrauch macht.

Nun zum "Atropin-Dogma": Viele Anästhesisten scheinen der Ansicht zu sein, daß die Prämedikation mit 0,5 mg Atropin i.m. dazu dient, sogenannte "vagovasale Synkopen" zu verhindern, den
Patienten allgemein vor Narkosekomplikationen und den Anästhesisten vor juristischen Verwicklungen zu schützen. Wenn man den
in der Presse ruchbar gewordenen tödlichen Narkosezwischenfäl-
len auf den Grund geht, ist jedoch fast nie ein vagales Reflex-
ereignis und das Fehlen einer Atropinprämedikation, sondern fast
immer eine Hypoxie die Ursache.

Tabelle 5 faßt zusammen, was die traditionelle intramuskuläre
Prämedikation mit 0,5 mg Atropin <u>nicht</u> leisten kann (<u>14</u>):
Atropin ist in dieser Dosierung nicht in der Lage, bedrohliche
Bradykardien als Folge von Hypoxie, Succinylcholingabe, Zug am
M. rectus medialis des Auges, Zug am Darm, Druck auf den Karo-
tissinus, Knotenrhythmus oder AV-Block zu verhindern. Auch die
Unterdrückung einer Hypersalivation, die z. B. im Verlauf von
Eingriffen im Bereich des Pharynx, des Larynx, des Ösophagus
oder bei Bronchoskopien auftreten kann, ferner bei Verwendung
von Neostigmin, Ketamin oder Äther, wird durch die traditionelle
Atropinprämedikation keineswegs immer in ausreichendem Maße erreicht. Atropin ist entgegen früherer Auffassung auch nicht in
der Lage, der Gefahr des Erbrechens entgegenzuwirken. Im Gegen-

teil: Atropin vermindert den Tonus des Ösophagussphinkters, so
daß das Risiko einer Regurgitation von Mageninhalt eher zunimmt.
Nicht selten wird auch die Meinung vertreten, die Atropinprämedikation schütze vor "vagalen" Intubationsreaktionen, wobei
jedoch übersehen wird, daß Laryngoskopie und Intubation primär
zu adrenergen Kreislaufreaktionen (d. h. zu Tachykardie und
Blutdruckanstieg) führen. Wenn ein intubationsbedingter drasti-
scher Blutdruckanstieg dann sekundär mit einer baroreflektori-
schen Abnahme der Herzfrequenz einhergehen sollte, besteht die
rationale Therapie jedoch nicht in einer Atropingabe bzw. -pro-
phylaxe, sondern in einer Senkung des Blutdruckes bzw. darin,
drastische Blutdruckanstiege während der Intubation zu verhindern.

Abgesehen davon, daß eine Dosis von 0,5 mg Atropin i.m. zu niedrig ist, um eine reflektorische Bradykardie zu verhindern, und
daß Atropin selbst eine initiale Bradykardie hervorrufen kann,
muß bei einer Reihe von Patienten mit einer verminderten chro-
notropen Ansprechbarkeit des Herzens gerechnet werden (Tabelle
6): Hierzu gehören sehr alte Patienten, aber auch Kleinkinder,
Patienten mit koronarer Herzkrankheit, Urämie oder Hyperthyreose,
Patienten, die digitalisiert sind, unter einer Betablockermedikation stehen oder die z. B. im Rahmen einer Allgemeinnarkose
Opiate erhalten haben (14).

Tabelle 6. Faktoren, die die chronotrope Ansprechbarkeit des
Herzens auf Atropin vermindern

Hohes Alter, Kleinkinder
Koronare Herzkrankheit
Urämie
Hyperthyreose
Digitalisierung
Betarezeptorenblocker
Fentanyl, Morphin

Abb. 1 zeigt die Originalregistrierung eines bradykarden Patienten mit koronarer Herzkrankheit, der digitalisiert ist, unter einer Betablockermedikation steht und bei dem Fentanyl für
die Narkose verwendet wurde. Eine intravenöse Applikation von
insgesamt 2,5 mg Atropin i.v. blieb ohne nennenswerte Wirkung
auf die Herzfrequenz; man kann sicher sein, daß eine Prämedikation mit 0,5 mg i.m. diese Bradykardie nicht verhindert hätte.

Was sind nun die Alternativen einer Standardprämedikation mit
0,5 mg Atropin i.m. (Tabelle 7)? Zunächst einmal eine Erhöhung
der Dosis (auf 1 - 2 mg i.m. beim Erwachsenen), um eine "kardiale Schutzwirkung" und, falls erforderlich, eine bessere Hemmung der Speichelsekretion zu erreichen. Allerdings muß dann
häufiger mit Tachykardien und anderen Nebenwirkungen wie Seh-
störungen gerechnet werden. Die zweite Alternative ist der Verzicht auf die traditionelle Atropinprämedikation. Dies dürfte
in vielen Fällen ohne Nachteil für den Patienten möglich sein

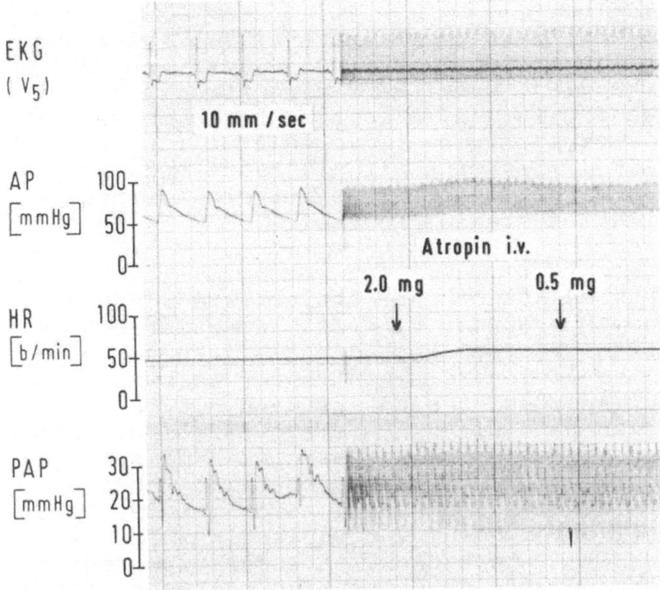

Abb. 1. Kreislaufwirkung von insgesamt 2,5 mg Atropin i.v. bei einem koronarchirurgischen Patienten. Näheres siehe Text. AP = arterieller Druck; HR = Herzfrequenz; PAP = Druck in der A. pulmonalis

Tabelle 7. Alternativen einer Standardprämedikation mit 0,5 mg Atropin i.m.

1. Erhöhung der Dosis
2. Verzicht auf eine Atropinprämedikation
3. Verwendung von Scopolamin
4. Intravenöse Anwendung von Atropin bei Bedarf

"The time has come when the use of belladonna drugs should be tailored to circumstance" (E. I. EGER)

(12). Wir verwenden z. B. bei unseren herzchirurgischen Patienten schon seit einiger Zeit kein Atropin mehr, ohne daß Nachteile für den Patienten erkennbar wären. Die Gefahren einer Atropinprämedikation z. B. bei Patienten mit Mitralstenose möchte ich hier nur am Rande erwähnen. Eine weitere Alternative ist die Anwendung von Scopolamin. Diese Substanz hat bei intramuskulärer Anwendung zwar nur geringe kardiale Wirkungen, dafür aber deutliche sedierende, sekretionshemmende und antiemetische Effekte. Wenn z. B. eine zuverlässige Sekretionshemmung wegen der Operationslokalisation oder weil Ketamin zur Anästhesie verwendet werden soll, indiziert erscheint, würde ich Scopolamin gegenüber Atropin den Vorzug geben.

Schließlich besteht die Möglichkeit der intravenösen Anwendung
von anticholinergen Substanzen bei Bedarf, z. B. zur Behandlung bedrohlicher Bradykardien. Dabei kann eine Atropindosis
bis zu 3,0 mg i.v. notwendig werden. "The time has come when
the use of belladonna drugs should be tailored to circumstance".
Diese Empfehlung von EGER (7) scheint mir die beste Antwort auf
die Frage zu sein, wie sich der Anästhesist zur traditionellen
anticholinergen Prämedikation stellen sollte.

Nun zum Dogma: "Keine Prämedikation ohne Analgetikum". Viele
Patienten, die sich einem operativen Eingriff unterziehen müssen, haben keine Schmerzen. Man muß sich deshalb fragen, warum
ein Analgetikum noch in so vielen Kliniken fester Bestandteil
jeder Prämedikation ist. Analgetika sind nur dann notwendig,
wenn ein Patient Schmerzen hat, wie z. B. ein gefäßchirurgischer
Patient, dem wegen einer Ischämie des Beines eine Bypass-Opera-
tion oder die Amputation bevorsteht. Der barmherzige Anästhesist sollte sich aber in einem solchen Fall nicht mit der weithin üblichen i.m. Prämedikation von 100 mg Dolantin zufrieden
geben, sondern sich der Mühe unterziehen, entweder eine regionale präoperative Schmerztherapie durchzuführen oder ein potentes Analgetikum fraktioniert i.v. zu geben, bis der Patient
nicht mehr über Schmerzen klagt. Dies erfordert zwar die Anwesenheit eines Anästhesisten und eine fachmännische Überwachung,
die Dankbarkeit des Patienten dürfte aber wohl ein genügender
Anreiz für die Überwindung organisatorischer Schwierigkeiten
sein. Die Verwendung von Analgetika in der Prämedikation erscheint auch dann sinnvoll, wenn aufgrund einer sehr kurzen Ope-
rationsdauer erwartet werden kann, daß das Analgetikum auch noch
postoperativ wirksam ist (wünschenswert z. B. nach Tonsillekto-
mien).

Wenn es zutrifft, daß bei vielen Patienten auf anticholinerge
Substanzen und Analgetika verzichtet werden kann, muß auch die
Frage diskutiert werden, ob nicht die Applikationsart "intramuskulär" für sedierende Prämedikationspharmaka überholt ist.
Auf eine i.m. Injektion verzichten nicht nur Patienten und insbesondere Kinder gerne, auch das Pflegepersonal auf den Statio-
nen würde es vermutlich begrüßen, wenn wir vom Dogma der intramuskulären Prämedikation Abschied nähmen.

Von einigen Ausnahmen abgesehen (Patienten mit gastrointestina-
len Resorptionsstörungen, Ileus, Erbrechen, Säuglinge), kann
eine befriedigende Sedierung (wenn notwendig auch eine Hemmung
der Speichelsekretion) durch eine orale Prämedikation erreicht
werden (3, 12, 13). Solange der Patient seine Prämedikation lediglich mit einem Schluck Wasser zu sich nimmt, wird auch nicht
gegen das Gebot verstoßen, daß der Patient am Operationstage
nüchtern bleiben muß. Ich bin mir allerdings der Gefahr bewußt,
daß wir mit der Propagierung der oralen Prämedikation einen von
uns selbst errichteten Schutzdamm einzureißen drohen, insofern,
als die von Operateuren und Stationsschwestern akzeptierte Forderung nach Nüchternheit 4 - 6 h vor dem Eingriff mit dem Hinweis auf eine solche Prämedikationspraxis dann möglicherweise
generell und ohne Differenzierung in Frage gestellt wird. Ich

Tabelle 8. Kinder

Tab	kg	Morphin	Scopolamin	Nembutal
01	3 - 5	-	0,1 mg	-
02	5 - 7	0,25 mg	0,1 mg	-
03	7 - 9	0,5 mg	0,1 mg	15 mg
04	9 - 12	1,5 mg	0,15 mg	25 mg
05	12 - 15	2 mg	0,2 mg	30 mg
06	15 - 20	3 mg	0,3 mg	40 mg

bin dennoch der Ansicht, daß wir eine orale Prämedikation mit
Sedativa häufiger in Betracht ziehen sollten als bisher.

Hierfür bieten sich insbesondere Benzodiazepine an, wobei wir
gute Erfahrungen mit Flunitrazepam auch bei Kindern gemacht haben, wenn dieses Pharmakon zeitgerecht, d. h. 90 min vor Narkosebeginn, gegeben wird. Bei Kleinkindern und Säuglingen ist die
orale Prämedikation jedoch problematisch und die intramuskuläre
Applikationsform vorzuziehen. Wir verwenden seit Jahren mit gutem Erfolg eine Kombination von Morphin, Scopolamin und Nembu-
tal (Tabelle 8).

Ich möchte schließlich noch zwei Pharmaka erwähnen, die nur selten im Zusammenhang mit der Prämedikation genannt werden, im
weiteren Sinne aber dazugehören und große Bedeutung für die präoperative Behandlung koronarkranker Patienten haben können:
Nitroglycerin und Betarezeptorenblocker. Angina-pectoris-Kran-
ken sollten diese Medikamente, auf die sie gerade in der unmittelbaren präoperativen Phase besonders angewiesen sind, nicht
vorenthalten werden.

Ich möchte meine Ausführungen in drei Sätzen zusammenfassen und
dabei auf einen Ausspruch von ECKENHOFF aus dem Jahre 1958 (5)
zurückgreifen, der auch 1981 noch uneingeschränkt Gültigkeit
besitzt:

"The anesthetist should never underestimate the value of the preanesthetic visit ..... Preoperative medication should be tailored
to meet the needs of the patient. ..... each patient must be
considered individually ....."

Ich habe den Eindruck, daß Anästhesisten in ihrer täglichen
Routinepraxis zu oft gegen diese Prinzipien verstoßen, und es
deshalb lohnend ist, sich der Empfehlungen ECKENHOFFs gelegentlich zu erinnern. Schließlich ergibt sich die Konsequenz,
daß es ein Patentrezept der "idealen Prämedikation", die allen
Patienten und Situationen gerecht wird, nicht geben kann.

Literatur

1. BEECHER, H. K.: Measurement of subjective responses; quantitative effects of drugs. New York: Oxford University Press 1959

2. CONNER, J. T., HERR, G., KATZ, R. L., DOREY, F., PAGANO, R. R., SCHEHL, D.: Droperidol, fentanyl and morphine for i.v. surgical premedication. Brit. J. Anaesth. 50, 463 (1978)

3. DÖLP, R., HEYDEN, M.: Anwendung und Dosierung von Flunitrazepam im Bereich der Prämedikation. Teil I. In: Rohypnol (Flunitrazepam). Pharmakologische Grundlagen - Klinische Anwendung. Klinische Anästhesiologie und Intensivtherapie (eds. F. W. AHNEFELD, H. BERGMANN, C. BURRI, W. DICK, M. HALMAGYI, G. HOSSLI, E. RÜGHEIMER), Bd. 17, p. 99. Berlin, Heidelberg, New York: Springer 1978

4. Droperidol in der modernen Anästhesiologie und Intensivmedizin. Ein Expertengespräch, Frankfurt 1980

5. ECKENHOFF, J. E., HELRICH, M.: Study of narcotics and sedatives for use in preanesthetic medication. J. Amer. med. Ass. 167, 415 (1958)

6. EGBERT, L., BATTIT, G. E., TURNDORF, H., BEECHER, H. K.: The value of the preoperative visit by an anesthetist. A study of doctor-patient rapport. J. Amer. med. Ass. 185, 553 (1963)

7. EGER, E. I.: Atropine, scopolamine and related compounds. Anesthesiology 23, 365 (1962)

8. FORREST, W. H., BROWN, C. R., BROWN, B. W.: Subjective responses to six common preoperative medications. Anesthesiology 47, 241 (1977)

9. HERR, G., CONNER, J. T., KATZ, R. L., DOREY, F., L'ARMAND, J., SCHEHL, D.: Diazepam and droperidol as i.v. premedicants. Brit. J. Anaesth. 51, 537 (1979)

10. KREIENBÜHL, G.: Der Einfluß der Prämedikation auf die subjektiven post-anaesthetischen Beschwerden bei ambulanten (Tagesklinik-)Patienten. Anaesthesist 29, 421 (1980)

11. LEIGH, J. M., WALKER, J., JANAGANATHAN, P.: Effect of preoperative anaesthetic visits on anxiety. Brit. Med. J. 1977 II, 987

12. MIRAKHUR, R. K., DUNDEE, J. W., CONNOLLY, J. D.: Studies of drugs given before anaesthesia. XVII: Anticholinergic premedicants. Brit. J. Anaesth. 51, 339 (1979)

13. RICHARDSON, F. J., MANFORD, M. L.: Comparison of flunitrazepam and diazepam for oral premedication in older children. Brit. J. Anaesth. 51, 313 (1979)

14. SHUTT, L. E., BOWES, J. B.: Atropine and hyoscine. Anaesthesia $\underline{34}$, 476 (1979)

Barbiturate

Von H. Bergmann

Im thematischen Aufbau dieses Workshops ist über Barbiturate
eine Reihe von Aussagen vornehmlich zur Grundlagenforschung
schon vorweggenommen und eine ebensolche Reihe zu speziell
klinischen Fragen noch zu erwarten.

Als Mittler zwischen diesen beiden Blöcken sehen wir es als unsere Aufgabe an,

I. einige vielleicht ergänzende Bemerkungen zur Grundlagendis-
kussion mit Blick auf die Klinik gerichtet einzubringen und
dabei
  - kurz auf chemische Strukturen, auf Struktur-Wirkungs-Be-
    ziehungen und auf eine theoretisch begründete und klinisch
    akzeptable Einteilung der Barbiturate einzugehen,
  - physikalische, zur Klinik relevante Eigenschaften dieser
    Substanzen zu erwähnen, und schließlich
  - Wirkungsstärken zu vergleichen und ein globales Wirkungs-
    spektrum darzustellen.

II. Der zweite Abschnitt wird klinischen Betrachtungen gewidmet
sein, die, unter Zugrundelegung pharmakokinetischer Prinzipien,
  - sich mit der Narkoseeinleitung beschäftigen, die Injek-
    tionstechnik sowie respiratorische und kardiovaskuläre
    Effekte enthalten werden,
  - zur Aufrechterhaltung der Anästhesie Stellung nehmen, auf
    Kombinationsverfahren eingehen, das Problem der Mononar-
    kose kurz streifen und die Frage der Einleitungs- bzw.
    Wiederholungsgabe erläutern werden,
  - die Aufwachphase mit ihren Eigenheiten diskutieren, Ver-
    gleiche zwischen verfügbaren Barbituraten anstellen und
    abschließend die Vor- und Nachteile der Barbiturate
    schlechthin präsentieren werden.

I. Grundlagendiskussion

1. Chemische Struktur

Beginnen wir mit der chemischen Grundstruktur, so sind beim
Aufbau der Barbiturate das Kohlensäurediamid Harnstoff und die
Malonsäure, eine aliphatische Dicarbonsäure, beteiligt. Auf das
Pyrimidin, ein Sechserring mit zwei Stickstoffatomen, darf als
einschlägiges Strukturkonzept zunächst ebenfalls hingewiesen
werden (Abb. 1).

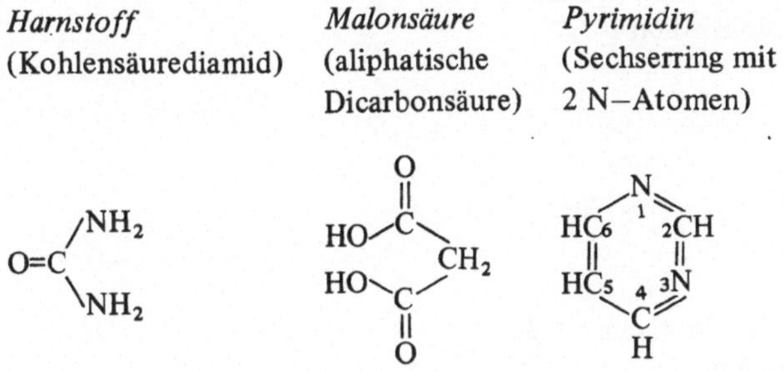

Abb. 1. Chemische Grundstrukturen der Barbiturate

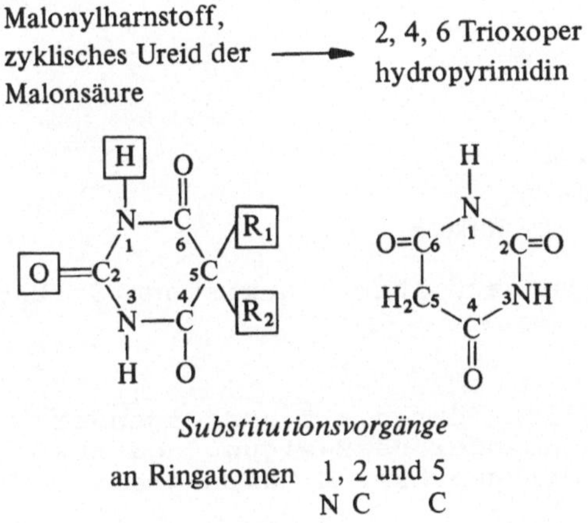

Abb. 2. Chemische Struktur der Barbitursäure

Harnstoff und Malonsäure verbinden sich unter Wasserabspaltung
zum zyklischen Ureid der Malonsäure, zum Malonylharnstoff Barbitursäure. Als Pyrimidinring dargestellt, zeigt sich diese als
2,4,6-Trioxoperhydropyrimidin (Abb. 2).

Substitutionsvorgänge an den Ringatomen 1 (Stickstoff), 2 (Kohlenstoff) und 5 (Kohlenstoff, zweifache Substitutionsmöglich-
keit) führen zur großen Reihe klinisch verwendbarer und auch
nicht verwendbarer Barbiturate.

Zwei Hauptgruppen lassen sich hier unterscheiden (Abb. 3):
- die Methylbarbiturate oder N-methylierten Barbiturate mit einer CH_3-Substitution am Stickstoff der Position 1 und
- die Thiobarbiturate mit einer Schwefelsubstitution am Kohlenstoff der Position 2, eine Veränderung also des Harstoffan-
  teiles zum Thioharnstoff.

Methylbarbiturate
(N–methylierte B.)

CH_3 –Substitution am
N der Position 1

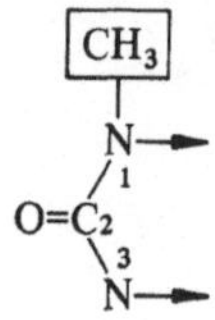

$$\boxed{CH_3}$$
$$N\rightarrow$$
$$O=C_2$$
$$N\rightarrow$$

Thiobarbiturate

S–Substitution am C der
Position 2
(Harnstoff ⟶ Thioharnstoff)

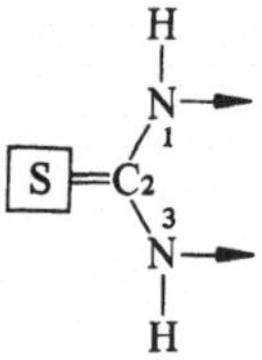

$$H$$
$$N\rightarrow$$
$$\boxed{S}=C_2$$
$$N\rightarrow$$
$$H$$

Substituenten an C_5:
Ansteigende (ungesättigt >gesättigt) ⎫
Kettenlänge, Verzweigung, zyklische ⎬ Minderung der Wirkungsdauer,
Form der Substitution ⎭ Verstärkung der Wirkung

Abb. 3. Gruppierung der Barbiturate nach ihrer chemischen Struktur

Alkylsubstituenten am C 5 schließlich führen mit ansteigender Kettenlänge, Ungesättigtheit, zunehmender Verzweigung und zyklischer Form zur Verstärkung der Wirkung bzw. Minderung der Wirkungsdauer.

So stellen sich die bekannten Methylbarbiturate Hexobarbital (Evipan) als 1-Methyl, 5-methyl, 5'-cyclohexenyl-Verbindung, das Methohexital als 1-Methyl, 5-allyl, 5'-(1-methyl, 2-pentenyl) substituiert und das in Skandinavien noch verwendete Enibomal (uns als Eunarkon bekannt) als 1-Methyl, 5-isopropyl, 5'-(2-bromallyl)-Präparat dar.

Unter den Thiobarbituraten ist das Thiopental 5-aethyl, 5'-(1-methylbutyl)-, das Thiobutobarbital (Inaktin) 5-aethyl, 5'-(1-methylpropyl)- und das Thialbarbital (Kemithal) 5-allyl, 5'-cyclohexenyl-substituiert.

(Oxy)Barbiturate ohne Substituierung in Position 1 und 2 sind mittellang bis langdauernd wirksam und finden als Schlafmittel Verwendung, Methylthiobarbiturate, bei denen sowohl in Position 1 Methyl als auch in Position 2 Schwefel substituiert worden ist, sind zwar kurz wirksam, wegen ihrer ausgeprägten exzitatorischen Nebenwirkungen jedoch nie zum klinischen Einsatz gekommen.

Eine grundsätzliche klinisch markierte Einteilung kann also
zwischen kurzwirksamen Methyl- und Thioverbindungen, die als
Einleitungshypnotika Verwendung finden, und länger wirkenden
(Oxy)Barbituraten als meist oral zu applizierende Schlafmittel
differenzieren. Der Begriff "ultrakurz" wirksam steht jedoch
pharmakokinetisch betrachtet nur den Nichtbarbituraten Propanidid und Etomidat zu (11, 20).

2. Physikalische Eigenschaften

Und nun zu den physikalischen Eigenschaften von Hexobarbital,
Methohexital und Thiopental, soweit sie klinische Relevanz besitzen (Tabelle 1):

Tabelle 1. Physikalische Eigenschaften klinisch wichtiger Barbiturate

Hexobarbital:	Molekulargewicht 258,25; pH 8,5 - 10,5
	Gute Löslichkeit in Wasser (Konz. 2,5 %)
	Lösung bis 48 h stabil
	Proteinbindung 69,5 %
Methohexital:	Molekulargewicht 284,3; pH 11,0, pKa 7,9
	Gute Löslichkeit in Wasser (Konz. 1 %)
	Lösung bis sechs Wochen stabil
	Proteinbindung 88 %
Thiopental:	Molekulargewicht 242,34; pH 10,5, pKa 7,6
	Gute Löslichkeit in Wasser (Konz. 2,5 %)
	Lösung bis zwei Wochen stabil
	Proteinbindung 91,7 %

Molekulargewichte zwischen 200 und 300 sprechen für eine gute
Plazentagängigkeit, die Wasserlöslichkeit der Präparate garantiert eine rasche Verwendungsfähigkeit nach Mischen von Aqua
dest. mit dem Barbituratpulver; wegen des stark alkalischen pH
der Lösung ist diese mit sauren Medikamenten wie Analgetika und
Phenothiazinen inkompatibel. Empfohlene Konzentrationen liegen
für Methohexital bei 1 %, für Hexobarbital und Thiopental bei
2,5 %; einmal angesetzte Lösungen sind bei Hexobarbital 48 h,
bei Thiopental bis zu zwei Wochen, wenn klar bleibend, und bei
Methohexital gar bis zu sechs Wochen stabil; auf den hohen Grad
der Proteinbindung vor allen der Thiobarbiturate (6) - für Thiopental werden 91,7 % angegeben - wird ebenso wie auf die Bedeutung des Öl-Wasser-Verteilungskoeffizienten noch einzugehen
sein.

3. Wirkung der Barbiturate

Gehen wir schließlich auf einige Momente der Wirkung von Barbituraten ein, so soll zunächst global deren Wirkungsspektrum und
sollen anschließend Wirkungsvergleiche dargestellt werden.

Tabelle 2. Wirkungsspektrum der i.v. Barbiturate

- Holenzephale Hemmung
  (Hypnotischer Effekt)
- Keine Analgesie
  (Hyperalgesie/Antanalgesie in kleinen Dosen)
- Antikonvulsiv
- Antiepileptisch

Nebenwirkungen

- Atemdepression
- Kardiovaskuläre Depression
- Allergische Reaktionen
  (Haut, Bronchialsystem)
- Gefäßschädigung (venös, arteriell)

Die zentrale Wirkungskomponente, auf welcher der hypnotische
bzw. narkotische Effekt der Barbiturate beruht, liegt in ihrer
holenzephalen Hemmung begründet. Analgetische Effekte kommen
selbst durch große Dosen nicht zustande, kleinere Dosen führen
im Gegenteil zu einer Art Antanalgesie bzw. Hyperalgesie. Antikonvulsive und antiepileptische Effekte sind als Teil der zentralen Dämpfung anzusehen. Unter den Nebenwirkungen wird auf
die respiratorische und kardiovaskuläre Depression noch näher
einzugehen sein, die allergischen Reaktionen und die Gefäßschädigung werden ja gesondert abgehandelt werden (Tabelle 2).

Vergleichen wir, um dem Begriff der Äquipotenz näher zu kommen,
die relativen Wirkungsstärken an der Bezugsgröße Thiopental,
so wirkt das Methohexital zweieinhalb bis dreimal so stark,
Hexobarbital und Thialbarbital zeigen nur die halbe Wirkungsstärke, das Thiobutobarbital liegt mit 0,7 etwa in der Mitte.
Obere Grenzen von Einleitungsdosen werden dementsprechend für
Thiopental mit 5 mg/kg, für Methohexital mit 1,8 mg/kg, für
Hexobarbital und Kemithal mit 10 mg/kg und für Inaktin mit 7 mg/
kg angegeben (Tabelle 3).

II. Klinische Betrachtungen

1. Narkoseeinleitung

Und nun zu klinischen Betrachtungen, die sich - basierend auf
pharmakokinetisch bekannten Prinzipien - zunächst mit der Narkoseeinleitung beschäftigen sollen.

Das für Barbiturate beanspruchte Schlagwort der "Dosierung nach
Wirkung" wird, wenn man einige Besonderheiten berücksichtigt,

Tabelle 3. Wirkungsvergleich von Barbituraten

	Relative Wirkungsstärke	Einleitungsdosis
Thiopental	1,0	5 mg/kg
Methohexital	2,5 - 3,0	1,8 mg/kg
Hexobarbital	0,5	10 mg/kg
Thiobutobarbital (Inaktin)	0,7	7 mg/kg
Thialbarbital (Kemithal)	0,5	10 mg/kg

durch den raschen Wirkungseintritt aller klinisch in Verwendung stehenden Methyl- und Thioverbindungen dieser Reihe unter Beweis gestellt. Die Anschlagzeiten liegen zwischen 20 und 50 s, eine deutliche Einstufung zwischen Methohexital kürzer als Thiopental kürzer als Hexobarbital kann dabei getroffen werden. Die Schnelligkeit der Wirkung läßt sich zwanglos aus dem Öl-Wasser-Koeffizienten der Einzelsubstanz als Maß für die Fettlöslichkeit und damit auch Penetrationsgeschwindigkeit erklären.

Zum Problem der Injektionsgeschwindigkeit ist ferner zu sagen, daß als Einschlafdosis bis zur Maskentoleranz, zum Tonusverlust und Zurückfallen des Kiefers sowie zum Verlust von Lid- und Kornealreflex eine langsam über etwa 15 s injizierte Menge von 1 mg/kg Methohexital bzw. 3 mg/kg Thiopental genügt. Eine Arm-Gehirn-Kreislaufzeit von normalerweise eben etwa 15 s reicht dabei aus, um das verabreichte Barbiturat voll zur Wirkung kommen zu lassen. Vergessen darf jedoch nicht werden, daß Perfusionsstörungen und HZV-Abfall die Kreislaufzeit um ein Mehrfaches, also ein bis zwei bis mehrere Minuten sogar, zu verlängern imstande sind. Eine abwartende Wirkungseinschätzung ist daher in solchen Fällen die absolute Voraussetzung zur Vermeidung von Komplikationen.

Die langsame Injektion garantiert darüber hinaus auch eine geringere Inzidenz exzitatorischer Phänomene wie Husten, Singultus, spontane Muskelbewegungen, muskuläre Tonussteigerung und Tremor, von denen insbesondere das Methohexital betroffen zu sein scheint (2), die aber durch Vorinjektion von Hypnoanalgetika deutlich abzuschwächen bzw. auszuschalten sind.

Injiziert man - etwa im Sinne einer "Crush-induction" - rasch, also in wenigen Sekunden, so kann man mit einer Dosisminderung von etwa ein Drittel zur Erreichung desselben hypnotischen Effektes rechnen (1), begibt sich jedoch dabei bewußt des Vorteils einer Dosierung nach Wirkung.

Ausschlaggebend für den Augenblickserfolg ist also letztlich nicht die Gesamtdosis, sondern die jeweils pro Zeiteinheit injizierte Menge. Die rasche Injektion erhöht zudem auch - ebenso wie eine schwere Azidose oder etwa auch eine Hypoprotein-

ämie - den nicht an Proteine gebundenen Anteil und verstärkt
auch dadurch die Wirkung; bei langsamer Injektion und bei schwerer Alkalose tritt das Gegenteil ein.

Die Wirkung einer Einleitungsdosis auf die Respiration ist insgesamt ohne klinische Relevanz. Nach initialer kurzfristiger
Stimulation kommt es durch Dämpfung medullärer und pontiner
Atemzentren sowie der zentralen Chemorezeptoren an der ober-
flächlichen Ventrolateralseite der Medulla oblongata (3) zur
kurzdauernden Atemdepression mit Minderung vor allem des Atem-
volumens und ohne wesentliche Herabsetzung der Atemfrequenz.

Rasche Injektion kann zur Apnoe führen, deren Problematik durch
eine O_2-Maskenbeatmung zwar praktisch eliminiert wird, die aber
durch Wegfall eines hypoxischen Stimulus bei hyperoxischer Beatmung naturgemäß verlängert werden kann.

Die Abhängigkeit des Ausmaßes der Spontanatmung von äußeren
Reizen ist augenfällig. Ein ungestört normo- oder gar hypoven-
tilierender Patient kann auf einen chirurgischen Reiz mit einer mitunter drastischen Erhöhung der Atemfrequenz und des Atem-
volumens reagieren. Aus der Differenz zwischen ungestörter und
stimulierter Atmung sind Rückschlüsse auf die Narkosetiefe zu
ziehen.

Schließlich ist an die fehlende Dämpfung laryngealer Schutzreflexe und an das barbituratbedingte, zugunsten des Parasympathi-
kus verschobene vegetative Ungleichgewicht zu denken, wodurch
es auch durch verfrühtes Einführen eines Tubus zum Laryngospasmus kommen kann. Die nach Barbituraten nachgewiesene Relaxation
des unteren Ösophagussphinkters (22) kann über Mikroregurgita-
tionen zur Irritation des Larynx noch beitragen. Succinylcholin
löst naturgemäß den Spasmus; auf die mit dieser Substanz verbun-
dene Problematik der intragastrischen Druckerhöhung sei aber
hingewiesen.

Betrachten wir nun noch die in der Einleitungsphase auftretenden
kardiovaskulären Effekte von Barbituraten (7, 14, 15, 16, 19, 23,
24, 25), so sei zunächst festgelegt, daß sich diese auf Kreis-
laufgesunde kaum klinisch relevant auswirken werden, bei kardial
Vorgeschädigten jedoch beträchtlich an Bedeutung gewinnen. Das
Ausmaß der Veränderungen wird ganz wesentlich vom Grad etwaiger
Vorschädigungen, aber auch von der Dosis und der Injektionsgeschwindigkeit abhängen. Die Dauer der hämodynamischen Abweichungen andererseits ist nur kurz, da die hohen Anflutungskonzen-
trationen der Barbiturate am Herzmuskel und Vasomotorenzentrum
nicht lange aufrechterhalten werden.

Klinisch wesentliche Unterschiede zwischen den kardiovaskulären
Effekten von Thiopental und Methohexital bestehen insgesamt
nicht (17). Differenziert man jedoch die einzelnen Komponenten
(Tabelle 4), so steht einer etwa gleichen Abnahme von Kontraktilität, Schlagvolumen und mittlerem arteriellem Druck eine
stärkere Herzfrequenzsteigerung nach Methohexital gegenüber,
wodurch die Abnahme des HZV gemindert, der myokardiale O_2-Ver-
brauch jedoch erhöht wird. Die koronare Durchblutung wird mit

Tabelle 4. Vergleich der kardiovaskulären Wirkung von Thiopental und Methohexital

	Thiopental	Methohexital
Kontraktilität (dp/dt max.)	↓	↓
Herzfrequenz	↑ ↑	↑↑↑
Schlagvolumen	↓ ↓	↓ ↓
Herzzeitvolumen	↓	(↓)
Blutdruck (MAP)	↓	↓
Peripherer Widerstand	(↑)	→
Koronare Durchblutung	↑ ↑	↑ ↑
Myokardialer O_2-Verbrauch	↑ ↑	↑↑↑

gesteigert, der periphere Widerstand ändert sich nach Methohexital nicht wesentlich, es kommt zu keiner Sensibilisierung des Myokards gegen Adrenalin.

2. Aufrechterhaltung der Anästhesie

a) Nur Barbiturateinleitungsdosis
Die Aufrechterhaltung der Anästhesie bringt bei mittellangen bis langen Operationen, bei denen Kombinationsverfahren einer Barbiturateinleitung mit N_2O/O_2, Hypnoanalgetika und/oder Halothan/Ethran mit oder ohne Relaxation, Intubation, Beatmung zur Anwendung kommen, keine barbituratrelevanten Überlegungen mit sich. Jedes der gängigen Thio- oder Methylbarbiturate ist hier verwendbar.

Anders verhält es sich bei kurzdauernden Operationen, bei denen eine Barbiturateinleitung etwa mit N_2O/O_2, einer einmaligen Gabe eines Hypnoanalgetikums und etwa einer Minidosis eines Relaxans kombiniert und die Narkose unter Spontanatmung ohne Intubation aufrechterhalten wird.

Hier wird wohl der Wirkungsdauer des gewählten Barbiturats größere Bedeutung zukommen, man wird sich leicht zum Methohexital mit der kürzesten Wirkungsdauer einer Einschlafdosis von nur 5 - 6 min (vgl. Thiopental 10 - 14 min, Hexobarbital 15 - 30 min) entschließen und dessen geringfügigen exzitatorischen Nachteile, die ohnehin durch Analgetika und Relaxans abgeschwächt werden, in Kauf nehmen.

b) Intermittierende Barbituratdosen
Entschließt man sich, Barbiturat intermittierend nachzuinjizieren, so muß man sich zunächst über dabei auftretende Kumulationseffekte im klaren sein. Die schon diskutierten pharmakokinetischen Eigenheiten der Rückverteilung mit schließlicher Ablagerung im Fettgewebe, von wo es zur langsamen Biotransfor-

mation kommt, bringen es mit sich, daß im Vergleich zur Erst-
injektion Wiederholungsdosen zur Erreichung desselben Schlaf-
effektes zunehmend kleiner werden müssen.

Man wird Methohexital alle 5 - 10 min in einer Größenordnung
von 25 bis schließlich 10 mg, Thiopental alle 10 - 15 min mit
etwa 50 - 25 mg zu ergänzen haben. Nach einer zwar nicht mehr
üblichen, aber doch möglichen Dauer von 2 - 3 h wird es zum Ge-
webegleichgewicht kommen und wird mit nunmehr kleinsten Dosen
nur mehr Abbau und Toleranz zu berücksichtigen sein.

Der Begriff der "akuten Toleranz" sagt dabei etwas über eine
Art "erhöhte zerebrale Resistenz" gegenüber Barbituraten aus
(18). Der Mechanismus ist unbekannt, das Phänomen ist bekannt
und wirkt sich auf zweierlei Art aus: Zum einen werden, um den-
selben Effekt zu erzielen, zunehmend höhere Blut- bzw. Gehirn-
konzentrationen an Barbituraten erforderlich, zum andern fällt
auf, daß mit zunehmender Initialdosis zur Erreichung einer bestimmten Narkosetiefe auch zunehmende Ergänzungsdosen notwendig sind und solche Patienten bei noch erhöhten Blutkonzentrationen bereits wieder aufwachen.

Ist nun schon eine großzügig mehrfach wiederholte Barbiturat-
ergänzung bei den heutigen Möglichkeiten vielgestaltiger und
gezielter Kombinationsverfahren eigentlich nicht mehr erforderlich und mit Zurückhaltung zu betrachten, so sind selbstverständlich alle Bestrebungen in Richtung totaler Barbituratnarkose (9, 10) bzw. Barbituratlangzeitnarkose im Sinne einer Monoanästhesie unnötig, nicht mehr gerechtfertigt und völlig abzulehnen. Große Barbituratdosen führen nämlich - abgesehen von
allen sonstigen Nachteilen - auch zu dosisabhängig ansteigenden
kardiovaskulären Nebenwirkungen und zur hepatalen Dysfunktion
(8).

3. Aufwachphase

Zur Frage der Aufwachphase schließlich darf zunächst noch einmal vorangestellt werden, daß der Begriff "Redistribution" mit
dem Prädikat "ultrakurze" Wirkungsdauer nicht vereint werden
kann. Das Aufwachen steht ebenso wie die EEG-mäßig feststell-
bare Narkosetiefe in keiner Korrelation zu bestimmten Barbitu-
ratblutspiegeln. Individuelle Varianzen sind groß, akute To-
leranzvorgänge spielen - wie erwähnt - mit eine Rolle.

Das bekannte Phänomen des "Überhanges" nach Barbituraten ist
schließlich als klinischer Ausdruck länger dauernder Entgif-
tungsvorgänge zu werten, deutliche Unterschiede zwischen den
einzelnen Präparaten können dabei nachgewiesen werden: Das
Methohexital kann für sich die kürzeste Eliminationshalbwertszeit von 70 - 125 min in Anspruch nehmen (4), der Abbau erfolgt
relativ rasch (10 - 20 % pro h), nach einem verhältnismäßig
schnellen Erwachen zeigt sich auch ein nur geringer Überhang
(5). Thiopental ist im Vergleich dazu zweifelsohne ungünstiger,
die Halbwertszeit (3 - 8 h, Metabolismus 15 % pro h) ist höher,
der "Hang-over" deutlich ausgeprägt.

Unter den klinischen Konsequenzen einer so verzögerten Normalisierung ist zunächst einmal eine entsprechende Überwachung
auch des "wachen" Patienten in der postoperativen Phase zu nennen. Ansprechbarkeit allein bietet keinen sicheren Schutz zur
Vermeidung von vor allem respiratorischen Störungen. Eine "er-
weiterte Straßenfähigkeit" (21) ist für 24 h nicht zuzuerken-
nen, ambulante Patienten dürfen keinesfalls ohne Begleitung entlassen werden, das Lenken eines Kraftfahrzeuges und die Arbeit an
Maschinen ist für diesen Zeitraum zu untersagen. Alkohol ist in
den ersten 12 h zu vermeiden, die noch vorhandene restliche Barbituratwirkung potenziert den Alkoholeffekt. Eine Dosisreduzierung ist schließlich in eben demselben Zeitraum auch für Analgetika, Sedativa oder überhaupt für eine etwaige Zweitnarkose
zu empfehlen. Hält man nach der Gabe von Methohexital grundsätzlich dieselben Vorsichtsmaßnahmen wie nach Thiopental ein,
wird man zusätzliche Sicherheit für sich buchen können.

4. Vergleiche

Nehmen wir nun im letzten Abschnitt Stellung zu klinisch relevanten Unterschieden zwischen dem nach wie vor viel verwendeten Thiopental und Methohexital, welches als einziges Barbiturat bisher in der Lage war, aufgrund seines Wirkungsspektrums
in die Hegemonie des Thiopentals ernsthaft einzubrechen, so
lassen sich folgende Aussagen machen:

- Beiden Substanzen ist eine nur kurze Latenzzeit eigen. Signifikante Unterschiede liegen hier nicht vor.
- Das Aufwachen wird beim Thiopental allein durch Rückverteilung bestimmt, beim Methohexital spielen rasche Abbauvorgän-
  ge zweifelsohne mit eine Rolle. Frühzeitiges Erwachen und ein
  auch geringerer Überhang sind die Folge.
- Exzitationsphänomene muskulärer Natur und auch Singultus bei
  der Narkoseeinleitung sind eine Eigenheit vorwiegend des
  Methohexitals, auf die Abschwächung durch Hypnoanalgetika
  sei nochmals hingewiesen.
- Das Ausmaß der kardiovaskulären Nebenwirkungen schließlich
  ist dosisabhängig für beide Substanzen etwa gleich einzu-
  schätzen. Echte Vorteile kommen diesbezüglich keinem der beiden Mittel zu.

Betrachtet man schlußendlich die Barbiturate als einen Baustein
der i.v. Narkose überhaupt, so ließe sich mit den von DUNDEE
(12) 1979 geprägten Hinweisen auf Vor- und Nachteile des Thiopentals - als Prototyp der Barbiturate gegenüber allen anderen
auch nichtbarbiturathaltigen i.v. Narkotika gesehen - abschließend
und zusammenfassend die präsentierte Übersicht sinnvoll abrunden
und böte sich damit auch zwanglos die Überleitung zum nächsten
Thema an.

Unter den physikalischen Eigenschaften werden als Vorteile die
Wasserlöslichkeit, eine leichte Injizierbarkeit und kein Venenschmerz bei der Injektion genannt, nachteilig wirkt sich eine
nicht dauernd stabile und stark alkalische Lösung und die bekannte Gewebsreizung nach subkutaner oder intraarterieller Injektion aus.

Bei der Narkoseeinleitung machen sich vorteilhaft bemerkbar die
rasche Wirksamkeit, ein gleichmäßiger Effekt, eine ruhige Induktion, die niedrige Inzidenz von Überempfindlichkeiten, eine
nur minimale kardiovaskuläre und respiratorische Depression
nach kleinen Dosen und das praktische Fehlen von Interferenzen
mit Relaxanzien. Als Nachteile sind die Antanalgesie in niedriger Dosierung, das Fehlen jeglicher analgetischer Wirkungskomponente selbst bei hohen Dosen, unvorhersehbare Reaktionen auf
Schmerzreize, die potentielle Gefahr eines Laryngospasmus und
überschießende negative kardiovaskuläre Effekte beim Vorgeschädigten zu nennen.

Zur Aufrechterhaltung der Anästhesie ist vorteilhaft anzusehen,
daß die Wirkungsdauer der Einschlafdosis für eine Inhalations-
ergänzung ausreicht und daß keine grundsätzlichen Gegenargumen-
te gegen ein bestimmtes Ausmaß intermittierend verabreichter
Ergänzungsdosen vorliegen. Als Nachteile können die Tatsachen
angeführt werden, daß es sich um kein Monoanästhetikum handelt,
daß die Substanz unverändert die Plazenta durchtritt, daß es
zu Kumulationserscheinungen bei Wiederholungsdosen kommt und
daß bei großen Dosen auch eine potentielle Lebertoxizität vorliegt.

In der Aufwachphase schließlich werden als Vorteile der üblicherweise ruhige Verlauf dieses Narkoseabschnittes und ein praktisch fehlendes postoperatives Erbrechen angegeben. Nachteilig
wirkt es sich aus, daß das Erwachen nur von der Rückverteilung
und nicht auch vom eigentlichen Abbau dominiert wird, daß damit
eine Verzögerung bis zur völligen Normalisierung eintritt, daß
es nach großen Dosen zu einer prolongiert erhöhten Schmerz-
empfindlichkeit kommen kann und daß die Substanz für unbeglei-
tete ambulante Patienten als unverwendbar bezeichnet werden muß.

Wir haben also bei der Verwendung der Barbiturate in der Anästhesie die Phase des Slogans wie "deadly easy - easily dead"
und - nach Pearl Harbour 1943 von HALFORD (13) geprägt - "the
ideal form of euthanasia" zweifelsohne längst überschritten.
Dazu beigetragen haben Kenntnisse über die Bedeutung einer ge-
webskonzentrationsbezogenen Toxizität dieser Stoffe, über die
akute Toleranz, über das Fehlen jeglicher analgetischer Effekte, die auch nicht erzwungen werden können, und über die zahlreiche klinisch bekannte Phänomene erklärende Pharmakokinetik
dieser Substanzen.

Es scheint mir daher kein Overstatement zu sein, die Barbiturate zum derzeitigen Zeitpunkt als klinisch sicher anwendbar
und trotz aller neuen Errungenschaften auf dem nichtbarbiturathaltigen Sektor nach wie vor sehr beliebte Gruppe von i.v. Narkotika im Rahmen von Kombinationsnarkosen zu bezeichnen.

Literatur

1. AVELING, W., BRADSHAW, A. D., CRANKSHAW, D. P.: The effect
   of speed of injection on the potency of anaesthetic induction agent. Anaesth. intens. Care 6, 116 (1978)

2. BARRON, D. W., DUNDEE, J. W.: Clinical studies of induction agents. XVII. Relationship between dosage and side effects of intravenous barbiturates. Brit. J. Anaesth. 39, 24 (1967)

3. BERGMANN, H., NECEK, St.: Atemphysiologische Probleme bei Ausfall der zentralen Atemregulation. Wien. med. Wschr. 129, 313 (1979)

4. BREIMER, D. D.: Pharmacokinetics of methohexitone following intravenous infusions in humans. Brit. J. Anaesth. 48, 643 (1976)

5. CARSON, I. W., GRAHAM, J., DUNDEE, J. W.: Clinical studies of induction agents. XLIII: Recovery from Althesin - a comparative study with thiopentone and methohexitone. Brit. J. Anaesth. 47, 358 (1975)

6. DAYTON, P. G., PEREL, J. M., LANDRAU, M. A., BRAND, B., MARK, L. C.: The relationship between binding of thiopental to plasma and its distribution into adipose tissue in man, as measured by a spectrophotofluorometric method. Biochem. Pharmacol. 16, 2321 (1967)

7. DOENICKE, A., GABANYI, D., LEMKE, H., SCHÜRK-BULICH, M.: Kreislaufverhalten und Myokardfunktion nach drei kurzwirkenden i.v. Hypnotika: Etomidate - Propanidid - Methohexital. Anaesthesist 23, 108 (1974)

8. DUNDEE, J. W.: Thiopentone as a factor in the production of liver dysfunction. Brit. J. Anaesth. 27, 14 (1955)

9. DUNDEE, J. W.: Total intravenous anaesthesia. Brit. J. Anaesth. 50, 89 (1978)

10. DUNDEE, J. W.: Editorial. Total intravenous anaesthesia. Brit. J. Anaesth. 50, 89 (1978)

11. DUNDEE, J. W.: New i.v. anaesthetics. Brit. J. Anaesth. 51, 641 (1979)

12. DUNDEE, J. W.: Intravenous anaesthetic agents. London: Arnold 1979

13. HALFORD, F. J.: A critique of intravenous anesthesia in war surgery. Anesthesiology 4, 67 (1943)

14. LAEPPLE, O., ROTHLIN, M.: Kreislaufverhältnisse während der Narkoseeinleitung mit Diazepam und Thiopental vor Herzoperationen. Anaesthesist 19, 23 (1970)

15. LEHMANN, Ch.: Das Ultrakurznarkoticum Methohexital. Anaesthesiologie und Wiederbelebung, Bd. 57. Berlin, Heidelberg, New York: Springer 1972

16. LIST, W. F., HIOTAKIS, K., GRAVENSTEIN, J. S.: Die Wirkung von Thiopental auf die Myokardfunktion. Anaesthesist 21, 388 (1972)

17. LYONS, S. M., CLARKE, R. S. J.: A comparison of different drugs for anesthesia in cardial surgical patients. Brit. J. Anaesth. 44, 575 (1972)

18. MAYNERT, E. W., KLINGMAN, G. I.: Acute tolerance to intravenous anesthetics in dogs. J. Pharmacol. exp. Ther. 128, 192 (1968)

19. MERRIN, R. G.: Effects of anaesthetics on the heart. Surg. Clin. N. Amer. 55, 759 (1975)

20. OSSWALD, P.-M., HARTUNG, H.-J.: Klinische Pharmakologie der intravenösen Einleitungsnarkotika. Anästh. Intensivmed. 21, 9 (1980)

21. PONHOLD, H., NEUMARK, J.: Straßentüchtigkeit nach Thiopental und Methohexital. Wien. med. Wschr. 128, 578 (1978)

22. SEHHATI-CHAFAI, Gh.: Zum Problem der Aspiration bei der Narkose. Anaesthesiologie und Intensivmedizin, Bd. 115. Berlin, Heidelberg, New York: Springer 1979

23. SHARPLESS, S. K.: Hypnotics and sedatives. I. The barbiturates. In: The pharmacological basis of therapeutics (eds. L. S. GOODMAN, A. GILMAN), 4th ed., p. 98. London, Toronto: Macmillan 1970

24. SOGA, D., BEER, R.: Myokardkontraktilität und Narkose. Anaesthesist 21, 165 (1972)

25. SONNTAG, H.: Coronardurchblutung und Energieumsatz des menschlichen Herzens unter verschiedenen Anaesthetica. Anaesthesiologie und Wiederbelebung, Bd. 79. Berlin, Heidelberg, New York: Springer 1973

Etomidat, Propanidid, Gammahydroxybuttersäure

Von A. Doenicke

Als 1964 auf dem III. Weltkongreß für Anästhesiologie Propanidid
vorgestellt wurde, war die allgemeine Einstellung zu dem barbituratfreien Hypnotikum enthusiastisch, denn ein ultrakurz wirkendes Hypnotikum mit analgetischer Komponente war für den Kliniker von großem Interesse. Der Wunsch nach einem echten Kurznarkotikum zur Ambulanzanästhesie mit sogenannter Straßenverkehrstüchtigkeit war offensichtlich sehr groß. Die in den späteren Jahren nachgewiesenen Nebenwirkungen im Sinne einer Herz-
Kreislauf-Depression und allergische Reaktionen haben die Euphorie rasch abklingen lassen und die Suche nach neuen Substanzen beschleunigt.

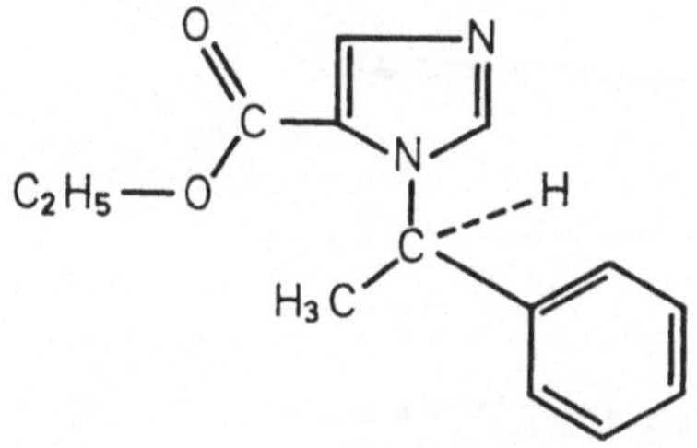

Abb. 1. Etomidatstruktur

Etomidat (Abb. 1) (13) schien uns 1972 eine gute Alternative
zu sein (3). Nach den ersten 25 Narkosen 1972 war jedoch offensichtlich, daß Etomidat als Mononarkotikum für ambulante Anästhesien ungeeignet sein würde. Es zeigte sich, daß bei kurzen operativen Eingriffen in Etomidatnarkose Herzfrequenz und
Blutdruck um mehr als 60 % anstiegen und die Patienten mit starken Abwehrbewegungen reagierten. Die in der Klinik beobachteten Abwehrbewegungen wurden sowohl als Schmerzreaktionen als
auch als Myokloni gewertet. Eine Abklärung dieser Symptome konnte erst in sich anschließenden klinisch-experimentellen Untersuchungen an Probanden erfolgen.

In einer ersten Untersuchung waren bei einer Doppelblindstudie
die Mittelwerte der Herzfrequenz (Abb. 2) und des Blutdruckes
(Abb. 3) nach Etomidat im Gegensatz zu Methohexital und Propanidid unverändert (4).

Bei allen vergleichenden Untersuchungen von Anästhetika gehören die Veränderungen im EEG mit zu den wichtigsten Parametern
(4). Von den EEG-Untersuchungen sollen nur die Mittelwerte der

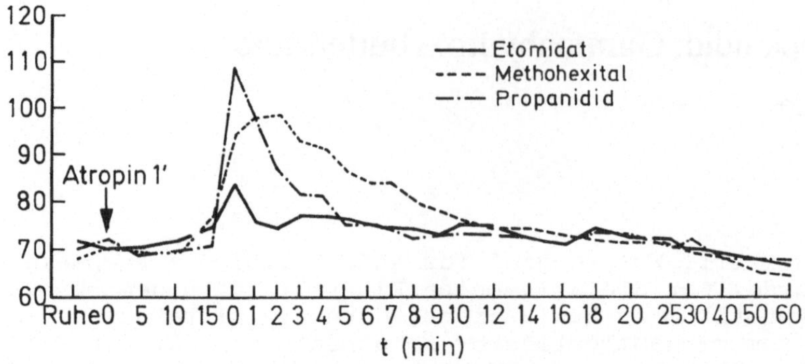

Abb. 2. Herzfrequenz nach Etomidat, Methohexital und Propanidid. Mittelwerte aus drei Versuchsreihen (n = 12) (4)

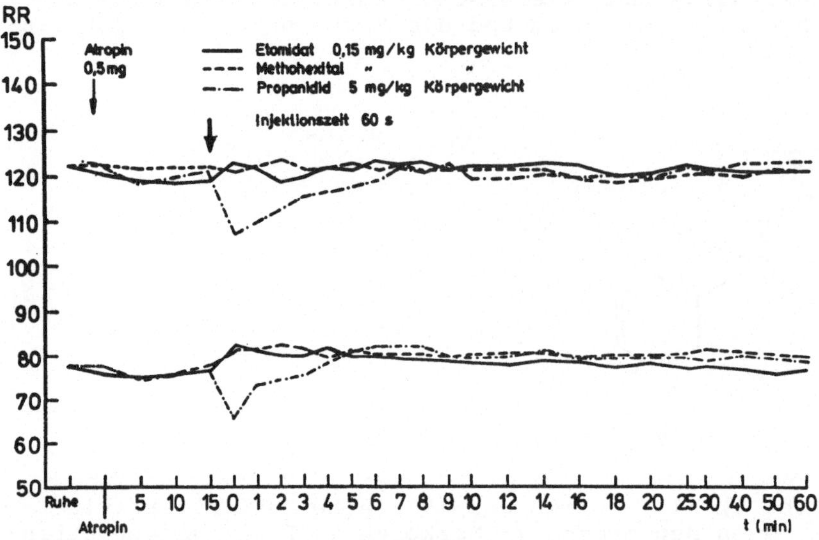

Abb. 3. Blutdruckverhalten nach Etomidat, Methohexital und Propanidid. Mittelwerte aus drei Versuchsreihen (n = 12) (4)

Wirkungsmaxima und der Wirkzeit dargestellt werden. Das Wirkungsmaximum von Etomidat und Methohexital ist zeitlich gleich lang, während die Wirkzeit nach Methohexital um einige Minuten länger ist (Abb. 4).

Bis 1972 galt in unserer Klinik Propanidid als eines der Einleitungsanästhetika (6). Daher wurde Etomidat in einer prospektiven, randomisierten, klinischen Studie dem Propanidid gegenübergestellt. Sofort nach Injektion von Propanidid fällt der Blutdruck ab, während bei Etomidat kein RR-Abfall, sondern nach der Intubation ein Anstieg erfolgt (Abb. 5) (2). Die Herzfrequenz steigt nach Propanidid an, während nach Etomidat keiner-

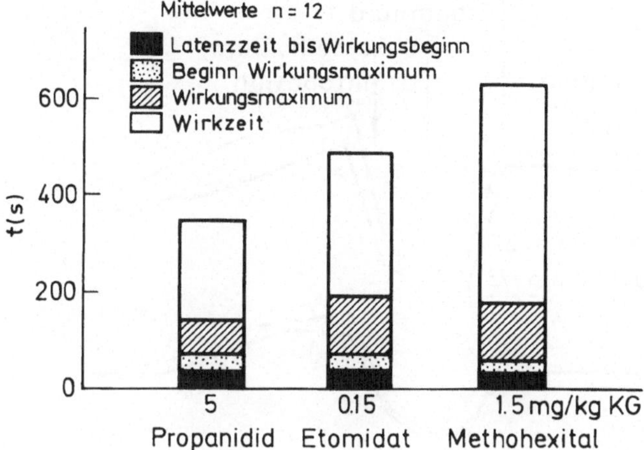

Abb. 4. Mittelwerte der Latenzzeit, des Wirkungsmaximums und der Wirkzeit nach Etomidat, Methohexital und Propanidid (n = 12) (4)

lei Veränderungen auftreten. Wird der Blutdruckabfall nach Propanidid in Prozenten angegeben, zeigt sich deutlich, daß einige Patienten mit einem sehr starken Blutdruckabfall reagierten. Auffallend die Angaben über Venenschmerzen, die mit 23 % sehr hoch liegen und späteren Beobachtungen entsprechen.

Da die Abwehrbewegungen als Myokloni gedeutet wurden und eine der Hauptnebenwirkungen nach Etomidat waren, wurde in einer Studie an gesunden Probanden versucht, diese zu eliminieren. Nach einer Prämedikation mit Diazepam (Tabelle 1) kam es nach Etomidat zu keinen Myokloni, während ohne Prämedikation bei allen Probanden deutliche Myokloni auftraten.

Nach intravenöser Gabe eines potenten Hypnotikums kommt es sehr häufig zur Hypoventilation, die bis zur Apnoe geht. Die Blutgasanalysen (Abb. 7) sind hierfür ein Maßstab. Sowohl nach Propanidid als auch nach Etomidat kam es zu keinen Veränderungen (4).

In einer anderen Untersuchungsserie haben HEMPELMANN et al. (10) mit einer höheren Dosierung einen PO_2-Abfall messen können, der jedoch nach anderen intravenösen Hypnotika (Thiopental, Methohexital) noch deutlicher ausfiel.

Der Wert eines Hypnotikums hängt mehr oder weniger von der Beeinflussung des Herz-Kreislauf-Systems ab. So untersuchten die Arbeitsgruppen in Berlin, Hannover und Göttingen (1, 11, 16) den Einfluß von Etomidat auf die Herz-Kreislauf-Funktion. Wie von HEMPELMANN et al. (11) dargestellt (Abb. 8), wies Etomidat gegenüber anderen, bisher bekannten i.v. Hypnotika die geringsten Veränderungen in Prozent auf. Die dunklen Säulen sind als gefährliche Veränderungen anzusehen, so z. B. bei Propanidid der Herzindex, das Schlagvolumen, aber auch der periphere Gefäßwiderstand, der stark zunimmt. Zu ähnlichen Ergebnissen kamen BRÜCKNER et al. (1). Die Herzfrequenz war, wie schon in

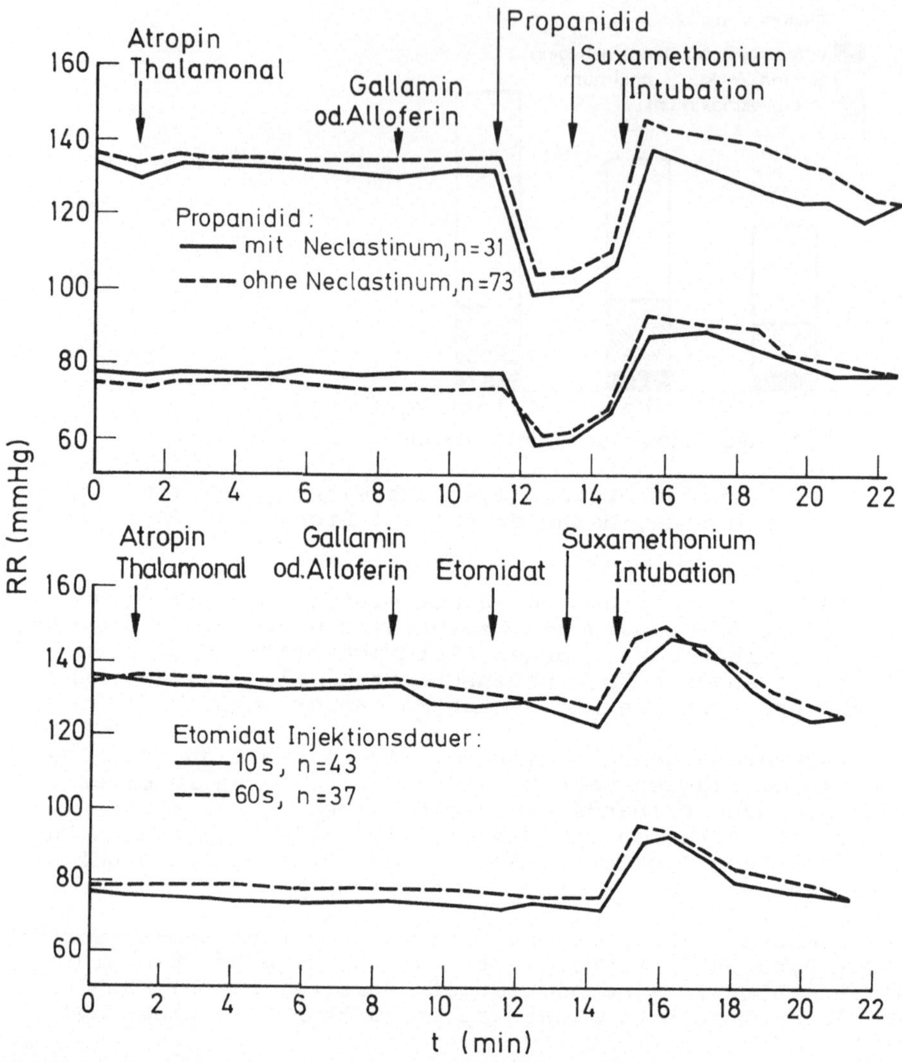

Abb. 5. Blutdruck während der Einleitungsphase einer Anästhesie mit Etomidat 0,15 mg/kg KG oder Propanidid 5 mg/kg KG (2)

unseren ersten Untersuchungen berichtet, nach Etomidat kaum verändert. Bei allen diesen Vergleichsuntersuchungen kam es zu den stärksten Veränderungen nach Propanidid und Thiopental. Neben Etomidat zeigte das Analgetikum Piritramid die geringsten Veränderungen. Aufgrund dieser Untersuchungen kann man sagen, daß Etomidat bei kardial vorgeschädigten Patienten den geringsten Einfluß auf die Herzfunktion ausübt, eine Feststellung, die auch nach jetzt achtjähriger klinischer Erfahrung vollauf zu bestätigen ist.

Wie eingangs erwähnt, wurde Propanidid besonders als Kurznarkotikum für die Ambulanzanästhesie empfohlen. Die schnelle Meta-

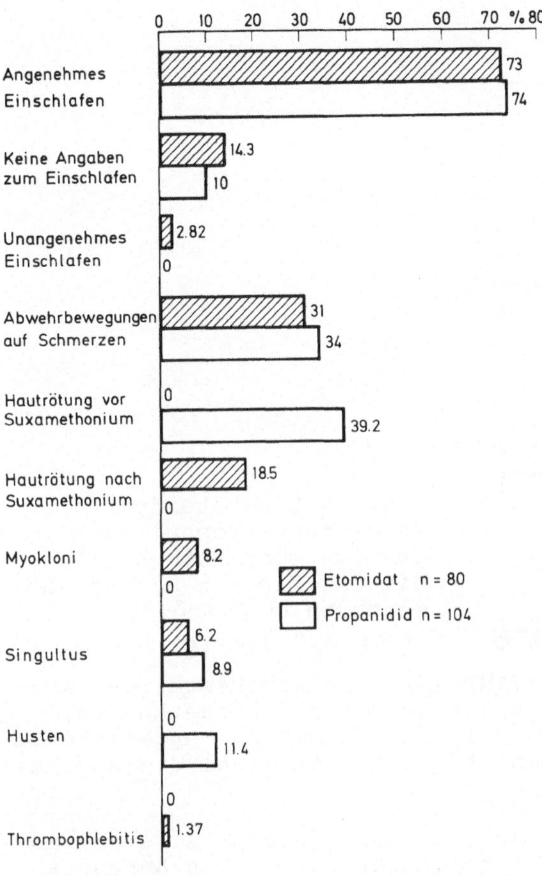

Abb. 6. Nebenwirkungen und subjektive Angaben nach Propanidid und Etomidat während der Einleitungsphase

Tabelle 1. Häufigkeit der Myokloni nach Etomidat. Vergleich einer Prämedikation mit Diazepam zur Etomidatnarkose allein

| Injektionszeit (s) | 10 | 60 | 60 |
Dosis mg/kg KG	0,15	0,15	0,15 + Diazepam zur Prämedikation
n	8	8	8
Vp 1	++	0	0
Vp 2	0	0	0
Vp 3	+	+	0
Vp 4	0	0	0
Vp 5	+	0	0
Vp 6	0	++	0
Vp 7	+++	+++	+++
Vp 8	++	0	0

Beobachtungen von Myokloni: 0 = keine, + = leichte, nur Sekunden dauernde Fingerbewegungen; ++ = mittelstarke Bewegungen der Extremitäten; +++ = starke Bewegung mehrerer Muskelgruppen.

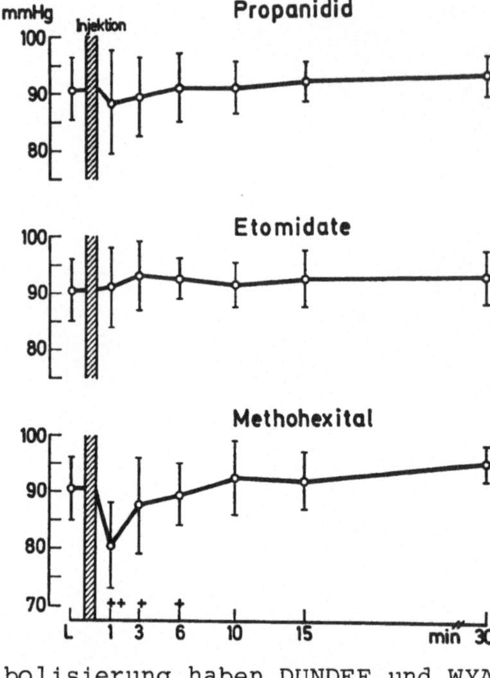

Abb. 7. Sauerstoffpartialdruck nach Propanidid,
Etomidat und Methohexital,
Mittelwerte mit Standardabweichung (+ p < 0,05;
++ p < 0,01) (4)

bolisierung haben DUNDEE und WYANT (7) klinisch bestätigen können, denn um eine einstündige Anästhesie aufrechtzuerhalten,
mußte mit Propanidid zehnmal nachinjiziert werden. Andererseits
war man gezwungen, nach Thiopental und Methohexital die Anfangs-
dosis stark zu reduzieren.

Eine Ambulanzanästhesie mit Etomidat ohne jegliche Adjuvanzien
ist jedoch nicht möglich. Daher kombinierten wir von Anfang an
mit Diazepam und Fentanyl. Es ist verständlich, daß die Wirkung
mit dieser Prämedikation verlängert wird, insbesondere dann,
wenn die Anästhesie mit mehrmaliger Nachinjektion (Abb. 9) z. B.
auf 10 - 20 min ausgedehnt werden soll. Wie schon 1964 mit Propanidid und Thiopental, haben auch wir bei diesen Untersuchungen versucht, die Konzentrationsfähigkeit mit den verschiedensten Testmethoden zu erfassen. Nach Etomidat kommt es zu einer
sehr schnellen Rückkehr zum Ausgangsverhalten (Abb. 10). Nach
der Kombination Etomidat-Diazepam und Fentanyl sowie bei den
Nachinjektionen liegt eine deutliche Einschränkung der Konzen-
trations- und Leistungsfähigkeit 2 h nach Narkoseende vor. Wird
die Anästhesie mit einem Inhalationsanästhetikum, z. B. mit
Enfluran oder Halothan, verlängert, ist ebenfalls 2 h nach der
Anästhesie ein Leistungsabfall nachweisbar. Nach diesen Kombinationsnarkosen ist es nicht möglich, anschließend körperlich
fit zu sein und eine volle Konzentrations- und Leistungsfähigkeit zu besitzen.

Die Vorteile des Propanidid - kurze Halbwertszeit und gleichzeitig vorhandene analgetische Komponente - wurden, wie ver-
schiedentlich dargestellt, durch die Herz-Kreislauf-Veränderungen, aber auch durch das Auftreten anaphylaktoider Reaktionen (5, 18) wieder aufgehoben.

Durch Prämedikation mit einem H_1- und H_2-Rezeptorantagonisten
versuchten wir gemeinsam mit LORENZ und GROTE (unveröffentlicht),

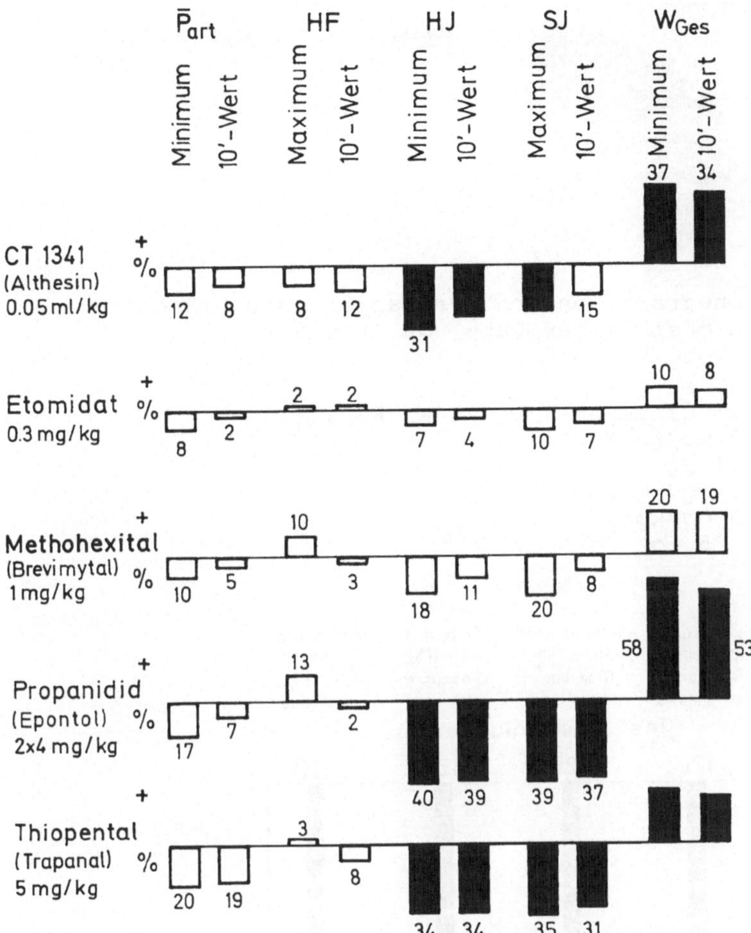

Abb. 8. Prozentuale Veränderungen des arteriellen Mitteldruckes
P̄art, der Herzfrequenz HF, des Herzindex HI, des Schlagindex
SI und des peripheren Kreislaufwiderstandes Wges. (Minimalwerte
und 10-Minuten-Werte in Relation zum jeweiligen mittleren Ausgangswert) nach Gabe von Kurznarkotika bzw. Hypnotika bei myo-
kardial vorgeschädigten Patienten. Veränderungen von mehr als
30 % sind durch schwarze Säulen gekennzeichnet (11)

die Nebenwirkungen nach Propanidid zu eliminieren. Bei 16 Probanden wurde am Anfang die Kombination der Antihistaminika Fenistil und Cimetidin, anschließend Propanidid, 30 min später
Kochsalz als Placebo und dann wieder Propanidid gegeben. Im
zweiten Durchgang (drei Wochen später) erfolgten die Applikationen in umgekehrter Reihenfolge wiederum doppelblind. Jeweils
10 min nach Gabe der Pharmaka bzw. nach Kochsalz wurde eine Be-
fragung auf subjektive Nebenwirkungen durchgeführt.

Zu schweren allergoiden Nebenreaktionen kam es nicht, auffallend war jedoch, daß fast alle Probanden leichte Reaktionen wie
Flush oder Hitzegefühl sowohl nach der Prämedikation als auch
nach Propanidid zeigten bzw. angaben. Die Kreislaufveränderungen konnten durch die Prämedikation nicht verringert werden,

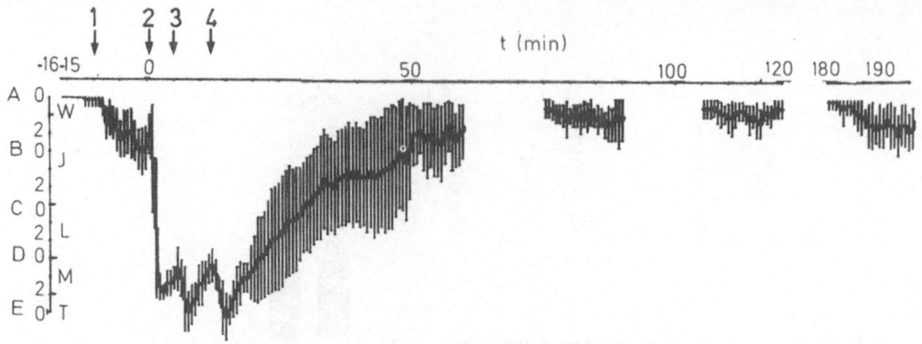

Abb. 9. Vigilosomnogramm von acht Probanden nach Prämedikation mit Diazepam nach dreimaliger Gabe von Etomidat

n = 8

Injektionszeit: 60 s

1 = Prämedikation: Diazepam 1 mg/10 kg KG i.v.

2 = Etomidat 0,30 mg/kg KG
   + Fentanyl 0,1 mg

3 = Etomidat 0,30 mg/kg KG

4 = Etomidat 0,30 mg/kg KG
   + Fentanyl 0,05 mg

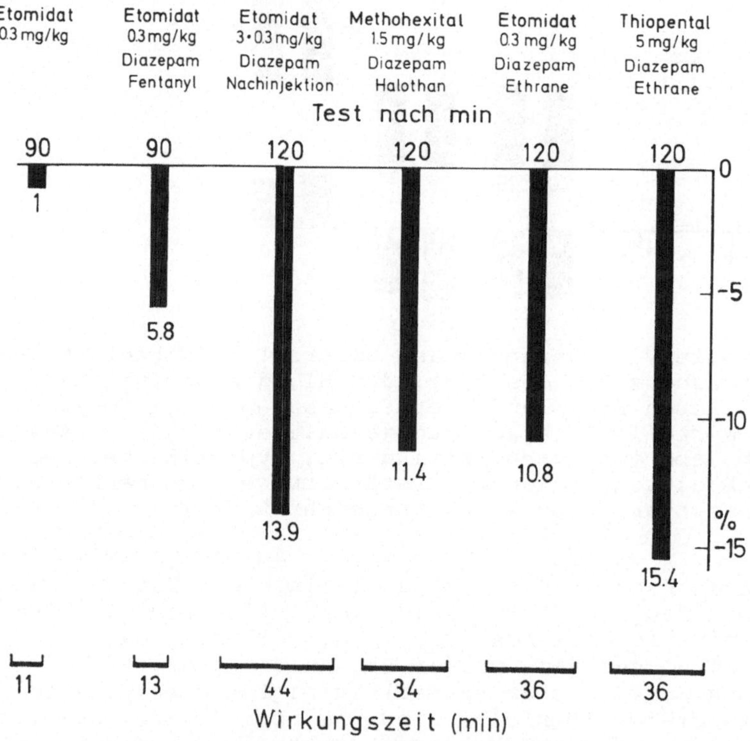

Abb. 10. Prozentualer Leistungsabfall nach sechs verschiedenen Anästhesiekombinationen

die Herzfrequenz (Abb. 11) war nach Propanidid deutlich angestiegen, der Blutdruck (Abb. 12) um fast 30 % in beiden Pro-

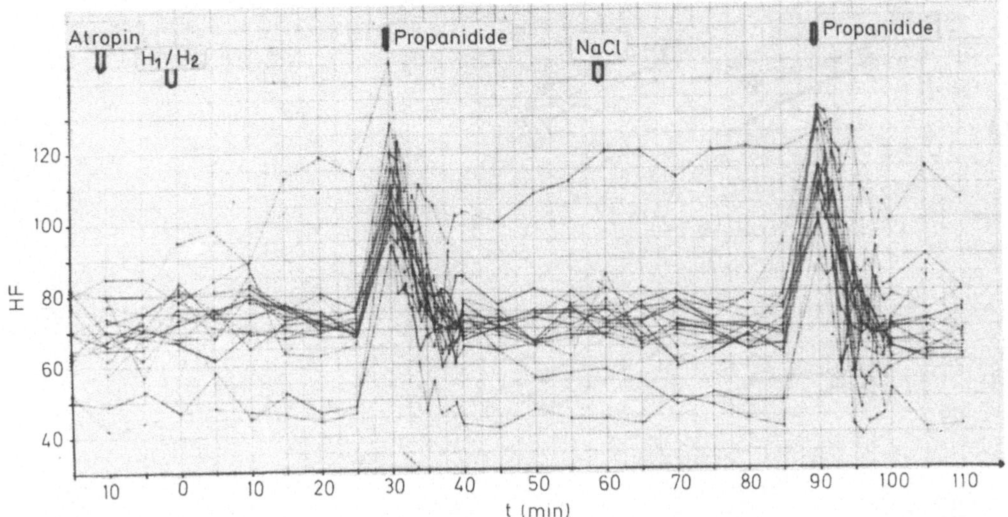

Abb. 11. Herzfrequenz nach Propanididnarkosen und Antihistaminika (n = 16)

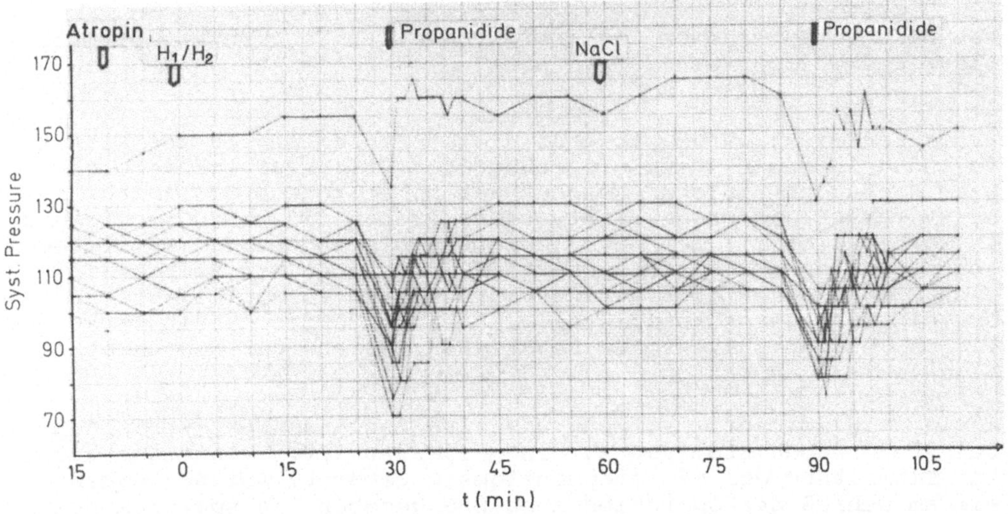

Abb. 12. Systolischer Blutdruck nach Propanididnarkosen und Antihistaminika (n = 16)

panididnarkosegruppen abgefallen. Aufgrund dieser Untersuchungen können wir sagen, daß mit der Prämedikation eines H₁- und H₂-Rezeptorantagonisten keine Verbesserung der Herz-Kreislauf-Funktion nach Propanidid erreicht werden konnte, der Wert zur Prophylaxe einer Anaphylaktoidie muß mit weiteren klinischen Untersuchungen erhärtet werden.

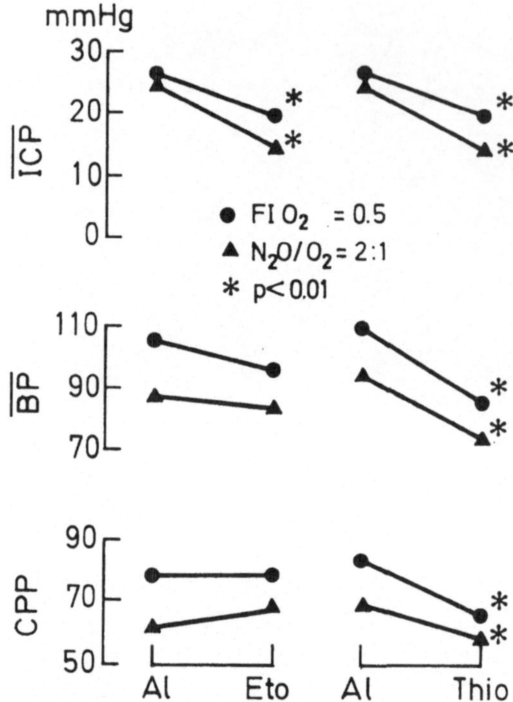

Abb. 13. Veränderungen des intrakraniellen Hirndruckes mit Etomidat und Thiopental (20)

Fragt man sich, warum wir über sieben Jahre lang in der Klinik so wenig Nebenwirkungen mit schwersten Kreislaufveränderungen bzw. Histaminreaktionen gesehen haben, so könnte vielleicht unser Vorgehen die Frage beantworten. Propanidid wurde vorwiegend in Kombination mit der Neuroleptanalgesie angewandt (6). Im Gegensatz zu anderen Untersuchern (8, 21) haben wir Propanidid nach DHB in wesentlich geringeren Dosierungen appliziert. Da DHB ein sehr gutes Antihistaminikum ist, dürfte hierin der Grund liegen, daß anaphylaktoide Reaktionen während der Neuroleptanalgesie kaum auftraten.

Fehlende Histaminfreisetzung und eine fehlende Herz-Kreislauf-Belastung haben Etomidat zu einem idealen i.v. Hypnotikum auch zur Einleitung der Neuroleptanalgesie gemacht. Anfangs haben wir am Schluß der Operation noch DHB gegeben, in späteren Untersuchungen verzichteten wir hierauf, da die Prämedikation mit einem Benzodiazepin durchgeführt wurde.

In den letzten Jahren fanden einige Untersucher, daß der intrakranielle Hirndruck (ICP) unter Etomidat deutlich abnimmt. SCHULTE am ESCH et al. (20) untersuchten die Wirkung von Etomidat bzw. Thiopental bei Patienten mit primär gesteigertem ICP und kamen zu dem Ergebnis, daß Etomidat den intrakraniellen Druck deutlich senkt, und daß der zerebrale Perfusionsdruck nach Thiopental deutlich abnimmt, während er bei Etomidat gleich

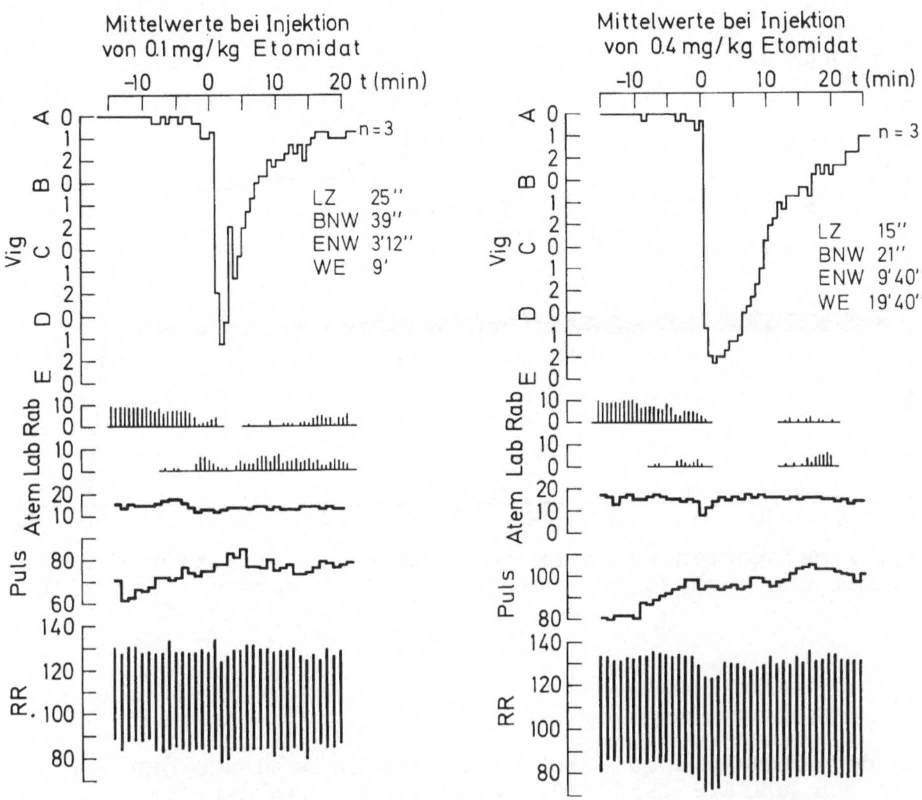

Abb. 14. Vigilosomnogramm nach 0,1 und 0,4 mg/kg Etomidat. Bei beiden Dosierungen keine Herz- und Kreislaufveränderungen

bleibt (Abb. 13). Vorwiegend durch das Blutdruckverhalten hat sich bei den Etomidatpatienten ein gleichbleibender zerebraler Perfusionsdruck errechnen lassen. Aufgrund dieser Untersuchung bietet sich Etomidat auch bei Intensivpatienten mit schwerstem Schädel-Hirn-Trauma sowohl zur Einleitung einer Anästhesie als auch als Therapeutikum an.

Eingangs wurde von der hohen Toleranzbreite des Etomidat gesprochen. Bei einer Steigerung der Dosis von 0,1 auf 0,4 mg/kg KG (Abb. 14) kam es zu einer wesentlichen Verlängerung der Anästhesie, nicht jedoch zu deutlichen Veränderungen des Blutdruckes und der Herzfrequenz. Nach achtjähriger klinischer Erfahrung ist es berechtigt zu sagen, daß Etomidat zur Einleitung einer Anästhesie aufgrund fehlender Herz-Kreislauf-Veränderung und einer fehlenden anaphylaktoiden Komponente sowie der großen Toleranzbreite in Kombination mit einem Analgetikum und nach der Prämedikation mit einem Benzodiazepin deutliche Vorteile gegenüber Propanidid besitzt.

Kaum zu vergleichen mit diesen beiden i.v. Hypnotika ist die dritte zu besprechende Substanz, die Gammahydroxybuttersäure (GHB), die auch eine wesentlich andere Entwicklung genommen hat.

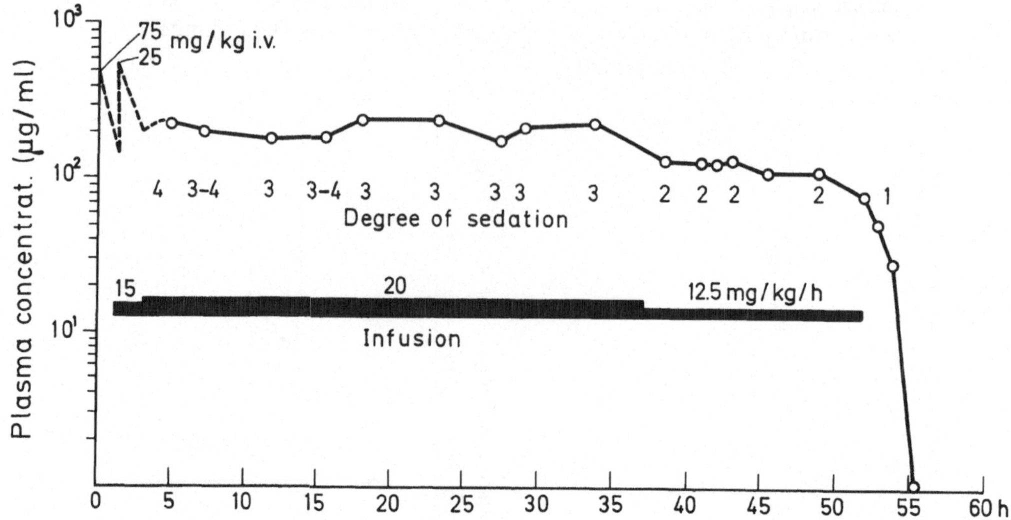

Abb. 15. Plasmakonzentrationen nach GHB bei drei Patienten. Sedierung mit GHB nach Bolusinjektion und fortlaufender Infusion (23)

Die aus der Gammaaminobuttersäure im ZNS entstehende GHB wurde erstmals von ROBERTS 1956 (19) beschrieben. Das Natriumsalz der GHB wirkt bei intravenöser Applikation schlafinduzierend.

Einige klinische Daten sollen die Vor- und Nachteile aufzeigen. Van der KLEIJN et al. (17) konnten zeigen, daß die Patienten weitgehend einheitlich 2 - 3 h nach 50 - 60 mg/kg KG bei einer Plasmakonzentration von 90 ± 20 mg/l aufwachten.

Wichtig erscheinen die von VREE et al. (23) erwähnten Ergebnisse nach wiederholten Injektionen bzw. Infusionen (Abb. 15) zu sein. Es wird gezeigt, daß nach Absetzen der Infusion ein relativ schneller Abfall der Plasmakonzentration einsetzt.

Ein konstanter Spiegel ist klinisch gut nach einer Bolusinjektion von 40 mg/kg KG mit einer anschließenden langsamen Infusion von 10 mg/kg KG/h zu erreichen. Die Metabolisierung der GHB erfolgt durch die Alkoholdehydrogenase. Die GHB wird besonders bei kontrollierter Beatmung zur Sedierung auf der Intensivstation eingesetzt. Als Infusionen sind hierzu praktisch alle Lösungen, z. B. Plasmasubstitute, Glukose, Lävulose, Elektrolytlösungen usw., zu verwenden. Aus Gründen der absolut gleichmäßigen Applikation und des gleichmäßigen Plasmaspiegels sollte die GHB bevorzugt über eine Infusionspumpe gegeben werden.

Der Einfluß der GHB auf Enzyme und Energiestoffwechsel ist gering. Die Sorbithydrogenase nimmt in der 15. min ab und später deutlich zu. Diese leichten Anstiege lassen nach HELLER et al. (9) eine diskrete Alteration der Leber erkennen.

Die Herz-Kreislauf-Veränderungen sind nach JUNGER et al. (14) zu vernachlässigen, obwohl der zentralvenöse Druck prozentual stark ansteigt (von 5 auf im Mittel 9 mm Hg).

Das Schlagvolumen nimmt signifikant zu. Während der Widerstand als Ausdruck eines leichten vasokonstriktiven Effektes zunimmt, fällt die Herzleistung ab. Außer einer Widerstandszunahme im kleinen Kreislauf, die zu einer Steigerung des zentralen Venendruckes führt, fanden auch WÜST et al. (24) keinen negativen Einfluß des Somsanit auf die Herz-Kreislauf-Funktion.

Als Nebenwirkungen sind extrapyramidale Enthemmungssymptome in 22 % als Mykloni beobachtet worden (15). Vermehrter Speichelfluß, Schluckbewegungen und Tränensekretion traten als Zeichen einer zentralen Vagusübererregung in 11 % auf.

WÜST et al. (24) beobachteten ebenfalls Mykloni 2 - 3 min nach der Injektion. Einige Patienten erwachten plötzlich und waren unruhig, so daß bei der epiduralen Anästhesie die unkoordinierten Bewegungen der Patienten den Operationsverlauf störten. Das Erwachen war bei 29 von 31 Patienten von einem Exzitationsstadium mit Zittern und Unruhe begleitet, das sich mit 15 - 25 mg Dolantin kupieren ließ.

Für klinische Belange empfiehlt HOFMEISTER (12) den "Somsanit-(GHB)-Schlaf" als Adjuvans zur Beherrschung schwieriger Intubation, da unter der GHB die Schutzreflexe erhalten bleiben und keine Atemdepression auftritt. HOFMEISTER praktiziert folgendes Vorgehen: Sollte nach der Einleitung mit einem Barbiturat und nach Suxamethonium zur Relaxierung die Intubation unmöglich sein, wird die Spontanatmung abgewartet und dann ca. 100 mg/kg KG Somsanit i.v. appliziert. Eine niedrigere Dosierung würde nur einen hypnotischen, jedoch keinen gleichzeitig analgetischen Effekt bewirken. Der Patient toleriert, daß in seinem Mund mit Instrumenten hantiert wird. Die Spontanatmung bleibt auch bei dieser Dosierung erhalten.

Unterschiedlich wird bisher die Wirkung der GHB auf das ZNS beurteilt. Während STEINGASS et al. (22) einen deutlichen Abfall des intrakraniellen Druckes (als Ventrikeldruck) um 2,5 mm Hg angeben und über keine negative Erfahrung bei Epileptikern berichten, sehen KÄMMERER und HAMER (15) Somsanit als Kontraindikation bei Epileptikern an, da sie unmittelbar nach Einleitung einen echten epileptischen Krampfanfall massiver Art beobachteten.

Obwohl über die GHB seit vielen Jahren berichtet und sie immer wieder von den verschiedensten Arbeitsgruppen empfohlen wird, erfreut sich die Substanz bisher keiner großen Beliebtheit. Vergleichende Untersuchungen, z. B. mit Flunitrazepam, das vielleicht im EEG ein ähnlich langes Wirkprofil besitzt, fehlen.

Eine Bewertung zu anderen i.v. Hypnotika ist daher kaum möglich. Nach den klinischen Beobachtungen muß man jedoch annehmen, daß in der Aufwachphase Exzitationen auftreten und insgesamt die Substanz nicht steuerbar ist. Es induziert einen leichten lang wirkenden Schlaf und löst keine Hyperglykämie aus, so daß die GHB besonders bei Diabetikern empfohlen wird.

Zusammenfassung

Mit diesem Beitrag sollte eine klinische Wertigkeit dieser drei barbituratfreien Hypnotika aufgezeigt werden. Von der Steuerbarkeit verhalten sich Propanidid und Etomidat ähnlich, die Gammahydroxybuttersäure ist ein langwirkendes Schlafmittel, das zur Narkose bisher wenig benützt wurde. Betrachtet man die Nebenwirkungen der beiden gebräuchlichsten Hypnotika, so stehen bei Propanidid im Vordergrund die gesicherte Histaminfreisetzung und die stark ausgeprägte Herz-Kreislauf-Belastung; bei Etomidat die fehlende analgetische Komponente, die Myokloni und der am Rande erwähnte Venenschmerz, auf den in einem weiteren Beitrag näher eingegangen werden muß. Eindeutige Vorteile besitzt Etomidat bei Kombination mit einem Benzodiazepin und einem kurzwirkenden Analgetikum sowie wegen der fehlenden allergoiden Komponente und einer fehlenden Herz-Kreislauf-Belastung. Die Toleranzbreite bei Etomidat ist sehr hoch, in der Klinik konnten bisher nach achtjähriger Erfahrung keine schwerwiegenden Komplikationen nachgewiesen werden. Die Gammahydroxybuttersäure ist demgegenüber wesentlich weniger untersucht. Erfahrungen hierüber liegen nur sporadisch bei einigen Klinikern vor, die Substanz ist nicht steuerbar, die Herz-Kreislauf-Veränderungen sind insgesamt gering und können vernachlässigt werden. Das Pharmakon induziert einen leichten anhaltenden Schlaf. Da es keine toxischen Nebenwirkungen besitzt, wird es von einigen Untersuchern besonders auf der Intensivstation eingesetzt. Zur Einleitung einer Narkose hat es sich bisher noch nicht durchsetzen können.

Literatur

1. BRÜCKNER, J. B., GETHMANN, J. W., PATSCHKE, D., TARNOW, J., WEYMAR, A.: Untersuchungen zur Wirkung von Etomidate auf den Kreislauf des Menschen. Anaesthesist 23, 322 (1974)

2. DOENICKE, A.: Etomidate, a new intravenous hypnotic. Acta anaesth. belg. 25, 307 (1974)

3. DOENICKE, A., KUGLER, J.: Etomidate. Erste klinische Prüfung eines neuen intravenösen Hypnotikums (unveröffentlicht) (1972)

4. DOENICKE, A., KUGLER, J., LORENZ, W., WAGNER, E., LEMCKE, H., KALMAR, L., PRAETORIUS, B., SCHELLENBERGER, A., SCHMIDINGER, St., SPIESS, W.: Experimentelle Untersuchungen und klinische Erfahrungen mit dem neuen i.v. Kurznarkotikum Eto-

midate. Vortrag XIII. Gemeinsame Tagung der Deutschen, Schweizerischen und Österreichischen Gesellschaft für Anaesthesiologie und Wiederbelebung. In: Anaesthesiologie und Wiederbelebung, Bd. 93, p. 149. Berlin, Heidelberg, New York: Springer 1973

5. DOENICKE, A., LORENZ, W., BEIGL, R., BEZECNY, H., UHLIG, G., KALMAR, L., PRAETORIUS, B., MANN, G.: Histamine release after intravenous application of short-acting hypnotics. A comparison of Etomidate, Althesin (T 1341) and Propanidid. Brit. J. Anaesth. 45, 1097 (1973)

6. DOENICKE, A., SCHMIDINGER, St.: Propanidid zur Einleitung der Neuroleptanalgesie. Anaesthesist 19, 479 (1970)

7. DUNDEE, J. W., WYANT, G. M.: Intravenous anaesthesia, p. 302. Edinburgh, London: Churchill Livingstone 1974

8. EICHLER, J.: Diskussionsbemerkung zur Einleitung der Neuroleptanalgesie mit Epontol. 4. Bremer NLA-Symposium 1969. In: Neue klinische Aspekte der Neuroleptanalgesie (ed. W. F. HENSCHEL), p. 165. Stuttgart: Schattauer 1970

9. HELLER, W., HOFFMANN, D., JUNGER, H., VONTIN, H.: Gamma-Hydroxibuttersäure. Ihre Auswirkung auf Serum, Enzym und Energiestoffwechsel während der Narkose. In: Anaesthesiologie und Intensivmedizin, Bd. 110, p. 82. Berlin, Heidelberg, New York: Springer 1978

10. HEMPELMANN, W., HEMPELMANN, G., PIEPENBROCK, S.: A comparative study of blood gases and haemodynamics using the new hypnotic etomidate, CT 1341, methohexitone, propanidid and thiopentone. In: Etomidate (ed. A. DOENICKE). Anaesthesiologie und Wiederbelebung, Bd. 106, p. 119. Berlin, Heidelberg, New York: Springer 1977

11. HEMPELMANN, G., KARLICZEK, G., PIEPENBROCK, S.: Hämodynamische Untersuchungen bei über 100 herzchirurgischen Patienten unter Verwendung von 10 verschiedenen Narkoseverfahren. Jahrestagung der Deutschen Gesellschaft für Anaesthesie und Wiederbelebung, Erlangen 1974, p. 951. Erlangen: Perimed

12. HOFMEISTER, J.: Beherrschung schwieriger Intubationen unter Somsanit-Schlaf. In: Anaesthesiologie und Intensivmedizin, Bd. 110, p. 117. Berlin, Heidelberg, New York: Springer 1978

13. JANSSEN, P. A. J., NIEMEGEERS, C. J. E., SCHELLEKENS, K. H. L., LENAERTS, F. M.: Etomidate, R (+)Ethyl-1-(alpha-methylbenzyl) imidazole-5-carboxylate (R 16 659), a potent, short acting relatively atoxic intravenous hypnotic agent in rats. Arzneimittel-Forsch. 21, 1234 (1971)

14. JUNGER, H., BADER, R., SCHORER, R.: Kreislauf, Blutgase und Säure-Basen-Haushalt unter Gamma-Hydroxibuttersäure. In: Anaesthesiologie und Intensivmedizin, Bd. 110, p. 95. Berlin, Heidelberg, New York: Springer 1978

15. KÄMMERER, K., HAMER, Ph.: Elektrolyte und Säure-Basen-Haushalt bei Dauerbeatmungspatienten mit Gamma-Hydroxibuttersäure. In: Anaesthesiologie und Intensivmedzin, Bd. 110, p. 103. Berlin, Heidelberg, New York: Springer 1978

16. KETTLER, D., SONNTAG, H., DONATH, U., REGENSBURGER, D., SCHENK, H.-D.: Hämodynamik, Myokardmechanik, Sauerstoffbedarf und Sauerstoffversorgung des menschlichen Herzens unter Narkoseeinleitung mit Etomidate. Anaesthesist $\underline{23}$, 116 (1974)

17. KLEIJN, E. van der, VREE, T. B., POL, W. van der, DEELEMAN, R.: The concept of capacity limited elimination of 4-Hydroxybutyrate. In: Anaesthesiologie und Intensivmedizin, Bd. 110, p. 1. Berlin, Heidelberg, New York: Springer 1978

18. LORENZ, W., DOENICKE, A., MEYER, R., REIMANN, H. J., KUSCHEL, J., BARTH, H., GESING, H., HUTZEL, M., WEISSENBACHER, B.: Histaminrelease in man by propanidid and thiopentone: pharmacological effects and clinical consequences. Brit. J. Anaesth. $\underline{44}$, 355 (1972)

19. ROBERTS, E.: Formation and utilization of gamma-aminobutyric acid in brain. Progress in Neurology $\underline{1}$, 11 (1956)

20. SCHULTE am ESCH, J., THIEMIG, J., ENTZIAN, W.: Wirkungen von Etomidat und Thiopental auf den Stickoxydul-bedingten intrakraniellen Druckanstieg. Anaesthesist $\underline{29}$, 525 (1980)

21. SCHUMACHER, W.: Zur Einleitung der Neuroleptanalgesie mit Epontol. 4. Bremer NLA-Symposium 1969. In: Neue klinische Aspekte der Neuroleptanalgesie (ed. W. F. HENSCHEL), p. 157. Stuttgart: Schattauer 1970

22. STEINGASS, U., AULICH, A., FISCHER, F.: Anwendung von Natrium-Gamma-Hydroxibutyrat bei der Computer-Tomographie. In: Anaesthesiologie und Intensivmedizin, Bd. 110, p. 133. Berlin, Heidelberg, New York: Springer 1978

23. VREE, T. B., DAMSMA, J., BOGERT, A. G. van den, KLEIJNE, E. van der: Pharmacokinetics of 4-Hydroxybutyric acid in man, rhesus monkey and dog. In: Anaesthesiologie und Intensivmedizin, Bd. 110, p. 21. Berlin, Heidelberg, New York: Springer 1978

24. WÜST, H. J., SANDMANN, W., SPIRGATIS, G.: Gamma-Hydroxibuttersäure als Adjuvans bei der kontinuierlichen thorakalen und lumbalen Epiduralanaesthesie. In: Anaesthesiologie und Intensivmedizin, Bd. 110, p. 123. Berlin, Heidelberg, New York: Springer 1978

Ketamin, ataranalgetische Kombinationen und Antagonisierung

Von D. Langrehr, W. Erdmann, D. Newton und S. Agoston

Das potente Kataleptanalgetikum Ketamin entfaltet seine narko-
tisch-kataleptische Wirkung durch eine Koordinationsunterbre-
chung (Dissoziation) zwischen neokortikal-thalamischen und
limbisch-retikulären Hirnstrukturen. Die resultierende "Kata-
lepsie" ist durch Bewußtlosigkeit, Reaktionsverlust und De-
afferentierungsrigidität gekennzeichnet. Das thalamokortikale
Projektionssystem scheint dabei deutlicher inhibiert zu sein,
während im Bereich des diffusen retikulären und limbischen Systems inhibitorische und exzitatorische Effekte nebeneinander
auftreten. Diese zentralen, für Ketamin spezifischen Angriffspunkte erklären sein besonderes Wirkungsspektrum: kardiozirkulatorische Stimulation mit vermehrter Organdurchblutung, er-
haltene zirkulatorisch-homöostatische Regulation, gesteigerte
Salivation, gesteigerter Muskeltonus und Eigenreflexe, geringe
Depression protektiver Reflexe, Atemrhythmusveränderungen bei
fehlender zentraler Atemdepression.

Hypnoanalgetika blockieren die im Bereich der thalamischen Re-
laiskerne divergierenden Schmerzbahnen zunächst hinsichtlich
der Schmerzerkennung (Nucleus limitans) und des Schmerzerleb-
nisses (von dort zum frontalen Kortex), höhere Dosierungen auch
die Schmerzlokalisation (Nucleus ventrocaudalis parvocellula-
ris zur Area 3b des postzentralen Kortex) (Abb. 1). Ketamin
blockiert in klinischen Dosierungen beide Projektionen sowie
ebenfalls die motorisch-vegetative Allgemeinreaktion aus den
mesenzephalen Kernen. Außerdem fanden die gleichen Autoren eine ausgeprägte Suppression der spontanen und evozierten Aktivität der Lamina-I- und -V-Neurone auf spinaler Ebene durch
klinische Ketamindosen mit entsprechender Blockade segmental-
reflektorischer Schmerzreaktionen. Nach dem derzeitigen Stand
der Kenntnisse über die Wirkung von Endorphinen, Enkephalinen
und Morphinomimetika auf die Opiatrezeptoren des zentralen Höh-
lengraues mit aufsteigender und absteigender Schmerzinhibition
sowohl zu den thalamischen Schaltstellen wie zu den spinalen
laminären Hinterhornneuronen, eröffnet der Befund von SMITH
über einen Ketaminagonismus auf diese Opiatrezeptorareale auch
die Möglichkeit einer Erklärung der lokalen neurophysiologi-
schen Befunde durch eine Wirkung über diesen zentral-divergie-
renden Inhibitionsmechanismus. Sollte sich dieser Wirkungsmechanismus, der dem der Morphinomimetika gleicht, bestätigen,
bleiben zwei wichtige Unterschiede des Ketamins zu den morphin-
artigen Substanzen hervorzuheben: die fehlende zentrale Atemdepression und die fehlende Suchtpotenz. Eine Beeinflussung
der spinalen Ebene der Schmerzafferenz im Sinne der "Gate-con-
trol"-Theorie durch Exzitation anderer Afferenzen ist für Ketamin nicht wahrscheinlich, da Rezeptorafferenzen in klinischen
Dosierungen nicht, in höheren Dosierungen eher desensibilisiert
werden. Die früher geäußerte Ansicht einer Wirkungsdissoziation

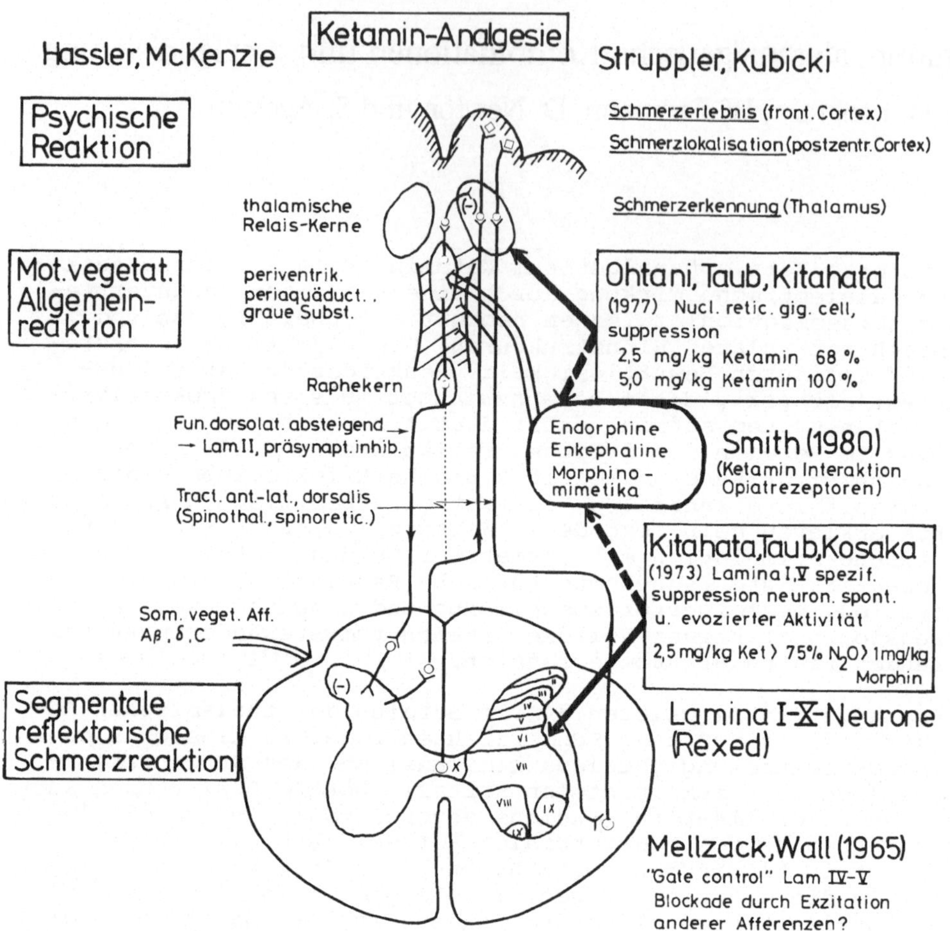

Abb. 1. Ketaminanalgesie. Diagramm zur morphologisch-funktionellen Repräsentation der Schmerzafferenz. Angriffspunkte des Ketamins

zwischen somatischen und vegetativen Schmerzreizen findet durch die neueren Befunde keine Bestätigung, vielmehr handelt es sich bei der Beeinflussung von Haut- oder Viszeralschmerzen lediglich um ein Dosierungsproblem.

Alle nach alleiniger Ketamingabe fehlenden Wirkungen (z. B. Muskelrelaxation) oder allgemein unerwünschten (z. B. psychomimetische Aufwachreaktion) oder für bestimmte Patientengruppen unerwünschten Nebenwirkungen (z. B. Kardiostimulation bei schwerer Koronarinsuffizienz) können durch Substanzkombinationen erzielt bzw. verhindert werden. Dazu eignen sich insbesondere Ataraktika, die Kombination Benzodiazepin-Ketamin kann pharmakodynamisch als ideal bezeichnet werden im Sinne der Ergänzung von Wirkungsqualitäten. Die durch Benzodiazepine verstärkten synaptischen Hemmungsmechanismen auf verschiedenen Ebenen des

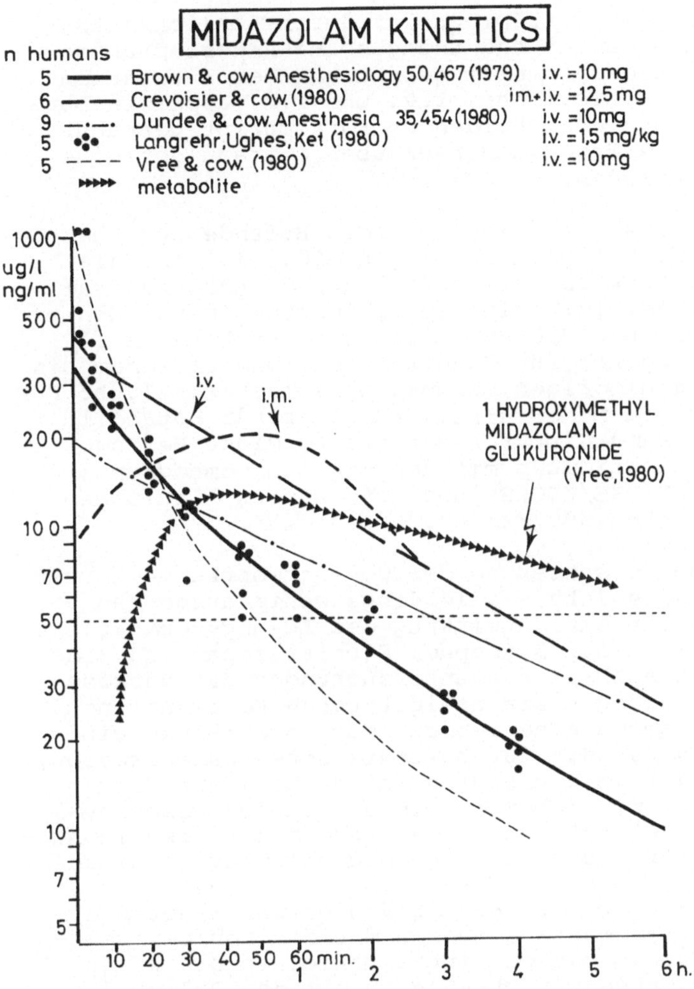

Abb. 2. Midazolamkinetik. Zusammenfassende Darstellung der bisher vorliegenden Befunde mit guter Übereinstimmung der Befunde verschiedener Autoren

ZNS - wahrscheinlich vor allem im Bereich der GABA-Transmission - führen zu Schlafförderung und Anxiolyse, zu antikonvulsiven Wirkungen und zu muskelrelaxierenden und allgemein zentral dämpfenden, d. h. die Reaktion auf Streßeinflüsse vermindernden Effekten. Damit potenzieren die Benzodiazepine ganz allgemein die Wirkung von Narkotika und Hypnotika sowie Analgetika. Die Kombination beider Substanzgruppen (hier Ataranalgesie) mit entsprechender Dosisreduzierung entspricht dem Prinzip der balancierten Kombinationsanästhesie. Auch die Infusionsapplikation von Ketamin allein mit Relaxierung und N_2O/O_2-Beatmung führt insbesondere bei alten und schwerkranken Patienten ohne weitere additive Substanzen zu einer deutlichen Verminderung von unerwünschten Reaktionen in der Aufwachphase.

Die Suche nach neuen Benzodiazepinen war durch Löslichkeits-
probleme, lange Nachwirkungen und unangenehme Amnesiephänome-
ne in der Erholungsphase der meist gebräuchlichen Substanzen
bedingt. Das neue, wasserlösliche, i.v. und i.m. applizierbare
Midazolam hat hier einen entscheidenden Fortschritt gebracht
und wurde daher in alle Untersuchungen über ataranalgetische
Kombinationen miteinbezogen.

Die Abb. 2 gibt die inzwischen vorliegenden Befunde zur Pharmakokinetik wieder. Wichtiges Merkmal von Midazolam ist die
rasche Metabolisierung, wobei ein Abfall der Serumkonzentration auf ein Zehntel des initialen Spitzenwertes in ca. 2 h erreicht wird, eine ähnliche Größenordnung wie für Ketamin (3 -
4 h). Demgegenüber vergehen für Flunitrazepam und Diazepam bis
zu einem entsprechend niedrigen Serumspiegel mehr als 10 h. Für
Midazolam scheint außerdem der einzig kumulierende Metabolit
das narkotisch unwirksame Glucuronid zu sein. Diese Befunde
stehen in guter Übereinstimmung mit den Vigilanzsomnogrammen
der Arbeitsgruppe DOENICKE/KUGLER und mit unseren klinischen
Erfahrungen in den ersten 300 Fällen.

Während Ketamin keine Verschiebung der CO_2-Antwortkurve hervor-
ruft, findet sich eine solche - allerdings wenig ausgeprägt,
wahrscheinlich wegen der Antidotwirkung des Lösungsvermittlers
Benzylalkohol (BEHNKE) - für Diazepam, Flunitrazepam und Midazolam. So zeigen denn auch Blutgasuntersuchungen bei Narkoseeinleitung mit verschiedenen ataranalgetischen Kombinationen
unter spontaner Luftatmung eine Tendenz zur Entwicklung einer
respiratorischen Azidose, die durch zusätzliche Prämedikation,
Dosiserhöhung und additive Substanzen bei Narkosefortführung
rasch deutlicher wird. Wir haben daraus den Schluß gezogen,
nur unter besonderen Bedingungen und exaktem Monitoring in Ausnahmefällen während der Ataranalgesie Spontanatmung zuzulassen.

Nach alleiniger Ketamingabe steigen in den ersten Minuten Systemblutdruck und Pulsfrequenz synchron mit dem Herzzeitvolumen, der Hirndurchblutung und dem intrakraniellen Druck, in
Fällen von reagibler Lungenstrombahn auch mit dem Pulmonalisdruck. Soll in Fällen von Hypertension oder schwerer Koronarinsuffizienz die Kardiostimulation vollständig unterdrückt werden, so sind dazu nach unseren Titrationsuntersuchungen 1 - 2
min vor Ketaminapplikation Dosierungen von 0,25 mg/kg Diazepam,
0,015 mg/kg Flunitrazepam oder 0,15 mg/kg Midazolam nötig.
Daraus ergibt sich eine Äquipotenzreihe für Flunitrazepam zu
Midazolam zu Diazepam wie 0,3 : 3 : 5.

Da in Hypertoniefällen der Blutdruck wegen der deutlichen vaso-
dilatatorischen Wirkung der Benzodiazepine zunächst abfällt,
um dann nach Ketamin langsam wieder auf den Ausgangswert zu-
rückzukommen, empfiehlt es sich, insbesondere in Fällen von an-
tihypertensiver Vorbehandlung nicht die volle Unterdrückungs-
dosis Benzodiazepin vorzugeben, um mögliche abrupte Blutdruck-
senkungen zu vermeiden.

Die Abb. 3 zeigt das Ausbleiben der kardiostimulatorischen Ketaminwirkung nach Benzodiazepinvorgabe bei Kollektiven von kar-

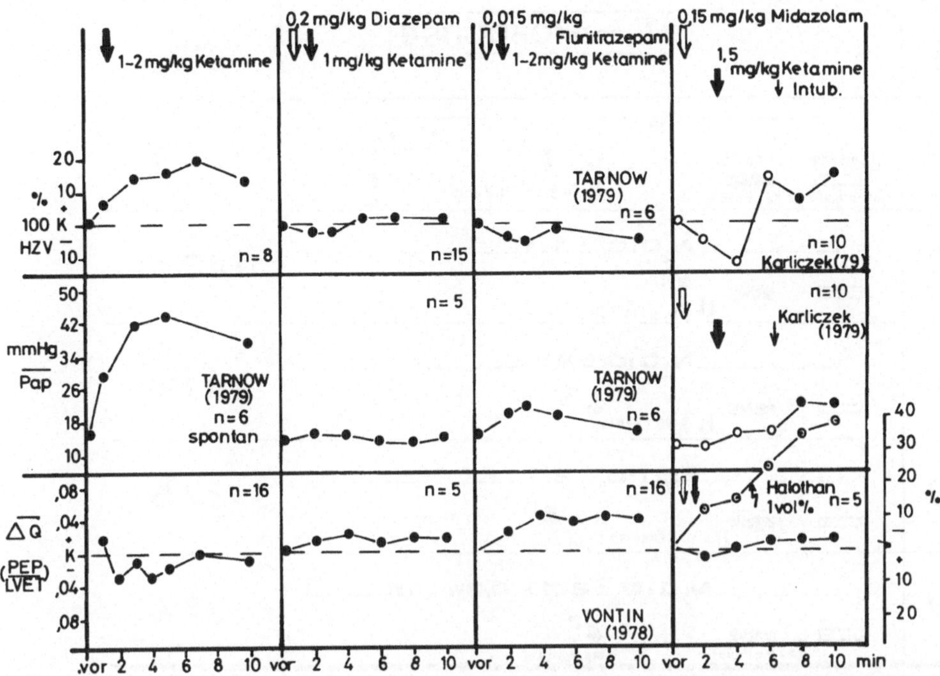

Abb. 3. Verhalten von Herzminutenvolumen (oben), Pulmonalarte-
rienmitteldruck (Mitte) und Quotient der systolischen Zeitintervalle (ΔQ, unten, Myokardkontraktilitätsparameter) nach Ketamin allein sowie nach drei verschiedenen ataranalgetischen
Kombinationen. Mittelwerte des jeweiligen Kollektivs. Narkoseeinleitung ohne Intubation (KARLICZEK: mit Intubation) assistierte Beatmung mit N_2O/O_2 (TARNOW: Ketaminspontanatmung).
Zum Vergleich für das Verhalten der Myokardkontraktilität: Zugabe von 1 Vol.% Halothan (rechtes unteres Diagramm, fünf Fälle) (23)

dialen Risikopatienten für Herzzeitvolumen und Pulmonalisdruck
nach den Befunden verschiedener Untersucher. Sowohl Ketamin allein als auch die Benzodiazepine allein haben in klinischen Dosierungen keine relevante Myokarddepression zur Folge. Die Frage, ob eine solche in der Kombination deutlich wird, kann aus
den Befunden über das Verhalten des Quotienten der systolischen
Zeitintervalle (Abb. 3, untere Zeile) beantwortet werden. Im
Gegensatz zu der hier vergleichsweise eingezeichneten, durch
Halothan bedingten Myokarddepression (letztes Diagramm, unten
rechts) finden sich weder nach Ketamin noch nach den drei ataranalgetischen Kombinationen Abweichungen, die den 10-%-Ände-
rungsbereich überschreiten.

Der im Rahmen der Narkoseeinleitung meist durchgeführte Intubationsvorgang muß im Zusammenhang mit pharmakodynamischen
Grundwirkungen von Einleitungssubstanzen gesondert betrachtet
werden. Seine sympathikomimetische Potenz liegt in der gleichen
Größenordnung wie Operationsbeginn und -verlauf, Massivtrans-

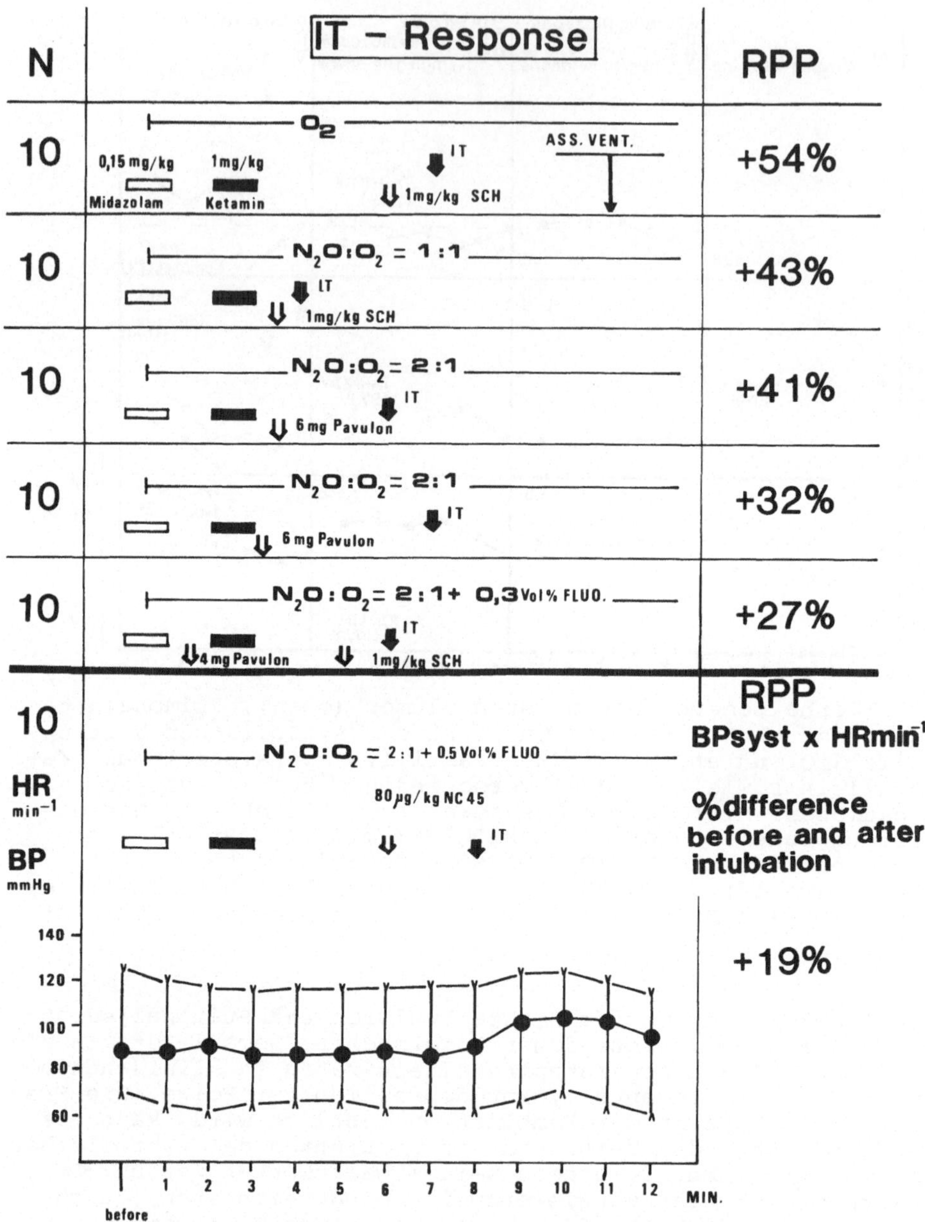

Abb. 4. Bedeutung von insgesamt erreichter Narkosetiefe und Art des verwendeten Relaxans für das Ausmaß der kardiozirkulatorischen Stimulation durch den Intubationsvorgang. Normotensive Kollektive. Ausgangsherzfrequenz für alle Kollektive 90/min ± 5. Ataranalgetische Einleitung und Intubationstechnik (Schleimhautanästhesie, möglichst schonend) für alle Kollektive gleichbleibend, ebenso Prämedikation (Diazepam-Atropin)

fusionsfolgen, Extubation und Aufwachphase und verursacht meist
erhebliche Steigerungen von Systemblutdruck, Pulsfrequenz, Herzzeitvolumen, Pulmonalisdruck, intrakraniellem und intraokularem
Druck. Demgegenüber sind Effekte auf diese Parameter durch Induktionssubstanzen transient, von der Ausgangs- und Reaktions-
lage des Sympathikotonus deutlich beeinflußt und treten im Hinblick auf das Ausmaß an Bedeutung zurück. Betrachtet man den
Intubationsstreß als sympathikomimetischen Modellfall, so haben wir aus einer ganzen Serie von Untersuchungen folgende
Schlußfolgerungen gezogen. Die Wahl der Einleitungssubstanz
(Ketamin, Benzodiazepin, Methohexital, Thiopental, Etomidat,
Althesin) in den äquipotenten, üblicherweise verwendeten niedrigen Dosierungen spielt für das Ausmaß der Kardiostimulation
- ausgedrückt als Frequenz-Druck-Produkt - keine signifikante
Rolle. Nur die Vorgabe von mindestens 0,15 mg/kg Droperidol mil-
dert den Anstieg deutlich; wird allerdings eine reine NLA zur
Narkosefortsetzung gewählt, finden sich nicht selten heftige
Tachykardien und Hypertonien in der Aufwachphase.

Wie die Abb. 4 zeigt, ist bei konstanter Induktionssubstanz,
gleichem Frequenzausgangsniveau, gleichbleibend schonender Intubationstechnik und gleicher Prämedikation die zum Zeitpunkt
der Intubation erreichte Gesamtnarkosetiefe sowie die Wahl des
Relaxans von weit größerer Bedeutung für das Ausmaß der Kardiostimulation. Den geringsten Intubationseffekt (+ 19 % RPP) erhält man nach 8 min Gasnarkosevertiefung und Verwendung von Nor-
curon (NC 45) als Relaxans (Fehlen kardiostimulatorischer Nebeneffekte) gegenüber 54 % bei üblicher rascher Succinylcholinin-
tubation unter O_2-Vorventilation. Eine ähnlich tiefere Narkose
kann auch durch deutliche Dosiserhöhung und Kombination der Induktionssubstanzen erzielt werden, wie die ausgedehnten Untersuchungen der Arbeitsgruppe KARLICZEK bei uns für Anästhesie-
einleitungen in der Kardiochirurgie gezeigt haben. Ähnliche
prinzipielle Zusammenhänge gelten auch für Pulmonalisdruck, intrakraniellen und intraokularen Druck.

Die Tabelle 1 zeigt eine Übersicht der Indikationen zur Ketamin-
anwendung sowie der entsprechenden mittleren Normdosierungen
aus den Erfahrungen der letzten 15 Jahre bei mehr als 30.000
Ketaminapplikationen. Infusionsmethodiken haben in letzter Zeit
besonders an Bedeutung gewonnen, da gegenüber repetierter Applikation die verbrauchte totale Substanzmenge geringer bleibt und
auch Aufwachphänomene selbst bei Mononarkosen weniger ins Gewicht fallen. Die sogenannte "Low-dose"-Technik der intravenösen Ataranalgesie amerikanischer Autoren (PANDIT) entspricht
seit mehr als zehn Jahren unserer Standarddosierung und orien-
tiert sich an der minimal effektiven Dosis.

Nach den Ergebnissen des Industrieforums beim Weltkongreß 1980
in Hamburg kann zur Frage der Notfallanästhesie bei akutem Trauma unter Kliniksbedingungen (Einzelfall) sowohl wie unter Kata-
strophenbedingungen in Krieg und Frieden (Massenanfall) und für
die Transportanalgesie zusammenfassend festgestellt werden, daß
für diese Fälle Ketamin - ohne ein Wundermittel zu sein - Vorteile bietet, die bei anderen Substanzen nicht ohne weiteres
gegeben sind. Dabei handelt es sich in erster Linie um die Summe

Tabelle 1. Indikationen und entsprechende mittlere Normdosierungen für die Anwendung von Ketamin und ataranalgetischen Kombinationen

Indikationen	Dosierung
<u>Mono</u>: Kinder (Gesicht, Augen), Risiko, Verbrennung, Intensivtherapie Röntgendiagnostik, -therapie, Disaster, Transport, Erstversorgung unter Kriegsbedingungen, Kurzeingriffe, Endoskopien, additiv zu Nervenblockaden.	<u>Einzeldosis - Einleitung</u> 0,6 - 1,5 mg/kg i.v. 3 - 5 mg/kg i.m. 0,5 - 1,0 mg/kg nachfolgend supplementiert alle 10 - 15 min
<u>Einleitung</u>: Schock und Risiko, zur beliebigen Kombinationsanästhesie, Geburtshilfe (Sectio)	
<u>Eingriffe 30 min</u> Alternative zur Inhalationsanästhesie und NLA für alle Eingriffe, Übergang periphere Nervenblockade - Allgemeinanästhesie, Polytrauma, Notfallanästhesie, Sepsis, Ileus. Spezialfälle: Niereninsuffizienz, Transplantationschirurgie, Hyperthermieanamnese, Porphyrie Immunglobulinmangelsyndrom, Pemphigus, neuro-, myo-degenerative Erkrankungen (ohne Relaxanzien)	<u>Tropfinfusion i.v.</u> mono: 2 - 6 mg/kg/h N_2O, Relaxans: 1 - 4 mg/kg/h Benzodiazepine, N_2O, Relaxans: 1 - 3 mg/kg/h <u>Ataranalgesie Beispiel</u> 0,15 mg/kg Midazolam - 1 mg/kg Ketamin - 2 mg/kg/h Ketamin - N_2O : O_2 - 1 : 1 - NC 45 Relaxierung
postoperativ Intensivbehandlung Geburtshilfe (Eröffnung) Traumatransport	<u>Analgesie</u> 0,5 mg/kg i.m. $\approx$ 60 mg Pethidin 0,1 - 0,5 - 1,0 mg/kg/h Infusion Ataranalgesie = Benzodiazepin : Ketamin 1 : 10 - 20

folgender Eigenschaften: potente, kataleptanalgetische Wirkung, selbst in kleinen Dosierungen, große therapeutische Breite, Kardiostimulation bei kaum ins Gewicht fallender Myokarddepression, keine Vasodilatation, Kreislaufstabilität für Lagerung und Transport, keine Einflüsse auf die kardiovaskuläre Homöostaseregulation, protektive Reflexe weniger beeinflußt als durch andere Induktionssubstanzen, keine signifikante zentrale Atemdepression, keine Kumulation, keine Organ- und Gewebstoxizität.

Der traumatische und/oder hämorrhagische Schock - in nahezu allen hier zur Diskussion stehenden Fällen vorhanden - sollte immer sofort synchron mit der Ketaminnarkoseeinleitung so schnell und so effektiv wie möglich therapiert werden durch Preload-Vermehrung, myokardiale Stützung, Afterload-Verminderung, Mikrozirkulationsverbesserung und suffiziente Oxygenation. Eine ungünstige Kardiostimulation, gerade im Hinblick auf vermehrte myokardiale Leistung und erhöhten Pulmonalarteriendruck, scheint in diesen speziellen Fällen bei Verwendung kleinerer Initialdosierungen (0,5 - 0,7 mg/kg) und Infusionsapplikation nicht von Bedeutung zu sein.

Da in ca. 40 % der Fälle beim Polytraumatisierten auch ein zerebrales Trauma vorliegt, ergibt sich die Frage nach einem möglichen zusätzlichen intrakraniellen Druckanstieg. Betrachtet man die früheren sowie die letzten Ergebnisse gezielter Untersuchungen mit intrakranieller Druckmessung im Schock, so kann davon ausgegangen werden, daß Dosierungen von 0,5 - 0,8 mg/kg Ketamin zur Narkoseeinleitung den intrakraniellen Druck nicht wesentlich beeinflussen. Sogar bei vorher erheblich gesteigertem Druck (zerebrales Ödem, Blutung, Krampfneigung) hat Ketamin nur geringe hirndrucksteigernde Effekte, insbesondere wenn, wie in solchen Fällen üblich, Benzodiazepine vorgegeben werden. Daher stellt ein zusätzliches zerebrales Trauma keine Kontraindikation für die Ketamin-Narkoseeinleitung zur Anästhesie bei Polytrauma und Schock dar. Im weiteren Narkoseverlauf (Intubation, Operation, Bluttransfusion, Extubation, postoperative Intensivbehandlung) bestimmen intrakranielle Druckschwankungen aus anderen Ursachen in weit ausgedehnterem Maße das Bild. Hier bedarf der aus Systemblutdruck und intrakraniellem Druck resultierende zerebrale Perfusionsdruck einer kontinuierlichen Überwachung im Rahmen des neurologischen Gesamtmonitorings.

Eine ganze Reihe von in der Anästhesiologie gebräuchlichen Substanzen liegen als Razemate vor. Das gilt z. B. neben Atropin auch für Ketaminhydrochlorid. Nachdem schon vor 15 Jahren die durch Mc CARTHY erstellte Dosis-Wirkungs-Beziehungen deutlich unterschiedliche Effekte der beiden Isomeren im Vergleich zum razemischen Gemisch ergeben hatten, sind leider trotz wiederholter Vorstellungen lange keine Isomerenuntersuchungen möglich gewesen. Erst in jüngster Zeit wurde der Befund einer differenzierten Analgesiewirkung der Isomeren erneut mitgeteilt (19). Dabei ergibt sich ein Wirkungsverhältnis (+)Isomer zu Razemat zu (-)Isomer von 0,8 : 1 : 1,8 mg/kg für 80 % Analgesie. Da neben den Hauptwirkungen auch erhebliche Unterschiede in den Nebeneffekten zwischen Isomeren möglich sein können, hat eine Arbeitsgruppe in San Francisco mit den geringen zur Verfügung stehenden Substanzmengen weitere Untersuchungen angestellt. Dabei hat sich bei 60 Patienten vorläufig herausgestellt, daß Ketamin-(+)Isomer (PK) gegenüber dem Razemat (RK) und dem (-)Isomer (MK) neben effektiverer Kataleptanalgesie weniger Aufwachreaktionen, weniger postanästhetische Agitation und postoperative Furcht zur Folge hat und insgesamt als angenehmer empfunden wird. Obwohl es sich hier um erste Befunde handelt, kann nicht ausgeschlossen werden, daß in der Zukunft ein reines (+)-Isomer mit insgesamt günstigerer Pharmakodynamik das Razemat ablösen könnte, vorausgesetzt, die Herstellung ist nicht zu aufwendig.

Bislang haben Antidotsubstanzen gegen Hypnotika gefehlt. Die unspezifischen sogenannten "Analeptika" konnten zu Recht wegen unerwünschter Nebenwirkungen bei hoher benötigter Dosierung und kurzer Effektzeit keine klinische Bedeutung erlangen. Nun jedoch scheint es möglich, in Kürze spezifische Antagonisten in den klinischen Routinegebrauch einzuführen. Den besten Erfolg verspricht bislang das 4-Aminopyridin (4-AP), das 1963 als Avizid eingeführt wurde. Nachfolgende umfangreiche Untersuchungen haben gezeigt, daß es sich um eine acetylcholinfreisetzende Substanz handelt, die auch die Ca^{++}-Permeabilität an motorischen Endplatten beeinflußt sowie die adrenerge Übertragung potenziert. Diese Effekte beziehen sich auf alle peripheren cholinergen Synapsen und wegen der guten Durchlässigkeit der Blut-Liquor-Schranke für 4-AP auch auf zentrale Synapsen. Der im Prinzip spezifische Effekt ist im Hinblick auf die Lokalisation betroffener Synapsen ubiquitär. Trotzdem wurde 4-AP (Pymadin) schon längere Zeit in Bulgarien als Kurareantagonist klinisch mit guten Ergebnissen verwendet. Untersuchungen der letzten drei Jahre haben deutlich gemacht, daß 4-AP bei neuromuskulären Krankheitsbildern (Botulinusintoxikation, Myasthenia gravis, Eaton-Lambert-Syndrom) erfolgreich eingesetzt werden kann mit dem Effekt einer weitgehenden Normalisierung der neuromuskulären Transmission. Wichtig war auch der Befund der Arbeitsgruppe MILLER, daß durch 4-AP die Neostigmin- und Pyridostigminreversierung einer neuromuskulären Blockade durch nichtdepolarisierende Relaxanzien potenziert wird. Die Kombination von 4-AP mit Cholinesteraseinhibitoren reduziert die benötigte Dosis der letzteren um mindestens die Hälfte, wobei gleichzeitig die unerwünschten kardiozirkulatorischen Nebeneffekte des Prostigmins an Bedeutung verlieren.

Im weiteren Verlauf haben wir auch andere synaptische Effekte untersucht. FOLGERING und Mitarbeiter konnten im Tierexperiment zeigen, daß 4-AP die Phrenikusaktivität dosisabhängig steigert (Abb. 5, links oben). Beim spontanatmenden Menschen sahen wir mit der niedrigeren klinischen Dosierung von 0,2 - 0,3 mg/kg keine Atmungsstimulation (rechts oben). Die durch Morphin oder Fentanyl deprimierte Atmung wurde jedoch nach 4-AP sofort anhaltend normalisiert, wie SIA und Mitarbeiter zeigen konnten. MARTINEZ und CRUL beschrieben darüber hinaus eine signifikante Verkürzung der Erholungszeit nach Ketaminkataleptanalgesie beim Affen durch 4-AP, nachdem sie an ältere Untersuchungen von ALBIN und Mitarbeiter über THA (Tacrine, Tetrahydroaminoacridine) angeschlossen hatten. Wir konnten diese Wirkung beim Menschen

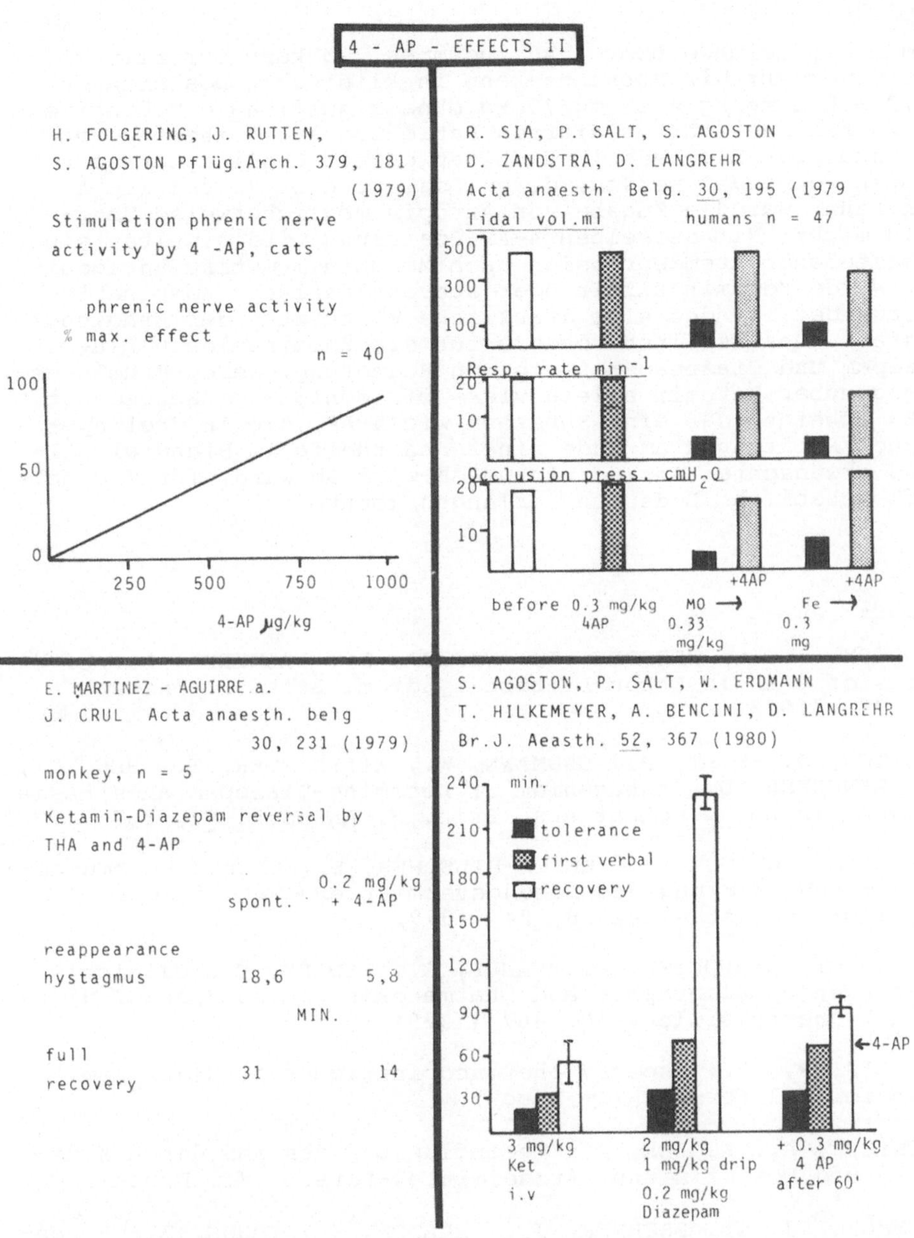

Abb. 5. Tierexperimentelle Ergebnisse und Befunde beim Menschen zur Wirkung von 4-Aminopyridin auf Atmung (oben) und Erholungszeit nach Ataranalgesie (unten)

sowohl für Ketamin allein wie für die Ataranalgesie (Diazepam-Ketamin) als prompt und anhaltend bestätigen.

Faßt man die Befunde über 4-AP zusammen, so kann zur Zeit konstatiert werden: Die Substanz kann in klinischen Dosierungen von 0,2 - 0,3 mg/kg = 20 mg/70 kg ohne signifikante Nebeneffekte am wachen oder narkotisierten Patienten zur Aufhebung der neuromuskulären Blockade in Kombination mit Cholinesteraseinhibitoren verwendet werden, deren Dosierung dabei reduziert werden kann, was die Zugabe von Atropin möglicherweise überflüssig macht. Mit derselben 4-AP-Dosierung wird simultan eine etwa bestehende Atemdepression nach Morphinomimetika antagonisiert. Wurde Ketamin allein oder ataranalgetische Kombinationen verwendet, findet eine drastische Verkürzung der Erholungszeit statt. Das ist insbesondere für die Kombinationen Flunitrazepam und Diazepam-Ketamin von Bedeutung, deren Erholungszeit gegenüber Ketamin allein vier- bis fünfmal so ausgedehnt ist. Es scheint, daß eine Substanz wie 4-AP, die in drei spezifischen Richtungen am Ende einer Anästhesie im Sinne wichtiger und erwünschter Antidotwirkungen wirksam wird, für die nahe Zukunft erhebliche Bedeutung erlangen könnte.

<u>Literatur</u>

1. AGOSTON, S., v. WEERDEN, T., WESTRA, P., BROEKERT, A.: Effects of 4-AP in Eaton Lambert syndrom. Brit. J. Anaesth. <u>50</u>, 383 (1978)

2. AGOSTON, S., SALT, P., ERDMANN, W., HILKEMEYER, T., BENCINI, A., LANGREHR, D.: Antagonism of Ketamine-Diazepam anesthesia by 4-AP in human volunteers. Brit. J. Anaesth. <u>52</u>, 367 (1980)

3. BENKE, A., BALOGH, A., REICH-HILSCHER, B.: Über die atmungsspezifische Wirkung des Lösungsvermittlers von Diazepam (Valium). Anaesthesist <u>28</u>, 24 (1979)

4. BROWN, C., SARNQUIST, F., CANUP, C., PEDLEY, T.: Clinical, electroencephalographic and pharmacokinetic studies of Midazolam. Anesthesiology <u>50</u>, 467 (1979)

5. CREVOISIER, Ch.: Aspects pharmacocinetiques du Midazelam. Arzneimittel-Forsch. (Im Druck)

6. DOENICKE, A., KUGLER, A.: Beeinflussung des ZNS durch Midazolam und Dosisfindung. Arzneimittel-Forsch. (Im Druck)

7. DRUMMOND, J. C., BREBNER, J., GALLOON, S., YOUNG, P.: A randomized evaluation of the Ketamine reversal by physostigmine. Canad. Anaesth. Soc. J. <u>26</u>, 288 (1979)

8. DUNDEE, J. W., SAMUEL, I. O., TURNER, W., HOWARD, P. J.: Midazolam: a water soluble benzodiazepine. Anaesthesia <u>35</u>, 454 (1980)

9. FOLGERING, H., RUTTEN, J., AGOSTON, S.: Stimulation of phrenic nerve activity by 4-AP. Pflügers Arch. <u>379</u>, 181 (1979)

10. KITAHATA, L. M., TAUB, A., KOSADA, Y.: Lamina-specific suppression of dorsal-horn unit activity by Ketamine hydrochloride. Anesthesiology 38, 4 (1973)

11. KUBICKI, St. K., NEUHAUS, G. A.: Pentazocin - ein neuer Weg. Stuttgart: Thieme 1975

12. LANGREHR, D., ERDMANN, W.: Kardiozirkulatorische und respiratorische Wirkung der Kombination von Midazolam und Ketamine. Arzneimittel-Forsch. (Im Druck)

13. LUNDH, H.: Effects of 4-AP on neuromuscular transmission. Brain Res. 153, 307 (1978)

14. MARTINEZ-AGUIRRE, E., CRUL, J.: Effect of THA and 4-AP on recovery from Diazepam-Ketamine anesthesia in the monkey. Acta anaesth. belg. 30, 231 (1979)

15. MILLER, R., DENISSEN, P., v. d. POOL, F., AGOSTON, S., BOOIJ, L., CRUL, J.: Potentiation of neostigmine and pyridostigmine by 4-AP in the rat. J. Pharm. Pharmacol. 30, 699 (1980)

16. MIYASAKA, M., DOMINO, E. F.: Neuronal mechanisms of Ketamine induced anesthesia. Int. J. Neuropharmacol. 7, 557 (1968)

17. OTANI, M., KIKUCCHI, H., KITAHATA, L., TAUB, A., TOYOOKA, H., HANAOKA, K., DOHI, S.: Effects of Ketamine on nociceptive cells in the medial medullary reticular formation of the cat. Anesthesiology 51, 414 (1979)

18. PANDIT, S. K., KOTHARY, S., KUMAR, S.: Low dose intravenous infusion technique with Ketamine. Anaesthesia 35, 669 (1980)

19. RYDER, S., WAY, W., TREVOR, A.: Comparative pharmacology of the optical isomers of Ketamine in the mice. Europ. J. Pharmacol. 49, 15 (1978)

20. SCHAFER, E., BRUNTOU, R., CUNNINGHAM, D.: A summary of the acute toxicity of 4-AP to birds and mammals. Toxicol. appl. Pharmacol. 26, 532 (1973)

21. SIA, R., AGOSTON, S., SALT, P., ERDMANN, W., LANGREHR, D.: Effects of 4-AP upon postoperative respiratory depression in patients. Acta anaesth. belg. 30, suppl. 195 (1979)

22. STRUPPLER, A.: Zentralnervöse Verarbeitung und efferente Beeinflussung des Schmerzes. In: Schmerz, p. 125. Stuttgart: Thieme 1972

23. TARNOW, J., HESS, W., SCHMIDT, D., EBERLEIN, H. J.: Narkoseeinleitung bei Patienten mit koronarer Herzkrankheit: Flunitrazepam, Diazepam, Ketamine, Fentanyl. Anaesthesist 28, 9 (1979)

24. VREE, T., BAARS, A., BOOIJ, L., DRIESSEN, J. J.: Pharmaco-
    kinetics of Midazolam. Arzneimittel-Forsch. (Im Druck)

25. WHITE, P., HAM, J., WAY, W., TREVOR, A.: Pharmacology of
    Ketamine isomers in surgical patients. Anesthesiology $\underline{52}$,
    231 (1980)

Benzodiazepine

Von B. Grote und A. Doenicke

I. Strukturformeln, allgemeine Wirksamkeit

Die Ära der Benzodiazepine begann vor 20 Jahren mit der Einführung von Chlordiazepoxid (Librium) 1960 und Diazepam (Valium)
1963. Heute sind in Deutschland 18 Substanzen dieser Stoffgruppe auf dem Markt. Mit einer Ausnahme - Clobazepam (Frisium) -
ist das Grundgerüst ein 1,4-Benzodiazepin mit unterschiedlichen
Substituenten (Abb. 1). Die meisten Benzodiazepine tragen in
Stellung 7 und 2' (am Phenylring) ein Halogenatom, einige in
Stellung 7 eine NO_2-Gruppe. Zusätzlich sind in Stellung 1 häufiger Methylgruppen oder höher substituierte Kohlenwasserstoffe
gebunden. Die Strukturformeln der anderen Benzodiazepine sind
in Abb. 2 zusammengefaßt.

Thermopharmakologische Untersuchungen mit etwa 2.000 möglichen
Varianten haben ergeben:
1. Halogenierung (besonders mit Brom und Fluor) und Nitrierung
   an den oben angegebenen Stellen erhöhen die Potenz (Beispiel:
   Diazepam - Flunitrazepam).
2. Methylierung (nicht aber längere Seitenketten) verstärkt die
   Wirkung (Beispiel: Lorazepam - Lormetazepam) (51).
Methylierung in Stellung 1 macht Lormetazepam unpolarer bzw.
lipophiler (Oktanol-Wasser-Verteilungskoeffizient bei physio-
logischem pH 520 gegenüber 430 für Lorazepam). Bei gleicher Dosis wirkt Lormetazepam schneller und stärker als Lorazepam.

Unter den verschiedenen tierpharmakologischen Screeningtesten
besteht für den muskelrelaxierenden Effekt bei der Katze und
den Pentetrazol-Krampfschwellentest bei Mäusen die beste Korrelation zur mittleren effektiven Dosis beim Menschen (54). Die
Dosis-Wirkungs-Beziehung im Pentetrazoltest an der Maus ist in
Abb. 3 für acht Benzodiazepine und einige klassische Antikonvulsiva dargestellt. Midazolam ist nach diesen Parametern etwas wirksamer als Diazepam. Triazolam muß in die Spitzengruppe
eingeordnet werden.

Zusammenfassend kann man sagen: Durch geringe Änderungen der
chemischen Konfiguration ergeben sich deutliche Unterschiede
der pharmakologischen Potenz in tierpharmakologischen Studien.
Die meisten Benzodiazepine werden in weniger aktive Metaboliten umgewandelt. Darum läßt sich zumindest bei hoher Dosierung
und Dauerapplikation die kombinierte Wirkung von Muttersubstanz
und Metaboliten nicht einfach vorhersagen.

Die langsame Elimination von Diazepam (normale Halbwertszeit
ein bis zwei Tage) ist bei Patienten über 60 Jahre und bei eingeschränkter Leberfunktion um den Faktor 2 bis 4 verschlechtert

Wirkstoff	R_1	R_2	R_3	R_4
Diazepam	Cl	CH_3		
Oxazepam	Cl		OH	
Lorazepam	Cl		OH	CL
Lormetazepam	Cl	CH_3	OH	Cl
Flurazepam	Cl	$CH_2-CH_2-N(CH_2-CH_3)(CH_2-CH_3)$		F
Prazepam	Cl	$CH_2-CH-\triangleleft$		
Nitrazepam	NO_2			
Flunitrazepam	NO_2	CH_3		F
Clonazepam	NO_2			Cl
Bromazepam	Br			

Abb. 1. Strukturmerkmale einiger 1,4-Benzodiazepin-2-one

(27). Der pharmakologisch aktive Hauptmetabolit, Desmethyldiazepam, wird mit einer Halbwertszeit von 51 h wesentlich langsamer ausgeschieden und kumuliert darum deutlich bei Dauerapplikation (19). Ein mehrtägiger Hang-over nach Sedierung mit Diazepam bei Intensivpatienten ist daher im Einzelfall nicht auszuschließen. Trotzdem darf die klinische Bedeutung dieser kinetischen Daten nicht überschätzt werden. Bei Dauerapplikation von Benzodiazepinen läßt die sedierende Komponente nach und die Korrelation von Blutspiegeln und hypnotischer Wirkung, z. B. bei Akutvergiftung, ist nicht besonders gut.

Einige Benzodiazepine werden direkt oder indirekt zu Diazepam und seinen Metaboliten abgebaut und können zumindest teilweise als Pro-Drugs bezeichnet werden. Dies gilt für Temazepam, Medazepam, Prazepam, Chlorazepat und Ketazolam.

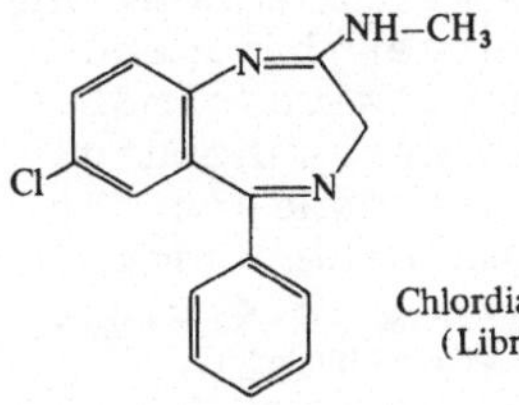

Chlordiazepoxid
(Librium)

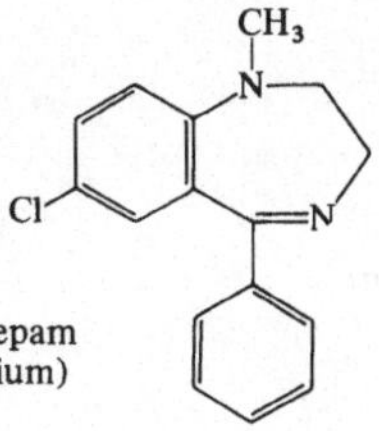

Medazepam
(Nobrium)

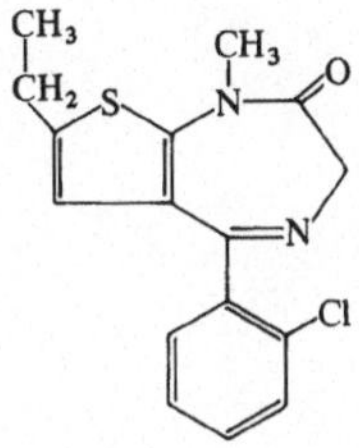

Clotiazepam
(Trecalmo)

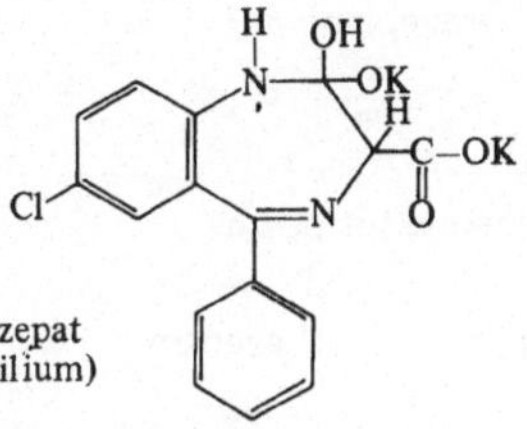

Chlorazepat
(Tranxilium)

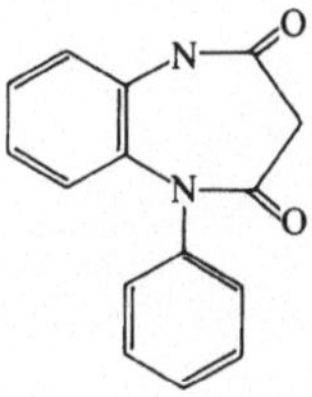

Clobazepam
(Frisium)

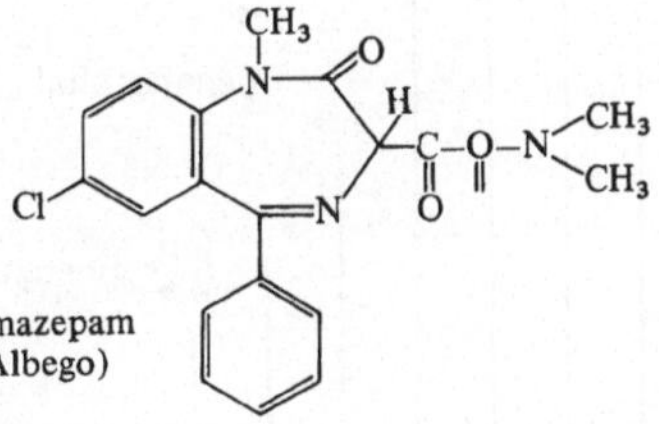

Camazepam
(Albego)

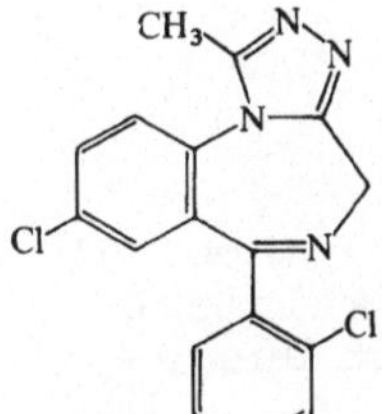

Triazolam
(Halcion)

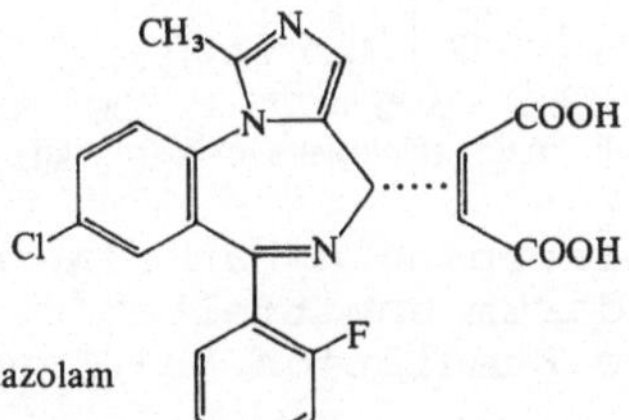

Midazolam

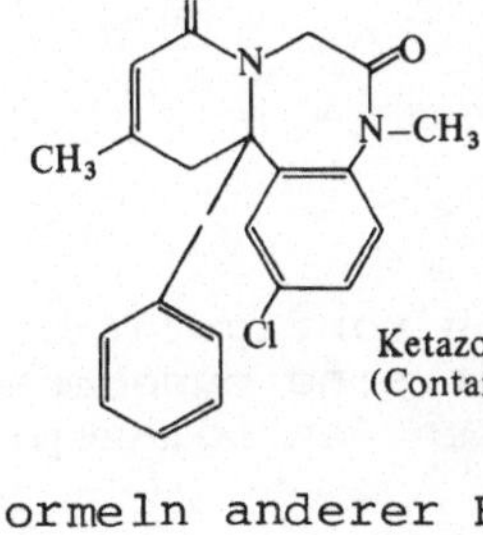

Ketazolam
(Contamex)

Abb. 2. Strukturformeln anderer Benzodiazepine

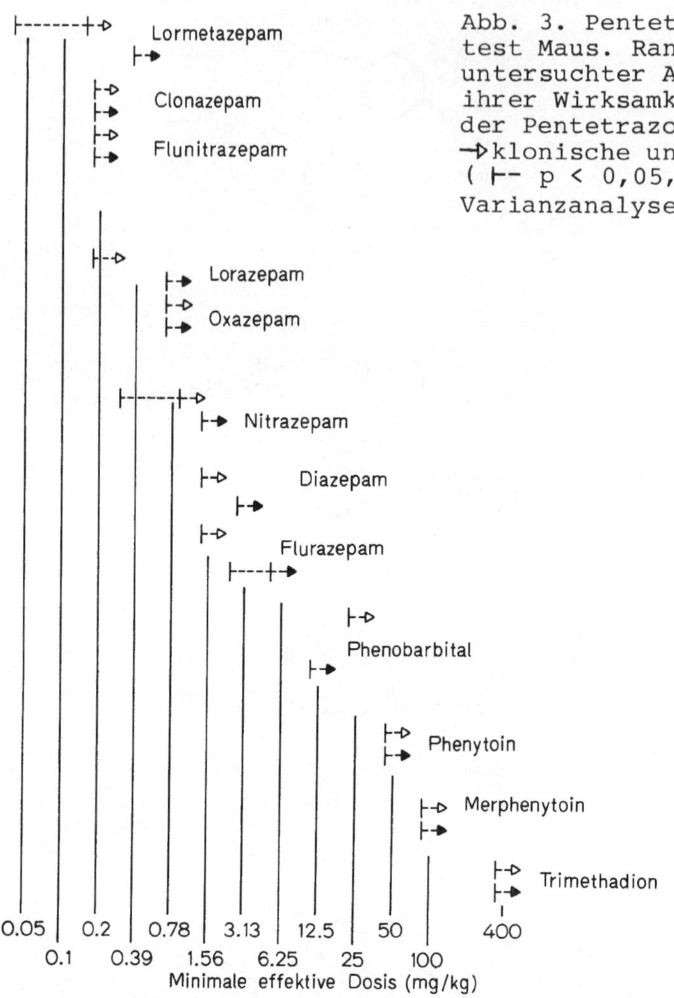

Abb. 3. Pentetrazol-Krampfschwellen-test Maus. Rangfolge vergleichend untersuchter Antikonvulsiva gemäß ihrer Wirksamkeit in der Anhebung der Pentetrazol-Schwellendosis für →klonische und →tonische Krämpfe (⊢– $p < 0{,}05$, ⊢▷ , ⊢▶ $p < 0{,}01$, Varianzanalyse, Scheffe-Test)

Drei Benzodiazepine haben eine OH-Gruppe in Position 3 (Abb. 1) und können darum unmittelbar durch Glucuronierung inaktiviert werden. Eine Kumulation bei Dauerapplikation ist damit ausgeschlossen.

In Tabelle 1 sind alle Benzodiazepine aufgeführt, die in Deutschland im Handel sind. Mit wenigen Ausnahmen werden die Substanzen nur in enteraler Form angeboten.

II. Benzodiazepinrezeptoren

Daß durch Änderung der chemischen Konfiguration die Wirkung gesteigert werden kann, spricht für eine zunehmende Spezifität an einem immer noch hypothetischen Benzodiazepinrezeptor. Ver-

Tabelle 1. In Deutschland im Handel befindliche Benzodiazepine

WHO-Kurzbezeichnung	Handels-bezeichnung	enteral (Tabletten, Kapseln, Dragees)	parenteral
1. Chlordiazepoxid	Librium	+	
2. Diazepam	Valium	+ 1) 2) 3)	+
3. Nitrazepam	Mogadan	+ 2)	
4. Medazepam	Nobrium	+	
5. Clonazepam	Rivotril	+ 2)	+
6. Flurazepam	Dalmadorm	+	
7. Oxazepam	Adumbran	+ 1)	
8. Chlorazepat	Tranxilium	+	
9. Lorazepam	Tavor	+	+ (Ativan/Wyeth, England)
10. Bromazepam	Lexotanil	+	
11. Prazepam	Demetrin	+	
12. Clotiazepam	Trecalmo	+	
13. Flunitrazepam	Rohypnol	+	+
14. Camazepam	Albego	+	
15. Clobazepam	Frisium	+	
16. Triazolam	Halcion	+	
17. Lormetazepam	Noctamid	+	+ (noch nicht registriert)
18. Ketazolam	Contamex	+	
19. Midazolam			+ (noch nicht registriert)

1) zusätzlich Suppositorien
2) zusätzlich Tropfen
3) zusätzlich Sirup

suche mit markiertem Diazepam an Hirngewebe von Ratte und Mensch
lassen an der Existenz dieses Rezeptors keinen Zweifel, da hohe
spezifische Bindung, regionale Verteilungsmuster und Sättigungs-
kinetik beobachtet wurden (37, 48). Die Fähigkeit verschiedener
Benzodiazepine, 3H-Diazepam aus seiner Bindung zu verdrängen,
ist in Tabelle 2 dargestellt. Die sich daraus ergebende pharmakologische Wirksamkeit korreliert sehr gut mit der muskelrelaxierenden Wirkung an der Katze. Inzwischen sind Benzodiazepine

Tabelle 2. Affinität von Benzodiazepinen zum "Rezeptor"

	Hemmung der Bindung von ^{3}H-Diazepam im Cortex cerebralis	
Wirkstoff	Mensch (nmol)	Ratte (nmol)
Clonazepam	0,87	1,5
Flunitrazepam	2,2	2,8
Lorazepam	2,3	2,7
Triazolam	2,4	2,8
Midazolam	–	3,2
Diazepam	7,4	6,3
Nitrazepam	9,2	6,4
Flurazepam	11	11
Oxazepam	19	14
Bromazepam	21	12
Chlorazepat	44	41
Chlordiazepoxid	360	220
Medazepam	880	600

bekannt mit Stereospezifität der Seitenkette in 3-Stellung, bei
denen das R-Enantiomer unwirksam ist.

Benzodiazepine verstärken die impulshemmende Wirkung von Gammaaminobuttersäure (GABA). Der Rezeptor bildet eine funktionelle,
nicht strukturelle Einheit für beide Substanzen (37).

III. Wirkungen am Menschen

Die Benzodiazepine haben komplexe Wirkungen beim Menschen:
1. Sedierung bis Hypnose,
2. Anxiolyse,
3. Amnesie,
4. Muskelerschlaffung.
Entscheidend für eine vergleichende Wertung ist die Frage, ob
diese Wirkungen substanzspezifisch oder dosisabhängig verschieden sind.

1. Sedierung bis Hypnose

Die Wirkung verschiedener Benzodiazepine auf das ZNS wurde in
unserer Arbeitsgruppe durch elektroenzephalographische Auf-

zeichnungen untersucht und auf parenteral applizierbare Substanzen beschränkt. Da die nach oraler Gabe für verschiedene Benzodiazepine gemessenen Plasmakonzentrationen erhebliche Streubreiten aufweisen, eignet sich diese Applikationsform weniger für vergleichende Studien an kleineren Probandenkollektiven. Als günstigste Darstellungsform erschien uns das Vigilosomnogramm. Die Originalkurven werden in 40-Sekunden-Epochen visuell ausgewertet und nach dem von KUGLER angegebenen Schema bestimmten Vigilanzindizes zugeordnet (33).

Der Übergang von tranquillierender zu sedierender und hypnotischer Wirkung ist für die meisten Benzodiazepine fließend und im wesentlichen eine Frage der Dosis bzw. Applikationsdauer. In Abb. 4 a und 4 b ist die Wirkung aufsteigender Dosen von Lormetazepam i.v. exemplarisch dargestellt. Nach den niedrigsten Dosierungen kam es zu Ermüdung mit leichten Schlafstadien. Erst ab 0,5 mg war eine stärkere Wirkung erkennbar. Nach 1,0 mg ergab sich ein beträchtlicher Wirkungszuwachs mit hypnotischen Effekten. Die Induktion erfolgte nach 2 und 4 mg etwas rascher. Der Zuwachs an maximaler Wirkung ging im wesentlichen zu Lasten einer Wirkungsverlängerung. Aus der graphischen Darstellung dieser Dosis-Wirkungs-Relation kann man in Übereinstimmung mit den klinischen Zeichen bei Dosen bis 0,5 mg/70 kg von tranquillierenden, ab 1 mg/70 kg von hypnotischen Effekten sprechen. Orientierende EEG-Untersuchungen wurden auch mit Lorazepam - 1 mg, 2 mg, 3 mg und 4 mg jeweils pro 70 kg - durchgeführt (Abb. 5).

Im Vergleich Lormetazepam zu Flunitrazepam (n = 12) ist die hypnotische Potenz beider Substanzen nach 0,5 und 1,0 mg/70 kg etwa gleich. Nach 2 mg war Flunitrazepam in Anflutung und Wirkungsdauer überlegen (Abb. 6) (11).

Die Äquivalenzdosen von Lormetazepam zu Diazepam und Lorazepam wurden aus mittlerer Latenzzeit, Einschlafzeit (Stadium C_0) und Dauer der hypnotischen Wirkung berechnet. Daraus ergibt sich folgende Wertung der genannten Benzodiazepine nach i.v. Applikation (11):
Lormetazepam   1 mg
Flunitrazepam   1 mg
Lorazepam   2 mg
Diazepam   7 mg
(alle Angaben pro 70 kg).

Nach höheren Dosen wirken Lormetazepam, Flunitrazepam und Lorazepam relativ länger als Diazepam. Gleichzeitig wird die hypnotische Wirkung von Flunitrazepam besonders in der Induktionsphase verstärkt. Bemerkenswert erscheint, daß alle Versuchspersonen nach Lorazepam in allen Dosisbereichen zyklische Variationen der Schlaftiefe zeigten (Zeitdauer ca. 90 min) (Abb. 5). Bei den anderen Substanzen nahm die Schlaftiefe individuell unterschiedlich schnell, aber eher gleichmäßig zu. Rhythmische Variationen der Schlaftiefe wurden erst in der Aufwachphase beobachtet. DUNDEE et al. (17) beobachteten auch nach i.v. Injektion von 4,0 mg Lorazepam einen stark verzögerten Wirkungseintritt. Damit scheidet die Substanz als Einleitungshypnotikum aus, obwohl sie ein stark und lang wirkendes Benzodiazepin ist.

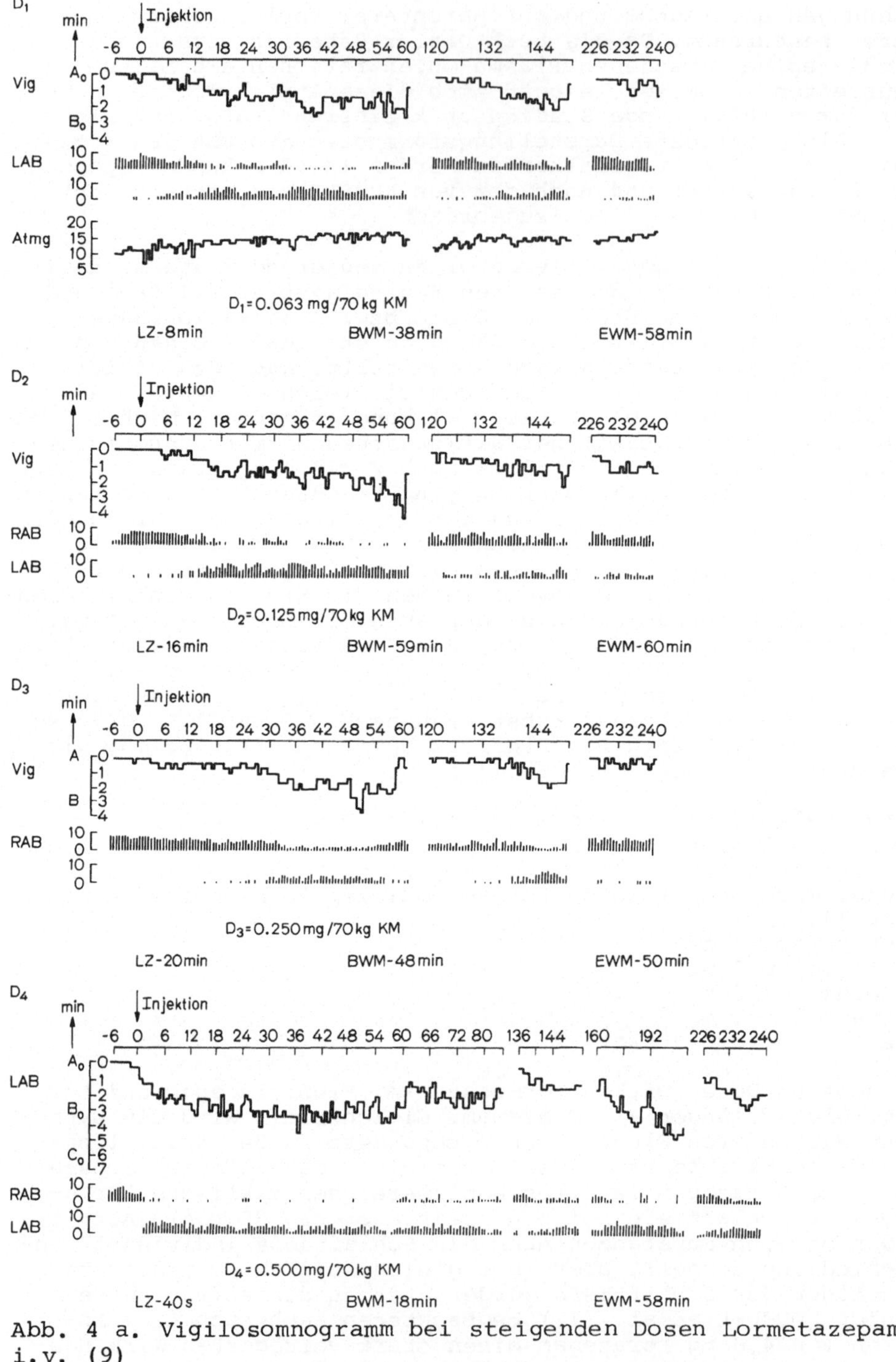

Abb. 4 a. Vigilosomnogramm bei steigenden Dosen Lormetazepam i.v. (9)

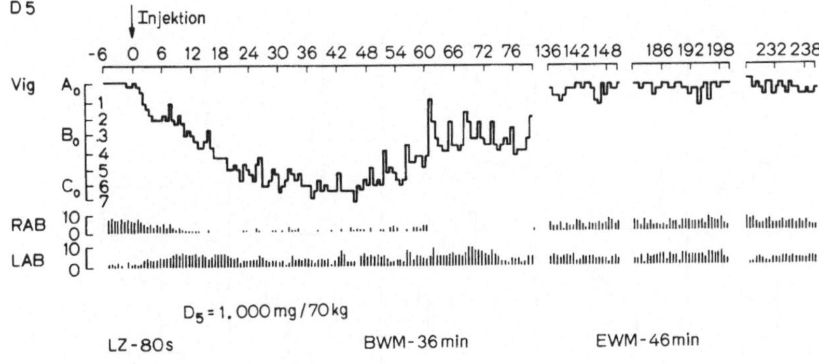

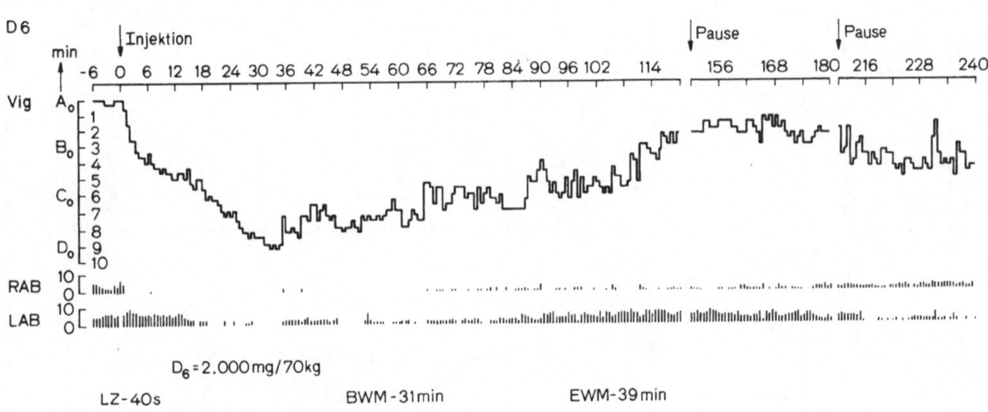

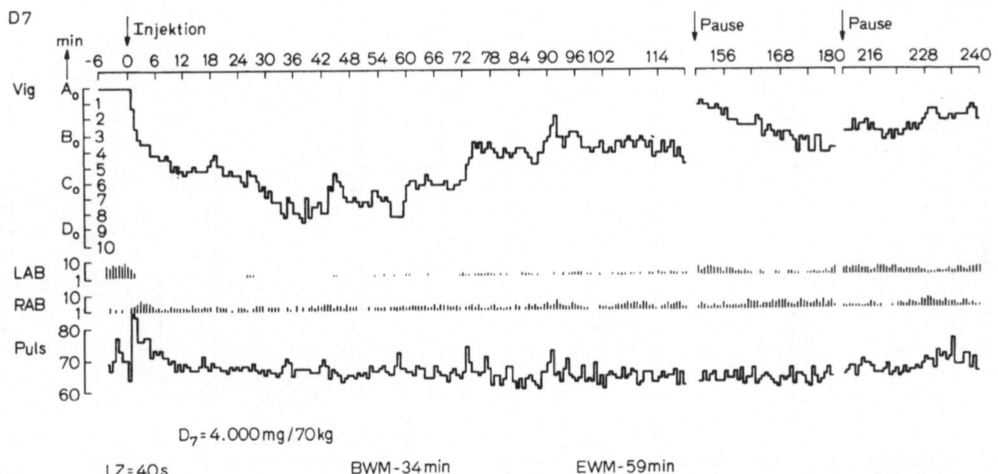

Abb. 4 b. Vigilosomnogramm bei steigenden Dosen Lormetazepam i.v. (9)

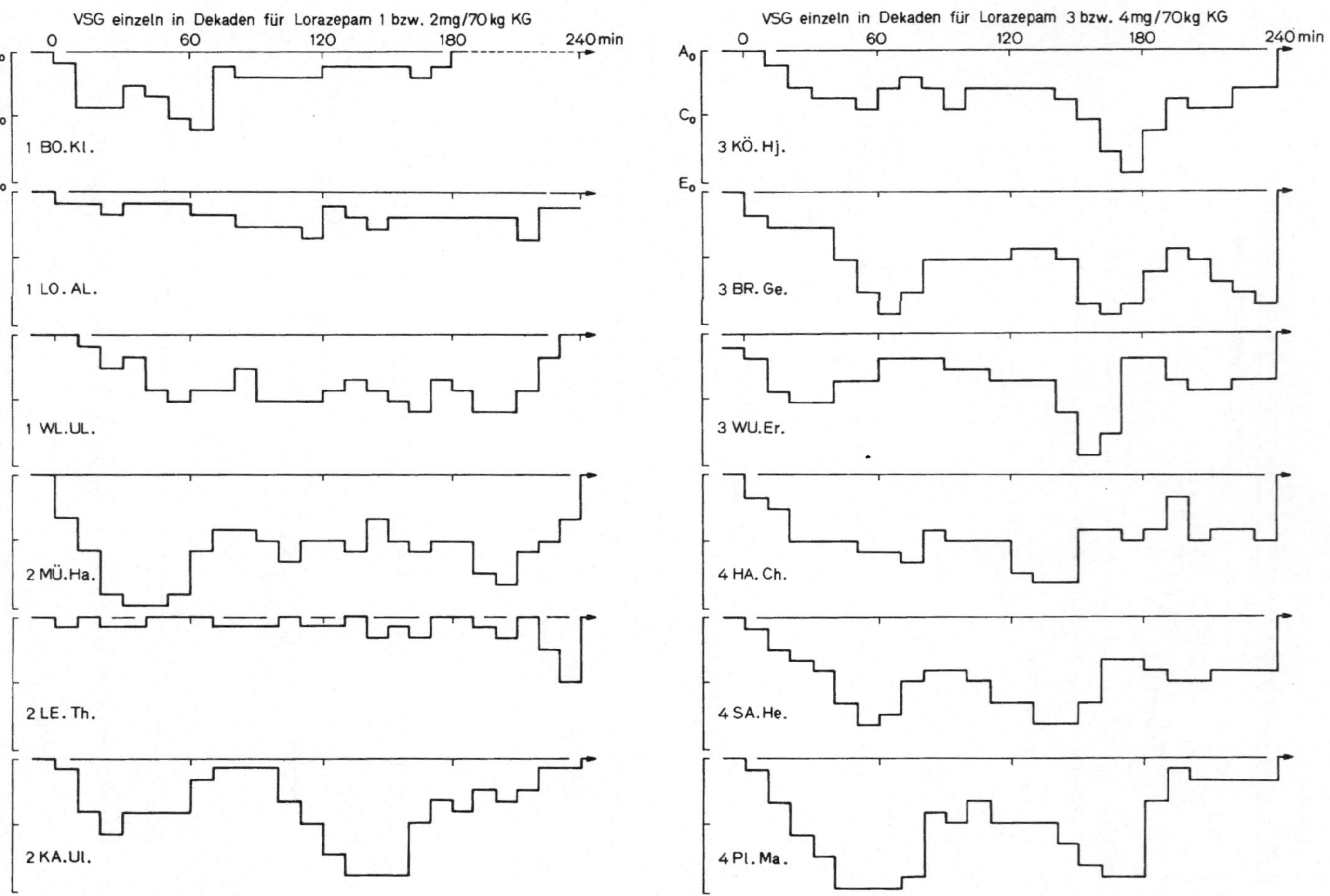

Abb. 5. Vigilosomnogramm bei steigenden Dosen von Lorazepam

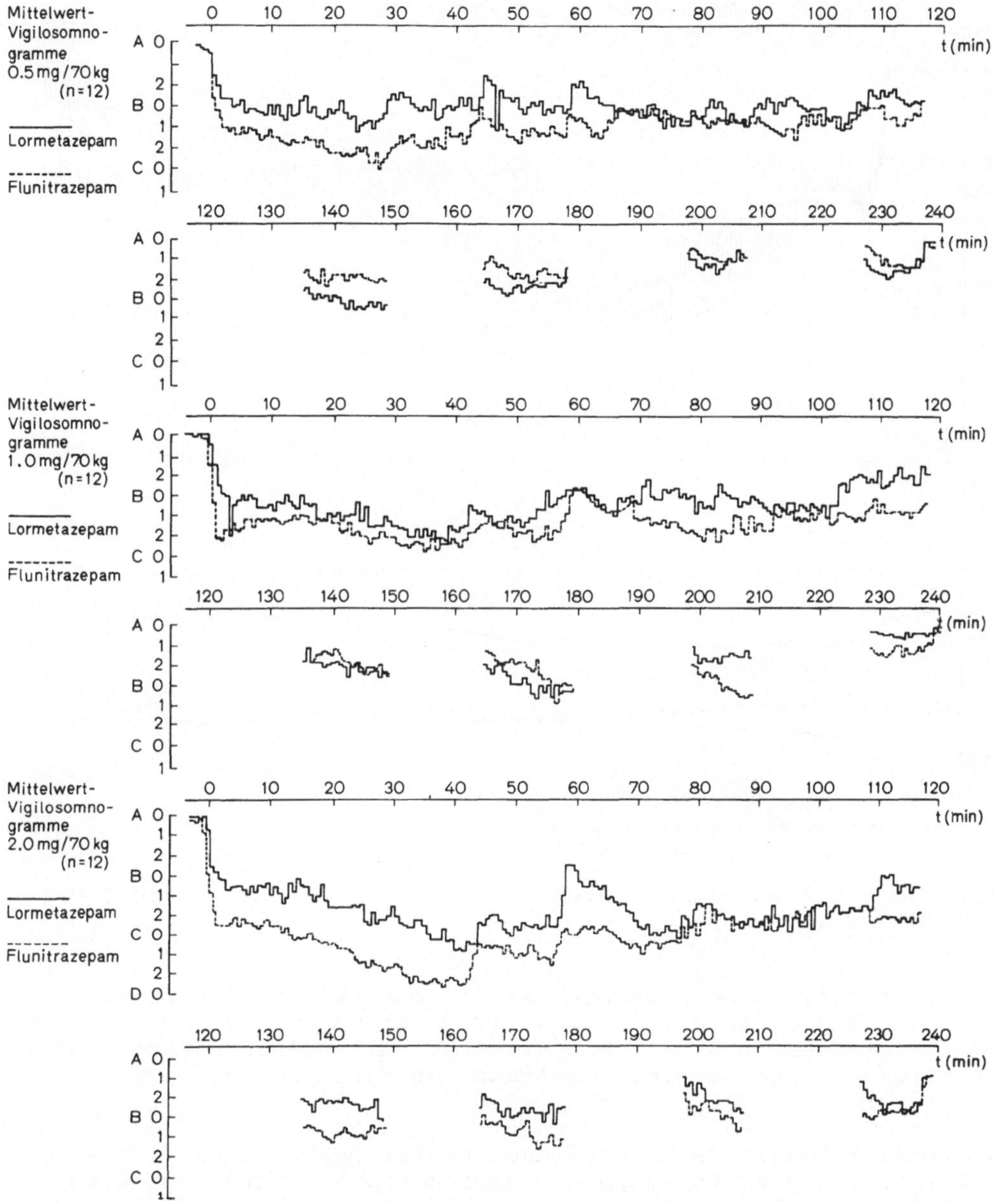

Abb. 6. Vigilosomnogramme bei Lormetazepam und Flunitrazepam (11)

Midazolam - die jüngste Neuentwicklung - ist das erste wasserlösliche Benzodiazepin mit einer sehr kurzen Halbwertszeit von
ca. 2 h. Die Dosis-Wirkungs-Kurve (22) zeigt bereits nach der
niedrigsten Gabe von 0,025 mg/kg kurzzeitig tiefe hypnotische
Stadien, deren Dauer mit höheren Dosen zunimmt. Nach 0,15 mg/kg
(Injektionszeit 15 s) (Abb. 7) (10) werden relativ zuverlässig
(geringe Streubreite) mittlere hypnotische Stadien in 1 - 4 min
erreicht. Die Wirkung läßt im Gegensatz zu Flunitrazepam nach

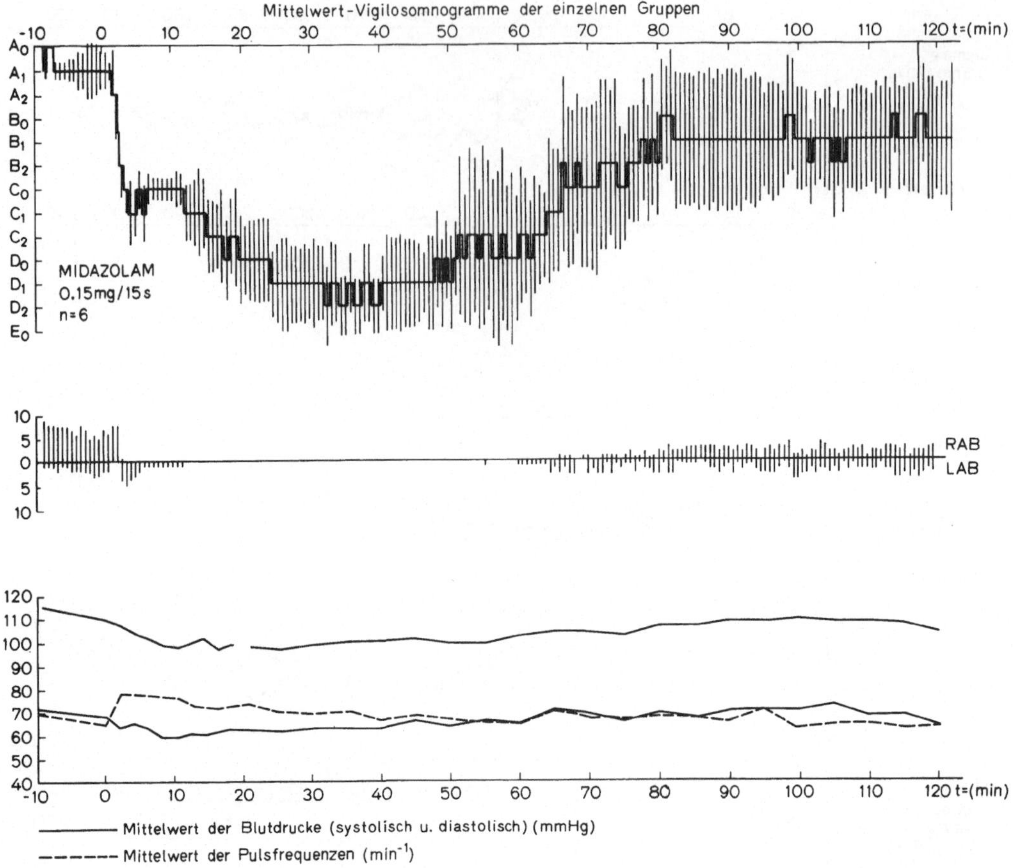

Abb. 7. Vigilosomnogramm nach 0,15 mg/kg Midazolam (Injektionszeit 15 s) (10)

1 h nach (11). Bemerkenswert ist die gute Bioverfügbarkeit nach
i.m. Injektion. Nach 0,12 mg/kg (n = 12) wurden mittlere hypnotische Stadien in 8 - 38 min erreicht. Allerdings war nach Dosen über 0,05 mg/kg i.m. die Atmung in Einzelfällen deutlich
beeinträchtigt (21).

Im unteren Dosisbereich sind die sedativ-hypnotischen Effekte
von Lormetazepam, Lorazepam, Diazepam und Flunitrazepam etwa
gleich. Nach höheren Dosen wirken Flunitrazepam und Lorazepam
relativ am längsten mit deutlichen Unterschieden in der Induktionsphase. Midazolam nimmt eine Sonderstellung ein: kurze Anflutung mit allmählichem Übergang zu tiefen hypnotischen Phasen (vergleichbar mit Flunitrazepam), aber deutliches Abklingen der Wirkung nach ca. 60 min.

Diese Bewertung der sedativ-hypnotischen Eigenschaften der fünf
Benzodiazepine ist das Ergebnis mehrjähriger EEG-Untersuchungen
unter möglichst standardisierten Laborbedingungen. Die Ergeb-

nisse können nur eingeschränkt auf die Klinik übertragen werden. Die erheblichen Standardabweichungen in den Vigilosomnogrammen sind Ausdruck einer auch klinisch beobachteten starken individuellen Streubreite bei einer Dosierung nach Körpergewicht.

2. Anxiolyse

Der Begriff "Anxiolyse" entstammt ursprünglich der Tierpharmakologie. Versuchstiere werden nach Drücken einer Taste durch Nahrungsangebot belohnt. Dieser Vorgang kann durch Elektroschock bei gleichzeitiger Markierung durch einen Ton unterdrückt werden. In wenigen Wochen lernen die Tiere, nur noch dann zu reagieren, wenn keine Bestrafung erfolgt ("Passiver Vermeidungs"-, "Bestrafungs"-, "Konflikttest"). Nimmt nun unter der Gabe von Verum die Zahl der nichtbestraften Reaktionen ab, liegt ein zentral-depressiver Effekt vor. Steigt gleichzeitig oder vorwiegend die Zahl der bestraften Reaktionen, die nach der Trainingsphase gleich Null ist, spricht man von Anxiolyse. Dieses Reaktionsmuster ist den Benzodiazepinen in hohem Maße eigen. Vergleichende Untersuchungen ergaben für Chlordiazepoxid die relative Potenz 1, Oxazepam 1,8, Diazepam 3,5 (6). Dauerversuche mit Oxazepam haben gezeigt, daß der ursprünglich vorhandene zentral-depressive Effekt abnahm, der anxiolytische kontinuierlich anstieg (50). In diesen Versuchen sind Phenobarbital, Phenothiazine, Morphin und Butyrophenone unwirksam.

Die Erfassung von Anxiolyse beim Menschen durch physiologische oder biochemische Parameter ist methodisch schwierig. Die größte Aussagekraft ist noch mit bestimmten psychologischen Fragebögen zu erreichen. Anxiolyse erscheint ohne einen gewissen Grad an Sedierung im Sinne von Müdigkeit nicht möglich. Beide Begriffe werden in der klinischen Praxis zu häufig identifiziert. Der Idealvorstellung entspricht eher der anxiolytische, kooperative und nicht der mehr oder weniger hypnotische Patient in vorgezogener Narkose.

Die übliche Prämedikation mit Neuroleptika, Morphinomimetika, Phenothiazinen und Barbituraten macht kaum eine Anxiolyse. Einige Benzodiazepine können dieses wichtige Problem lösen (siehe Beitrag ULSAMER); dennoch muß die präoperative Visite den Vorrang vor jeder pharmakologischen Lösung behalten (34).

3. Amnesie

Anterograde Amnesie ist eine spezifische Eigenschaft von Benzodiazepinen. Die Wirkung ist nach oraler und i.m. Applikation insgesamt schwächer und unsicher (13, 28). Darum lassen sich quantitative Aussagen nur für die i.v. Injektion machen (Tabelle 3) (14, 15, 29, 39). Die Amnesie tritt nach Diazepam, Midazolam und Flunitrazepam rasch ein, erreicht dosisabhängig ein Maximum von 5 - 10 min und hört nach 15 - 30 min auf. Nach Lorazepam setzt sie verzögert ein, erreicht aber ein Plateau, das nach 4 mg/70 kg bis 4 h andauert.

Tabelle 3. Amnesie nach Benzodiazepinen (i.v.)

Substanz				Latenzzeit (min)			Maximum (%)	Dauer	
Diazepam	0,125	mg/	kg	1 -		2	40		
	0,25	mg/	kg	1 -		2	70	> 20 min	KORTTILA et al. (1978)
	0,3	mg/	kg	1 -		2	100		DUNDEE (1979)
Midazolam	5	mg/70	kg	1 -		2	50	> 15 min	DUNDEE und WILSON (1979)
Flunitra-zepam	0,01	mg/	kg	1 -		2	71	> 30 min	KORTTILA et al. (1978)
	0,02	mg/	kg	1 -		2	95		
Lorazepam	2	mg/70	kg	30			50	> 30 min	PANDIT et al. (1976)
	4	mg/70	kg	15			80	4 h	
				90 - 120 (i.m.)					

4. Muskelrelaxierung

Die sogenannte Muskelrelaxierung durch Benzodiazepine beschreibt
ursprünglich das Nachlassen motorischer Leistung im Tierversuch
(Kamintest bzw. Rotationsstabtest). Durch elektrophysiologische
Messungen ist eindeutig belegt, daß es eine spezifische Wirkung
der Benzodiazepine an der neuromuskulären Endplatte nicht gibt
(3, 35, 53). In einem unspezifischen Sinn haben Benzodiazepine
eine "muskelrelaxierende" Wirkung durch Hemmung polysynapti-
scher Reflexmuster auf supraspinaler und spinaler Ebene (8).

IV. Nebenwirkungen

1. Kreislauf

Benzodiazepine haben in klinischer Dosierung keine negativ in-
otrope Wirkung. Der Abfall des arteriellen Mitteldruckes ist
in der Regel gering und durch periphere Vasodilatation bedingt
(16, 25, 26, 52). Daneben wurde für Flunitrazepam und Midazolam
auch eine Senkung der Preload durch Drucksenkung im kleinen
Kreislauf und venöses Pooling beschrieben (44, 50). Bei Patienten mit stark eingeschränkter Myokardleistung und stärkerer Hy-
povolämie (z. B. bei alten Menschen) kann es dagegen zu massi-
vem Blutdruckabfall kommen (23, 26).

2. Atemdepression

Benzodiazepine beeinträchtigen die Atmung (5, 40, 43, 45). Im
allgemeinen ist die Atemdepression gering, sie kann aber klinisch relevant werden, wenn hypnotische Stadien erreicht werden. Durch Erschlaffung der Schlundmuskulatur werden die Atem-
wege verlegt.

Im Gegensatz zu Flunitrazepam (45, 49) haben Lormetazepam und
Lorazepam praktisch keinen negativen Effekt auf die Atmung.
Nach Lorazepam wurden zyklische Variationen des Zugvolumens
beobachtet, wie sie ähnlich im Tiefschlaf auftreten (1, 7).
Midazolam 0,15 mg/kg führt zu einer signifikanten Verschiebung
der CO_2-Antwortkurve, vergleichbar 0,3 mg/kg Diazepam (1, 18).
Wegen der guten Bioverfügbarkeit der Substanz nach i.m. Applikation war in eigenen Versuchen bereits ab 0,075 mg/kg in Einzelfällen eine Unterstützung der Atmung durch Esmarchschen Handgriff und Guedel-Tubus nötig (11).

3. Venenreizung

Die klinische Anwendung der Benzodiazepine (Tabelle 4 a) wird
belastet durch ihre schlechte Gewebsverträglichkeit. Die i.m.
Injektion kann sehr schmerzhaft sein (in unseren Untersuchungen bei gleichem Injektionsvolumen bis 60 %), macht aber keine
länger dauernden Beschwerden.

Tabelle 4 a. Benzodiazepin-Injektionspräparate

Wirkstoff	Abkürzung	Handelsname	Wirkstoff-gehalt (mg/ml)	Ampulle Vol. (ml)
Diazepam	DZ	Valium	5	2
Lorazepam	LRZ	Ativan	4	1
Flunitrazepam	FZ	Rohypnol[++]	1	2
Clonazepam	CZ	Rivotril[++]	0,5	2
Lormetazepam	LMZ	Noctamid	0,2	10
Midazolam	MZ		5	3

[++]Zwei-Ampullen-Präparat (+ 1 ml Diluens = Aqua pro inj.)

Tabelle 4 b. Zusammensetzung der Benzodiazepin-Solvenzien (in Prozent pro ml)

Hilfsstoffe	DZ	LRZ	FZ	CZ	LMZ	MZ
Aqua bidest.	45		50,5	50	50	97
Propylen-glykol	40	80	40	38,5	50	
Polyäthylen-glykol 400		18				
Äthanol	8,5		8	10		
Benzyl-alkohol	1,5	2	1,5	1,5		1
Na-Benzoat	4,9					
Na-Acetat					0,005	
Essigsäure			Spur		Spur	
Na-Chlorid						0,5
HCl						2,8
Na-Hydroxyd						Spur
pH	6,3 - 6,9	5,0 - 5,6	4,0 - 4,6		7,7	3,3

Dagegen treten nach i.v. Injektion nicht selten ausgedehnte Thrombophlebitiden auf, deren Folgeerscheinungen mehrere Wochen anhalten können. Für diese Komplikation werden die Lösungsvermittler, besonders Propylenglykol, verantwortlich gemacht. Die Bestandteile der Solvenzien sind in Tabelle 4 b zusammengefaßt. Da der Anteil an Propylenglykol pro ml Inhalt - mit Ausnahme von Midazolam - bei allen Substanzen etwa gleich ist, kann darin nicht die einzige Ursache für die Venenreizung liegen. Kontrollierte Studien haben ergeben, daß Diazepam die höchste

Komplikationsrate in Häufigkeit und Schweregrad verursacht (24, 36). In unseren eigenen Untersuchungen bestanden keine Unterschiede für Injektionsschmerz und Venenkomplikationen am Handrücken zwischen Diazepam, Lorazepam und Lormetazepam. Dagegen war Lormetazepam deutlich besser verträglich als Diazepam nach Injektion in eine Unterarmvene oder in eine laufende Infusion, obwohl die mitinjizierte Menge Propylenglykol viermal größer war. Venenreizungen durch Benzodiazepine sind also substanzspezifisch oder abhängig von der - unterschiedlichen - Konzentration der Wirksubstanz pro ml. Daß eine Venenreizung mindestens teilweise auch substanzbedingt ist, bestätigen unsere Untersuchungen mit Midazolam, dem ersten wasserlöslichen Benzodiazepin ohne die üblichen Solvenzien. In Tierversuchen war die Substanz ausgezeichnet verträglich (38). Dagegen beobachteten wir unter standardisierten Bedingungen noch 25 % Venenreizungen nach Injektion in den Handrücken. Ausbreitung und Zeitdauer waren aber im Gegensatz zu den anderen Benzodiazepinen sehr beschränkt. Bei Injektion in eine Unterarmvene oder in die laufende Infusion traten keine Gefäßkomplikationen auf. Damit schneidet Midazolam mit Abstand günstiger ab als die anderen Benzodiazepine.

Die Faktoren, die die Gefäßtoxizität von Benzodiazepinen beeinflussen bzw. vermindern, sind in Tabelle 5 zusammengefaßt.

Versuche mit anderen Lösungsvermittlern als Propylenglykol verbesserten die Gefäßverträglichkeit (31, 47). Wegen seiner histaminliberierenden Wirkung kann Cremophor nicht als Fortschritt betrachtet werden. Durch Zugabe von Intralipid werden Komplikationen verhindert, die Wirksamkeit nimmt aber beträchtlich ab (20).

4. Verkehrstüchtigkeit

Die Wirkung der Benzodiazepine wird begleitet von Schwindel, Verwirrtheit, Doppeltsehen, Schwächegefühl, Ataxie. Diese Phänomene werden nach mittleren Dosierungen durch die sedativhypnotische Komponente überdeckt. Bei hohen Dosierungen nimmt die hypnotische Wirkung nicht regelmäßig zu. Daraus resultiert eine relative Zunahme der genannten Nebenwirkungen. Besondere Beachtung verdient die Amnesie, die jedenfalls partiell auch bei den in dieser Hinsicht schwächer wirksamen Benzodiazepinen länger andauern kann. Das Problem der sogenannten Straßenverkehrstüchtigkeit spielt heute nicht mehr die gleiche Rolle wie früher, weil die Sicherheitsgrenzen allgemein sehr weit gezogen werden. Entsprechende Empfehlungen sind in Tabelle 6 (30, 46) zusammengefaßt. Daraus ergibt sich, daß Lorazepam und Flunitrazepam in höheren Dosen für ambulante Eingriffe eher ungeeignet sind. Die Empfehlungen für Midazolam und Lormetazepam sind das Ergebnis von Untersuchungen mit dem Wiener Reaktionsgerät und fünf weiteren Leistungstesten bis 4 h nach Injektion.

Tabelle 5. Injektionsschmerz und Gefäßkomplikationen durch Benzodiazepine

	Zunahme ⟵		⟶ Abnahme
Substanz	Diazepam – Flunitrazepam – Lorazepam – Lormetazepam – Midazolam		
Venendurchmesser	Hand	Unterarm	Ellenbeuge
Injektionsgeschwindigkeit	schnell	–	langsam
Konzentration	unverdünnt – ad 10 ml Glukose 5 % – in laufende Infusion		
Lebensalter	alt	–	jung
Solvens	Propylenglykol – Cremophor/Polyäthylenglykol – Intralipid 20 %		

Tabelle 6. Klinische Symptome und Verkehrstüchtigkeit nach Benzodiazepinen (30, 46; eigene Ergebnisse)

Substanz		Empfohlener Krankenhaus- aufenthalt h	Verkehrs- tüchtigkeit (h nach Applikation)
Diazepam i.v.	0,15 mg/kg	2	8
	0,30 mg/kg	2 - 3	10
	0,45 mg/kg	3 - 4	10
Flunitrazepam i.v.	0,01 mg/kg	2	8
	0,02 - 0,03 mg/kg	3 - 4	24
Lorazepam	2,5 mg/70 kg	4	12
	4 mg/70 kg	6	24
Lormetazepam	1 mg/70 kg	2 - 3	8
	2 mg/70 kg	3 - 4	12
Midazolam	0,15 mg/kg	3	6

V. Anwendung

Benzodiazepine werden in allen Bereichen der Anästhesie angewendet. Für die Prämedikation bieten sie sich an wegen ihrer vermutlich anxiolytischen und sedierend-hypnotischen Wirkung. Das Problem der Gewebsverträglichkeit kann durch orale Applikation umgangen werden. Für die abendliche Prämedikation bzw. bei langen Wartezeiten am Operationstag sind die langwirkenden Substanzen Lorazepam und Flunitrazepam besonders geeignet. Bei Lorazepam ist der stark verzögerte Wirkungseintritt zu beachten. Für ambulante Eingriffe sind kürzer wirkende Substanzen vorzuziehen. Midazolam i.m. in niedriger Dosierung könnte eine Lücke füllen, weil die Sedierung nach 15 - 30 min eintritt.

Der Stellenwert von Benzodiazepinen zur Narkoseeinleitung ist nach wie vor kontrovers. Als Routineverfahren sind sie nicht geeignet, weil die Wirkung gegenüber den klassischen i.v. Hypnotika verzögert eintritt mit großer Variationsbreite von Zeit und Dosis. Nach den Ergebnissen unserer EEG-Studien und in der klinischen Prüfung an Patienten schneidet Midazolam in dieser Hinsicht relativ günstig ab, ohne voll zu befriedigen. Lorazepam und Lormetazepam sind für diesen Zweck ungeeignet. Diese Nachteile der Benzodiazepine ergeben sich nicht bei der Narkoseunterhaltung. Schon vor Jahren wurde vorgeschlagen, mit Benzodiazepinen anstelle von DHB den hypnotischen Anteil der "Balanced anaesthesia" durchzuführen. In einer randomisierten Cross-over-Studie (n = 12) haben wir vor kurzem die kombinierte Wirkung von N_2O mit DHB bzw. Lormetazepam geprüft. Die N_2O-DHB-Gruppe kam über mäßige hypnotische Stadien nicht hinaus und

zeigte starke neuroleptische Nachwirkungen. Bei der Kombination
N₂O-Lormetazepam wurde ein tiefes hypnotisches Plateau erreicht
(12). Diese Beobachtungen sind für uns Grund genug, eine balan-
cierte Anästhesie nicht mehr mit DHB durchzuführen. Bei Eingriffen von ca. 1 h ist Midazolam wegen seiner relativ kurzen Wirkung vorzuziehen.

In der Intensivmedizin ist aus diagnostischen und pflegerischen
Gründen ein relaxierter, aber kooperativer Patient erwünscht.
Sorgfältige Studien mit Benzodiazepinen unter dem Kriterium der
Anxiolyse sind notwendig, um auf diesem wichtigen Gebiet zu be-
gründeten Wertungen zu kommen. Ob die bekannte Kumulation von
Metaboliten bei Dauerapplikation von Diazepam klinische Bedeutung hat, steht dahin, solange nichts über die Korrelation von
Blutkonzentration zur Rezeptorbindung bekannt ist. Dieses Problem entsteht nicht bei der Anwendung von Lorazepam und Lormetazepam (Inaktivierung durch Glucuronisierung und Ausscheidung
über die Niere). Leider sind beide Substanzen in Deutschland
für die parenterale Injektion nicht oder noch nicht im Handel.

Benzodiazepine senken die Hirndurchblutung und den Sauerstoffverbrauch etwa gleich stark. Sie verhindern die Ausbreitung von
Krampfpotentialen, unterdrücken aber nicht den Herd selbst (2,
4, 41, 42, 48).

<u>Literatur</u>

1. ADEOSHUN, I. O., HEALY, T. E. J., PATRICK, J. M.: Ventilatory
   pattern following diazepam and lorazepam. Anaesthesia 34, 450
   (1979)

2. BERNTMAN, L., WELSH, F. A., BIAN ROSA, I. J., HARP, J. R.:
   Diazepam fails to protect brain tissue in hypoxic stress.
   Anesthesiology 51, 202 (1979)

3. BRADSHAW, E. G., MADDISON, S.: Effect of diazepam at the neuromuscular junction. Brit. J. Anaesth. 51, 955 (1979)

4. CARLSON, C., HAGERDAL, M., KAASIK, A., SIESJO, B. K.: The
   effects of diazepam on cerebral blood flow and oxygen consumption in rats and its synergistic interaction with nitrous
   oxide. Anesthesiology 45, 319 (1976)

5. CATCHLOVE, R. F., KAFER, E. R.: Effects of diazepam on respiratory response to carbon dioxide and on steady-state gas
   exchange. Anesthesiology 34, 9 (1971)

6. COOK, L., DAVIDSON, A. B.: Effects of behaviorally active
   drugs in a conflict-punishment procedure in rats. In: The
   benzodiazepines (eds. S. GARATTINI, E. MUSSINI, L. O. RAN-
   DALL), p. 327. New York: Raven Press 1973

7. CORMACK, R. S., MILLEDGE, J. S., HANNING, C. D.: Respiratory
   effects and amnesia after premedication with morphine or
   lorazepam. Brit. J. Anaesth. 49, 351 (1977)

8. DAVIES, J., POLC, P.: Effect of a water soluble benzodiazepine on the responses of spinal neurones to acetylcholine and excitatory amino acid analogues. Neuropharmacology 17, 217 (1978)

9. DOENICKE, A., KUGLER, J., KROPP, M., LAUB, M., KALBFLEISCH, G.: Der hypnotische Effekt des neuen Benzodiazepinderivats Lormetazepam nach intravenöser Injektion. Anaesthesist 28, 578 (1978)

10. DOENICKE, A., KUGLER, J., SUTTMANN, H., GROTE, B., DONNER, W.: Midazolam: Abhängigkeit der Schlaftiefe von Injektionszeit und Dosis. Anaesthesist 29, 637 (1980)

11. DOENICKE, A., KUGLER, J., SUTTMANN, H., GROTE, B., OTT, H.: New benzodiazepines. Vortrag 7th World Congress of Anaesthesiologists. Hamburg, 14. - 21.9.1980

12. DOENICKE, A., KUGLER, J., SUTTMANN, H., ULSAMER, B., OTT, H.: Modern trends in the investigation of psychotropic drugs. Vortrag 7th World Congress of Anaesthesiologists. Hamburg, 14. - 21.9.1980

13. DUNDEE, J. W., McGOWAN, W. A. W., LILBURN, J. K., McKAY, A. C., HEGARTY, J. E.: Comparison of the actions of diazepam and lorazepam. Brit. J. Anaesth. 51, 439 (1979)

14. DUNDEE, J. W.: Benzodiazepine sedation-amnesia. In: Intravenous anaesthetic agents (ed. J. W. DUNDEE). London: Arnold 1979

15. DUNDEE, J. W., WILSON, D. B.: Amnesic action of midazolam. Anaesthesia 35, 459 (1980)

16. DUNDEE, J. W., JOHNSTON, H. M. L., GRAY, R. C.: Lorazepam as a sedative-amnesic in an intensive care-unit. Curr. med. Res. Opin. 4, 290 (1976)

17. DUNDEE, J. W., LILBURN, J. K., NAIR, S. G., GEORGE, K. A.: Studies of drugs given before anaesthesia. XXVI: Lorazepam. Brit. J. Anaesth. 49, 1047 (1977)

18. FORSTER, A., GARDAZ, J.-P., SUTER, P. M., GEMPERLE, M.: Comparative respiratory effects of midazolam and diazepam. Anesthesiology 51, Suppl. 383 (1979)

19. GAMBLE, J. A. S., DUNDEE, J. W., GRAY, R. C.: Plasma diazepam concentrations following prolonged administration. Brit. J. Anaesth. 48, 1087 (1976)

20. GJESSING, J., TOMLIN, P. T.: An unusual solvent. Brit. J. Anaesth. 49, 954 (1977)

21. GROTE, B., DOENICKE, A., KUGLER, J., DONNER, W.: Ro 21-3981 - Midazolam. Pharmakodynamische Wirkungen und Nebenwirkungen eines neuen Benzodiazepinderivates am Menschen. Vortrag

XVI. Gemeinsame Tagung der Deutschen Gesellschaft für Anaesthesiologie und Intensivmedizin, der Schweizerischen Gesellschaft für Anaesthesiologie und Reanimation, der Österreichischen Gesellschaft für Anaesthesiologie, Reanimation und Intensivtherapie. Innsbruck, 5. - 8.9.1979

22. GROTE, B., DOENICKE, A., KUGLER, J., SUTTMANN, H., LAUB, M.: Midazolam: Dosisfindung mit Hilfe des Encephalogramms. Anaesthesist 29, 635 (1980)

23. HALDEMANN, G., HOSSLI, G., SCHAER, H.: Die Anaesthesie mit Rohypnol (Flunitrazepam) und Fentanyl beim geriatrischen Patienten. Anaesthesist 26, 168 (1977)

24. HEGARTY, J. E., DUNDEE, J. W.: Sequelae after the intravenous injection of three benzodiazepines - diazepam, lorazepam and flunitrazepam. Brit. med. J. 1977 II, 1384

25. JONES, D. J., STEHLING, L. C., ZANDER, H. L.: Cardiovascular responses to diazepam and midazolam maleate in the dog. Anesthesiology 51, 430 (1979)

26. KRAMER, M., SCHLEUSSNER, E., SCHMIDT, M., WALTER, P., HEMPELMANN, G.: Cardiovascular effects of midazolam, a new water-soluble benzodiazepine. Vortrag 7th World Congress of Anaesthesiologists. Hamburg, 14. - 21.9.1980

27. KLOTZ, U.: Klinische Pharmakokinetik von Diazepam und seinen biologisch aktiven Metaboliten. Klin. Wschr. 56, 895 (1978)

28. KORTTILA, K., LEVÄNEN, J., AUVINEN, J.: Failure of intramusculary administered lorazepam and scopolamine morphine premedication to procedure amnesic effects to supplement conduction anaesthesia. Acta anaesth. scand. 24, 325 (1980)

29. KORTTILA, K., SAARNIVAARA, L., TARKKANEN, J., HIMBERG, J.-J., HYTÖNEN, M.: Comparison of diazepam and flunitrazepam for sedation during local anaesthesia for bronchoscopy. Brit. J. Anaesth. 50, 281 (1978)

30. KORTTILA, K.: Minor outpatient anaesthesia and driving. Mod. Probl. Pharmacopsychiat. 11, 91 (1976)

31. KORTTILA, K., AROMAA, M.: Venous complications after intravenous injections of diazepam, flunitrazepam, thiopentone and etomidate. Acta anaesth. scand. 24, 227 (1980)

32. KUGLER, J., DOENICKE, A., SUTTMANN, H., LAUB, M., SPETH, M., WOELLER, L.: Ein Vergleich des hypnotischen Effektes von Flunitrazepam und Lormetazepam. In: Lormetazepam/Noctamid (eds. A. DOENICKE, H. OTT). In: Anaesthesiologie und Intensivmedizin, Bd. 133. Berlin, Heidelberg, New York: Springer 1980

33. KUGLER, J., JOHANNES, K. J., LAUB, M., TULUWEIT, K.: Elektroencephalographische Vigilanzbestimmungen nach Gabe von Amitriptylin-N-oxid. Arzneimittel-Forsch. $\underline{28}$, 475 (1978)

34. LEIGH, J. M., WALKER, J., JANAGANATHAN, P.: Effect of preoperative anaesthesia visit on anxiety. Brit. med. J. 1977 II, 987

35. MARTIUS, H. F.: The influence of diazepam on the dosage of muscle-relaxants during anaesthesia. Anaesthesist $\underline{24}$, 1 (1975)

36. MIKKELSEN, H., HOEL, T. M., BRYNE, H., KROHN, C. D.: Local reactions after i.v. injections of diazepam, flunitrazepam and isotonic saline. Brit. J. Anaesth. $\underline{52}$, 817 (1980)

37. MÖHLER, H., OKADA, T.: The benzodiazepine receptor in human brain. In: Sleep research (eds. R. C. PRIEST, A. PLETSCHER, J. WARD). MT Press Limited

38. PAGANO, R. R., GRAHAM, C. W., GALLIGAN, M., CONNOR, J. T., KATZ, R. L.: Histopathology of veins after intravenous lorazepam and Ro 21-3981. Canad. Anaesth. Soc. J. $\underline{25}$, 50 (1978)

39. PANDIT, S. K., HEISTERKAMP, D. V., COHEN, P. J.: Further studies of the anti-recall effect of lorazepam: A dose-time-effect relationship. Anesthesiology $\underline{45}$, 495 (1976)

40. PLEUVRY, B. J., MADDISON, S. E., ODEH, R. B., DODSON, M. E.: Respiratory and psychological effects of oral temazepam in volunteers. Brit. J. Anaesth. $\underline{52}$, 901 (1980)

41. ROCKOFF, M., INGVAR, M., GAGNON, R., RAY, K., NAUGHTON, K. V. H., MARSHALL, L. F., SHAPIRO, H. M.: Cerebral circulatory and metabolic responses to intravenously administered lorazepam. Anesthesiology $\underline{51}$, Suppl. 42 (1979)

42. ROSSI, G. F., DiROCCO, C., MAIRA, G., MEGLIO, M.: Experimental and clinical studies on the anticonvulsant properties of a benzodiazepine derivative, clonazepam (Ro 5-4023). In: The benzodiazepines (eds. S. GARATTINI, E. MUSSINI, L. O. RANDALL), p. 461. New York: Raven Press 1973

43. RUDOLF, M., GEDDES, D. M., TURNER, J. A., SAUNDERS, K. B.: Depression of central respiratory drive by nitrazepam. Thorax $\underline{78}$, 97 (1978)

44. SAMUELSON, P. N., REVES, J. G., DOLE, K., SMITH, L. R., LINNAN, M.: Midazolam-N_2O induction in ischemic heart disease patients. Anesthesiology $\underline{51}$, 104 (1979)

45. SCHMITZ, J. E., LOTZ, P., BOCK, K. H., FISSELER, A., AHNEFELD, F. W.: Auswirkungen des Flunitrazepam auf die Atmung. In: Rohypnol (Flunitrazepam). Pharmakologische Grundlagen - Klinische Anwendung. Klinische Anästhesiologie und Intensivtherapie (eds. F. W. AHNEFELD, H. BERGMANN, C. BURRI, W. DICK, M. HALMAGYI, G. HOSSLI, E. RÜGHEIMER), Bd. 17, p. 67. Berlin, Heidelberg, New York: Springer 1978

46. SEPPÄLÄ, T., KORTTILA, K., HÄKKINEN, S., LINNOILA, M.: Residual effects and skills related to driving after a single oral administration of diazepam, medazepam or lorazepam. Brit. J. clin. Pharmacol. 3, 831 (1976)

47. SIEBKE, H., ELLERTSEN, B. B., LIND, B.: Reactions to intravenous injections of diazepam. Brit. J. Anaesth. 48, 1187 (1976)

48. SQUIRES, R. F., BRAESTRUP, C.: Benzodiazepine receptors in rat brain. Nature 266, 732 (1977)

49. SUTTMANN, H., DOENICKE, A., SOHLER, W., HIEBL, R.: Blutgasveränderungen nach Gabe von Lormetazepam und Flunitrazepam. In: Lormetazepam/Noctamid (eds. A. DOENICKE, H. OTT). Anaesthesiologie und Intensivmedizin, Bd. 133, p. 8.1. Berlin, Heidelberg, New York: Springer 1980

50. STEIN, L., WISE, C. D., BERGER, B. D.: Antianxiety action of benzodiazepines: Decrease in activity of serotonin neurons in the punishment system. In: The benzodiazepines (eds. S. GARATTINI, E. MUSSINI, L. O. RANDALL), p. 299. New York: Raven Press 1973

51. STERNBACH, L. H.: Chemistry of 1,4-benzodiazepines and some aspects of the structure-activity relationship. In: The benzodiazepines (eds. S. GARATTINI, E. MUSSINI, L. O. RANDALL), p. 1. New York: Raven Press 1973

52. TARNOW, J., HESS, W., SCHMIDT, D., EBERLEIN, H. J.: Narkoseeinleitung bei Patienten mit koronarer Herzkrankheit: Flunitrazepam, Diazepam, Ketamin, Fentanyl. Anaesthesist 28, 9 (1979)

53. WEBB, S. N., BRADSHAW, E. G.: An investigation in cats into the activity of diazepam at the neuromuscular junction. Brit. J. Anaesth. 45, 313 (1973)

54. ZBINDEN, G., RANDALL, L. O.: Pharmacology of benzodiazepines: Laboratory and clinical correlations. In: Advances in pharmacology (eds. S. GARATTINI, P. A. SHORE), vol. 5. New York: Academic Press

Analgetika

Von S. Fitzal

Einleitung

Die Versuche, den Schmerz durch chemisch definierte Verbindungen zu beeinflussen, lassen sich bis in die Anfänge des vorigen Jahrhunderts zurückverfolgen (20). Trotz intensiver wissenschaftlicher Bemühungen ist aber bis heute die Pharmakotherapie des Schmerzes noch nicht befriedigend gelöst.

Entzündungsbedingte Schmerzen können heute zwar durch eine Vielzahl von Antiphlogistika adäquat und entsprechend ihrem Entstehungsmechanismus behandelt werden, bei vielen Schmerzzuständen, die einer kausalen Therapie noch nicht oder prinzipiell nicht zugänglich sind, wie z. B. bei Neuralgien, bei traumatischen, postoperativen oder bei Karzinomschmerzen, bleibt jedoch als therapeutische Möglichkeit nur die symptomatische Behandlung, bei der durch starke Analgetika die Schmerzwahrnehmung und Schmerzverarbeitung im zentralen Nervensystem ausgeschaltet werden.

Die Stoffklasse der Analgetika wird in drei Hauptgruppen unterteilt:

1. Milde, antipyretische und antiphlogistische, schwach wirksame Analgetika;
2. narkotische, stark wirksame Analgetika: Morphin und dessen Abkömmlinge (Opiate);
3. Endorphine (Opioide).

In der Gruppe der schwach wirksamen Analgetika werden folgende Verbindungsklassen zusammengefaßt:

1. Salicylsäurederivate,
2. Pyrazolon-, Pyrazolidin- und Indolderivate,
3. Anilinderivate.

Allgemeine Wirkungsweise

Die Bildung endogener Pyrogene, ausgelöst durch exogene, in den Organismus gelangende Pyrogene, verursacht eine Umstellung des Temperaturzentrums im Hypothalamus auf höhere Werte. Dabei werden die Hautgefäße verengt und die Schweißsekretion eingeschränkt, um den Wärmeverlust zu vermindern. Diese Neueinstellung des Temperaturfühlers wird durch schwach wirkende Analgetika normalisiert und der umgekehrte Effekt tritt ein, d. h. Vasodilatation der Hautgefäße und Erhöhung der Schweißsekretion.

Die entzündungshemmende und gleichzeitig damit einhergehende analgetische Wirkung beruht vermutlich auf einer Hemmung der

Biosynthese von Prostaglandinen (17). Prostaglandine werden bei
der Irritation von Geweben freigesetzt, ohne daß es dabei zu
einem histologisch erfaßbaren Zelluntergang kommen muß. Andere,
infolge Gewebsschädigung freigesetzte Substanzen sind Kalium
und Kinine, es handelt sich hierbei durchwegs um schmerzauslö-
sende Stoffe. Mit der Beseitigung der Entzündung - der dafür
verantwortliche Wirkungsmechanismus durch schwach wirksame Analgetika ist bislang weitgehend ungeklärt - verschwindet auch
der dadurch verursachte Schmerz. Zu der direkten zentralen analgetischen Wirkung kommt somit eine indirekte periphere hinzu.

1. Salicylsäurederivate
Aspirin (Acetylsalicylsäure)
Ein mildes Analgetikum, zur Behandlung von Kopf- und Zahnschmer-
zen, banalen Infektionen sowie rheumatischen Erkrankungen. 2 h
nach oraler Applikation werden maximale Konzentrationen im Blut
erreicht. In der Leber findet eine enzymatische Inaktivierung
statt. Die Eliminationsgeschwindigkeit ist kleiner als die Re-
sorptionsgeschwindigkeit, weshalb unter Umständen die Gefahr
einer Kumulation besteht. Die Ausscheidung erfolgt vorwiegend
über die Nieren und ist pH-abhängig.

2. Pyrazolon-, Pyrazolidin- und Indolderivate (Strukturformeln: Abb. 1):
Vertreter dieser Gruppe wirken analgetisch, antiphlogistisch
und antipyretisch. Phenazon (Antipyrin) und Aminophenazon (Pyramidon) sind schlecht wasserlöslich, Nor-amidopyrin-methansul-
fonat-Natrium (Novalgin) ist, da gut wasserlöslich, in injizier-
barer Form erhältlich. Phenylbutazon (Butazolidin) wirkt vorwiegend antiphlogistisch, ebenso Oxyphenbutazon (Tanderil). Allen gemeinsam ist die langsame Elimination infolge ihrer starken Bindung an Plasmaproteine und eine hohe tubuläre Rückdif-
fusionsrate. Dies erklärt die Kumulationsgefahr. Bei Plasmakonzentrationen von mehr als 10 mg/100 ml ist mit toxischen Erscheinungen, wie Hyperreflexie und Konvulsionen, zu rechnen.
Terminal kommt es zur Atemlähmung. Weiters ist eine Schädigung
des blutbildenden Systems, wie Agranulozytose und aplastische
Anämie, möglich. Irritationen der Magenschleimhaut in Abhängigkeit von der antiphlogistischen Effizienz sind ebenfalls bekannte Nebenerscheinungen dieser Stoffgruppe.

3. Anilinderivate
Hierzu zählen Phenacetin und Phenacetamol (ben-u-ron). Diese
Präparate bedürfen keiner weiteren Besprechung, da sie wegen
der Gefahr eines chronischen Nierenversagens durch Nekrose der
Nierenpapillen zum Großteil bereits aus dem Handel gezogen wur-
den. Unter chronischem Abusus von Phenacetin kann außerdem
Methämoglobinämie auftreten (4).

Zusammenfassend kann über die Anwendung schwach wirksamer Analgetika gesagt werden, daß deren chronische Zufuhr aufgrund
toxischer Nebenwirkungen gefährlich sein kann. Analgetika dieser Gruppe finden häufig als Kombinationspräparate Anwendung
(Tabelle 1). Acetylsalicylsäure wird neuerdings auch zur Throm-
boseprophylaxe verabreicht.

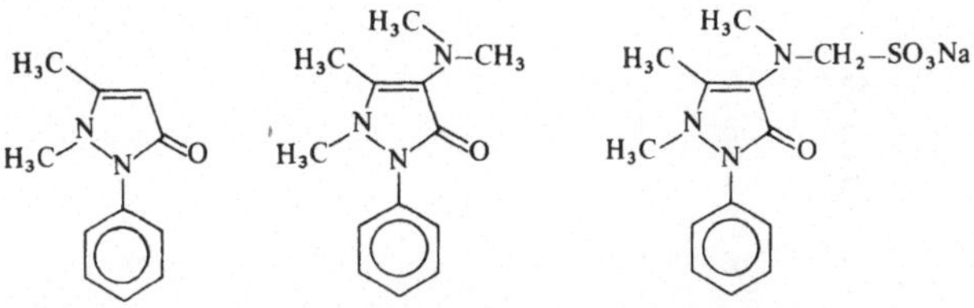

PHENAZON
Antipyrin®

AMINOPHENAZON
Pyramidon®

NOR–AMIDOPYRIN–METHANSULFONAT–NATRIUM
Novalgin®

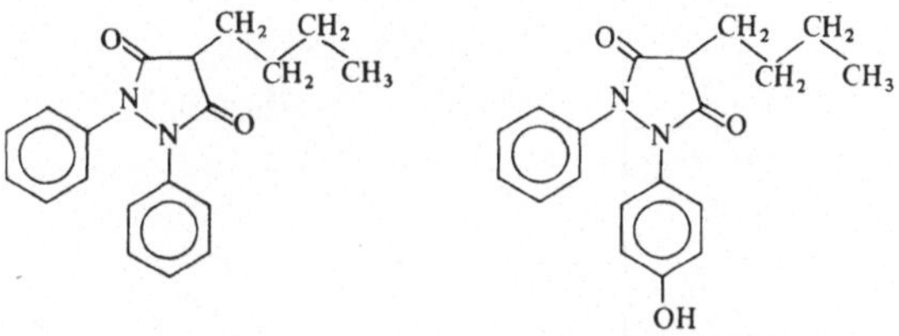

PHENYLBUTAZON
Butazolidin®

OXYPHENYLBUTAZON
Tanderil®

Abb. 1. Strukturformeln schwach wirksamer Analgetika aus der Gruppe Pyrazolon-, Pyrazolidin- und Indolderivate

Stark wirksame Analgetika (Hypnoanalgetika, Opiate)

Die starken Analgetika, als deren Prototyp das Morphin zu betrachten ist, zeigen bekanntlich neben ihrer analgetischen Wirkung in unterschiedlichem Ausmaß charakteristische Begleiterscheinungen, die ihre therapeutische Verwendbarkeit stark einschränken. Hierzu gehören Atemdepression, Obstipation sowie psychische Effekte im Sinne der Euphorie, die bei fortgesetztem Gebrauch psychische Abhängigkeit induziert. Außerdem kommt es zu Toleranz gegenüber der analgetischen und euphorisierenden Wirkung und schließlich zu echter körperlicher Abhängigkeit.

Hypnoanalgetika sind entweder natürlich vorkommende, halbsynthetische oder vollsynthetische Verbindungen (Übersicht Tabelle 2). Obwohl Morphinderivate und synthetische Opiate erhebliche Unterschiede in ihrer chemischen Struktur aufweisen, besitzen sie eine gleichartige, jedoch hinsichtlich der einzelnen Wirkungsparameter ausgeprägte variable pharmakologische Wirkung. Die gemeinsamen Eigenschaften können beispielhaft in der Beschreibung der Pharmakologie des Morphins zur Darstellung kommen (Tabelle 3).

Zentrale Wirkungen

a) Die analgetische Wirkung beruht wahrscheinlich auf einer Beeinflussung der thalamokortikalen Projektionen zu den Assoziationsarealen. Diese zentrale analgetische Wirkung ist spezifisch, da andere Sinnesqualitäten, wie Temperatur, Berührung etc., nicht beeinträchtigt werden. Zumeist wird gleichzeitig Euphorie ausgelöst, ein unrealistisches Gefühl des Wohlbefindens, selten aber auch Dysphorie.

Tabelle 1. Antineuralgische Mischpräparate

Präparate	Pyrazolderivate	Phenacetin Paracetamol	Salicylate	Sedativa	Coffein Codein
Cafaspin			Acetylsalicyl-säure 0,5		Coffein 0,5
Cibalgin	Amino-phenazon 0,22			Allo-barbital 0,03	
Dolviran		Phenacetin 0,2	Acetylsalicyl-säure 0,2	Pheno-barbital 0,025	Codein 0,01
Optalidon	Amino-phenazon 0,125			Butalbital 0,05	Coffein 0,025
Saridon	Propyl-phenazon 0,15	Phenacetin 0,25	Acetylsalicyl-säure 0,25		Coffein 0,03
Thomapyrin		Phenacetin 0,2	Acetylsalicyl-säure 0,25		Coffein 0,05

Tabelle 2. Narkotische Analgetika

	Generischer Name	Handelsname	Dosis mg	Mittlere Wirkdauer/h (bei s.c. Verabreichung)
1. Natürliche Alkaloide (Opiate) (Phenanthrenderivate)	Morphin Codein	Morphin Codein	10 120	4 - 5 4 - 5
2. Halbsynthetische Derivate	Heroin Hydromorphon	 Dilaudid	 1,0 - 1,5	
3. Synthetische Verbindungen	Levorphanol Pentazocin Pethidin/Meperidin Methadon Piritramid Fentanyl Tramadol	Dromoran Fortral Dolantin Polamidon Dipidolor Fentanyl Tramal	2 - 3 30 - 50 80 - 100 7,5 - 10 15 - 20 0,1 75	4 - 5 4 - 5 2 - 3 2 - 4 3 - 5 4 - 5 3 - 4 (postoperative Verabreichung)
	Butorphanol Buprenorphin	 Temgesic	2 - 4 0,3	4 - 5 7 - 8

Tabelle 3. Wirkungen von Morphin

Zentrale Wirkungen	Periphere Wirkungen
Dämpfende Wirkungen	Steigerung des Tonus der glatten Muskulatur am Magen
Analgetisch	
Sedativ, hypnotisch-narkotisch	Pyloruskonstriktion
Atemdepressiv	
Antitussiv	Segmentale Einschnürungen am Darm
Antiemetisch	
	Kontraktion der Blasenmuskulatur und des Sphincter oddi
Erregende Wirkungen	
Emetisch (Früheffekt)	Verminderung des Tonus der Muskulatur der Blutgefäße
Miosis	

b) Morphin besitzt zusätzlich im therapeutischen Dosisbereich
(10 mg) eine <u>sedativ-hypnotische Wirkung</u>. Bei Anwendung höherer Dosen stellt sich ein narkoseähnlicher Zustand ein. Manchmal sind aber auch, besonders bei älteren Patienten, Erregungs-
zustände zu beobachten.

c) Die <u>atemdepressorische Wirkung</u> von Morphin beruht auf einer
Herabsetzung der Empfindlichkeit des Atemzentrums gegenüber der
CO_2-Spannung bzw. der H^+-Ionenkonzentration im Blut bzw. Liquor.
Dieser Effekt tritt bereits in einer subtherapeutischen Dosierung (2 - 4 mg) auf. Es kommt zu einer Abnahme der Atemfrequenz
und des Atemminutenvolumens, durch Depression der pontinen Zentren auch des Atemrhythmus. Dagegen werden andere afferente
Stimuli des Atemzentrums nicht in gleicher Weise beeinflußt:
Die hypoxische Stimulation der Chemorezeptoren bleibt erhalten. Die quantitative Bestimmung einer Opiatwirkung ist deshalb nur über die Messung der Rechtsverschiebung der CO_2-Ant-
wortkurve möglich.

d) Im Gegensatz zu den Wirkungen auf die Atmung, ist die <u>Kreis-
laufbeeinflussung</u> auch in höherer Dosierung sehr gering. Das
Herzminutenvolumen bleibt unverändert, bei einer Abnahme der
Herzfrequenz kommt es zu einer Vergrößerung des Schlagvolumens.
Das Verhältnis zwischen myokardialem Sauerstoffverbrauch und
Herzarbeit wird optimiert.

e) Durch Dämpfung der Erregung des Hustenzentrums wird eine
<u>antitussive Wirkung</u> hervorgerufen.

f) Morphin dämpft auch die reflektorische Erregbarkeit des
<u>Brechzentrums</u>. Dieser Wirkung kann ein emetischer Effekt vor-
ausgehen.

g) Neben den zentral dämpfenden bestehen aber auch zentral er-
regende Wirkungen: Als Früheffekt auf die emetische Trigger-
zone am Boden des IV. Ventrikels, ferner auf den Okulomotorius-
kern, wodurch <u>Miosis</u> ausgelöst wird.

<u>Periphere Wirkungen</u>
<u>Tonussteigerung</u> der glatten Muskulatur, dadurch <u>Pyloruskonstrik-</u>
<u>tion</u>, Hemmung der propulsiven Motorik am Darm, <u>Drucksteigerung</u>
<u>in den Hohlorganen</u> durch Konstriktion der Sphinkteren bei gleich-
zeitiger Steigerung des Tonus der glatten Muskulatur. Der Tonus
der glatten Muskulatur der Blutgefäße wird allerdings durch
Morphin vermindert, dadurch besteht die Gefahr des <u>orthostati-</u>
<u>schen Kollapses</u>. Ursache: Freisetzung von Histamin aus den Ge-
weben.

Durch den Nachweis von Opiatrezeptoren durch verschiedene Arbeitsgruppen (<u>5</u>, <u>16</u>, <u>21</u>, <u>25</u>), deren Verteilung im Organismus
mit den Wirkorten der starken Analgetika übereinstimmt und de-
ren Wirkspezifität über drei verschiedene Rezeptoren (μ, κ , σ)
bereits durch MARTIN bestimmt werden konnte (<u>13</u>), wurde durch
Herstellung synthetischer Analgetika das Ziel verfolgt, Schmerz-
hemmung ohne Beeinflussung der Atmung und der Darmmotorik, ohne
Auslösung von Euphorie und schließlich ohne Toleranz- und Suchtentwicklung zu erreichen. Bisher ist die vollständige Trennung
der einzelnen Wirkungsqualitäten noch nicht gelungen.

So übt <u>Pethidin</u> (Meperidin) prinzipiell ähnliche Wirkungen wie
Morphin auf das ZNS und periphere Organe aus. Seine analgetische Wirkung ist zehnfach schwächer als die des Morphins. Bei
Anwendung analgetischer äquieffektiver Dosen dämpft Pethidin
die Atmung im gleichen Ausmaß wie Morphin. Suchtgefahr besteht
ebenfalls. Auf die glatte Muskulatur wirkt es - entgegen der
ursprünglichen Erwartung - tonisierend, jedoch ist die konsti-
pierende Wirkung schwächer als bei Morphin. Der Tonus der glatten Muskulatur der Blutgefäße wird vermindert, so daß ein ortho-
statischer Kollaps eintreten kann. Unter Pethidin wurden auch
bereits kardiodepressive Nebenwirkungen beschrieben (<u>23</u>). Da
Pethidin das Kältezittern und damit die auxiliäre Wärmeproduk-
tion verhindert, wird es zur Erzeugung einer Unterkühlung bei
Eingriffen am Herzen verwendet. Auch Schüttelfrost (z. B. postnarkotisch oder Muskelzittern nach Inhalationsnarkosen) kann
mit diesem Medikament unterdrückt werden.

<u>Fentanyl</u> besitzt strukturell keine Ähnlichkeit mit den übrigen
Morphinderivaten. Seine analgetische Wirkung ist sehr stark
(80fach im Vergleich zu Morphin) und seine Wirkungsdauer extrem
kurz. Es wird daher zur Neuroleptanalgesie in Kombination mit
dem Neuroleptikum DHB eingesetzt.

<u>Pentazocin</u> zeichnet sich durch gute analgetische Wirksamkeit
aus, besitzt jedoch gegenteilige Effekte auf den Kreislauf.
Durch Stimulation des zentralen Sympathikus (<u>24</u>) kommt es zur
Vasokonstriktion und damit zur Steigerung von Pre- und After-
load mit Zunahme des myokardialen Sauerstoffverbrauches. Somit
ist Pentazocin beim kardialen Risikopatienten kontraindiziert
(<u>11</u>, <u>18</u>). Andererseits führt Pentazocin im Gegensatz zu allen
anderen Hypnoanalgetika zu keiner Steigerung des intrabiliären
Druckes.

<u>Piritramid</u> wirkt stärker analgetisch als Morphin und hat eine
längere Wirkungsdauer (<u>19</u>). Hingegen verursacht es kaum Übel-

keit oder Erbrechen und zeichnet sich durch besondere Kreislaufstabilität aus, d. h. der Wirkungsgrad der Herzarbeit ist
unter Piritramid besonders hoch.

Ebenso zählt Butorphanol zu den gut analgetisch wirksamen Verbindungen (20fach stärker als Pentazocin, siebenfach stärker
als Morphin) mit geringen Nebenwirkungen hinsichtlich Atemdepression und Kreislaufeffekten. Physische Abhängigkeitserschei-
nungen wurden ebenfalls nur gering geschätzt, wie DOBKIN und
Mitarbeiter in einer klinischen Studie nachweisen konnten (3).

Buprenorphin besitzt eine besonders lang anhaltende analgetische Wirkung (ca. 7 - 8 h). Dies steht in keiner Beziehung zum
Verlauf der Blutspiegelkonzentrationen dieses Analgetikums (12),
sondern dürfte auf eine hochaffine Rezeptorbesetzung zurückzuführen sein (8).

Besondere Vorteile scheint Tramadol, eines der neueren synthetischen Analgetika vom Morphintyp aufzuweisen. Es besitzt gute
analgetische Eigenschaften ohne atemdepressorische Nebeneffekte,
vor allem hat dieses Analgetikum im Gegensatz zu allen Vergleichs-
substanzen die geringsten Nebenwirkungen. Eine mäßige papaverin-
ähnliche spasmolytische Komponente bedeutet einen zusätzlichen
Vorteil. Die Tendenz zur Abhängigkeitsentwicklung ist minimal
und dürfte, ebenso wie die Toleranzentwicklung, klinisch kaum
relevant werden (14).

Um verbesserte Analgesie zu erreichen, ist es nicht ratsam, höhere Dosen eines Hypnoanalgetikums zu verabfolgen, da sich dann
bei fast allen starken Analgetika ein sogenannter "Ceiling effect" einstellt, d. h. der analgetische Effekt bleibt gleich,
die Inzidenz verstärkt auftretender Nebeneffekte wird jedoch
angehoben. Die Frage nach dem am meisten geeigneten Opiat kann
nur schwer beantwortet werden, zumal auch die Verträglichkeit
der einzelnen Analgetika individuell verschieden ist. Auch ist
die Wirksamkeit manchmal abhängig vom Applikationsmodus, wie
dies etwa McQUAY und Mitarbeiter z. B. für Buprenorphine nachweisen konnten (12). Richtlinien für die Anwendung stark wirksamer Analgetika unter Berücksichtigung von Applikationsart und
Effektivität unter Berücksichtigung erwünschter und unerwünschter Wirkungen wurden kürzlich von DICK vorgelegt (2) (Tabelle
4 und 5).

Morphinantagonisten
Die Verabfolgung von Morphinantagonisten ist ein sicheres Mittel zur Aufhebung der Atemlähmung, bei iatrogener Überdosierung
und bei einer akuten Vergiftung durch Morphin oder verwandten
Verbindungen. Antagonisten des Morphins und seiner Derivate sind
Substanzen, bei denen die Methylgruppe am Stickstoff durch einen Allylrest ersetzt wurde. Nalorphin (Lethidrone) ist entsprechend das Allylderivat des Morphins (N-allyl-normorphin),
Levallorphan (Lorfan) das des Levorphanol (N-allyl-norlevor-
phanol). Die Einführung der Allylgruppe bedingt einerseits eine höhere Affinität zu den Rezeptoren, mit denen Morphin und
seine Verwandten reagieren, andererseits eine viel schwächere
oder praktisch keine morphinähnliche Wirkung wie bei Naloxon.

Tabelle 4. Anwendung stark wirksamer Analgetika (In Anlehnung
an W. DICK)

___

Allgemeine Richtlinien

- Frühzeitige Analgesie - Psyche!
  (+ eventuell Sedativa oder Anxiolytika)

- Rascher Wirkungseintritt erforderlich, daher intravenöse Gabe meist vorzuziehen (Infusion, "on demand").
  Ausnahme: längere Wirkungsdauer nach i.m. Gabe, s. Buprenorphine.

- Für postoperative Schmerzbekämpfung, Schmerzausschaltung bei
  Polytraumatisierten usw. stark wirksame Analgetika, da Gefahr
  der Suchtentwicklung wegen kurzzeitiger Anwendung zu vernachlässigen.

- Beachtung des Wirkungsprofils hinsichtlich Auftretens erwünschter und nicht erwünschter Eigenschaften.

___

Tabelle 5. Anwendung stark wirksamer Analgetika (In Anlehnung
an W. DICK)

___

Spezielle Richtlinien

- Koronare Risikopatienten:
  Indiziert sind Substanzen, die Vasodilatation hervorrufen und
  stabile Pulsfrequenz sichern, z. B. Piritramid und Buprenorphin.
  Kontraindiziert sind Pentazocin und Nefopam;
  bei hämodynamischen Grenzfällen ist Pethidin eher zu vermeiden!

- Hypovolämische Patienten:
  Pentazocin und Piritramid sowie Ketamin (Low dose) vorzuziehen.

- Postoperativer Schüttelfrost:
  Besonders geeignet Pethidin.

- Wenn Erhöhung des intrabiliären Druckes vermieden werden soll:
  Mit Ausnahme von Pentazocin und eventuell Butorphanol alle anderen Hypnoanalgetika kontraindiziert.

- Urologische Eingriffe:
  Entgegen bisheriger Auffassungen erzielen nahezu alle Hypnoanalgetika eine Ruhigstellung der Ureteren. Eventuell Zusatz
  von Spasmolytika.

___

Der Antagonismus ist kompetitiv, d. h. Morphinantagonisten verdrängen Morphin vom Wirkort. Diese physikochemische Bindungsei-

genschaft hängt offensichtlich von der Na^+-Konzentration in der Umgebung der Rezeptoren ab (10). Nalorphin und Levallorphan besitzen aber gleichzeitig noch partiell agonistische Eigenschaften, Naloxon, das N-Allyl-derivat von Oxymorphon hingegen ist ein reiner Antagonist. Daher ist bei Pentazocin, das partiell agonistische und antagonistische Eigenschaften aufweist, eine Antagonisierung nur durch Naloxon möglich; da die Affinität partieller Agonisten-Antagonisten zu den Opiatrezeptoren untereinander gleichen Wirkungsgrad besitzt, ist eine kompetitive Verdrängung erst mittels eines reinen Antagonisten möglich.

Wie schon erwähnt, reagieren Morphinanalgetika mit den sogenannten Opiatrezeptoren. Ihre molekulare Architektur ist noch ungeklärt, jedoch ist eine Identifizierung mit Hilfe der Isotopentechnik möglich. Somit kann die spezifische Bindung der Opiatanalgetika von einer unspezifischen, allgemeinen Gewebsbindung differenziert werden. Bevorzugte Lokalisation dieser stereospezifisch bindenden Rezeptoren sind der mediale Thalamus, Amygdala, Hypothalamus und das zentrale Höhlengrau, aber auch im Nervengewebe von peripheren Organen, die durch Morphinanalgetika beeinflußbar sind, wie Plexus myentericus des Meerschweinchenileums und Vas deferens der Maus, konnten entsprechende Morphinrezeptoren festgestellt werden (22).

Aus phylogenetischer Sicht schien es aber ziemlich unwahrscheinlich, daß sich ausgerechnet in Wirbeltieren ein Rezeptorsystem entwickelt haben soll, dessen primäre physiologische Funktion darin besteht, mit Pflanzeninhaltsstoffen, wie Opiumalkaloiden, zu reagieren. Diese Überlegungen haben unmittelbar nach der Entdeckung der Opiatrezeptoren eine intensive Suche nach deren endogenen Effektoren ausgelöst, denn Rezeptoren mit hoher Bindungsspezifität finden sich üblicherweise an den Wirkorten endogener Transmitter. In jüngster Zeit wurden aus dem Hypothalamus und verschiedenen Hirnarealen bisher fünf chemisch verwandte Oligopeptide, die als Transmitter der Opiatrezeptoren in Frage kommen, isoliert und in ihrer Struktur aufgeklärt (9, 26).

<u>Endorphine (Opioidpeptide)</u>

Neben den beiden eng verwandten Pentapeptiden Methionin- und Leucinenkephalin finden sich in dieser Stoffgruppe auch längerkettige Peptide (Abb. 2). Mit Ausnahme des Leucinenkephalins konnten sie als Teilstrukturen des ß-Lipotropins identifiziert werden (7). Sie werden neuerdings unter der Bezeichnung Endorphine (α-, ß- und γ-Endorphin) zusammengefaßt (6).

Die strukturelle Gemeinsamkeit aller Opiatpeptide beschränkt sich auf die Aminosäurenfrequenz H-Tyr-Gly-Gly-Phe, wie sie in der Partialsequenz 61-64 des ß-Lipotropins enthalten ist. Für die Opiatwirkung ist mindestens eine Kette von vier Aminosäuren erforderlich, die Wirkstärke und Wirkungsdauer steigt mit der Kettenlänge an. Auf den ersten Blick erscheint es verwunderlich, daß derart heterogene Stoffklassen wie Peptide, Morphinalkaloide und synthetische Analgetika mit dem gleichen Re-

H–TYR–GLY–GLY–PHE–LEU–OH   LEUCIN–ENKEPHALIN
H–TYR–GLY–GLY–PHE–MET–OH   METHIONIN–ENKEPHALIN

61 62 63 64 65
H–TYR–GLY–GLY–PHE–MET–
66 67 68 69 70
–THR–SER–GLU–LYS–SER–
71 72 73 74 75 76
–GLU–THR–PRO–LEU–VAL–THR
77
–LEU–
78 79 80 81 82
–PHE–LYS–ASN–ALA–ILE–
83 84 85 86 87
–VAL–LYS–ASN–ALA–HIS–
88 89 90 91
–LYS–LYS–GLY–GLU–OH

61–76 α
61–77 γ
61–87 C–FR/β–LPH
61–91 β–ENDORPHIN

Abb. 2. Aminosäurensequenzen der bisher identifizierten Endorphine

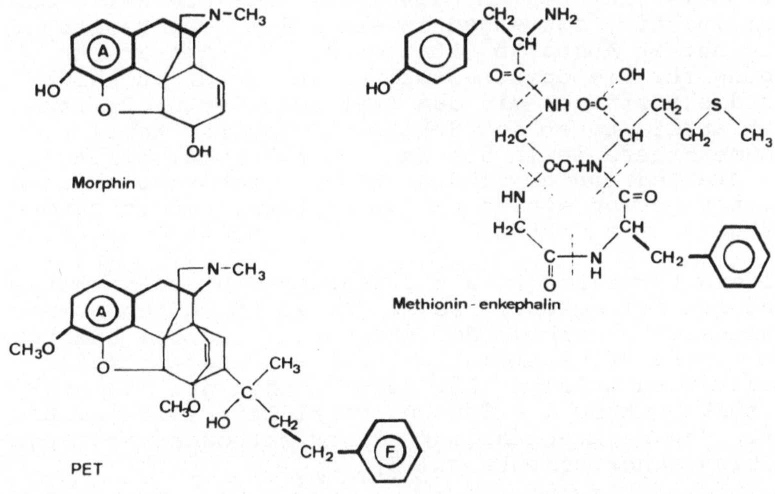

Abb. 3. Formelvergleich von Morphin und PET (Oripavingruppe) mit Met-Enkephalin. Die gemeinsamen Strukturanteile sind stark herausgezeichnet. Im Met-Enkephalin entspricht der p-Hydroxyphenylrest des Tyrosins dem Ring A, die freie Aminogruppe dem basischen Stickstoff der Morphinanalgetika. Die sehr starken Opiate wie PET, Fentanyl oder Phenazocin besitzen zusätzlich noch einen Ring F, der als weiteres Bindungszentrum bei der Rezeptorinteraktion fungieren kann und wahrscheinlich dadurch die verstärkte Wirksamkeit bedingt. Ihm könnte im Met-Enkephalin der aromatische Ring des Phenylalaninrests entsprechen

zeptorsystem reagieren sollen. Es läßt sich jedoch zwischen beiden Stoffklassen eine weitgehende Isosterie herstellen (Abb. 3).

Die am längsten anhaltende morphinartige Wirkung wurde beim ß-Endorphin, der Substanz mit der vollen C-Kette des ß-Lipotropins gefunden. ß-Endorphin führt im Gegensatz zu den kürzerkettigen Peptiden, einschließlich Met- und Leu-Enkephalin, nicht nur bei intrazerebraler, sondern auch bei intravenöser Applikation zu starker und anhaltender Analgesie.

Die analgetische Wirksamkeit der einzelnen Opioidabkömmlinge ist allerdings schwer überprüfbar, da eine rasche enzymatische Inaktivierung einsetzt. Eine Abbauhemmung mit entsprechender Wirkungsverlängerung wird durch Überführen der endständigen Karboxylgruppe in das Säureamid erreicht. Selbst dann sind analgetische Wirkungen zumeist nur bei intrazerebraler Applikation nachweisbar. Tierexperimentelle Untersuchungen von BELLUZZI und Mitarbeitern (1) an Ratten erwiesen jedoch, daß exogen zugeführte Endorphine ebenfalls Euphorie auszulösen vermögen. Selbst Toleranzerscheinungen wie bei den Opiaten werden bei den Opioidpeptiden beschrieben. Daß die endogen freigesetzten Endorphine im Gegensatz zu exogen zugeführten keine Sucht auslösen, dürfte auf ihre kurze Lebensdauer im Gewebe zurückzuführen sein. Es ist anzunehmen, daß physiologischerweise das Endorphinsystem inaktiv, sozusagen in einer Stand-by-Position bereitsteht, um nur in Ausnahmesituationen und temporär zur Signalübertragung für die Opiatrezeptoren verfügbar zu sein. Somit hat sich die Hoffnung, mit dem Auffinden der natürlichen Liganden der Opiatrezeptoren den Schlüssel zu einer komplikationsfreien Schmerztherapie in die Hand zu bekommen, bislang nicht erfüllt. Die Endorphine sind aufgrund ihres Peptidcharakters therapeutisch schwer einsetzbar und führen, soweit untersucht, bei fortgesetztem Gebrauch wie Opiate zur Abhängigkeit.

Auch andere Alternativmethoden, wie transkutane Nervenstimulation (hoch- und niederfrequent), sowie die zu neuem Leben erweckte alte chinesische Methode der Akupunktur und die Kombination derselben mit Elektrostimulation brachten bislang keine absolut befriedigenden Erfolge. Die Beobachtung, daß Akupunktur oder Elektroakupunktur die Endorphinaktivität stimuliert, scheint aber für den Wirkmechanismus dieser Methoden von grundlegender physiologischer Bedeutung (15).

Versuchen wir abschließend einen Ausblick auf die Zukunft der Analgetikatherapie, so ist zu hoffen, daß die weitere Erforschung des Opiatrezeptorsystems, welches ähnlich wie das adrenerge, dopaminerge und histaminerge System verschiedene Rezeptoren mit unterschiedlicher Wirkungsqualität umfaßt, vielleicht eine Trennung der diversen Wirkungsqualität "opiatartiger" Verbindungen, vor allem die Trennung von analgetischer Wirkung und Abhängigkeitsentwicklung möglich macht.

Literatur

1. BELLUZZI, J. D., STEIN, L.: Enkephalin may mediate euphoria and drive-reduction reward. Nature 266, 556 (1977)

2. DICK, W.: Schmerzlinderung - postoperative Phase, Polytrauma. Symp. über Hypnomidate und Analgetika, Linz 1980 (Im Druck)

3. DOBKIN, A. B., EAMKAOW, S., CARUSO, F. S.: Butorphanol and pentazocine in patients with severe postoperative pain. Clin. Pharmacol. Ther. 18, 547 (1975)

4. EASLEY, J. L., CONDON, B. F.: Phenacetin-induced methemoglobinemia and renal failure. Anesthesiology 41, 99 (1974)

5. GOLDSTEIN, A., LOWNEY, L. J., PAL, B. K.: Stereospecific and non-specific interactions of the morphine congener levorphanol in subcellular fractions of mouse brain. Proc. nat. Acad. Sci. 68, 1742 (1971)

6. GOLDSTEIN, A.: Opioid peptides (endorphins) in pituitary and brain. Science 193, 1081 (1976)

7. GUILLEMIN, R., LING, N., BURGUS, R. C. R.: Endorphines, peptides, d'origine hypothalamique et neurohypophysaire à activité morphinomimétique. Isolement et structure moléculaire de l'alpha endorphine. C. R. Acad. Sci. (Paris) 282, 783 (1976)

8. HAMBROOK, J. M., RANCE, M. J.: The interaction of buprenorphine and the opiate receptor: lipophilicity as a determining factor in drug receptor kinetics. In: Opiates and endogenous opioid peptides (ed. W. H. KOSTERLITZ), p. 295. Amsterdam: Elsevier/North Holland Biomedical Press 1976

9. HUGHES, J.: Isolation of an endogenous compound from the brain with pharmacological properties similar to morphine. Brain Res. 88, 295 (1975)

10. KUSCHINSKY, K.: Zur Physiologie und Pharmakologie von Endorphinen. Klin. Wschr. 57, 701 (1976)

11. LEE, G., De MARIA, A. N., EZRA, A., REALYVASQUEZ, A. F., ANGEL, J., MORRISON, S., MASON, D. T.: Comparative effects of morphine, meperidine and pentazocine on cardiocirculatory dynamics in patients with acute myocardial infarction. Amer. J. Med. 60, 959 (1976)

12. McQUAY, H. J., BULLINGHAM, R. E. S., PATERSON, G. M. C., MOORE, R. A.: Clinical effects of buprenorphine during and after operation. Anaesth. 52, 1013 (1980)

13. MARTIN, W. R., EADES, G. C., THOMPSON, J. A., HUPPLER, R. E., GILBERT, P. E.: The effects of morphine- and nalorphine-like drugs in the nondependent and morphine-dependent chronic spinal dog. J. Pharmacol. exp. Ther. 197, 517 (1976)

14. MURANO, B. T., YAMAMOTO, H., ENDO, N., KUDO, Y., OKADA, N., MASUDA, Y., YANO, I.: Studies of dependence on tramadol in rats. Arzneimittel-Forsch./Drug Res. 28, 152 (1978)

15. PAUSER, G.: Neurophysiologische und neuropharmakologische Untersuchungen über mögliche Mechanismen der peripheren Stimulationsanalgesie. Wien. klin. Wschr. 290, 14, Suppl. 113 (1980)

16. PERTH, C. B., SNYDER, S. H.: Opiate receptor: demonstration in nervous tissue. Science 179, 1011 (1973)

17. RAMWELL, P. W.: The prostaglandins, vol. 1. New York, London: Plenum Press 1973

18. ROBERTS, J. G.: The circulation in anaesthesia (ed. C. PRYS-ROBERTS), p. 459. Oxford, London, Edinburgh, Melbourne: Blackwell Scientific Publications 1980

19. SAARNE, A.: Clinical evaluation of the new analgesic piritramide. Acta anaesth. scand. 13, 11 (1969)

20. SERTÜNER, F. W. A.: J. Pharmazie 13, 234 (1805)

21. SIMON, E. J., HILLER, J. M., EDELMAN, J.: Stereospecific binding of the potent narcotic analgesic 3 H-etorphine to the rat-brain homogenate. Proc. nat. Acad. Sci. 70, 1947 (1973)

22. SNYDER, S. H.: Opiate receptors in normal and drug altered brain. Nature 257, 185 (1975)

23. STRAUER, B. E.: Die Wirkung von Pethidin auf Herzmechanik und Kontraktilität des menschlichen Herzens. Klin. Wschr. 53, 1105 (1973)

24. TAMMISTO, T., JAATTELA, A., NIKKI, P.: Effect of pentazocine and pethidine on plasma catecholamine levels. Ann. clin. Res. 3, 22 (1971)

25. TERENIUS, L.: Stereospecific interaction between narcotic analgesics and a synaptic plasma membrane fraction of rat cerebral cortex. Acta pharmacol. toxicol. 32, 317 (1973)

26. TERENIUS, L., WAHLSTRÖM, A.: Morphine-like ligand for opiate receptors in human CSF. Life Sci. 16, 1759 (1975)

Neuroleptanästhesie

Von E. Rügheimer

Immer wenn uns etwas stört und nicht so richtig funktioniert,
werden wir aufmerksam. Die Sache wird zum Thema. Das Prinzip
der Neuroleptanästhesie (NLA) wird in der letzten Zeit häufig
diskutiert. Was also stört uns, was funktioniert hier nicht so
richtig? Sucht man in der Literatur der letzten zwei Jahre nach
den Beweggründen, die den Autor jeweils veranlaßten, sich zu
diesem Thema zu äußern, dann fällt auf, daß es im wesentlichen
zwei Gründe sind:

1. Das Dogma, die NLA verlange zwingend die Kombination von
   Droperidol und Fentanyl.
2. Die schweren, manchmal sogar tödlichen Zwischenfälle im Anschluß an eine NLA seien auf einen Fentanyl-Rebound zurückzuführen.

Speziell zu diesen beiden Problemen möchte ich in meinem Beitrag Stellung nehmen.

1959 inaugurierten DE CASTRO und MUNDELEER (6) ein neues Anästhesieverfahren, die NLA. Ihr Prinzip war, durch Anwendung
von Pharmaka mit spezifischem Wirkungsmechanismus - in diesem
Falle der Kombination eines Neuroleptikums mit einem potenten
Analgetikum - auf den Zusatz eines herkömmlichen Narkotikums
verzichten zu können. So einfach dieses Konzept eigentlich war
und ist, so verschieden, ja verwirrend war die anfängliche Hand-
habung der NLA beim Patienten. DE CASTRO überraschte seine Zu-
hörer 1961 in Düsseldorf bei der Vorstellung der NLA - damals
mit Haloperidol und Phenoperidin - mit zehn verschiedenen Formeln der Anwendung. Die Skepsis im Auditorium war groß und ganz
sicher mit einer der Hauptgründe für die anfänglich nur zögern-
de Ausbreitung der NLA, und sie wäre sicher alsbald eine Anästhesieform für esoterische Pharmako-Anästhesisten geworden, hätte
nicht HENSCHEL mit ordnender Hand Prinzip und Möglichkeiten der
neuen Anästhesiemethode systematisiert und in ihre klassische
Form gegossen (14). Wer heute von NLA spricht, meint ganz allgemein die Henschelsche Form des Verfahrens, die hier der Übersicht halber noch einmal dargestellt werden soll (Tabelle 1).

Unter Berücksichtigung der pharmakologischen Fakten, der spezifischen und speziellen Eigenschaften der in Frage stehenden
Substanzen, vor allem aber ihrer Wirkungsintensität und Dauer
sowie möglicher Nebenwirkungen, stellte HENSCHEL einen Katalog
von Forderungen auf, den er zur Durchführung einer optimalen
NLA-Technik für unabdingbar hält (14):

1. Die Verwendung von Dehydrobenzperidol als Neuroleptikum und
   Fentanyl als Analgetikum.
2. Die getrennte Anwendung dieser beiden Substanzen.

Tabelle 1. NLA-Standardtechnik nach HENSCHEL

Prämedikation:	Vorabend: Durchschlafmittel OP-Tag: 1 - 2 ml Thalamonal + 0,25 mg Atropin als Mischspritze i.m. 1/2 - 3/4 h vor Anästhesiebeginn
Einleitung der NLA:	1. RR- und Pulskontrolle 2. Infusion anlegen 3. 15 - 25 mg DHB i.v. 4. 0,3 - 0,7 mg Fentanyl i.v. 5. N_2O/O_2-Gemisch (3 : 1) atmen lassen bzw. beatmen 6. 50 mg Succinylcholin i.v. 7. Intubation
Aufrechterhaltung der NLA:	1. Kontrollierte Beatmung mit mäßiger Hyperventilation (N_2O/O_2 = 3 : 1) 2. Relaxierung nach Bedarf 3. Laufende Blutdruck- und Pulskontrolle 4. Nachinjektion von 0,05 - 0,2 mg Fentanyl bei Puls- und Blutdruckanstieg
Ausleitung der NLA:	1. Reduzierung der Beatmung auf Normoventilation vor OP-Ende 2. Am OP-Ende N_2O abschalten, reine Sauerstoffbeatmung 3. Spontanatmung erwarten 4. Bei fentanylbedingter zentraler Atemdepression eventuell 0,5 - 2,0 mg Lorfan i.v. 5. Extubation

3. Eine initiale Dehydrobenzperidolmenge zwischen 15 und 25 mg.
4. Die Aufrechterhaltung der Anästhesie durch alleinige Nachinjektion von Fentanyl.
5. Zusatz eines Lachgas-Sauerstoff-Gemisches in der Relation von 3 : 1 für eine oberflächliche Bewußtlosigkeit.
6. Eine kontrollierte Beatmung.

Diesen Grundsatzforderungen stellte HENSCHEL eine Reihe von Ausführungsbestimmungen an die Seite, deren Beachtung er zur Vermeidung von Mißerfolgen für notwendig erachtet (Tabelle 2).

Nach diesem Konzept wurden in den letzten 20 Jahren Hunderttausende solcher Anästhesien mit großem Erfolg durchgeführt, und es gibt keinen Zweifel, daß alle mittlerweile zusätzlich propagierten Varianten der NLA sich an der Standardtechnik von HENSCHEL zu messen haben. Aber nicht nur für HENSCHEL bedeutet die NLA unabdingbar die Kombination von Droperidol und Fentanyl,

Tabelle 2. Ausführungsbestimmungen zur NLA nach HENSCHEL

---

1. Prämedikation mit Thalamonal als Testdosis für die individuelle Reaktion auf die Substanzen der NLA.

2. Ausreichender Flüssigkeits- bzw. Volumenersatz.

3. Assistierende Beatmung bei Beginn der fentanylinduzierten Atemdepression.

4. Lachgas-Sauerstoff-Verhältnis 3 : 1.

5. Genügend hohe initiale Fentanyldosis zur Vermeidung hypertoner Kreislaufreaktionen.

6. Beobachtung der Pulsfrequenz als Indikator für nachlassende Analgesie.

7. Vermeidung einer Fentanylgabe innerhalb 30 min vor OP-Ende.

---

auch andere Anästhesisten halten mit großem Erfolg an diesem methodischen Konzept fest, und sie haben gute Gründe für ihre Beharrlichkeit.

Unter Einbeziehung der pharmakologischen Eigenschaften der zur NLA verwendeten Substanzen kann man folgende allgemeine Vorteile formulieren (13):

1. Minimale allgemeine Narkosebelastung bei großer therapeutischer Breite und geringer Toxizität.
2. Stabile kardiovaskuläre Verhältnisse, vor allem infolge der alphaadrenergen Blockade und der negativ bathmotropen Wirkung des Dehydrobenzperidols.
3. Rasche postoperative Normalisierung des Patienten bei psychischer Indifferenz, fortdauernder Analgesie und antiemetischem Effekt.

Doch wo Licht ist, ist auch Schatten, und so stehen den Vorteilen der dargestellten Methode, wenn auch weniger gewichtig, eine Reihe von Nachteilen gegenüber, die viele Anästhesisten inspiriert haben, nach einer Verbesserung des Verfahrens zu suchen. Aber nur das wirklich Bessere ist der Feind des Guten. Wir sollten deshalb darauf achten, daß die Modifikationen der klassischen NLA-Methode keine spielerischen Varianten sind, sondern pharmakologisch begründete Verfahren mit definierten Indikationen. Wenn man unter diesen Aspekten die in den letzten Jahren von verschiedenen Autoren empfohlenen Modifikationen der NLA durchforscht, dann zeigt sich, daß man entweder versucht hat, die klassischen Stoffe der NLA, Dehydrobenzperidol und Fentanyl, zu ersetzen oder mit anderen Narkosemitteln und Adjuvanzien, sei es per injectionem oder per inhalationem, zu kombinieren (Tabelle 3). Diese Vielzahl von neuen Kombinationsversuchen macht deutlich, daß die bisherige Methode der NLA von unseren Idealvorstellungen an eine intravenöse Narkose noch weit entfernt ist. Aus unserer Sicht sind es insbesondere vier Problemkreise, die zu methodischen Varianten der NLA-Standardtechnik herausfordern:

Tabelle 3. NLA - methodische Varianten

---

1. a) NLA und Ketamin
   b) NLA und Barbiturat
   c) NLA und Etomidat

2. NLA und Enfluran oder Halothan

3. NLA - Infusionsmethoden

4. Benzodiazepin - Analgesie

5. Reine Fentanylnarkose
   (High-dose fentanyl)

---

1. Die langsame bzw. fehlende Einschlafphase in der Einleitung
   der NLA.
2. Die droperidolspezifischen Nebenwirkungen.
3. Die hypertonen Reaktionen während der NLA.
4. Die Remorphinisierung in der Aufwachphase.

Ad 1: Zur Einleitung der NLA

In die Besprechung der Narkoseeinleitung gehören wegen ihres
Hineinwirkens in die Einleitungsphase auch Pharmaka, die in der
Prämedikation Verwendung finden und deren Wirkung oft noch nach
Tagen nachweisbar ist. Zu denken ist hier insbesondere an Droperidol und an die Benzodiazepine. Die teilweise lange biologische Halbwertszeit ist zwar per se kein Nachteil, denn schließlich ist es ja Sinngehalt der Prämedikation, die für das psychische und physische Wohlbefinden des Patienten wünschenswer-
ten Bedingungen in der Einleitungsphase zu erzielen, aber diese
Pharmaka sind mit ins Kalkül zu ziehen, wenn man die Charakteristika der NLA und ihre Vorzüge durchleuchtet. Häufig haben
die verabreichten Medikamente ihre Anwendung weniger einem klaren gedanklichen Konzept zu verdanken als vielmehr der Tatsache,
daß den Patienten bei dem derzeitigen Prämedikationsregime nichts
Entscheidendes, also nichts Gefährliches passiert. Wie anders
wäre es sonst zu erklären, daß am Abend vor der Operation Tranquilizer oder Ataraktika in einer Dosis verabreicht werden, die
allenfalls die Qualität eines "Betthupferls" haben, hingegen in
der unmittelbar präoperativen Prämedikation mit Thalamonal ein
Mittel verordnet wird, das nach den Grundsätzen der Verhältnis-
mäßigkeit schon eher als Vornarkose anzusehen ist und nicht als
Anxiolyse. Man könnte in diesem Zusammenhang ganz provokativ
fragen: Wozu braucht der schmerzfreie Patient ein Analgetikum
vom Typ Fentanyl? Und weiter: Warum geben wir mit Thalamonal
zwangsweise Droperidol, ein Neuroleptikum, das entsprechend seinem Wirkprofil auf die Behandlung psychotischer Krankheitsbil-
der beschränkt werden sollte und nicht zur Anxiolyse taugt. Aus
meiner Sicht ist die Verordnung eines Analgetikums ein Relikt
aus einer Zeit, in der man noch versuchte, mit Barbituraten Analgesie zu erreichen. Beim Droperidol hingegen hat es den Anschein, daß bisher stärker die dem Arzt positiv erscheinenden
Eigenschaften gewertet wurden und weniger die Nachteile, die
allerdings mehr den Patienten betreffen. Wenn aber das psychische und physische Wohlbefinden des Patienten das Maß aller Din-
ge ist, dann können auch sie nicht außer acht gelassen werden.

<u>Ad 2: Die spezifischen Nebenwirkungen von Droperidol</u>
Droperidol gehört in die chemische Reihe der Butyrophenone. Es
ist ein Neuroleptikum, das in erster Linie antipsychotisch wirkt.
Seine sedative, insbesondere seine tranquillisierende Wirkung
ist umstritten. Unbestritten hingegen ist die protektive Wirkung von Droperidol beim hypovolämischen bzw. hämorrhagischen
Schock. Die Antischockaktivität beruht vor allem auf der Inhibition des sympathischen Out-flow und auf der alphaadrenergen
Blockadewirkung, die teilweise für eine adäquate periphere und
renale Durchblutung verantwortlich ist (17). Diese Eigenschaft
kann man, wie auch HENSCHEL betont, durchaus positiv sehen,
soll sich doch die Volumensituation des Patienten dadurch leichter objektivieren und gegebenenfalls therapieren lassen. Droperidol ist weiterhin ein sehr potentes Antiemetikum, das sicherlich das heute gebräuchliche Ausmaß der intravenösen Analgesie mitbestimmt hat. Schließlich sollte bei der Erörterung
des Wirkungsspektrums von Droperidol auch noch die antiarrhyth-
mische Aktivität genannt werden. Der Wert des Droperidols scheint
hier mehr im protektiven als im therapeutischen Charakter zu
liegen (7). Droperidol greift selektiv am Natriummechanismus
der Myokardmembranen an, der Effekt soll auf einer partiellen
Blockierung der Natriumkanäle der Zellmembranen und einer verzögerten Kinetik der Inaktivierung und Reaktivierung des Na-
triumsystems beruhen (11).

Der schwerwiegendste Nachteil des Droperidols ist wohl seine Eigenschaft, Angst und Spannungsphänomene hervorrufen zu können.
Sie kommen - wie FLÜGEL und WIECK (9) in ihrem Untersuchungs-
gut fanden - immerhin in 1 - 2 % der Fälle vor, also viel zu
häufig, um psychische Regulationsstörungen und ihre vegetativen Folgeerscheinungen damit zu therapieren. Nach den Erfahrungen von DENNHARDT ist dieses Phänomen der wahnhaften Erlebnis-
verarbeitung eher bei mißtrauischen, kontaktgestörten Patienten zu beobachten (7). Aber wer ist schon in der Lage, eine
solche psychische Ausgangssituation beim Patienten während der
Prämedikationsvisite festzustellen? Im übrigen konnten wir bei
unseren eigenen Untersuchungen, die wir zusammen mit BRANDT (4)
durchgeführt haben, keine absolute Kongruenz zwischen psychi-
schem Ausgangsmuster und psychischer Reaktionsform auf Droperidol erkennen. Wir sahen bei allen Probanden etwa 30 min nach der
Prämedikation mit Droperidol eine Einschränkung der Merkfähig-
keit, eine verminderte Konzentrationsleistung sowie eine psychische Verlangsamung und eine Störung der Feinmotorik. Alle
Probanden verspürten subjektive Veränderungen, nämlich Schwere-
gefühle der Glieder, Konzentrationsmangel, Müdigkeit und ein
Bedürfnis, sich mehr passiv zu verhalten. Nur bei der Hälfte
der Patienten war die Sorge um die Operation vermindert und ein
Gefühl der Beruhigung und Ausgeglichenheit eingetreten. Die andere Hälfte der Patienten gab eine nach außen kaum bemerkbare
Akathisie und eine starke ungerichtete innere Unruhe an. Diese
Unruhe war oft verbunden mit depressiven Verlassenheitszustän-
den, die von manchen Patienten auch als Vernichtungsgefühl beschrieben wurden. Ähnliche Beobachtungen konnte auch SEELING
(19) machen. Er fand in 50 % der Fälle Angst und Spannungsphänomene, die die Patienten als ein Gefühl beschrieben, als würde
innerlich ein Motor auf Hochtouren laufen und würden äußerlich
die Bremsen angezogen sein.

Diese Gegenüberstellung von Vor- und Nachteilen des Droperidols
macht anschaulich, daß der Einsatz hochpotenter Medikamente immer einen Kompromiß zwischen der erwünschten Wirkung des Pharmakons und der Existenz unerwünschter Nebenwirkungen darstellt.
Wer perioperative Angst abbauen will, muß zunächst das Vertrauen
seines Patienten gewinnen, d. h. das Gespräch des Arztes mit
seinem Patienten ist unbedingt in den Vordergrund zu stellen.
Gleichwohl ist es wünschenswert, ein Pharmakon verwenden zu können, das in der Lage ist, den Patienten von Konflikten zu di-
stanzieren und ihn gleichzeitig zu einer realistischen Auseinandersetzung mit seiner Situation im Krankenhaus zu befähigen.
Dazu genügt ein Anxiolytikum. Schließlich haben wir es in den
allermeisten Fällen mit einem psychisch gesunden Patienten zu
tun. Butyrophenone sind der Behandlung psychotischer Patienten
vorzubehalten. Aus dem inzwischen umfangreichen Angebot von
Benzodiazepinen sollte man zur Prämedikation am Abend vor der
Operation nur solche auswählen, die schlafinduzierend wirken
und eine längere biologische Halbwertszeit aufweisen. Uns hat
sich hier besonders Dikaliumchlorazepat bewährt, das nach den
Untersuchungen mit dem psychologischen Test zur Bestimmung des
Angstniveaus von GALSTER (10) - offensichtlich besser als andere - nicht nur beruhigend, sondern auch stimmungsaufhellend
wirkt. Zur unmittelbar präoperativen Prämedikation verwenden
wir derzeit Diazepam. In einer prospektiven Studie werden aber
auch Midazolam, Lormetazepam und Flunitrazepam auf ihre Brauch-
barkeit untersucht. Bereits jetzt läßt sich sagen, daß die meisten Versuchspersonen die Thalamonalprämedikation schlechter
beurteilen als die Prämedikation mit einem Benzodiazepin der
oben genannten Art.

Als echtes Einleitungshypnotikum hat sich wegen der exzessiven
hypnotischen Wirkung Flunitrazepam erwiesen. Wegen der häufig
lang anhaltenden Atemdepression und der antegraden bzw. retro-
graden Amnesie, die unter Umständen mehrere Tage dauern kann,
geben wir, mit Ausnahme der Herzpatienten, Diazepam noch den
Vorzug. Ob Lormetazepam oder Midazolam durch ihr pharmakologisches Wirkungsprofil hierbei eine Änderung bewirken können,
scheint nach den in der Literatur bekannt gewordenen Eigenschaften möglich, muß sich im klinischen Gebrauch aber erst beweisen. Wer die Einschlafphase sicher und ultrakurz gestalten
möchte, kann auf Etomidat nicht verzichten. Als Hypnotikum ist
Etomidat aufgrund seiner pharmakologischen Eigenschaften jedem
anderen Hypnotikum überlegen. Dies scheint auch von niemandem
in Zweifel gezogen zu werden.

Wer auf Droperidol nicht verzichten will, soll es nach Einleitung als spezifisches Pharmakon mit spezifischer Indikation einsetzen. So z. B. zum Schutz vor Erbrechen und Schock oder wegen
seiner antiarrhythmischen Wirkung, aber nicht als potenzieren-
des Agens zum Fentanyl, denn es hat keine analgetische Wirkung.
Wir geben es insbesondere zu Narkosen bei Herzoperationen, nachdem PASCH (18) die Beobachtung machte, daß sich Patienten mit
erhöhter Droperidoldosis in einem wesentlich besseren Kreis-
laufzustand befanden als Patienten ohne diese Medikation. Nach
seiner Meinung kann es sich nicht nur um einen kurz dauernden
alphablockierenden Effekt handeln, sondern auch um einen direk-

ten relaxierenden Effekt des Droperidols auf die glatte Muskulatur. Wenn wir Droperidol auch bei ausgedehnten Bauchoperatio-
nen, insbesondere bei Pankreastotalresektionen, empfehlen, dann
deshalb, weil wir wissen, daß durch die vermehrte Prolaktin-
und ADH-Ausschüttung Verschiebungen von Extrazellulärflüssig-
keit in der Größenordnung von 3 - 5 l stattfinden (7), die durch
Droperidol wenn nicht verhindert, so doch zumindest hemmend beeinflußt werden sollen.

Ad 3: Hypertone Reaktionen während der NLA
Zur Aufrechterhaltung der NLA werden die analgetischen Eigenschaften von Fentanyl hochgelobt. Umstritten jedoch ist die
Frage nach der Dosierung sowohl nach Gesamt- und Repetitionsdosis als auch nach Zeitpunkt und Kriterien für die Nachinjektionen. Bei so viel Fragen und so viel Kriterien wittert jeder
mit Recht auch eine gewisse Gefahr. Die Gefahr droht aus dem
wesentlichsten Nachteil des Pharmakons Fentanyl, nämlich seiner
atemdepressiven Wirkung. Dieser Nachteil stört uns zwar nicht
während der Erhaltungsphase der NLA, wohl aber in der Aufwachphase.

Wir haben bezüglich der Fentanyldosierung einen in diesem Zusammenhang interessanten Wandel unserer eigenen NLA-Methode entdeckt (Tabelle 4). In den Anfängen der NLA haben wir - unter
dem Eindruck der Methodenvarianz von DE CASTRO - Fentanyl nie
höher dosiert als 0,3 - 0,5 mg zur Einleitung. Spätere Repetitionsdosen haben wir entweder ganz vermieden oder mit 0,025 -
0,05 mg Fentanyl eher nachtitriert als nachinjiziert. Im Jahre
1967 war der Fentanylverbrauch noch 0,27 mg/h. Wir gaben damals
zur Einleitung bis zu 20 mg Droperidol vor der Fentanylgabe.
Damit wurden ausgezeichnete Anästhesieergebnisse erreicht. Wir
hatten damals wohlgemerkt keine Probleme in der Ausleitungspha-
se. Eine Remorphinisierung war nicht bekannt bzw. hatte zumindest keine klinische Relevanz. Aber 9 % unserer Patienten gaben an, gelegentlich wach gewesen zu sein, und 3 % sagten, sie
hätten etwas gespürt und dies auch als äußerst unangenehm empfunden (12). Daraufhin und wohl auch, weil Fentanyl zumindest intraoperativ keine nachteiligen Folgen zeigte, wurde die Dosierung von Fentanyl weniger auf Anordnung, als vielmehr schlei-
chend von den einzelnen Anästhesisten des Institutes erhöht.
Bei genauem Hinsehen war insbesondere die Ihitial-, also die
Loading-Dosis erhöht worden. Mit dieser methodischen Variante
konnte zwar die Einleitungsphase etwas verkürzt werden, aber
die bei ca. 5 % der Fälle unter NLA zu beobachtende hypertone
Reaktion (12) war damit auch nicht zu beherrschen. Es muß allerdings auch festgestellt werden, daß nicht einmal die hochdosierte Fentanylgabe von 4 - 6 mg in diesem Zusammenhang eine
entscheidende Wende brachte. Eigentlich konnte sie diese auch
nicht bringen, denn die Überlegung ist schon vom Ansatz her
falsch. Lassen Sie mich das begründen: Fentanyl ist infolge
seiner spezifischen chemischen und elektrochemischen Eigenschaften in hohem Maße rezeptorspezifisch. Die Moleküle von
Fentanyl beeinflussen selektiv umschriebene Strukturen im Stammhirn und Thalamus, ohne andere Funktionsbereiche und Regelkreise
des Organismus zu stören. Fentanyl hat auch einen narkotischen
Effekt, der allerdings nicht länger als 15 min anhält. Dessen

Tabelle 4. Der Wandel der Neuroleptanästhesie am Institut für Anästhesiologie der Universität Erlangen-Nürnberg (Durchschnittswerte von erwachsenen Patienten)

	1967	1974	1977	1980
OP-Dauer (min)	150	83	95	112
Gesamtfentanylverbrauch (mg)	0,68	0,73	0,78	0,65
Fentanylverbrauch/h (mg $\cdot$ h^{-1})	0,27	0,53	0,5	0,35
Supplementierung mit Inhalationsnarkotika	0	0	9 % Halothan 31 % Enfluran	84 % Enfluran
Konzentration des Inhalationsnarkotikums (%)	0	0	0,5 Halothan 0,6 Enfluran	0,5 Enfluran
Applikationsdauer des Inhalationsnarkotikums (min)	0	0	30 Halothan 55 Enfluran	95 Enfluran
Droperidoldosis bei Einleitung (mg)	16,7 bei 100 % der Narkosen	13 bei 100 % der Narkosen	5 bei 87 % der Narkosen	4 bei 10 % der Narkosen
Diazepamdosis bei Einleitung (mg)			8 bei 5 % der Narkosen	5 bei 80 % der Narkosen
Schlafinduktion	N$_2$O	Methohexital	Methohexital	Etomidat

Nachlassen bedeutet zwar nicht das Ende der analgetischen, wohl aber das Ende der narkotischen Wirkung auf das mesenzephale Wachzentrum. Auf unsere heutigen Vorstellungen zur rezeptor-spezifischen Wirkung des Fentanyls übertragen, heißt dies, daß man mit einer bestimmten Dosis Fentanyl wie mit anderen Morphinomimetika die vorhandenen Opiatrezeptoren nach dem Massenwirkungsgesetz besetzt und damit Analgesie erzielt, aber durch exzessive Steigerung der Fentanyldosis die Qualität der Analgesie kaum mehr verbessern kann. Man löst damit aber Nebenwirkungen aus, die uns als Bradykardie, vermehrtes Auftreten von Thorax- und Muskelrigidität und die Erfordernis einer postnarkotischen Nachbeatmung bekannt sind. Am Beispiel der durch hochdosierte Fentanylgabe nicht beherrschbaren reaktiven Hypertonie zeigt sich exemplarisch, daß es unsinnig, ja widersinnig ist, eine unter NLA auftretende hypertone Reaktion mit dem gleichen Pharmakon bekämpfen bzw. verhindern zu wollen. Das gilt für die durch Schmerzreiz ausgelöste Hypertonie ebenso wie für die von DUDZIAK (8) dem Fentanyl mehr spekulativ unterstellte Wirkung einer Vasokonstriktion im Sinne einer Beeinflussung der glatten Gefäßmuskulatur. Wir selbst bevorzugen deshalb, im Hinblick auf die Aufwachphase und die noch anstehende Besprechung der Remorphinisierung, Fentanyl nach den oben angegebenen Kriterien zu dosieren und zur Vermeidung von hypertonen Reaktionen, insbesondere aber wegen der Gefahr einer fentanylinduzierten Atemdepression in der Aufwachphase, ein Inhalationsnarkotikum, z. B. Ethrane 0,3 - 0,5 Vol.%, zuzumischen. Wir glauben nicht, und wir können das auch beweisen, daß bei dieser Dosierung die Nachteile der halogenierten Inhalationsnarkotika durchschlagen.

Ad 4: Die Remorphinisierung in der Aufwachphase

Erstmals formulierten CASCORBI et al. 1974 (5) den Begriff des Silent-death für ungeklärte Todesfälle, die in der Folge einer kombinierten Opiat-Relaxanzien-Anästhesie auftraten. Später taucht dieser Begriff in der Literatur immer häufiger auf und wird inzwischen fast ausschließlich für unklare postoperative Todesfälle gebraucht, als deren Ursache das bei der NLA benutzte Opiat Fentanyl angenommen wird. Nun, Opiate wirken atemdepressiv und man kennt die Ursache, seitdem man weiß, daß Opiatrezeptoren eben nicht nur in Thalamus und Hypothalamus angesiedelt sind, sondern auch in der Medulla oblongata. Seit die kontrollierte Beatmung zum wesentlichen Stützpfeiler der modernen Narkoseverfahren geworden ist, interessiert uns dieses Problem während der Narkose nur wenig. Ein völlig anderes Gewicht erhält dieses Phänomen jedoch während und nach Narkoseausleitung. Zweifellos bleibt am Ende einer Narkose bei Verwendung von Opiaten, entsprechend der zu diesem Zeitpunkt an den Opiatrezeptoren noch wirksamen Menge, ein gewisser Grad an zentraler Atemdepression erhalten. Da bei dieser Funktionsstörung der Atmung nicht primär der Gasaustausch, sondern die Ventilation betroffen ist, kann das Ausmaß der gestörten Atemfunktion direkt an der Einschränkung der Ventilationsgrößen abgelesen werden. Sie sind ausreichend sicher mit einem Wright-Spirometer zu prüfen, bevor die Patienten aus unserer Obhut in die Wachstation entlassen werden. In aller Regel erholen sich die Patienten von dieser Atemdepression durch nachlassende Wirksamkeit der Opiate. Dies ist auch aus den Verlaufsdarstellungen in Abb. 1 zu er-

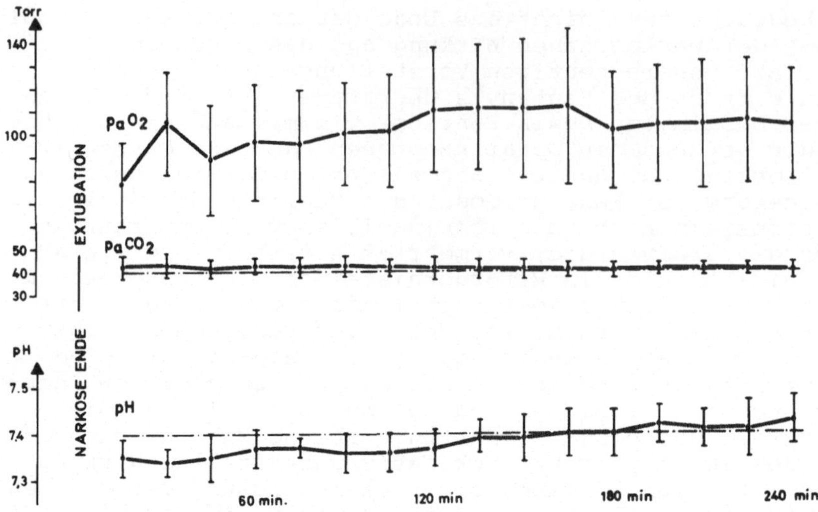

Abb. 1. Arterieller Sauerstoff- und Kohlendioxydpartialdruck
und pH-Wert nach Neuroleptanästhesien (Mittelwerte und Standardabweichungen, zehn Patienten mit 3 l O_2 per Nasensonde)

kennen. Wir haben hier bei zehn Patienten nach NLA die Sauer-
stoff- bzw. Kohlendioxydpartialdrucke im arteriellen Blut gemessen und als Durchschnittswerte aufgetragen. Doch nicht immer scheint die Erholung aus der opiatinduzierten Atemdepression so regelhaft zu verlaufen. Trotz offensichtlich ausreichender Spontanatmung am Narkoseende kommt es in Einzelfällen
noch bis 4 h nach der letzten Fentanylgabe zu einer plötzlichen,
progredienten Atemdepression, die - wird sie nicht rechtzeitig
bemerkt und durch Antidotgaben behandelt - zu einem Atemstillstand führen kann.

Eine manifeste Ateminsuffizienz dokumentiert sich durch die ein-
geschränkte Ventilation, eine sich anbahnende zentrale Atemdepression ist damit jedoch nicht zu erfassen. Als bessere und
ausreichend empfindliche Methode hat sich für klinisch-experimentelle Untersuchungen die Bestimmung der CO_2-Antwort erwiesen. 1976 hat die Arbeitsgruppe um BECKER (3) im Anschluß an
Narkosen, bei denen Fentanyl bzw. Thalamonal angewandt wurde,
solche CO_2-Antwortkurven aufgezeichnet. Das Ergebnis ist der
Abb. 2 zu entnehmen. In der ersten postnarkotischen Phase steigt
die CO_2-Antwort als Zeichen der abklingenden Atemdepression von
77 % des präoperativen Kontrollwertes auf einen Gipfelwert von
durchschnittlich 103 %. Etwa 3 h nach der letzten Fentanyl- bzw.
Thalamonalgabe fällt die Steilheit der CO_2-Antwortkurve bei
90 % aller Patienten auf 55 % des Kontrollwertes ab, bei zwei
der untersuchten Probanden sogar auf weniger als 10 %. Dies
aber bedeutet erneute Atemdepression. Erst etwa 4 h nach der
letzten Injektion läßt sich eine weitgehende Normalisierung des
Atemantriebs feststellen. Zur Methodik ist noch anzumerken, daß
diese eminenten Änderungen der CO_2-Antwortkurve bei im Normbereich befindlichen endexspiratorischen CO_2-Partialdrucken ge-

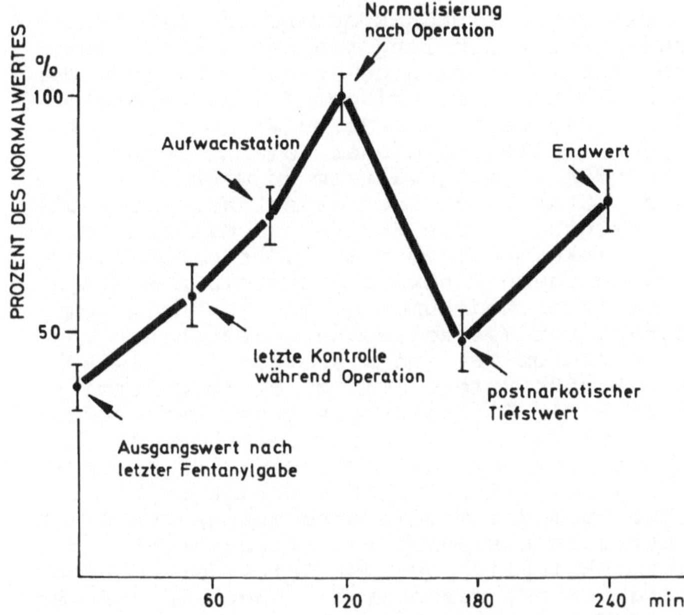

Abb. 2. Die Steilheit der CO_2-Antwortkurve in Prozent des präoperativen Kontrollwertes im Anschluß an Narkosen, bei denen
Fentanyl verwendet wurde (Nach 3)

messen wurden. Unter diesen Voraussetzungen wäre eine derartige Atemdepression in der Blutgasanalyse kaum zu objektivieren
gewesen. In einem Aufsatz im British Medical Journal 1978 be-
schuldigten dann ADAMS et al. (1) das Fentanyl direkt, drei
postoperative Atemstillstände 1 - 4 h nach der letzten Fentanylgabe ausgelöst zu haben. Kausalitätsbeweisend war für diese Autoren die Reversibilität der Atemdepression durch die intravenöse Gabe von Naloxon. Seit dieser Zeit findet man in der Literatur ständig neue Wortschöpfungen: Fentanyl-Rebound, Refentanylisierung, Remorphinisierung und andere. Sie meinen alle den
gleichen Vorgang, nämlich die unvorhersehbare Atemdepression
im Anschluß an eine NLA oder an andere opiatverwendende Anästhe-
siemethoden.

Wer die Vorteile des Konzeptes der NLA, also Anwendung eines
Psychopharmakons in Kombination mit einem narkotischen Analgetikum bei gleichzeitiger Anwendung eines Lachgas-Sauerstoff-
Gemisches, schätzt, muß in höchstem Maße besorgt sein, wenn er
erfährt, daß diese Anästhesieform noch Stunden nach Narkoseende
lebensgefährliche Störungen der Atmung auslösen kann, also zu
einem Zeitpunkt, zu dem sich der Patient nicht mehr unter direkter Kontrolle des Anästhesisten befindet. Den Ursachen auf
den Grund zu gehen und geeignete Maßnahmen auszuarbeiten, um
diese die NLA in höchstem Maße diskreditierenden Komplikationen
zu vermeiden, gilt unser besonderes Augenmerk.

Eine erste, von der Arbeitsgruppe BECKER angebotene Erklärungs-
möglichkeit für die zweiphasige Erholung von der fentanylinduzierten Atemdepression könnte der exogene Stimulus am Ende der
Narkose bieten. Als ausschlaggebende Ursache für die spätere
Atemdepression kann die fehlende äußere Stimulation zumindest
nicht alleine gelten, doch solle uns dieser Gedanke mahnen,
die Patienten nach einer NLA nicht gewaltsam zu wecken, um sie
anschließend der Ruhe der Station zu überlassen. Weit mehr Über-
zeugungskraft haben Überlegungen, die BECKER und Mitarbeiter in
Zusammenhang mit den pharmakokinetischen Besonderheiten basi-
scher Medikamente, zu denen auch Fentanyl gehört (pKa $\sim$ 8,4),
angestellt haben (3). Basische Medikamente sind abhängig vom
pKa-Wert bei einem Blut-pH von 7,4 teilweise deprotoniert und
lipoidlöslich, teilweise protoniert und wasserlöslich. Zwischen
den beiden Seiten einer Lipidbarriere (wie z. B. im Gastrointestinaltrakt) stellt sich ein Diffusionsgleichgewicht der de-
protonierten Form ein. Liegt im Milieu einer Seite, z. B. im Magen, ein tieferer pH-Wert vor, wird die Substanz hier stärker
protoniert. Um das Diffusionsgleichgewicht konstant zu halten,
diffundiert die basische Form des Medikaments zur sauren Seite
nach. Die Gesamtkonzentration als Summe von protonierter und
deprotonierter Form ist schließlich auf der Seite der höheren
Ionisation, beim niedrigeren pH, wesentlich größer als auf der
Seite mit dem höheren pH-Wert. Die Substanz kann so in den Magen sequestriert werden (Ion-trapping). Nach Pyloruspassage
aber wird im neutralen oder leicht basischen Milieu des Dünndarms diese Substanz wieder deprotoniert, lipophil und membran-
gängig gemacht und kann so wieder in das Blutsystem aufgenommen werden. 1979 haben STÖCKEL und Mitarbeiter (20) die Bedeutung dieser sogenannten gastroenterosystemischen Rezirkulation
näher zu beleuchten versucht. Mit Hilfe eines von MICHIELS et
al. 1977 (15) entwickelten spezifischen Radioimmunassays untersuchten STÖCKEL und Mitarbeiter nach intravenöser Gabe von Fentanyl die Serumspiegel, die Konzentrationen im Magensaft, die
Konzentrationen in der Magenwand und die Serumspiegel nach oraler Fentanylapplikation. Die Mittelwertkinetik der Serumkonzentration des Fentanyls nach intravenöser Bolusgabe ergab den
schon früher berichteten typischen Verlauf mit einer schnellen
Verteilungsphase und einer langsamen Eliminationsphase (Abb. 3).
Bei zwei Patienten fanden sich jedoch 20 - 60 min nach Injektion von Fentanyl "Second peaks" des Fentanylspiegels (Abb. 4).
Die Integration der Fläche unter diesen "Second peaks" entsprach
etwa 5 % der Gesamtdosis. Bei einer gemessenen enteralen Re-
sorptionsquote von rund 33 % wäre somit ein in den Magen se-
questrierter Anteil von mindestens 15 % der Gesamtdosis erforderlich, um die "Second peaks" als Phänomen der gastroenterosystemischen Rezirkulation zu erklären. Gefunden wurden im Magensaft trotz Magenspülung aber nur 3 - 4 % der injizierten
Menge. Ob der berechnete Anteil von etwa 16 % der Gesamtdosis
in der Magenwand, 10 min nach intravenöser Injektion, an der
Rezirkulation teilnimmt, erscheint zumindest fraglich.

Aber nicht nur unter dem Aspekt der quantitativen Analyse kommen Zweifel auf, die "Second peaks" mit Hilfe der gastroenterosystemischen Rezirkulation zu erklären. Auch im zeitlichen Ablauf sind Inkongruenzen zu vermerken. So findet sich nämlich

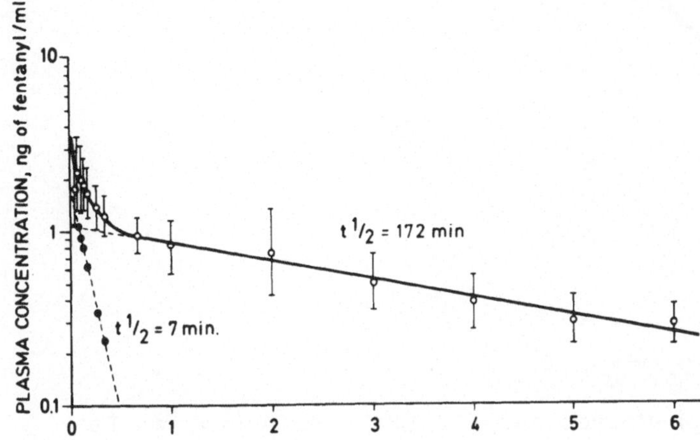

Abb. 3. Serumkonzentrationen von Fentanyl nach intravenöser Injektion von 0,2 mg Fentanyl (Nach 15)

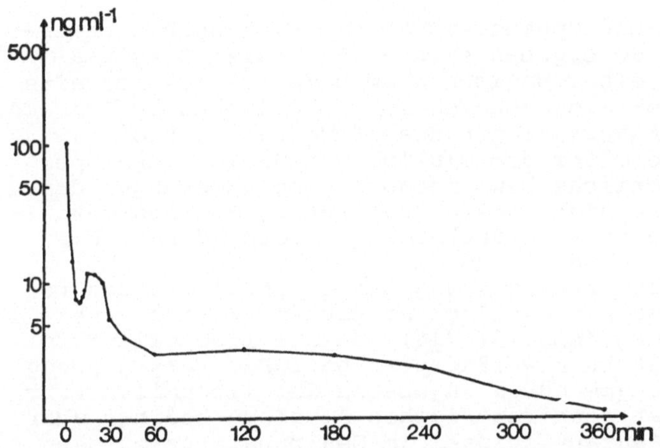

Abb. 4. Serumkonzentration von Fentanyl nach intravenöser Injektion von 0,5 mg Fentanyl bei einem Patienten (Nach 20)

nach oraler Gabe von Fentanyl die höchste Serumkonzentration konstant nach 90 min. Die Gipfel der beiden "Second peaks" nach NLA finden sich aber trotz möglicher Verzögerung der enteralen Passage durch Magen-Darm-Atonie bereits nach 20 - 60 min. Die sogenannte gastroenterosystemische Rezirkulation scheint somit grundsätzlich in der Lage zu sein, die Elimination des Fentanyls zu verzögern. Ich bin jedoch der Ansicht, daß sie nicht ausschließlich für einen phasenhaften Ablauf der Atemdepression im Gefolge einer NLA verantwortlich gemacht werden kann. Ja, ich halte es sogar für gefährlich, dieses Konzept kritiklos zu

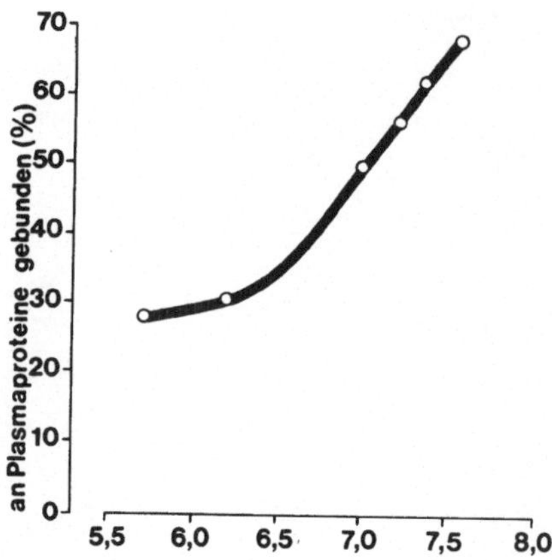

Abb. 5. Einfluß des pH-Wertes auf die Proteinbindung von Fentanyl im Hundeplasma in vitro (Nach 16)

übernehmen, verleitet es doch dazu, sich durch einfaches Neutralisieren oder Absaugen des Magensaftes gegen eine postnarkotische Atemdepression sicher gewappnet zu fühlen.

Zur Erklärung eines Reboundphänomens bieten sich auch noch andere Überlegungen an. So ergeben sich z. B. starke Dissoziationsunterschiede bei einem basischen Amin (pKa $\sim$ 8,4) bereits bei relativ geringen pH-Schwankungen im biologischen pH-Bereich. Das hat zur Folge, daß Variationen des pH-Wertes in biologischen Grenzen, wie sie unter dem Einfluß von Narkose und Operation durch respiratorische bzw. metabolische Änderungen des Säuren-Basen-Haushaltes nicht selten auftreten, das pharmakokinetische Profil von Fentanyl entscheidend ändern können. Wie bereits oben erwähnt, verhält sich das protonierte Fentanyl hydrophil, die deprotonierte Form dagegen lipophil. Daraus resultiert beispielsweise bei Anstieg des Blut-pH-Wertes eine vermehrte Proteinbindung (Abb. 5) (16), da die lipophile Form eine stärkere Affinität zu Eiweißkörpern hat. Die Verschiebung des Dissoziationsgleichgewichtes zugunsten der lipophilen Form des Fentanyls bei einer respiratorischen Alkalose bedingt aber auch deutlich höhere Fentanylspiegel im Gehirn als unter den Bedingungen der Normo- oder Hyperkarbie (Abb. 6) (2). Unter kontrollierter Beatmung während der Narkose, die sehr häufig eine ausgeprägte respiratorische Alkalose verursacht, ist darum zu erwarten, daß relativ hohe Fentanylspiegel im Gehirn bzw. relativ hohe Fentanylspiegel in lipoidreichen Depots entstehen können. Die am Ende einer Narkose rasch entstehende Normokarbie bzw. eine relaxanzienbedingte Hyperkarbie mit entsprechender intrazellulärer Azidose könnte dann rasch Fentanyl aus den lipidreichen Strukturen freisetzen und zu einem Konzentrationsanstieg der protonierten Form führen. Die protonierte Form des Fentanyls ist rezeptoraffin und könnte darum bei dieser Konstellation im Säuren-Basen-Haushalt gerade in der Phase nach der Ausleitung einer Narkose durch verstärkte pharmakodynamische Wirkung im Atemzentrum einen Rebound der Fentanylwirkung erzeugen. Denkbar wäre aber auch, daß durchblutungsbedingte

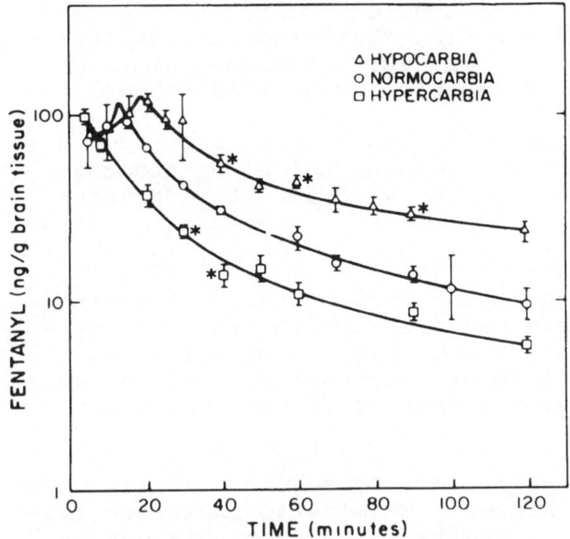

Abb. 6. Fentanylspiegel im Gehirn unter Normo-, Hypo- und Hyperkarbie beim Hund (Nach 2)

Substanzumverteilungen unter den wechselnden Kreislaufverhältnissen bei Narkose und Operation zu sekundären Blutspiegelanstiegen führen können. Wechselnde Säuren-Basen-Verhältnisse in verschiedenen Körperkompartimenten könnten solche Umverteilungen zusätzlich beeinflussen.

Schlußfolgerungen

Diese hier vorgetragenen Gedanken sind zwar bisher noch hypothetisch, trotzdem erscheint es uns ratsam, zur Vermeidung einer postoperativen Atemdepression daraus bereits jetzt entsprechende Konsequenzen für die klinische Praxis der NLA zu ziehen. Wir empfehlen deshalb:

A. Für die Durchführung der Neuroleptanästhesie:
1. Eine möglichst geringe Fentanylgesamtdosis. Puls- und Blutdruckanstiege, die mit einer Repetitionsdosis von 0,1 - 0,2 mg nicht beherrscht werden, sollten nicht zur weiteren Dosiserhöhung verleiten, sondern zur Supplementierung mit Inhalationsnarkotika veranlassen.

B. Für die Ausleitung:
1. Vermeidung einer exzessiven Hyperventilation, um den Säuren-Basen-Haushalt nicht zu belasten.
2. Ableitung des Magensaftes zur Verhinderung einer enterosystemischen Refentanylisierung.
3. Zur sicheren Vermeidung einer alveolären Hypoventilation mit respiratorischer Azidose zunächst Antagonisierung des relaxanzienbedingten Anteils durch intravenöse und intramuskuläre Applikation von Pyridostigmin.

4. Anschließende Orientierung über den noch bestehenden opiatbedingten Anteil der Atemdepression. Titration dieser Atemdepression mit Naloxon intravenös. Zur Vermeidung eines Wirkungsrebound soll nach der Extubation zusätzlich Naloxon intramuskulär appliziert werden.
5. Bei einem Atemzugvolumen unter 5 ml/kg Körpergewicht muß der Patient zunächst weiter beatmet werden. Bei einem Atemzugvolumen über 10 ml/kg Körpergewicht wird der Patient extubiert.

C. Für die postoperative Phase:
1. Kontinuierliche Überwachung in der Aufwachstation für mindestens 3 h nach Narkoseende und 4 h nach letzter Fentanylgabe. Die Notwendigkeit dazu ergibt sich nicht allein aus einer möglichen postoperativen Atemdepression, sondern auch aus vielen anderen Gefährdungen unserer frisch operierten Patienten.

An die Industrie schließlich sollte die Forderung gestellt werden, weiter nach Opiaten mit kürzeren Eliminationshalbwertszeiten und physikochemischen Eigenschaften zu suchen, die geringere Schwankungen des Dissoziationsgrades im biologischen pH-Bereich erwarten lassen.

Literatur

1. ADAMS, A. P., PYBUS, D. A.: Delayed respiratory depression after use of fentanyl during anaesthesia. Brit. med. J. 1978 I, 278

2. AINSLIE, S. G., EISELE, J. H., CORKILL, G.: Fentanyl concentrations in brain and serum during respiratory acid-base changes in the dog. Anesthesiology $\underline{51}$, 293 (1979)

3. BECKER, L. D., PAULSON, B. A., MILLER, R. D., SEVERINGHAUS, J. W., EGER, E. I.: Biphasic respiratory depression after fentanyl-droperidol or fentanyl alone used to supplement nitrous oxide anesthesia. Anesthesiology $\underline{44}$, 291 (1976)

4. BRANDT, Th., BOCK, W. J., BRANDT, B., VILAND, B.: Neuroleptische Wirkung der Narkoseprämedikation mit Dehydrobenzperidol. Anaesthesist $\underline{20}$, 215 (1971)

5. CASCORBI, H. F., GRAVENSTEIN, J. S.: Silent death. Anesthesiology $\underline{40}$, 319 (1974)

6. DE CASTRO, J., MUNDELEER, P.: Anesthesia without sleep: "neuroleptanalgesia". Acta chir. belg. $\underline{58}$, 689 (1959)

7. DENNHARDT, R.: Klinische Aspekte zu Droperidol. In: Droperidol in der modernen Anästhesiologie und Intensivmedizin, p. 18. Ein Expertengespräch, Frankfurt 1980

8. DUDZIAK, R.: Lehrbuch der Anästhesiologie, p. 264. Stuttgart, New York: Schattauer 1980

9. FLÜGEL, K. A., WIECK, H. H.: Neuropsychiatrische Aspekte der Neuroleptanalgesie. In: Die Neuroleptanalgesie, Bilanz einer Methode (eds. E. RÜGHEIMER, D. HEITMANN). Stuttgart: Thieme 1975

10. GALSTER, J. V., BLAHA, L.: Psychopathometrische Verlaufsuntersuchungen unter der Therapie mit Dikaliumchlorazepat in hoher Dosierung. Neurol. Psychiat. 5, 573 (1979)

11. HAAS, H. G., KERN, R., LACK, E. G.: Die voltage-clamp-Technik als pharmakologische Testmethode: Der antifibrillatorische Effekt eines Neuroleptikums (Droperidol). Ärztl. Forsch. 25, 110 (1971)

12. HAMER, Ph., HEITMANN, D.: Möglichkeiten und Grenzen der Neuroleptanalgesie. Anästh. Inform. 16, 116 (1975)

13. HENSCHEL, W. F.: Die Neuroleptanalgesie. In: Lehrbuch der Anaesthesiologie, Reanimation und Intensivtherapie (eds. R. FREY, W. HÜGIN, O. MAYRHOFER). Berlin, Heidelberg, New York: Springer 1972

14. HENSCHEL, W. F.: Die klassische Form der Neuroleptanalgesie einschließlich Prämedikation. In: Die Neuroleptanalgesie, Bilanz einer Methode (eds. E. RÜGHEIMER, D. HEITMANN). Stuttgart: Thieme 1975

15. MICHIELS, M., HENDRIKS, R., HEYKANTS, J.: A sensitive radioimmunoassay for fentanyl. Europ. J. clin. Pharmacol. 12, 153 (1977)

16. MURPHY, M. R., OLSON, W. A., HUG, C. C.: Pharmacokinetiks of 3H-fentanyl in the dog anesthetized with enflurane. Anesthesiology 50, 13 (1979)

17. NIEMEGEERS, C. J. E.: Die Pharmakologie von Droperidol. In: Droperidol in der modernen Anästhesiologie und Intensivmedizin, p. 3. Ein Expertengespräch, Frankfurt 1980

18. PASCH, Th.: Diskussionsbeitrag. In: Droperidol in der modernen Anästhesiologie und Intensivmedizin. Ein Expertengespräch, Frankfurt 1980

19. SEELING, W.: Diskussionsbeitrag. In: Droperidol in der modernen Anästhesiologie und Intensivmedizin. Ein Expertengespräch, Frankfurt 1980

20. STOECKEL, H., HENGSTMANN, J. H., SCHÜTTLER, J.: Pharmacokinetics of fentanyl as a possible explanation for recurrence of respiratory depression. Brit. J. Anaesth. 51, 741 (1979)

Spezielle Nebenwirkungen der intravenösen Narkotika (Porphyrie, Hyperpyrexie, Gefäßschäden, Histamin)

Von A. Doenicke

Um die speziellen Nebenwirkungen erschöpfend darstellen zu können, müßte man für jedes dieser Einzelthemen mindestens 30 min
zur Verfügung haben, oder es wäre sogar ein Thema für einen eigenen Workshop.

Porphyrie

Im Lehrbuch der Anaesthesiologie (FREY, HÜGIN, MAYRHOFER) ist
die Porphyrie im Sachwörterverzeichnis nicht erwähnt. Fragt man
sich, warum diese Krankheit nur selten besprochen wird, so ist
erstens der Krankheitsverlauf undramatischer als z. B. bei der
malignen Hyperthermie und zweitens sind die Patienten als Por-
phyrieerkrankte vom Internisten erfaßt. Es gibt Länder, wie z.
B. Finnland oder Südafrika, in denen die Störung des Porphyrinstoffwechsels als Erbkrankheit gehäuft vorkommt.

Als gemeinsames Merkmal weisen die Erkrankten eine exzessive
Ausscheidung von Porphyrinen und Porphyrinbausteinen (δ-Amino-
lävulinsäure, Porphobilinogen) auf. Porphyrine sind fluoreszie-
rende Pigmente, deren Basisstruktur aus vier Pyrolringen besteht,
die durch Methin-Brücken (=CH-) verbunden sind.

Eine geringgradig vermehrte Porphyrinausscheidung im Urin wird
bei verschiedenen Krankheitsbildern gefunden, ohne daß ein En-
zymdefekt nachweisbar ist, so z. B. bei Lebererkrankungen, Al-
koholintoxikationen, hämolytischen Anämien. Bei der Bleiintoxi-
kation kann eine stärkere Koproporphyrinurie durch Blockade mehrerer Enzyme gefunden werden. Eine exzessiv hohe Porphyrinausscheidung im Stuhl und Urin tritt bei den ererbten Enzymdefek-
ten auf, sie haben der Krankheitsgruppe den Namen gegeben.

Die Ursache der Erkrankung ist ein partieller Defekt der Uro-
porphyrinogensynthetase, der zu einer Überproduktion der Vor-
stufen δ-Aminolävulinsäure und Porphobilinogen führt, die in
großen Mengen im Urin ausgeschieden werden. Frisch gelassener
Urin hat eine normale Farbe. Im Sonnenlicht verfärbt er sich
burgunderrot oder sogar schwarz. Mit chromatographischen Methoden lassen sich δ-Aminolävulinsäure und Porphobilinogen quantitativ erfassen.

Die hepatischen Porphyrien des akuten Formenkreises sind ange-
boren und werden autosomal dominant vererbt.

Zu der für den Anästhesisten wichtigen akuten hepatischen Porphyrie gehören die akute intermittierende Porphyrie, die Por-
phyria variegata und die hereditäre Koproporphyrie (13). Nur
diese Porphyrien führen zu einem akuten Porphyriesyndrom, wel-

Tabelle 1. Zur Porphyrie führende Medikamente (13)

Pyrazolonderivate, z. B. Pyramidon
Phenylbutazon, z. B. Butazolidin
Barbiturate, z. B. Luminal
Glutethimid, z. B. Doriden
Methyprylon, z. B. Nodular
Meprobamat, z. B. Miltaun
Diazepine, z. B. Librium
Sulfonamide, z. B. Euvernil
Griseofulvin, z. B. Likuden
Chloramphenicol, z. B. Paraxin
Tetracyclin, z. B. Hostacyclin
Orale Antidiabetika (Sulfonylharnstoffverbindungen)
Antikoagulanzien, z. B. Marcumar
Hydantoine, z. B. Zentropil
Ergotamin, z. B. Gynergen
Östrogene, Progesteron
Orale Kontrazeptiva? Schwermetallverbindungen

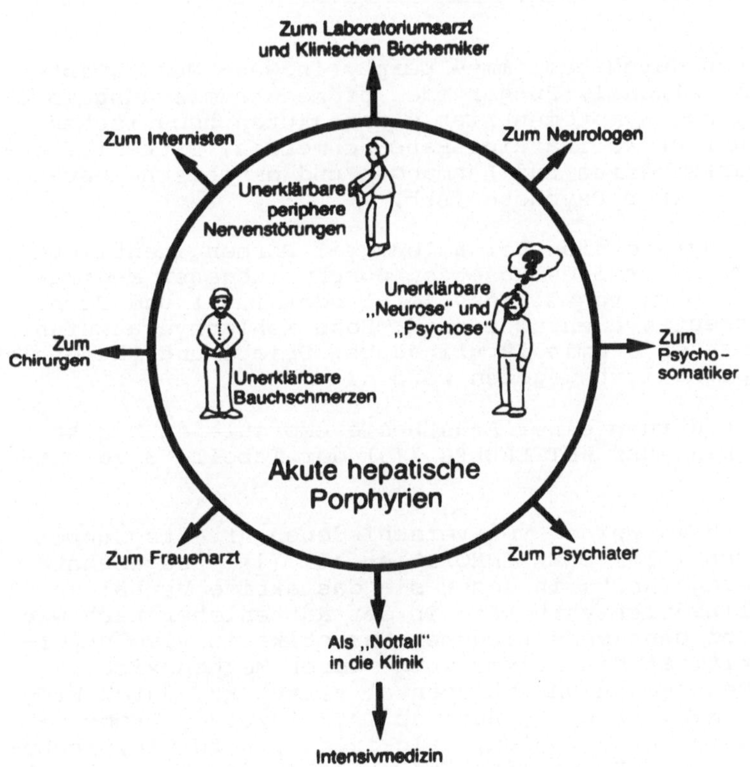

Abb. 1. Symptomentrias einer akuten hepatischen Porphyrie (12)

Tabelle 2. Therapie der akuten Porphyrie und der Porphyriesyndrome (12)

---

1. Absetzen porphyrinogener Medikamente und intensivmedizinische Überwachung
2. Glukose- und/oder Fruktoseinfusionen (insgesamt etwa 2 l einer 20%igen Lösung)
3. Elektrolytkontrolle und -ausgleich
4. Diurese kontrollieren und forcieren (Etacrynsäure)
5. Bei Schmerzen Acetylsalicylsäure und Morphinderivate
6. Bei Tachykardie und Hypertonie Propranolol (50 - 200 mg/ 24 h), Reserpin (0,5 mg/24 h)
7. Bei Unruhe oder Brechreiz Chlorpromazin (ca. 100 mg/24 h)
8. Bei Ileussymptomatik Neostigmin (0,25 - 1 mg i.m.)
9. Bei Atemlähmung assistierte oder kontrollierte Beatmung (eventuell Tracheotomie)
10. Bei Infektionen Penicillin, Tetracyclin, Rifamycin
11. Bei Paresen sofort mit physiotherapeutischen Maßnahmen beginnen
12. Kontrolle des Porphyrinstoffwechsels anhand der Metabolitenprofile in Urin und Stuhl

---

ches am häufigsten durch bestimmte porphyrinogene Medikamente (Tabelle 1) (12), Alkohol, Hunger oder prämenstruell ausgelöst wird. Die klassische Symptomentrias einer akuten hepatischen Porphyrie (12) umfaßt kolikartige Bauchschmerzen, Extremitätenschmerzen mit Parästhesien und Lähmungen und psychische Veränderungen im Sinne einer Psychose (Abb. 1).

Therapie und Prophylaxe sind bei allen drei Formen identisch (Tabelle 2) (12). Sofortiges Absetzen porphyrinogener Medikamente, reichliche Gabe von Glukose (oral oder i.v.) und Propranolol sind therapeutisch entscheidend. Hohe Kohlenhydratzufuhr hemmt die Bildung der δ-Aminolävulinsäure. Opiate und Phenothiazine können symptomatisch gegeben werden.

Die für die Durchführung einer Anästhesie empfohlenen Medikamente sind nach DOSS und WETTERBERG (13) der Tabelle 3 zu entnehmen.

In den letzten Jahren wurden von verschiedenen Arbeitsgruppen - PARIKH und MOORE (25), BLEKKENHORST et al. (1) - sogenannte Screeningtests eingeführt, in denen sie das aktive Verhalten der δ-Aminolävulinsäurensynthetase in der Rattenleber nach wiederholter Verabreichung verschiedener Narkotika in vivo untersuchten. Die Aktivität des Enzyms wurde durch Methohexital, Methoxyfluran, Pentazocin und Thiopental verstärkt, durch Procain verringert. Nach Atropin, Bupivacain, Diazepam, Droperidol, Halothan, Ketamin, Morphium, Stickoxydul, Pethidin, Phenoperidin, Prilocain und Propanidid änderte sich das Enzym nicht.

Im Gegensatz hierzu fanden BLEKKENHORST et al. (1) (Abb. 2) keinen Aktivitätsanstieg des Enzyms bei Propanidid, Etomidat und Minaxolon, jedoch nach Flunitrazepam, Althesin und Phenobarbi-

Tabelle 3. Empfohlene Medikamente für eine Anästhesie (13)

Tranquilizer
Chlorpromazin (Megaphen)
Promazin (Protactyl, Verophen)
Promethazin (Atosil)

Analgetika
Morphin   Mefenamin
Meperidin

Sedativa, Hypnotika, Narkotika
Paraldehyd   Propanidid (Epontol)
Chloralhydrat

Lokalanästhetika
Procain

Inhalationsnarkotika
Lachgas
Cyclopropan   Diäthyläther

Muskelrelaxanzien
Suxamethoniumchlorid (Lysthenon, Pantolax, Succinyl-Asta)
Decamethoniumbromid
Tubocurarinchlorid = d-Tubocurarin (Curarin-Asta, Curarin-HAF)
Gallamin (Flaxedil)

Anticholinergika
Atropin

Cholinesteraseblocker
Neostigmin (Prostigmin)

Antihypertonika
Tetraäthylammonium = Tetrylammoniumbromid
Pentamethoniumbromid (Penthonium, nicht mehr im Handel)
Rauwolfia-Alkaloide

Antitachykardika
Neostigmin (Prostigmin)

---

tal. Man nimmt an, daß eine mit DDC (3,5 Diethoxycarbonyl- 1,4
Dihydrocollidin) behandelte Ratte eine menschenähnliche Porphyrie entwickelt. Damit würde sie eine Methode zur Überprüfung
von Drogen darstellen, die eine akute Porphyrie bei anfälligen
Personen auslösen können. Die Narkotika, die in diesem Modell
einen Aktivitätsanstieg des Enzyms hervorriefen, sollten bei
Patienten mit genetischer hepatischer Porphyrie nicht gegeben
werden.

Hyperpyrexie

Die maligne Hyperthermie (MH), noch vor 20 Jahren ein tödlicher
Anästhesiezwischenfall unbekannter Genese, hat dank der Untersuchungen von BRITT und KALOW (2) ab 1970 auch bei uns allgemeine Beachtung gefunden.

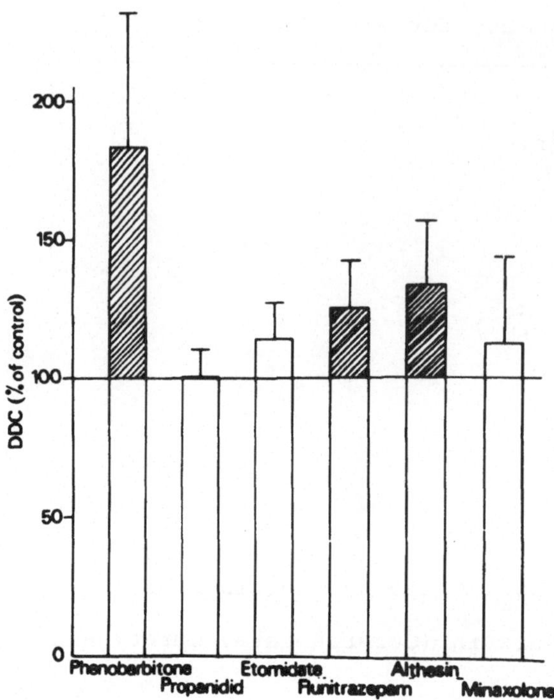

Abb. 2. Screeningtest zur Erfassung einer Porphyrie im Tierversuch (1)

Das Krankheitsbild wurde erstmals von MOSCHCOWITZ (24) 1916 in Zusammenhang mit der Narkose beschrieben, die genetische Steuerung des Krankheitsbildes entdeckten 1960 DENBOROUGH und LOVELL (4).

Die hohe Mortalität von 60 % verlangt von jedem Anästhesisten ein profundes Wissen über die frühzeitige Diagnose und Therapie. Je länger die Expositionszeit und je stärker der Temperaturanstieg, desto massiver die metabolischen Entgleisungen.

Obwohl mehrere Angriffsorte diskutiert werden, ist der erhöhte Kalziumioneneinstrom durch das Sarkolemm als primärer Triggerschritt anzusehen. Aber auch psychischer Streß, wie kürzlich von SPORN et al. (31) erwähnt, kann bereits in der Prämedikationsphase zu einer hochfebrilen tödlichen Krise führen. Der typische Verlauf, das CK-Isoenzymverhalten sowie eine Familienuntersuchung konnten das Akutgeschehen als eine MH-Krise klassifizieren (31). Promethazin als Triggeragens wurde ebenfalls noch mitdiskutiert, da bekannt ist, daß nach Phenothiazinen ebenfalls MH-Krisen bei entsprechender Disposition ausgelöst worden sind.

Die Dramatik eines MH-Narkosezwischenfalls ist allen zumindest aus der Literatur bekannt. Der von PLÖTZ et al. (27) (Abb. 3) publizierte Fall zeigt, daß eine MH sogar erst am Operationsende auftreten kann. Hier kam es nach Unterbrechung der Halo-

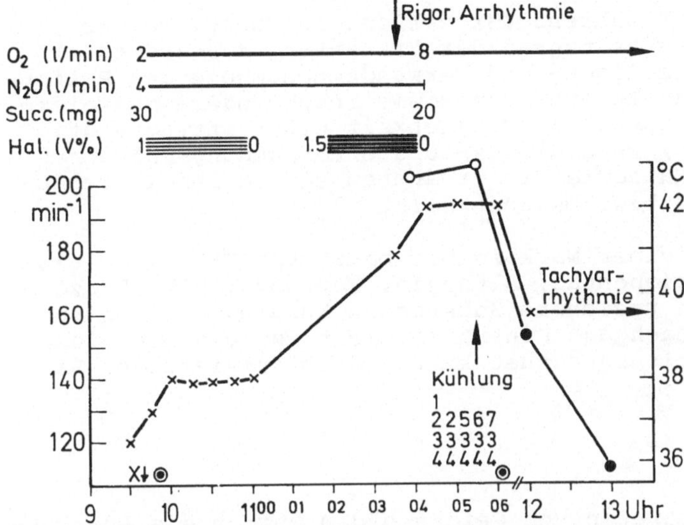

Abb. 3. Temperatur, Säuren-Basen-Haushalt, Laborchemie während der Akutphase einer malignen Hyperthermie (27)

thanzufuhr für 1 1/2 min zum Zwecke des Vapor-Neuauffüllens mit einer anschließenden höheren Halothankonzentration von 1,5 Vol.% plötzlich zu einer Tachyarrhythmie von 170 - 180/min, einem Muskelrigor und einer Verschlechterung der Lungencompliance. Eine Nachinjektion von Suxamethonium hat das Krankheitsbild mit Schweißausbrüchen verschlechtert. Die in der Mitteilung aufgeführten Sofortmaßnahmen verbesserten den Zustand, der Patient konnte am 18. postoperativen Tag nach Hause entlassen werden. Halothan und Suxamethonium müssen hier als Triggersubstanz angesehen werden.

RETTIG und WEITZ (29) gehen sogar so weit, daß sie diese Kombination, die in besonderem Maße zur Hyperthermie disponieren soll, als Anästhesiemethode bei jungen sportverletzten Patienten unbedingt vermieden wissen wollen.

Das Nierenversagen mit ausgeprägten degenerativen Veränderungen des Tubulusepithels als Folge der akuten Stoffwechselentgleisung der Muskulatur ist häufig Ursache des tödlichen Verlaufes.

Als wirksamste Therapie gilt heute das Dantrolen. Es wirkt dem zellulären Kalziumeinstrom entgegen, vermindert den Rigor der Skelettmuskulatur und besitzt eine geringere kardiale Nebenwirkung als Procain. Es empfiehlt sich, die Substanz, die seit kurzem in Deutschland als Dantamacrin (Röhm Pharma) erhältlich ist, prophylaktisch in der Apotheke zu lagern. Die Dosisempfehlung der FDA zur Prophylaxe lautet 2 - 3 mg/kg KG dreimal für mindestens einen Tag. EBERLEIN (15) schlägt zur Therapie 7 - 10 mg/ kg KG i.v. vor. Hiervon Kenntnis zu haben ist um so wichtiger, da PÜSCHEL und BRINKMANN (28) vor kurzem auf die forensischen Probleme hingewiesen haben.

Das Auftreten einer MH während der Narkose ist nicht vorhersehbar, bei dem Bekanntheitsgrad der Erkrankung muß jedoch als Prophylaxe eine genaue Eigen- und Verwandtenanamnese des Patienten über vorhergehende Anästhesien sowie insbesondere Muskelerkrankungen erhoben werden. Die Möglichkeit einer intraoperativen Temperaturmessung, Behandlungs- und Untersuchungsmaßnahmen bei Auftreten einer MH sowie die erwähnten speziellen Therapeutika müssen vorhanden bzw. bekannt sein.

Für die Durchführung einer Narkose bei bekannter MH gelten als sichere Substanzen Thiopental, Althesin, Fentanyl, DHB, Diazepam, Pancuronium. Als unsichere Substanzen Kurare, Atropin und Phenothiazine sowie Lachgas. Kontraindiziert ist die Anwendung von volatilen Inhalationsanästhetika und depolarisierenden Relaxanzien (16).

<u>Gefäßschäden</u>

Mit dem gehäuften Auftreten von Gefäßschäden wurden die Anästhesisten Anfang der 60er Jahre konfrontiert. Jede intravenöse Injektion birgt in sich die Gefahr der versehentlichen arteriellen Fehlinjektion. Es sind über 30 Medikamente beschrieben worden, die bei irrtümlicher intraarterieller Injektion zu Gewebeschäden verschiedensten Ausmaßes geführt haben. Besonders fatal waren die Folgen bei einigen Narkotika.

In einer 1963 erschienenen Arbeit führte PERRET (26) die steigende Zahl der unbeabsichtigten i.a. Injektionen und deren schwerwiegende Folgen hauptsächlich auf neuere Medikamente zurück, die wegen ihrer besonderen chemischen Struktur und Konzentration bei i.v. Applikationen verträglich, bei versehentlicher i.a. Injektion absolut unverträglich sind. Man geht daher nicht fehl, wenn man grundsätzlich jedes intravenös zu applizierende Medikament als gefährlich ansieht, solange nicht nachgewiesen ist, daß es keine gefäßschädigenden Eigenschaften aufweist.

Mehrfach wurde über Armamputationen nach Fehlinjektion von Hydroxydion berichtet (26), einem i.v. zu applizierenden Steroidnarkosemittel, dem Vorläufer des Althesin. Ebenso schwerwiegend waren die Schädigungen nach Estil, dem Vorläufer des Propanidid, das aus diesem Grunde bereits ein Jahr nach Einführung in die Klinik wieder aus dem Handel gezogen werden mußte.

Bei versehentlicher intraarterieller Injektion ist immer mit ernsthaften Komplikationen zu rechnen. Klinisch steht der sofort einsetzende brennende, sich peripher ausbreitende Schmerz im Vordergrund. Das peripher liegende Hautgebiet wird blaß, der periphere arterielle Puls ist nicht mehr tastbar, der Wirkungseintritt des Hypnotikums ist wesentlich verlängert. Einige Minuten, aber auch erst 1/2 - 1 h später kann sich die Haut bläulich bis grau verfärben und ein Ödem ausbilden. Später ist eine Gangrän der Finger, der Hand, aber auch des Unterarmes möglich.

Eine gewebsschädigende Wirkung des Propanidid wurde von mehreren Untersuchern tierexperimentell nachgewiesen. Es erscheint daher zwingend notwendig, jedes neue intravenös anzuwendende Medikament vor seiner klinischen Anwendung im Tierexperiment auf eine gewebsschädigende Wirkung zu untersuchen.

Die Ähnlichkeit des Etomidat mit Propanidid zwang uns, auch dieses vor seiner klinischen Anwendung im Tierexperiment auf gewebsschädigende Wirkungen zu untersuchen. Es ist bekannt, daß das Kaninchenohr für diese Untersuchung und vor allen Dingen für die weitere Beobachtung günstige Voraussetzungen schafft.

Die Injektion von 1 ml Etomidat, gelöst in Phosphatpuffer, führte bei zehn Tieren in keinem Fall zu Schmerz- oder Abwehrreaktionen während der Injektion. Die Tiere versanken noch während der Injektion in Schlaf, der zwischen 3 und 5 min anhielt. Nach dem Erwachen wurden die Ohren spontan hochgestellt, eine Störung der Sensibilität war nicht eingetreten. Bei Propanidid (Epontol) wurde die Injektion ebenfalls reaktionslos hingenommen, es kam jedoch bereits am nächsten Tag bei allen zehn Versuchstieren zu unterschiedlich stark ausgeprägten Entzündungen, die bei neun Tieren das gesamte Ohr erfaßten. Bei einigen Tieren dauerte die Entzündung fast vier Wochen an.

Auch bei Tavegil (Clemastin) in einer Konzentration von 0,2 mg/ml kam es bei 14 von 16 Tieren am ersten Tag nach der Injektion zu einer Rötung mit Ödem. Die Dauer der Entzündung betrug durchschnittlich zwei bis drei Tage. Je höher die Konzentration des Tavegil war, um so stärker waren die Entzündungen, begleitet von Ödemen, ausgebildet.

Wesentlich stärker ausgeprägt waren die Reaktionen nach Promethazin. Schon während der Injektion in einer Konzentration von 25 mg/ml zeigten die Tiere starke Abwehrreaktionen, in den darauf folgenden Wochen bildeten sich teilweise Nekrosen aus. Unauffällig war die Injektion von Fenistil (Dimethpyrinden).

Aufgrund unserer Ergebnisse und der aus der Literatur lassen sich zur Pathogenese der Gewebsschädigung nach intraarterieller Injektion im wesentlichen drei Theorien diskutieren:
die Spasmustheorie,
die arterielle Thrombose,
die direkte Gefäßwandschädigung.

1. Zur Spasmustheorie

Nach Untersuchungen von BURN und RONEEN (3) führt die i.a. Applikation von Thiopental über eine Freisetzung von Noradrenalin aus den Gefäßwänden zu einem Spasmus, der dann die Gewebsschädigung verursacht. SCHWARTZKOPF (30) spricht von einer Krampfbereitschaft der peripheren Arterien. Bei intraarterieller Presuren-Injektion (Hydroxydion) am Kaninchenohr kam es oft zur irreparablen Kapillarstase, die auch durch Procainzusatz nicht zu verhindern war.

Für das Auftreten von Gewebsnekrosen kann aber nach experimentellen Untersuchungen von KINMONTH und SHEPHARD (17) (direkte

Beobachtung der Femoralarterie des Kaninchens) ein arterieller
Spasmus nicht verantwortlich sein.

2. Thrombosetheorie

KINMONTH und SHEPHARD (17) nehmen an, daß die direkte Gefäßwandschädigung durch das Thiopental primär zur Gefäßthrombose
führt. Nach Untersuchungen von WATERS (32) kommt es in der peripheren Strombahn durch eine pH-Verschiebung zur Präzipitation
des Thiopental, deren Ausmaß abhängig ist von der Konzentration
der verwendeten Lösung. Die entstehenden Kristalle bleiben in
den Kapillaren hängen und bewirken dort eine dauernde Noradre-
nalinausschüttung. Erst bei langer Dauer der mechanischen und
humoralen Faktoren komme es zur Stase und schließlich zur Thrombose.

3. Direkte Gefäßwandschädigung

WEIS und FISCHER zeigten schließlich, daß das auslösende Moment
für den Gewebeschaden in der Kapillarwand zu suchen ist (35).
Sie injizierten Hexobarbital, Thiopental und Estil in die Ar-
teria femoralis von Ratten. Mit Ausnahme von Hexobarbital kam
es bei allen Substanzen zu schwersten Funktionsschädigungen der
Extremitäten, bei Estil sogar zur völligen Nekrose. Das histo-
logische Bild zeigte ein interstitielles Ödem mit granulozytä-
rer Infiltration, disseminierte Nekrosen einzelner Muskelfasern
oder infarktähnliche Nekrosen der Gefäßwand.

Nach LOESCHKE und BEER (18) steht pathogenetisch die chemische
Schädigung des Endothels, des subendothelialen Gewebes und deren innere Gewebeschichten im Vordergrund. Das sich häufig nach
intraarterieller Fehlinjektion einstellende Gewebsödem ist nach
ihrer Ansicht die Folge des chemisch bedingten Kapillarschadens
und der damit einhergehenden Änderung der Kapillardurchlässig-
keit.

Die Durchsicht der Literatur zeigt, daß viele Autoren zu dem
übereinstimmenden Ergebnis kommen, daß die wesentliche Ursache
der Schädigung nach intraarterieller Fehlinjektion, die direkte
Gefäßwandschädigung, im Arteriolen- und Kapillarbereich liegt.

Ergänzend zu den tierexperimentellen Untersuchungen haben wir
in den letzten Jahren unsere Aufmerksamkeit vermehrt der Venenreizung nach allen intravenös zu applizierenden Pharmaka ge-
schenkt. Neben spontanen Schmerzäußerungen wurde die Venenreaktion kontrolliert. So erhielten z. B. 25 Probanden nach einem
randomisierten Schema einmal Lormetazepam versus Diazepam jeweils an dem anderen Arm in einem 14tägigen Intervall.

Nach Lormetazepam traten viermal Reizungen auf (einmal Rötung,
zweimal Phlebitis, einmal Thrombophlebitis), nach Diazepam siebenmal Reaktionen (fünfmal Phlebitis, zweimal Thrombophlebitis).

Wurden größerlumige Venen zur Injektion genommen, so traten wesentlich geringere Reizungen auf. Die Injektion in eine laufende Infusion verhindert den Injektionsschmerz völlig, hat aber
auf die Venenschädigung kaum einen Einfluß. Nach Diazepam werden 44 % Injektionsschmerzen und 30 % Venenreaktionen gesehen,

die Schmerzreize bei der Applikation in eine laufende Infusion
verringern sich auf 12 %.

Nach DUNDEE (14) war die Inzidenz der Thrombophlebitiden nach
Diazepam bei Kontrollen am siebten Tag nach der Injektion mit
39 % signifikant höher als am zweiten und dritten Tag mit 23 %.
Außerdem nahm die Thromboserate im höheren Lebensalter prozentual deutlich zu.

In einer multizentrischen international durchgeführten Studie
konnte für Etomidat nachgewiesen werden, daß sich die Schmerzen und die Alterationen durch eine Prämedikation mit Analgetika verringern.

Die Therapie bei einer versehentlichen intraarteriellen Injektion hat unverzüglich zu erfolgen. In die liegende Kanüle sind
umgehend isotonische Kochsalzlösung und Procain 10 - 20 ml 0,5 %
zu injizieren. Gefäßerweiternde Pharmaka, wie Hydergin, zur Ent-
zündungshemmung Glukokortikoide und eventuell Bepanthen sind
angezeigt. Eine Antikoagulationstherapie muß eingeleitet werden.
Lokal ist die gesamte Extremität mit Heparin und Antiphlogistika enthaltenden Salben einzureiben und mit Eis (Coolpacks) zu
kühlen. Zusätzlich ist eine Gefäßerweiterung durch Plexus- oder
Stellatumblockade zu erwägen.

Bei Thrombophlebitiden, über die die Patienten erst nach Tagen
klagen, genügen Salbenverbände. Diese sollten Heparin oder auch
Phenylephrin und Salicylsäureester enthalten.

Histamin

Die Diskussion über die Histaminfreisetzung nach intravenösen
Narkotika soll übersichtshalber mit einer Tabelle begonnen werden (Tabelle 4) (19). Daß nach Propanidid, Thiopental, Althesin
schwere anaphylaktoide Reaktionen auftreten, ist hinlänglich
bekannt (5).

Aus der Vielzahl bekannter Ergebnisse werden einige wichtige
Details ausführlich besprochen, auf die der Kliniker immer mehr
zu achten hat.

Welche klinische Symptomatik kann bei einer Histaminfreisetzung
auftreten (Tabelle 5)? Neben einer Stimulierung von Tränen, Spei-
chel und Magensekretion ist in einigen Fällen (z. B. bei Plasmasubstituten) ein metallischer Geschmack vorhanden. Der Flush
ist ein klassisches Phänomen, ebenso die Rötung, Quaddeln, Juck-
reiz, Nasen- und Rachenenge, Erhöhung des bronchialen Widerstandes bis hin zum Bronchospasmus. Von Bedeutung erscheinen
uns auch die Herzfrequenzzunahme, die Blutdrucksenkung und die
Arrhythmie.

Will man die Histaminfreisetzung mittels einer biochemischen
Methode beweisen, so sind die in der Tabelle 6 aufgeführten Kriterien zu beachten. Ein Punkt erscheint erwähnenswert: Eine nur
einmalig erfolgte Freisetzung von Histamin im Plasma könnte auf

Tabelle 4. Histaminfreisetzung einiger in der Anästhesie verwendeten Pharmaka (19)

Substanzen	Zahl der Versuchspersonen	Dosis (mg/kg i.v.)	Testergebnis
Anästhetika und Hypnotika:			
Propanidid	24	5 - 7	+
Thiopental	15	5	+
Methohexital	10	2,5	+
Althesin	8	0,075	+
Flunitrazepam	10	0,02	+
Etomidat	33	0,2	−
Muskelrelaxanzien:			
Succinylcholin	8	0,7	+
Alloferin	8	0,15	+
Pancuronium	8	0,1	+
Prämedikation:			
Atropin	36	0,01	+
Promethazin	10	0,4	−
Dimethpyrinden	8	0,04	−
Proteasehemmer:			
Aprotinin	10	6.000 E/kg	−
Plasmaersatzmittel:			
Haemaccel	80	6 ml/kg	+
Oxypolygelatine	10	6 ml/kg	+
Dextran 60	35	6 ml/kg	+
Hydroxyäthylstärke	20	6 ml/kg	+

eine fehlerhafte Bestimmung zurückgeführt werden, daher ist eine Histaminkinetik immer zu fordern und experimentell nachzuweisen.

Daß als indirekte Nachweismethode auch der Abfall der Basophilen von Bedeutung ist, haben frühere Ergebnisse nach Propanidid und Thiopental (7) gezeigt.

Auf eine mögliche fehlerhafte Interpretation zur Histaminfreisetzung soll anhand der Bluthistaminbestimmung mit folgender Abbildung hingewiesen werden (22). Nach Thiopental (Abb. 4) kam es zu keiner Veränderung des Bluthistamins, jedoch zum Abfall der Basophilen, zu einer Zunahme der Magensekretion und zur Tachykardie, ähnliches Verhalten nach Propanidid. Hieraus ist erkennbar, daß nur die Erhöhung des Histamins im Plasma auf eine gesicherte Freisetzung des Histamins schließen läßt, nicht jedoch die mit vielen Fehlern behaftete Bluthistaminbestimmung.

Seit vielen Jahren wird mit Recht auf die Prämedikation mit Antihistaminika hingewiesen. Daß sie selbst Histamin freisetzen können und dazu sogar Atropin in der Lage ist, zeigt das Ergebnis, das in Tabelle 7 dargestellt wird. Sechs von 36 Patienten

Tabelle 5. Symptome bei der Histaminfreisetzung (19)

---

1. Haut und Schleimhäute
Erythem
Urtikaria
Pruritus
Konjunktivitis
Pharynx- und Larynxödem
Quincke-Ödem
Rhinitis

2. Gastrointestinaltrakt
Epigastrisches Völlegefühl
Übelkeit
Erbrechen
Koliken
Stuhlzwang
Defäkation

3. Herz und Kreislauf
Tachykardie
Arrhythmie
Gestörte AV-Überleitung
Hypotonie
Herz-Kreislauf-Versagen
Kreislaufstillstand

4. Lungen und Bronchialtrakt
Husten
Engegefühl in der Brust
Bronchospasmen
Zunahme des bronchialen Widerstandes

---

haben nach Atropin mit einer Histaminfreisetzung reagiert (19, 20). Nach der Kombination mit einem H_1- und H_2-Rezeptorantagonisten war die Inzidenz der Responser sogar 20 (von 25). Wie ist dies zu erklären und warum kommt es nicht zu einer Histaminreaktion? Vor zwei Jahren haben wir dieses Phänomen folgendermaßen gedeutet:

Der Hauptabbauweg des Histamins geht über die Histaminmethyltransferase. Diese kann von den H_2-Rezeptorantagonisten blockiert werden, eine Inaktivierung des Histamins bleibt somit aus, der Histaminspiegel erhöht sich, da auch die H_1-Rezeptorantagonisten aus den Mastzellen Histamin freisetzen können. Die Rezeptoren sind jedoch von den beiden Antagonisten, wenn sie hoch genug dosiert werden, besetzt, somit kommt es nicht zu histaminähnlichen Reaktionen.

Es wurde eingangs erwähnt, daß eine Histaminfreisetzung als gesichert gilt, wenn anschließend eine Kinetik nachweisbar ist. Anhand von einigen Beispielen der bekanntesten i.v. Hypnotika kann dies demonstriert werden. In den Abbildungen sind Thiopental, Methohexital (Abb. 5) und in der nächsten Althesin, Pro-

Tabelle 6. Kriterien einer Histaminfreisetzung im Plasma (19)

Kriterium für einen steigenden Plasma-histaminspiegel	Unterscheidungsmerkmale
1. Beginn	Kurz nach Applikation des Medikamentes, ca. 1 - 5 min nach i.v. Injektion
2. Zunahmegeschwindigkeit	Rasant. Maximale Spiegel ungefähr 3 - 5 min nach i.v. Injektion
3. Quantität	Spitzenwert erheblich höher als Ausgangswert (vor und nach der Injektion)
4. Frequenz	Mehr als ein Wert. Optimum sind zwei bis drei Werte vor und vier bis fünf Werte nach Verabreichung des Medikamentes
5. Kinetik	Bateman-Funktion. Clearancekurven. Halbwertszeit der Elimination ungefähr 5 - 10 min
6. Biologische Effekte	Magensäurensekretion, Zunahme der Herzfrequenz, Hypotonie; sie entsprechen den Werten bezüglich Konzentration und Zeitverlauf

panidid (Abb. 6) mit den jeweiligen Histaminspiegeln dargestellt (8, 22). Im Gegensatz dazu wird seit acht Jahren von Etomidat berichtet, daß diese Substanz kein Histamin freisetzt (8). Sicher ist, daß wir in den acht Jahren klinischer Praxis mit Etomidat keinen Histaminzwischenfall beobachten konnten. Mit folgendem Ergebnis (Tabelle 8) wird aufgezeigt, daß auch nach Etomidat eine Histaminfreisetzung erfolgen kann, allerdings nach wiederholten Narkosen, die mit Benzodiazepinen eingeleitet wurden (9, 11). Ein gesicherter Anstieg des Plasmahistamins nach der zweiten Etomidatnarkose wurde gemessen. Es war jedoch keine klinische Symptomatik bei 3,2 ng/ml vorhanden. Zu diskutieren ist, ob nicht auch Lormetazepam als Antihistaminikum wirkt und somit Reaktionen blockiert.

WATKINS (33) vermutet auch nach Etomidat die Möglichkeit einer Histaminfreisetzung, allerdings in derart kleinen Mengen, daß die Substanz dreimal so schnell aus der Zirkulation verschwindet, wie sie freigesetzt wird, eine Reaktion des Kreislaufs daher nicht möglich ist. Er stützt sich dabei auf die Beobachtung subklinischer Reaktionen nach Etomidatgabe, wie Chemotaxis von Blutleukozyten durch das umgebende Gewebe. Dies ist die Folge der Produktion von Anaphylatoxinen nach C_3-Aktivierung, welche durch Abfall des Komplements gemessen wird. 60 % aller Patienten, die mit Propanidid, Althesin, Methohexital oder Etomidat behandelt wurden, zeigten diesen Effekt. Er ist aber bei Etomidat sehr viel langsamer. Während er bei Etomidat seinen Höhe-

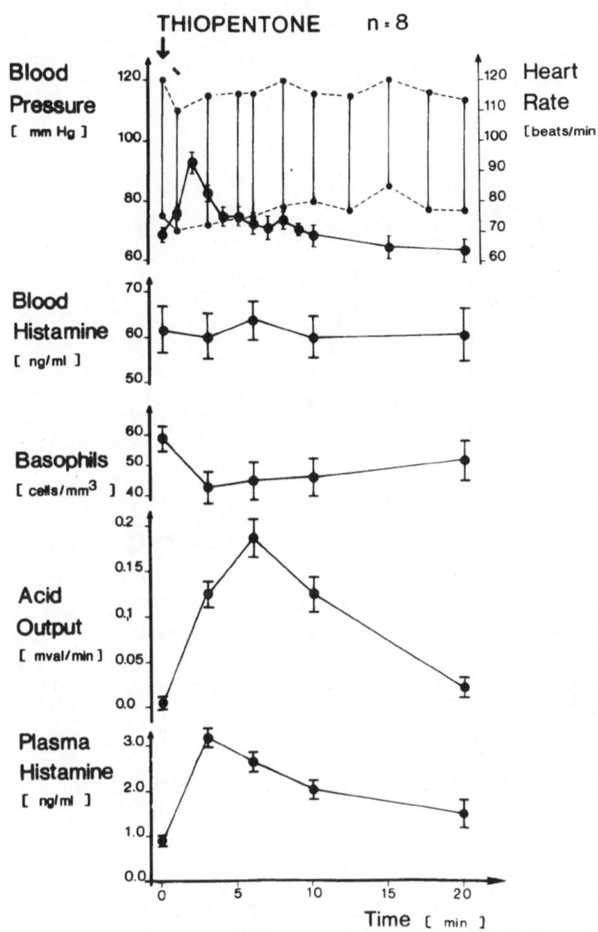

Abb. 4. Verhalten des Histaminspiegels nach Thiopental (n = 8),
keine Veränderung des Bluthistaminspiegels, deutlicher Anstieg
des Plasmahistaminspiegels (22)

Tabelle 7. Histaminfreisetzung beim Menschen nach Prämedikation
(19)

Prämedikation	Dosis mg oder ml/kg i.v.	Häufigkeit
Kochsalz	0,1 + 0,2	4/22
Atropin	0,01	6/36
Promethazin	0,35	0/ 6
Dimethpyrinden	0,04	0/ 7
Dimethpyrinden und Cimetidin	0,1 + 10	20/25

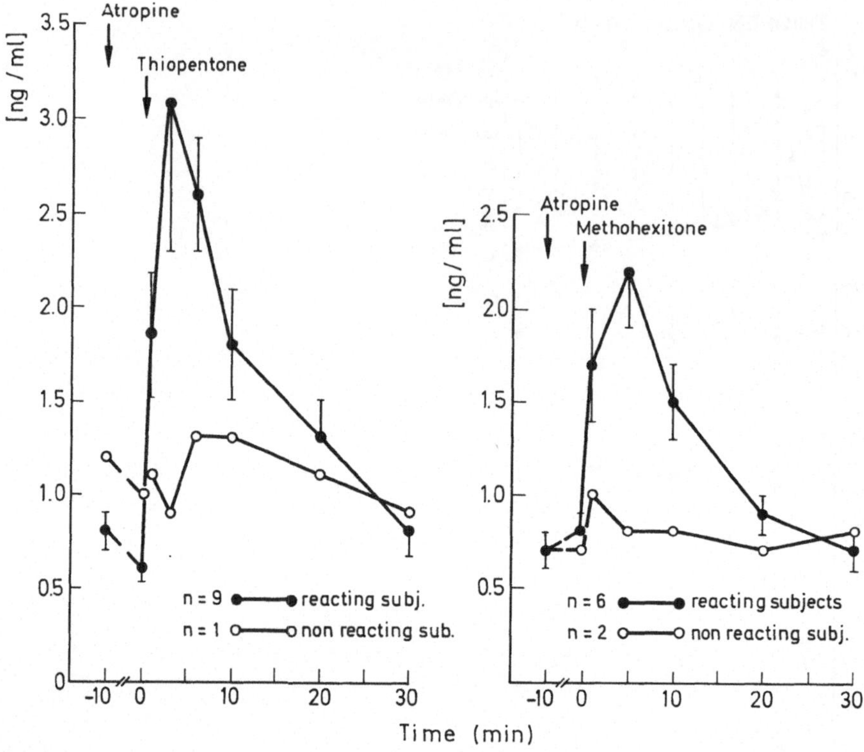

Abb. 5. Histaminfreisetzung nach Thiopental und Methohexital (22)

punkt erst nach 30 - 40 min erreicht, tritt er bei den übrigen oben genannten Medikamenten schon nach 5 min auf. Die Patienten erhielten alle Etomidat zum ersten Mal. Eine weitere Exposition des Patienten mit dem Medikament könnte dann zu einer Sensibilisierung des Patienten gegen die Droge oder zur Antikörperbildung führen. Erste Anzeichen könnten Hauterscheinungen sein, die sofort nach der Etomidatinjektion auftreten, jedoch nicht ausreichen, die Plasmahistaminkonzentration zu erhöhen (34).

In der Klinik haben wir wiederholt Hautrötungen nach einer Etomidatinjektion beobachten können, immer jedoch in Kombination mit anderen Pharmaka. Es kam bisher zu keinen schweren Blutdruckabfällen.

Wie sehr klinische Symptome, die auf eine sichere Histaminfreisetzung hinweisen, zu Fehlinterpretationen führen können, zeigen Beobachtungen bei Probanden mit zahlreichen Quaddeln und Erythemen nach Applikation eines Pharmakons. Trotz der Hautsymptome konnte eine Histaminfreisetzung im Plasma nicht nachgewiesen werden. Die Freisetzung mußte vorwiegend im Bereich der Haut erfolgt sein, denn weitere klinische Symptome, wie Herzfrequenzsteigerung und Blutdruckabfall, waren nicht nachweisbar.

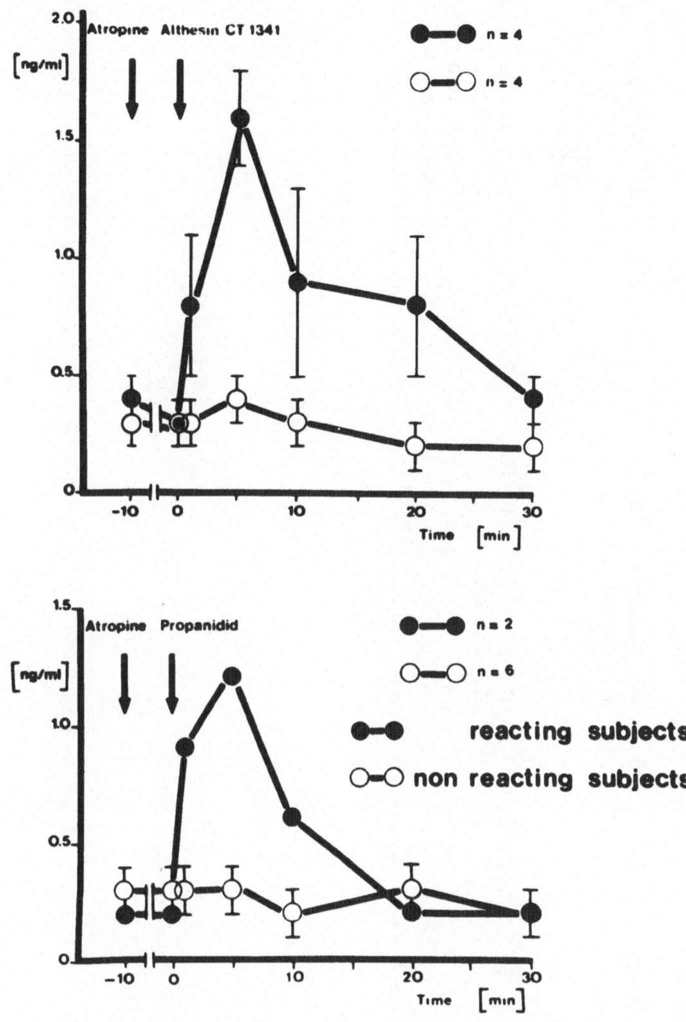

Abb. 6. Histaminfreisetzung nach Althesin und Propanidid (8)

Abschließend ein Propanididzwischenfall, der uns wichtige Erkenntnisse zur Therapie lieferte (6, 22). Im August 1969 wurde
Patient G. in einer mehrstündigen Operation versorgt (multiple
Frakturen, ausgedehnte Weichteilverletzungen). 14 Tage später
sollten Nekrosen in Narkose abgetragen werden. Kreislaufstillstand nach Propanidid mit Zeichen eines Histaminzwischenfalls.
12 Tage später erneute Narkose. Jetzt jedoch unter Kontrolle
des Plasmahistaminspiegels. Die Narkose wurde wieder mit Propanidid eingeleitet (Abb. 7). Kreislaufstillstand in der 8. min.
Der Histaminspiegel lag mit 100 ng/ml so hoch, wie er damals,
aber auch bis heute nicht wieder gemessen werden konnte. Nach
entsprechender Behandlung wurde die Operation fortgesetzt. Anschließende Operationen, die im folgenden Jahr noch durchgeführt werden mußten, wurden alle mit Propanidid eingeleitet,

Tabelle 8. Histaminfreisetzung nach einer Kombination von Lormetazepam und Etomidat ohne klinische Symptomatik (5, 9)

Subject No.	Pharmacological data	Plasma histamine value, ng/ml		Notes	Etomidat		Notes
		before	after		before	after	
1 K. H.	Diazepam 12.12.77	0.2	0.4 (5)	–	0.25	0.45 (1)	thrombosis
3 S. H.	Diazepam 12.12.77	0.5	0.75 (5)	–	0.4	0.7 (1)	myoclonus
1 K. H.	Lormetazepam 15.12.77	0.35	2.7 (5)	HF const. AP const.	0.55	3.2 (5)	HF const. AP const. "goose pimples"
3 S. H.	Lormetazepam 16.12.77	0.4	2.05 (5)	HF const. AP const.	0.35	1.85 (5)	HF const. AP const. "pins and needles"

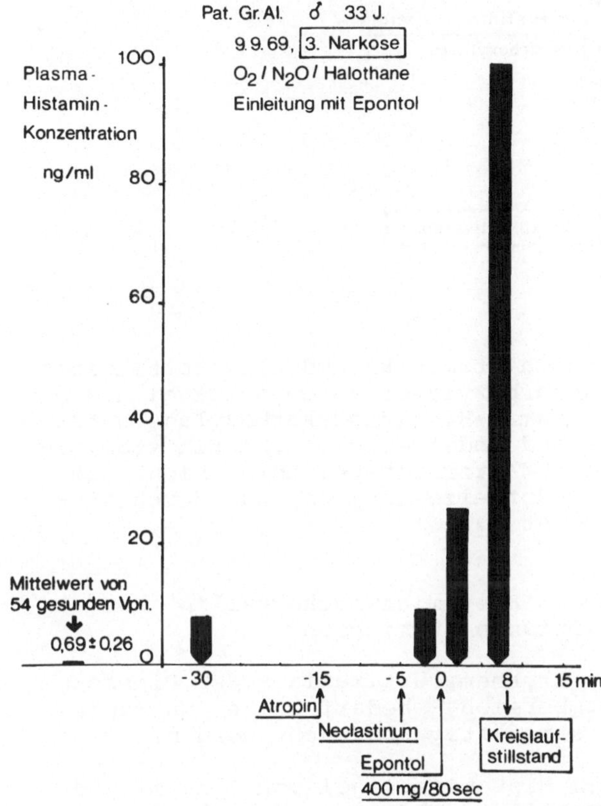

Abb. 7. Histaminfreisetzung (100 ng/ml) 1 min vor Kreislaufstillstand nach Narkoseeinleitung mit Propanidid (22)

jedoch immer mit Glukokortikoiden in der Prämedikation. Bei diesem Patienten war der Plasmahistaminspiegel um ein Vielfaches
zu hoch, wir deuteten dies wie folgt (7):

Bei gewissen Erkrankungen (Nekrosen, Röntgenbestrahlungen, Sepsis etc.) kommt es, ausgehend vom sogenannten induzierten Histamin, zu einem erhöhten Histamindepot in den Mastzellen. Die
Histamindecarboxylase kann nur von Glukokortikoiden blockiert
werden, so daß eine weitere Produktion von Histamin unterbleibt.
Gleichzeitig wirken die Glukokortikoide an den Rezeptoren (Abb.
8).

Als Konsequenz zogen wir hieraus: Neben Antihistaminika (6, 10,
21, 23) sollten bei gefährdeten Patienten mit gesicherter Anamnese und vor Gabe eines Histaminliberators, z. B. Propanidid,
prophylaktisch Glukokortikoide verabreicht werden, eine Maßnahme, die bisher immer erfolgreich war.

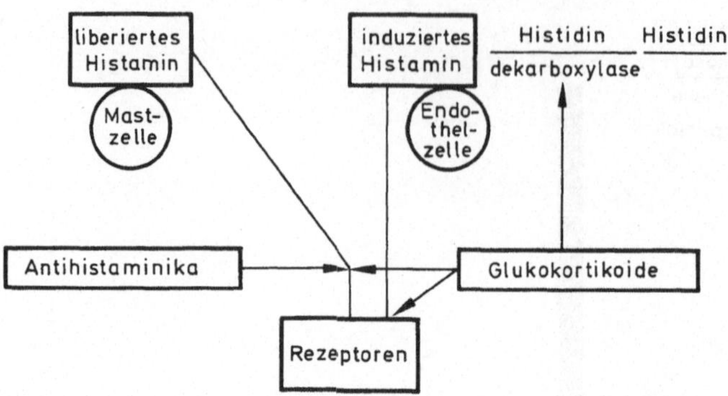

Abb. 8. Angriffspunkte von Antihistaminika und Glukokortikoiden im System Histamin-Histidindekarboxylase. Es werden zwei Lokalisationen für das System Histamin-Histidindekarboxylase unterschieden: Mastzellenspeicher und Endothelzellen. Antihistaminika hemmen nur Histamin aus den Mastzellenspeichern, nicht aber das Histamin im Bereich der Endothelzellen, das nur durch Glukokortikoide zu beeinflussen ist (7)

Die Therapie eines sogenannten "Histaminzwischenfalles" hat sich nach den vorhandenen Symptomen zu richten.

Eine allergoide Reaktion mit Erythem, Urtikaria - der Plasmahistaminspiegel liegt im Normbereich - bedarf keiner Therapie. Der Kreislauf sollte jedoch sorgfältig überwacht werden.

Die Anaphylaktoidie mit einem Histaminspiegel von 1 ng/ml und darüber verlangt eine differenzierte Therapie. Der Blutdruckabfall ist vor allen anderen Maßnahmen wie Gabe von Sympathikomimetika zuerst und unverzüglich mit Plasmasubstituten (auch mit Elektrolytlösungen, Glukose, Plasma) zu behandeln. Beim Bronchospasmus sind Broncholytika angezeigt. Glukokortikoide müssen ebenfalls sehr schnell appliziert werden, da bis zum Einsetzen der Wirkung einige Minuten verstreichen können.

Die Gabe von Histaminrezeptorantagonisten (Fenistil, Dimethpyrinden 0,1 mg/kg oder andere und Tagamet, Cimetidin 5 mg/kg) ist nach jüngsten Erfahrungen sowohl prophylaktisch bei gesicherter Anamnese als auch in der Therapie zu erwägen (5, 21, 23).

Eine Prophylaxe mit H_1- und H_2-Rezeptorantagonisten als Standardprämedikation sollte erst nach weiteren Untersuchungen in der Klinik diskutiert werden.

Literatur

1. BLEKKENHORST, G. H., HARRISON, G. G., COOK, E. S., EALES, L.: Screening of certain anaesthetic agents for their ability to elicit acute porphyric phases in susceptibel patients. Brit. J. Anaesth. 52, 759 (1980)

2. BRITT, B. A., KALOW, W.: Malignant hyperthermia. Statistical review. Canad. Anaesth. Soc. J. $\underline{17}$, 293 (1970)

3. BURN, J. H., RONEEN, H.: Mechanism of arterial spasm following intraarterial injection of thiopentone. Lancet 1959 I, 1112

4. DENBOROUGH, M. A., LOVELL, R. R. H.: Anaesthetic deaths in a family. Lancet 1960 II, 45

5. DOENICKE, A.: Pseudo-allergic reactions due to histamine release during intravenous anaesthesia. In: PAR pseudo-allergic reactions. Involvement of drugs and chemicals, p. 224. Basel: Karger 1980

6. DOENICKE, A., LORENZ, W.: Nachweis von Histaminfreisetzung bei hypotensiven Reaktionen nach Propanidid und ihre Therapie mit Corticosteroiden. In: Anaesthesiologie und Wiederbelebung, Bd. 74, p. 189. Berlin, Heidelberg, New York: Springer 1973

7. DOENICKE, A., LORENZ, W.: Histaminfreisetzung und anaphylaktoide Reaktionen bei i.v. Narkosen. Biochemie und klinische Aspekte. Anaesthesist $\underline{19}$, 413 (1970)

8. DOENICKE, A., LORENZ, W., BEIGL, R., BEZECNY, H., UHLIG, G., PRAETORIUS, B., MANN, G.: Histaminrelease after i.v. application of short-acting hypnotics. A comparison of etomidate, althesin CT 134 and propanidid. Brit. J. Anaesth. $\underline{45}$, 1097 (1973)

9. DOENICKE, A., LORENZ, W., DITTMANN, J., HUG, P.: Histaminfreisetzung nach Diazepam/Lormetazepam in Kombination mit Etomidat. In: Anaesthesiologie und Intensivmedizin, Bd. 133, Kapitel 11. Berlin, Heidelberg, New York: Springer 1980

10. DOENICKE, A., LORENZ, W., GROTE, B., BARTH, H., HEISTRACHER, F., SCHWARZ, B.: $H_1 + H_2$-receptor antagonists for premedication and induction of anaesthesia with propanidid. (In Vorbereitung 1981)

11. DOENICKE, A., LORENZ, W., HUG, P.: Histamine et etomidate. Ann. Anesth. $\underline{19}$, 207 (1978)

12. DOSS, M.: Hepatische Porphyrien. Deutsches Ärzteblatt p. 2959 (1979)

13. DOSS, M., WETTERBERG, L.: Verbotene und erlaubte Medikamente bei akuter hepatischer Porphyrie. Fortschr. Med. $\underline{95}$, 2531 (1977)

14. DUNDEE, J. W.: Intravenous anaesthetic agents. In: Current topics in anaesthesia series. Arnold 1979

15. EBERLEIN, H. J.: Therapie der malignen Hyperthermie. Vorläufige Mitteilung. Anaesthesist $\underline{28}$, 247 (1979)

16. GROTE, B.: Maligne Hyperthermie. Editorial. Anaesthesist
    29, 53 (1980)

17. KINMONTH, J. B., SHEPHARD, R. C.: Accidental injection of
    thiopentone into arteries. Brit. med. J. 1959 II, 914

18. LOESCHKE, G. C., BEER, R.: Untersuchungen über das Ausmaß
    der Gewebeschäden nach intraarterieller Injektion verschie-
    dener Narkotika. Münch. med. Wschr. 8, 421 (1963)

19. LORENZ, W., DOENICKE, A.: Histamine release in chemical
    conditions. Mount Sinai J. Med. 45, 357 (1978)

20. LORENZ, W., DOENICKE, A.: Anaphylactoid reactions and hista-
    mine release by intravenous drugs in surgery and anaesthe-
    sia. In: Adverse response to intravenous drugs (eds. WAT-
    KINS, WARD), p. 83. London: Academic Press 1978

21. LORENZ, W., DOENICKE, A., DITTMANN, I., HUG, P., SCHWARZ,
    B.: Anaphylaktoide Reaktionen nach Applikation von Bluter-
    satzmitteln beim Menschen: Verhinderung dieser Nebenwirkung
    von Haemaccel durch Prämedikation mit H_1- und H_2-Rezeptor-
    antagonisten. Anaesthesist 26, 655 (1977)

22. LORENZ, W., DOENICKE, A., MEYER, R., REIMANN, H. J., KUSCHE,
    J., BARTH, H., GESING, H., HUTZEL, M., WEISSENBACHER, B.:
    Histamin release in man by propanidid and thiopentone: phar-
    macological and clinical consequences. Brit. J. Anaesth. 44,
    355 (1972)

23. LORENZ, W., DOENICKE, A., SCHÖNING, B., MAMORSKI, J., WE-
    BER, D., HINTERLANG, E., SCHWARZ, B., NEUGEBAUER, E.: H_1 +
    H_2-receptor antagonists for premedication in anaesthesia
    and surgery: a critical view basing on randomized clinical
    trials with Haemaccel and various antiallergic drugs. Agents
    and Actions 10, 114 (1980)

24. MOSCHCOWITZ, A. V.: Post-operative heatstroke. Surg. Gynec.
    Obst. 23, 443 (1916)

25. PARIKH, R. K., MOORE, M. R.: Effect of certain anaesthetic
    agents on the activity of rat hepatic 5-aminolaevulinate
    synthase. Brit. J. Anaesth. 50, 1099 (1978)

26. PERRET, W.: Neue Gesichtspunkte zur Vermeidung versehentli-
    cher intraarterieller Injektionen. Anaesthesist 12, 22 (1963)

27. PLÖTZ, J., BRAUN, J., GERICKE, B.: Maligne Hyperthermie.
    I. Beobachtungen im Zusammenhang mit ihrem Entstehen und
    Verlauf. Anaesthesist 29, 89 (1980)

28. PÜSCHEL, K., BRINKMANN, B.: Zum derzeitigen Stand der Be-
    wertung des Narkosezwischenfalls. "Maligne Hyperthermie"
    aus forensisch-medizinischer Sicht. Anaesthesist 29, 99
    (1980)

29. RETTIG, B., WEITZ, H.: Maligne Hyperthermie. Ein Fallbe-
    richt. Anaesthesist 29, 103 (1980)

30. SCHWARTZKOPF, H.: Vermeidbare Gefäßschäden bei Presuren-
    Injektion. Dtsch. med. Wschr. 25, 1089 (1958)

31. SPORN, P., STEINBEREITHNER, K., SLUGA, E., LINSMAYER, H.,
    SCHENK, E.: Tödliche maligne Hyperthermie-Krise in der Prä-
    medikationsphase. "Humanes Streßsyndrom" oder Promethazin
    als Triggeragens? Anaesthesist 29, 85 (1980)

32. WATERS, D. J.: Intra-arterial thiopentone. Anaesthesia 3,
    346 (1966)

33. WATKINS, J.: Anaphylactoid reactions to i.v. substances.
    Brit. J. Anaesth. 51, 51 (1979)

34. WATKINS, J., UDNOON, S., TAUSSIG, P. E.: Mechanisms of ad-
    verse response to intravenous agents in man: In: Adverse
    response to intravenous drugs (eds. WATKINS, WARD), p. 71.
    London: Academic Press 1978

35. WEIS, K. H., FISCHER, F.: Über Wirkungsunterschiede nach
    Injektion von Barbituraten, Thiobarbituraten und eines
    Phenoxyessigsäureamids in die Arteria femoralis der Ratte.
    Anaesthesist 11, 114 (1962)

Hirnprotektive Wirkung der Barbiturate

Von H. H. Mehrkens und I. Bowdler

Für die Wiederherstellung oder Erhaltung der lebenswichtigen
Funktionen nach schweren Erkrankungen oder Traumen standen in
den fünfziger und sechziger Jahren Kreislauf und Atmung ganz im
Vordergrund der wissenschaftlichen und klinischen Bemühungen.
Erst in den siebziger Jahren ist zunehmend das eigentliche zentrale Organ des menschlichen Lebens, das Gehirn, in den Mittel-
punkt des Interesses gerückt.

Dabei erhebt sich die Frage, ob wir analog zur klassischen kardiopulmonalen Reanimation auch von einer zerebralen Reanimation
sprechen können. Es ist bekannt, daß ca. 4 - 5 min nach dem klinischen Tod aufgrund einer irreversiblen Schädigung der Gehirn-
zellen mit dem Eintritt des biologischen Todes gerechnet werden
muß. Bisher galt darüber hinaus einzig als gesichert, daß diese
eng begrenzte Zeitspanne für eine erfolgreiche Reanimation
durch eine allgemeine Hypothermie auf mehr als 30 min ausgedehnt werden kann (31).

Seit einigen Jahren ist nun die Applikation von Barbituraten
als "hirnprotektiven" Pharmaka ins Blickfeld gerückt. Zahlreiche, vorwiegend tierexperimentelle Untersuchungen führen allem
Anschein nach zu dem Schluß, daß bei zeitgerechter Anwendung einer Barbiturattherapie die Zeitspanne des klinischen Todes für
eine erfolgreiche Wiederbelebung eindeutig über die Grenze von
5 min hinaus verlängert werden kann (25). Allerdings läßt sich
gegenwärtig weder eine zeitlich definierte Limitierung nennen,
noch eine endgültige Erklärung für den genauen Wirkungsmechanismus geben.

Auch in unserer Klinik zählen die Barbiturate heute beispielsweise bei der Behandlung des schweren Schädel-Hirn-Traumas neben den üblichen konventionellen Maßnahmen, wie Hyperventilation, Gabe von Dexamethason und Diuretika, zum Standardtherapie-
programm. Im folgenden möchten wir Ihnen keine eigenen Untersu-
chungsergebnisse vorstellen, sondern in einem Überblick Entwicklung und gegenwärtigen Stand dieser interessanten und vielleicht
vielversprechenden therapeutischen Möglichkeit zur Prophylaxe
zerebraler Schädigungen kardiozirkulatorisch und traumatisch be-
dingter Genese aufzeigen.

Das Gehirn ist überaus empfindlich gegen einen Sauerstoffentzug.
So kommt es bereits innerhalb von 10 - 15 s nach einer totalen
Unterbrechung der Blutzufuhr zur Bewußtlosigkeit, und das EEG
wird isoelektrisch. Nach längstens 4 - 6 min tritt mit vollständiger Depolarisation der neuronalen Zellmembran der absolute Er-
regbarkeitsverlust der Hirnzellen ein (13). Der raschen Mani-
festation der Schädigung steht eine auffallend verzögerte Erholung nach Wiederherstellung der zerebralen Perfusion gegenüber.

Selbst nach langdauernder Ischämie (bis zu 60 min) können spezifische Funktionen von Nervenzellen wiederkehren. Dabei ist die Tatsache bemerkenswert, daß sich die neuronalen Grundfunktionen im Gegensatz zu den höheren integrativen Leistungen des Gehirns wesentlich rascher erholen (13). Für den Ablauf des Geschehens spielen Stoffwechselstörungen, die ihrerseits wiederum unter anderem von sekundären Durchblutungsstörungen abhängen, eine wesentliche Rolle.

Es gilt heute als gesichert, daß das definitive Ausmaß eines postischämisch-anoxischen Hirnschadens nicht nur durch das primäre Schadensereignis, sondern ganz entscheidend auch durch derartige zusätzliche pathologische Prozesse der Reperfusionsphase bestimmt wird ("Postresuscitation disease" (25), "Postischämischer Hypermetabolismus" (13), "No reflow phenomen" (1, 7). Nach den vorliegenden Angaben der Literatur hat es den Anschein, daß die Barbiturate für die Therapie dieser sekundären Schädigungen eine günstige Wirkung aufweisen.

Bereits Mitte der sechziger Jahre wurde in Tierversuchen unter Barbituratnarkose eine deutlich erhöhte Anoxie- (34) bzw. Ischämietoleranz (9) festgestellt. In der Folgezeit wurde dieser protektive Barbiturateffekt an zahlreichen Tiermodellen weiter untersucht. Aus diesen Studien geht klar hervor, daß die Folgen einer experimentell erzeugten fokalen oder auch globalen zerebralen Anoxie/Hypoxie durch die Gabe von Barbituraten deutlich gemindert oder sogar weitgehend vermieden werden.

Der Applikationszeitpunkt unmittelbar vor oder nach Auslösen des Schädigungsmechanismus scheint dabei primär von untergeordneter Bedeutung zu sein (30). Das Ausmaß postischämischer zerebraler Ausfälle wächst jedoch mit zunehmender Verzögerung der Barbituratanwendung an (2), woraus die Empfehlung nach einem möglichst umgehenden postischämischen Einsatz der Barbiturattherapie resultiert. Bei einem verzögerten Beginn von mehr als zwei Stunden ist kein positiver Effekt mehr zu erwarten (27).

Die Schutzwirkung der Barbiturate ist nicht mit Inhalationsanästhetika, wie Lachgas (23) oder Halothan, zu reproduzieren, im Gegenteil, eine tiefe Halothannarkose scheint das Ausmaß der Schädigung eher noch zu verstärken (30). Da alle Anästhetika in annähernd gleicher Weise den Hirnstoffwechsel erniedrigen, kann in dieser Senkung des zerebralen Metabolismus zumindest nicht die Haupt- oder alleinige Ursache des Schutzmechanismus gesehen werden. Hinzu tritt die Tatsache, daß diese Stoffwechselreduktion nur bis zum Erlöschen der EEG-Aktivität zu beobachten ist und dann nicht weiter gesteigert werden kann (19).

Darüber hinaus wurde gefunden, daß für die zerebrale Schutzwirkung eine deutlich höhere Barbituratdosis benötigt wird, als zur Erzeugung eines isoelektrischen EEG erforderlich ist (11). Die Gefahr bei der Anwendung derart hoher Barbituratdosen liegt allerdings im Auftreten von kardiozirkulatorischen Störungen, wie Blutdruckabfällen und Herzrhythmusstörungen (11, 22).

Die mit Barbituraten zu erzielenden zerebralen Funktionsverän-
derungen sind weitgehend den unter Hypothermie zu beobachtenden
vergleichbar (10). Dabei scheint neben der zerebralen Stoffwech-
seldrosselung mit einer längeren Aufrechterhaltung des Spiegels
an energiereichen Phosphaten und einer Verringerung bzw. einem
Ausbleiben des Laktatanstiegs vor allem auch eine Senkung des
zerebralen Blutflusses von Bedeutung zu sein.

Im Gegensatz zu der gefäßerweiternden Wirkung des Halothans (20,
30) kommt es dadurch zu einer Verringerung des zerebralen Blutvolumens, wodurch einer intrakraniellen Drucksteigerung und der
Ausbildung eines Ödems entgegengewirkt wird (20, 22, 24). Da sowohl eine tiefe Hypothermie als auch hohe Barbituratdosen zu
schweren kardiozirkulatorischen Störungen führen können, hat
sich im Tierversuch eine Kombination beider Verfahren als günstig
erwiesen, bei der unter Beibehaltung des gewünschten zerebralen
Effekts sowohl die Hypothermie als auch die Barbituratdosierung
in tolerablen Bereichen gehalten werden können (15).

Es ist bekannt, daß Sauerstoffmangel in den Mitochondrien unter
anderem dazu führt, daß sogenannte "freie Radikale" verschiedener Substanzen nicht oxydiert werden und aktiv bleiben. Sehr
wahrscheinlich können solche "freien Radikale" nach Wiederein-
setzen der Zirkulation bestimmte Membranlipide zerstören (13).
Da sich experimentell nachweisen ließ, daß Barbiturate in der
Lage sind, diese "freien Radikale" zu beseitigen (8), wird hierin ein möglicherweise entscheidender Faktor für den zerebralen
Schutzmechanismus der Barbiturate gesehen (24, 26, 31, 33).

Auch wenn bisher nach den tierexperimentellen Studien die defi-
nitiven Ursachen für die zerebrale Schutzwirkung der Barbiturate
nicht endgültig geklärt werden konnten, ergeben sich doch im wesentlichen die folgenden Möglichkeiten:

1. Senkung des zerebralen Stoffwechsels und Sauerstoffverbrauchs,
2. Verringerung des zerebralen Blutflusses durch Vasokonstriktion,
3. Senkung des intrakraniellen Druckes,
4. Beseitigung der durch Hypoxie entstandenen sogenannten "freien
   Radikale".

Die günstigen tierexperimentellen Ergebnisse haben den Anstoß
gegeben, die Barbiturate auch klinisch im Rahmen der Intensivmedizin einzusetzen (4, 12, 17, 33). Große Verdienste hat sich
zweifellos die Pittsburgher Arbeitsgruppe um SAFAR erworben, die
1977 eine groß angelegte systematische multizentrische Studie
zur Frage der zerebralen Wiederbelebung initiiert hat (27). Dabei wird die Anwendung der Barbiturate in erster Linie im Zusammenhang mit einer ischämisch-anoxischen Hirnschädigung nach
Kreislaufstillstand beleuchtet.

In Anlehnung an die experimentellen Untersuchungen bei Primaten
(2, 22) wird eine relativ hohe Dosis Thiopental von insgesamt
30 mg/kg KG - aufgeteilt in eine Initialdosis von 10 - 20 mg/kg
KG innerhalb von 10 - 30 min und eine Restdosis innerhalb von
6 h - appliziert. Voraussetzung für diese Barbiturattherapie ist

ein Kreislaufstillstand von über 5 min Dauer sowie ein anhaltender komatöser Zustand des Patienten 5 - 10 min nach Wiederein-
setzen der Zirkulation. Das Therapieschema muß innerhalb von 2 h
nach dem Kreislaufstillstand begonnen werden. Das wichtigste
Überwachungskriterium ist die Kontrolle des Blutdruckverhaltens,
gegebenenfalls müssen Vasopressoren appliziert werden.

Bisher liegt noch keine komplette Zusammenstellung dieser Studie
vor. Vorläufige Einzelmitteilungen lassen lediglich positive
Tendenzen erkennen (3, 16, 21). Darüber hinaus ist in dieser
Studie im Zusammenhang mit der Behandlung schwerer Schädel-Hirn-
Traumata die Gabe von Thiopental in üblicher klinischer Dosie-
rung mit Repetitionsdosen von 1 mg/kg KG vorgesehen.

Mit vergleichbaren Dosierungen konnten andere Autoren günstige
Ergebnisse in der Behandlung intrakranieller Drucksteigerungen
erzielen, die durch die üblichen konventionellen Maßnahmen (Hyperventilation, hochdosierte Gabe von Dexamethason, Osmodiurese)
nicht zu beherrschen waren (4, 18, 29). Dabei werden in der
Studie von MARSHALL unter anderem vier Patienten erwähnt, die
initial weite lichtstarre Pupillen aufwiesen und dennoch eine
komplette Remission zeigten.

Ziel der Barbiturattherapie ist eine Senkung des intrakraniellen Druckes auf Werte unter 15 mm Hg mit einer Normalisierung
des zerebralen Perfusionsdruckes auf Werte von mindestens 60 mm
Hg oder darüber. In dieser "Barostabilisation" des Gehirns wird
überhaupt der wichtigste Faktor der Barbituratwirkung gesehen,
wohingegen die Bedeutung der Senkung des zerebralen Stoffwechsels und Sauerstoffverbrauchs in Zweifel gezogen wird (18).

Bei Anwendung der Barbiturattherapie werden neben der kontinuierlichen Kreislaufkontrolle an Überwachungsmaßnahmen empfohlen:

1. Intrakranielle Druckmessung,
2. EEG,
3. Barbituratserumspiegel (angestrebt werden Werte um 3 mg%
   (18)).

Die Therapie ist anhand dieser Überwachungsgrößen zu steuern.
Eine unerwünschte Kreislaufdepression kann gegebenenfalls mit
Dopamin aufgefangen werden. Aufgrund einer kürzlichen Mitteilung
über die Komplikation eines cholostatischen Ikterus im Zusammenhang mit einer hirndrucksenkenden Barbiturattherapie wird darüber hinaus die Kontrolle der Leberwerte empfohlen (33).

Aufgrund jüngster Veröffentlichungen erhebt sich abschließend
die Frage, ob die beschriebene hirnprotektive Wirkung barbitu-
ratspezifisch ist. So konnten verschiedene Autoren nicht nur einen gleichartigen hirndrucksenkenden Effekt für Etomidat nachweisen (5, 6), sondern darüber hinaus aufgrund fehlender kardio-
depressorischer Eigenschaften für dieses intravenöse Anästhetikum einen günstigeren Verlauf des zerebralen Perfusionsdruckes
feststellen (28). In Tierversuchen wurden außerdem eine vergleichbare Erhöhung der Anoxietoleranz (32) und eine Verminderung der zerebralen Stoffwechselrate wie unter Thiopental gefunden (14).

Zusammenfassend läßt sich feststellen, daß die hirnprotektive
Wirkung der Barbiturate durch umfangreiche tierexperimentelle
Untersuchungen eindeutig nachgewiesen ist. Die vorliegenden klinischen Befunde lassen auch auf einen positiven Effekt beim Menschen schließen. Der genaue Wirkmechanismus ist bisher noch
nicht endgültig geklärt. Der Senkung des mit konventionellen Mit-
teln nicht beherrschbaren intrakraniellen Druckanstiegs kommt eine wesentliche Bedeutung zu.

Offen bleibt im Zusammenhang mit der kardiopulmonalen Reanimation insbesondere die Frage, auf welche Zeitspanne die Phase des
reversiblen klinischen Todes ausgedehnt werden kann. Die in Kürze vorliegenden Ergebnisse der "multizentrischen" Studie lassen
hierzu weitere Aufschlüsse erwarten. Schließlich bleibt weiter
zu klären, inwieweit auch anderen intravenösen Anästhetika, wie
zum Beispiel Etomidat, ein gleichartiger hirnprotektiver Effekt
wie den Barbituraten zukommt.

Literatur

1. AMES, A., WRIGHT, R. L., KOWODA, M., THURSTO, J. M., MAJNO,
   G.: Cerebral ischemia. The no-reflow phenomen. Amer. J. Path.
   $\underline{52}$, 437 (1968)

2. BLEYAERT, A. L., NEMOTO, E. M., STEZOSKI, S. W., ALEXANDER,
   H., SAFAR, P.: Thiopental therapy after 16 minutes of global
   brain ischemia in monkeys. Crit. Care Med. $\underline{4}$, 130 (1976)

3. BREIVIK, H., FABRITIUS, R., LIND, B., LUST, P., MULLIE, A.,
   ORR, M., RENCK, H., SAFAR, P., SNYDER, J.: Brain resuscita-
   tion clinical feasibility trials with barbiturate. Crit. Care
   Med. $\underline{6}$, 113 (1978)

4. BRUCE, D. A., GENNARELLI, T. W., LANGFITT, T. W.: Resuscitation from coma due to head injury. Crit. Care Med. $\underline{6}$, 254
   (1978)

5. CUNITZ, G., DANHAUSER, I., WICKBOLD, J.: Vergleichende Unter-
   suchungen über den Einfluß von Etomidat, Thiopental und
   Methohexital auf den intracraniellen Druck des Patienten.
   Anaesthesist $\underline{27}$, 64 (1978)

6. EKHART, E., LIST, W. F.: Die Wirkung von Etomidate auf den
   Liquordruck. Prakt. Anästh. $\underline{13}$, 502 (1978)

7. FENSKE, A.: Zerebrale Durchblutung und zerebraler Sauerstoff-
   verbrauch bei Bewußtseinsstörungen und Koma. In: Klinische
   Anästhesiologie und Intensivtherapie (eds. F. W. AHNEFELD,
   H. BERGMANN, C. BURRI, W. DICK, M. HALMAGYI, G. HOSSLI, E.
   RÜGHEIMER), Bd. 19, p. 20. Berlin, Heidelberg, New York:
   Springer 1979

8. FLAMM, E. S., DEMOPOULOS, H. B., SELIGMAN, M. L., RANSOHOFF,
   J.: Possible molecular mechanisms of barbiturate-mediated
   protection in regional cerebral ischemia. Acta neurol. scand.
   (Suppl.) $\underline{56}$, 150 (1977)

9. GOLDSTEIN, A., WELLS, B. A., KEATS, A. S.: Increased tolerance to cerebral anoxia by pentobarbital. Arch. int. Pharmacodyn. 161, 138 (1966)

10. HÄGERDAL, M., WELSH, F. A., KEYKHAH, M. M., PEREZ, E., HARP,
J. R.: Protective effects of combinations of hypothermia and
barbiturates in cerebral hypoxia in the rat. Anesthesiology
49, 165 (1978)

11. HOFF, J. T., SMITH, A. L., HANKINSON, H. L., NIELSEN, S. L.:
Barbiturate protection from cerebral infarction in primates.
Stroke 6, 28 (1975)

12. HOFFMANN, L., GETHMANN, J.-W., SCHMIDT, D., SCHWARZ, M.,
RATING, D.: Hochdosierte Thiopentalgabe zur Therapie der
postischämischen Anoxie des Gehirns. Anaesthesist 28, 339
(1979)

13. HOSSMANN, K. A.: Stoffwechselstörungen beim ischämischen Ko-
ma. In: Klinische Anästhesiologie und Intensivtherapie (eds.
F. W. AHNEFELD, H. BERGMANN, C. BURRI, W. DICK, M. HALMAGYI,
G. HOSSLI, E. RÜGHEIMER), Bd. 19, p. 38. Berlin, Heidelberg,
New York: Springer 1979

14. JOST, M., BARTEL, H. J., SCHMITT, M., HOYER, S.: Beeinflussung der cerebralen Glykolyse und Atmungskettenoxydation
(dem neuronalen energieliefernden Stoffwechsel) durch Thiopental, Flunitrazepam und Etomidate im steady state einer
standardisierten Inhalationsnarkose. Anaesthesist 29, 12
(1980)

15. LAFFERTY, J. J., KEYKHAH, M. M., SHAPIRO, H. M., van HORN,
K., BEKAR, M. G.: Cerebral hypometabolism obtained with deep
pentobarbital anesthesia and hypothermia. Anesthesiology 49,
159 (1978)

16. LUST, P., VANDEVELDE, K., MULLIE, A., PENNINEKX, J., VANHOVE,
L., VANHOONACKER, G., MATHER, S., FENWICK, J.: Barbiturate
therapy in postischemic encephalopathy (PE) after cardiac
arrest (CA). Monitoring of cerebrospinal fluid enzyme levels.
Weltkongreß Anästhesiologie, Hamburg, September 1980

17. MARSHALL, L. F., SHAPIRO, H. M., RAUSCHER, A., KAUFMAN, N.
M.: Pentobarbital therapy for intracranial hypertension in
metabolic coma. Crit. Care Med. 6, 1 (1978)

18. MARSHALL, L. F., SMITH, R. W., SHAPIRO, H. M.: The outcome
with aggressive treatment in severe head injuries. Part II:
Acute and chronic barbiturate administration in the management of head injury. J. Neurosurg. 50, 26 (1979)

19. MICHENFELDER, J. D., THEYE, R. E.: Cerebral protection by
thiopental during hypoxia. Anesthesiology 39, 510 (1973)

20. MICHENFELDER, J. D., MILDE, J. H., SUNDT, T. M.: Cerebral
protection by barbiturate anesthesia. Arch. Neurol. 33, 345
(1976)

21. MULLIE, A., LUST, P., VANDEVELDE, Ch.: Clinical use of pen-
    thotal in postischemia encephalopathy. Vortrag XVI. Gemein-
    same Tagung der Deutschen Gesellschaft für Anaesthesiologie
    und Intensivmedizin, der Schweizerischen Gesellschaft für
    Anaesthesiologie und Reanimation, der Österreichischen Ge-
    sellschaft für Anaesthesiologie, Reanimation und Intensiv-
    therapie, 5. - 8.9.1979, Innsbruck

22. NEMOTO, E. M., BLEYAERT, A. L., STEZOSKI, W., BANDARANAYAKE,
    N., MOOSSY, J., RAJASEKHARA, G. R., SAFAR, P.: Amelioration
    of postischemic-anoxic brain damage by thiopental. In: Ad-
    vances in cardiopulmonary resuscitation (ed. P. SAFAR), p.
    187. Berlin, Heidelberg, New York: Springer 1977

23. NORDSTRÖM, C.-H., SIESJÖ, B. K.: Protective effects of pheno-
    barbitone during incomplete ischemia in the rat. Crit. Care
    Med. 4, 130 (1976)

24. PING, F. C., JENKINS, L. C.: Protection of the brain from
    hypoxia: a review. Canad. Anaesth. Soc. J. 25, 468 (1978)

25. SAFAR, P.: Resuscitation of the arrested brain. In: Advances
    in cardiopulmonary resuscitation (ed. P. SAFAR), p. 177.
    Berlin, Heidelberg, New York: Springer 1977

26. SAFAR, P., STEZOSKI, W., NEMOTO, E. M.: Amelioration of post-
    ischemic-anoxic brain damage by reflow promotion. In: Advan-
    ces in cardiopulmonary resuscitation (ed. P. SAFAR), p. 182.
    Berlin, Heidelberg, New York: Springer 1977

27. SAFAR, P.: Cardiopulmonary-cerebral resuscitation (CPCR).
    Postresuscitative intensive therapy recommendations and pa-
    tient trial protocols. In: Advances in cardiopulmonary re-
    suscitation (ed. P. SAFAR), p. 195. Berlin, Heidelberg, New
    York: Springer 1977

28. SCHULTE AM ESCH, J., PFEIFER, G., THIEMIG, I.: Der Einfluß
    von Etomidate und Thiopental auf den gesteigerten Hirndruck.
    Anaesthesist 27, 71 (1978)

29. SHAPIRO, H. M., WYTE, S. R., LOESER, J.: Barbiturate-augmen-
    ted hypothermia for reduction of persistent intracranial hy-
    pertension. J. Neurosurg. 40, 90 (1974)

30. SMITH, A. L., HOFF, J. T., NIELSEN, S. L., LARSON, C. P.:
    Barbiturate protection in acute focal cerebral ischemia.
    Stroke 5, 1 (1974)

31. SMITH, A. L.: Barbiturate protection in cerebral hypoxia.
    Anesthesiology 47, 285 (1977)

32. WAUQUIER, A., ASHTON, D., NIEMEGEERS, C. J. E., VAN REEMPTS,
    J., BORGERS, M.: Etomidate: Anti-ischemia and anti-anoxic
    action in animals. Vortrag 7th World Congress of Anaesthesio-
    logists. Hamburg, 1980

33. WIEDEMANN, K., HAMER, J., WEINHARDT, E., JUST, O. H.: Barbituratinfusion bei schwerem Schädelhirntrauma. Anästh. Intensivther. Notfallmed. 15, 303 (1980)

34. WILHJELM, B. J., ARNFRED, I.: Protective action of some anaesthetics against anoxie. Acta pharmacol. et toxicol. 22, 93 (1965)

Zusammenfassung der Diskussion zu den Themen: „Prämedikation, Narkoseeinleitung, Narkosedurchführung"

PRÄMEDIKATION

FRAGE:
In der präoperativen Phase sind die Patienten erheblichen psychischen Belastungen ausgesetzt. Kann in dieser Phase bereits eine sedierende Behandlung vorteilhaft sein?

ANTWORT:
Eine generelle medikamentöse Sedierung oder Anxiolyse während dieser Zeit ist sicherlich problematisch, da die Mitarbeit und Entscheidungsfreiheit des Patienten, aber auch eventuell diagnostische oder therapeutische Maßnahmen dadurch beeinflußt werden könnten. Es muß außerdem festgestellt werden, daß bis heute kein Medikament zur Verfügung steht, das eine so spezifische und auf diese Phase ausgerichtete Wirkung zeigt. Unabhängig davon spielen forensische Probleme eine Rolle, da der Patient bei dem notwendigen Aufklärungsgespräch voll handlungsfähig sein muß. Ganz generell sollte der Hinweis beachtet werden, daß im Rahmen der präoperativen Betreuung der menschlichen Zuwendung nach wie vor die entscheidende Bedeutung zukommt. Die präoperative Betreuung muß daher getrennt werden von der eigentlichen Prämedikation; dieser Begriff ist auf die direkte operative Vorbereitung des Patienten am Vorabend und am Operationstag zu beschränken.

FRAGE:
Welches Ziel wird mit der Prämedikation angestrebt?

ANTWORT:
Das Ziel der Prämedikation sowohl am Vorabend als auch am OP-Tag sind die Sedierung und die Anxiolyse. Medikamente zur Prämedikation am Vorabend sollten eine langdauernde Wirkung haben. Generell kommen für diesen Zweck Benzodiazepine, aber auch Barbiturate mit Langzeitwirkung in Frage. Patienten, die an ein Schlafmittel gewöhnt sind und mit diesem gut zurechtkommen, sollten nicht auf andere Pharmaka umgesetzt werden.

FRAGE:
Zu welchem Zeitpunkt sollte am Operationstag die Prämedikation erfolgen? Welche Medikamente kommen dafür in Frage? In welcher Weise sollten sie verabreicht werden?

ANTWORT:
Mit der Prämedikation ist anzustreben eine Sedierung, eine Anxiolyse und in Ausnahmefällen eine Analgesie. Ein Analgetikum wird jedoch nur dann eingesetzt, wenn präoperativ Schmerzzustände bestehen oder die präoperativen Maßnahmen, wie Lagerung usw., aufgrund der individuellen Verletzung oder Vorerkrankung Schmerzzustände verursachen können.

Die Wirkung der in der Prämedikation eingesetzten Medikamente sollte nicht erst kurz vor dem Operationstermin einsetzen; das gilt insbesondere für Patienten, die am späten Vormittag oder gar Nachmittag operiert werden. Gerade bei diesen Patienten ist eine ausreichende Anxiolyse anzustreben. Es wird daher generell empfohlen, die Prämedikation für alle Patienten morgens zwischen 6.00 und 7.00 Uhr vorzunehmen (Basisprämedikation), gegebenenfalls ist in Abhängigkeit von dem tatsächlichen Operationstermin und anderen äußeren Umständen eine "Nachmedikation" angezeigt. Pharmaka, die am Morgen des Operationstages verabreicht werden, müssen eine Langzeitwirkung von 6 - 8 h besitzen. In Frage kommen z. B. Valium, Rohypnol, Tranxilium, Atosil. Es herrscht Übereinstimmung darin, daß wegen des DHB-Anteils und wegen der unterschiedlichen Halbwertszeiten für die Verwendung von Thalamonal in der Prämedikation keine Indikation mehr besteht. Die von mehreren Seiten empfohlene orale Applikation der Prämedikation auch am Operationstag wurde diskutiert. Sie wird vor allem im Bereich der Kinderanästhesie angewendet. Dieses Vorgehen kann jedoch zu Problemen in bezug auf die notwendige Nahrungs- und Flüssigkeitskarenz präoperativ führen.

FRAGE:
Sollte man generell Antihistaminika mit der Prämedikation geben?

ANTWORT:
Aufgrund der bis heute zur Verfügung stehenden Daten ist es sicherlich nicht gerechtfertigt, die Gabe von Antihistaminika (H_1- und H_2-Blocker) allgemein zu empfehlen (DOENICKE). Ausnahmen stellen die Patienten dar, welche bereits früher auf Narkosemittel mit einer massiven Histaminfreisetzung reagiert haben. Es scheint noch nicht endgültig geklärt, ob in solchen Fällen die gezielte Prämedikation mit H_1- und H_2-Blockern sowie Kortison zu empfehlen ist, oder ob es ausreicht, daß bei genauer Kenntnis der Symptome eine gezielte Therapie mit H_1- und H_2-Blockern und Kortison erst nach Auftreten der ersten Symptome eingeleitet wird. Ob sich in Zukunft noch weitere Indikationen ergeben, läßt sich zur Zeit noch nicht absehen.

FRAGE:
Gehört das Atropin generell in die Prämedikation?

ANTWORT:
Das immer noch weit verbreitete Verfahren, bei Erwachsenen 0,5 mg Atropin 1 - 2 h präoperativ mit einem Analgetikum intramuskulär zu geben, ist sicherlich sinnlos, da weder die Dosierung noch

der Applikationszeitpunkt einen Effekt erwarten lassen. Die generelle Prämedikation mit Atropin kann heute weder aus pharmakologischer Sicht begründet und damit auch nicht aus forensischen Gründen gefordert werden. Die üblicherweise verabreichte Dosis von 0,5 mg i.v. hat sicher nicht die immer wieder postulierte Schutzwirkung, diese ist erst bei Dosen von mindestens 0,01 mg/kg KG zu erwarten.

Auch für Kinder liegt die empfohlene Dosis bei 0,01 mg/kg KG bei intravenöser Gabe. Sie sollte bei einer Succinylcholinanwendung in jedem Falle eingehalten werden. Ein erhöhter Augeninnendruck stellt keine generelle Kontraindikation für Atropin dar.

NARKOSEEINLEITUNG

FRAGE:
Welche Anforderungen sind an ein Einleitungsnarkotikum zu stellen?

ANTWORT:
Jedes Einleitungsnarkotikum muß primär ein Einleitungshypnotikum sein. Das Medikament muß eine ruhige Einschlafphase garantieren, es soll keine Exzitation auslösen, es muß rasch wirken und möglichst frei von relevanten Nebenwirkungen sein, wie z. B. Beeinflussung der Herz- und Kreislauffunktion, lokale Venenreizung. Es muß weiterhin lange genug wirksam sein, um eine Narkose ohne Wiedererwachen des Patienten einleiten und fortsetzen zu können.

FRAGE:
Welche Präparate erfüllen diese Voraussetzungen?

ANTWORT:
Keines der bisher im Handel befindlichen Präparate erfüllt alle diese Voraussetzungen. Das Etomidat wirkt relativ kurz und muß deshalb primär schon mit einem Analgetikum und einem Sedativum kombiniert werden, im Gegensatz dazu haben Barbiturate stärkere Auswirkungen auf das kardiovaskuläre System. Diese Auswirkungen sind jedoch dosisabhängig, so daß bei einer Dosierung nach Wirkung dieser Effekt klinisch nicht relevant ist. Einen faßbaren Unterschied in bezug auf kardiovaskuläre Nebenwirkungen zwischen Methohexital und Thiopental gibt es in der klinischen Anwendung nicht. Bei Verwendung von Propanidid soll wegen der möglichen anaphylaktischen Reaktionen grundsätzlich eine Prämedikation mit H_1- und H_2-Blockern durchgeführt werden. Als Dosierung werden von DOENICKE für Tavegil 3 mg und für Tagamet 5 mg/kg KG vorgeschlagen, beides innerhalb von 2 min gegeben, um eine ausreichende Rezeptorblockade zu bewirken. Durch

die Gabe der Antihistaminika ist eine Straßenverkehrsfähigkeit
jedoch nicht mehr gegeben.

Grundsätzlich gilt für alle ambulanten Narkosen, daß die Straßenverkehrstüchtigkeit für 24 h aufgehoben ist. Im Gegensatz dazu
ist die Entlassungsfähigkeit der Patienten aus der Überwachung
in der Regel nach 2 - 6 h nach abschließender ärztlicher Untersuchung gegeben. Unterschiede zwischen den einzelnen Präparaten
gibt es unter diesem Gesichtspunkt nicht.

FRAGE:
Können Benzodiazepine alternativ zu Barbituraten zur Narkoseeinleitung verwendet werden?

ANTWORT:
Selbstverständlich ist mit den im Handel befindlichen Präparaten eine Narkoseeinleitung möglich. Zu beachten ist, daß eine
ausreichende hypnotische Wirkung mit Benzodiazepinen allein
nicht bei allen Patienten erreicht werden kann. Da den Benzodiazepinen eine analgetische Komponente fehlt, sollte immer mit
einem Analgetikum (z. B. Fentanyl 0,1 mg i.v.) kombiniert werden. Wegen der möglichen Atemdepression ist auch zur Einleitung
eine assistierte Beatmung erforderlich. Ganz allgemein läßt sich
sagen, daß die Narkoseeinleitung mit Benzodiazepinen nach dem
bisherigen Stand noch nicht als Routinemethode anzusehen ist.
Es ist möglich, daß die in klinischer Erprobung befindlichen
neuen Benzodiazepine bessere Voraussetzungen bieten werden.

FRAGE:
Ist das Ketamin als Einleitungsnarkotikum zu empfehlen?

ANTWORT:
Generell gesehen besteht die Möglichkeit, eine Narkoseeinleitung mit Ketamin unter der Voraussetzung durchzuführen, daß ein
Dosisbereich von 1 bis maximal 2 mg/kg KG nicht überschritten
und die Nebenwirkungen und Kontraindikationen beachtet werden.

FRAGE:
Gibt es Möglichkeiten, die unangenehmen Traumerlebnisse nach
Ketamin zu verhindern?

ANTWORT:
Eine Ketaminmononarkose kann sowohl bei Kindern als auch bei
Erwachsenen zu unangenehmen Traumerlebnissen führen. Man sollte deshalb Ketamin als Mononarkose nicht anwenden. Eine Kombination mit Benzodiazepinen hat sich bewährt, bei Kindern können
an die Stelle von Benzodiazepinen auch Neuroleptika treten.

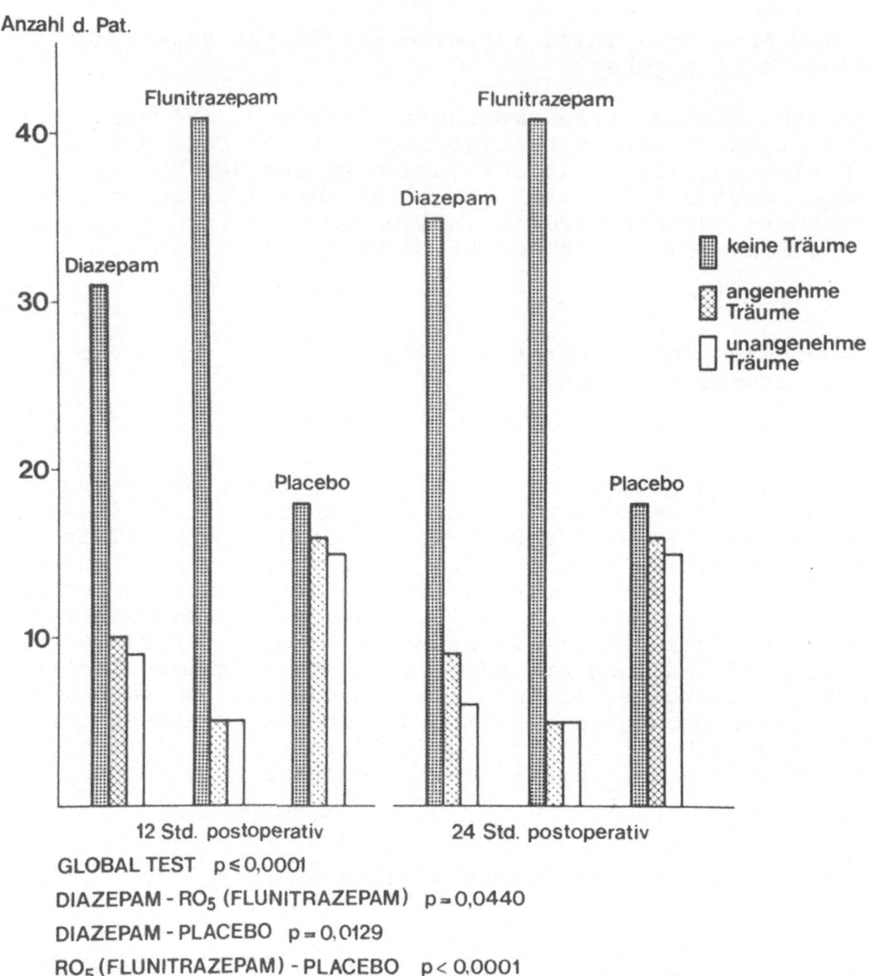

Abb. 1. Senkung der Häufigkeit von Traumerlebnissen bei gynäko-
logischen Patientinnen bei Kombination von Ketamin und Diazepam (6)

FRAGE:
Welches Benzodiazepin eignet sich am besten zur Kombination mit
Ketamin?

ANTWORT:
Von der Pharmakokinetik und der Wirkung her scheint das Mida-
zolam das günstigste Präparat für die Kombination mit Ketamin
zu sein. Diese Kombination kann sowohl als Einleitung für eine
Narkose verwendet als auch als Narkoseform selbst über längere
Zeit durchgeführt werden. Um unangenehme Träume zu vermeiden,
muß in diesen Fällen das Midazolam wegen seiner relativ kurzen
Halbwertszeit nachinjiziert werden. Da diese Form der "Ataran-

algesie" zu einer Atemdepression führen kann, sollte die Narkose in jedem Fall durch eine assistierte Beatmung unterstützt werden. Da das Midazolam zur Zeit noch nicht im Handel ist, kann Diazepam oder Flunitrazepam als Alternative empfohlen werden.

FRAGE:
Welche klinische Bedeutung hat die Steigerung des intrakraniellen Druckes nach Ketamin?

ANTWORT:
Entscheidend für die Beantwortung ist sicherlich die verwendete Dosis und die Injektionsgeschwindigkeit (14). Tierexperimentelle Untersuchungen von HARTUNG und KLOSE (5), die die Bedingungen Schock und erhöhter Hirndruck simuliert haben, zeigen deutlich, daß kritische Hirndrucksteigerungen im Sinne einer Reduktion des zerebralen Perfusionsdruckes erst dann auftreten, wenn auch die hämodynamischen Drucke wieder angestiegen sind. Untersuchungen von HASE und DICK (4) zeigen, daß bei Schädel-Hirn-traumatisierten Patienten mit normalen intrakraniellen Drucken bei Dosierungen von Ketamin zwischen 0,25 und 1 mg/kg KG kaum mit Steigerungen des intrakraniellen Druckes zu rechnen ist (Abb. 2).

Außerdem liegen Untersuchungen vor, wonach bei Vorgabe z. B. von Benzodiazepinen die Hirndrucksteigerung nach Ketamin ausbleibt. Wesentlich für die Auswirkungen ist außerdem nicht die absolute Höhe des intrakraniellen Druckes, sondern die Differenz aus systolischem Blutdruck und Hirndruck, der sogenannte zerebrale Perfusionsdruck. Medikamente, die zwar den Hirndruck nicht steigern, dafür aber den systemischen Blutdruck senken, können bei bereits erhöhtem Hirndruck wesentlich gefährlicher sein als das Ketamin, das zwar den Hirndruck steigert, gleichzeitig aber den systemischen Blutdruck ebenfalls anhebt, so daß der Perfusionsdruck konstant bleibt.

FRAGE:
Kann Ketamin bei der Erstversorgung von polytraumatisierten Patienten empfohlen werden?

ANTWORT:
Zur Analgesie des Notfallpatienten per injectionem oder besser per infusionem können 0,25 - 0,5 mg/kg KG appliziert werden. Dadurch läßt sich am ehesten ein dauerhafter analgetischer Effekt erzielen.

Die Notwendigkeit einer Analgesie bei bewußtlosen Schädel-Hirn-traumatisierten Patienten ist nur selten gegeben. Derartige Patienten bedürfen vielmehr in aller Regel einer mäßigen bis starken sedativen Behandlung, in die zugleich die Überlegungen zur Hirndrucksenkung eingeschlossen werden. Bei polytraumatisierten Patienten, die sich in einem ausgeprägten Schockzustand befin-

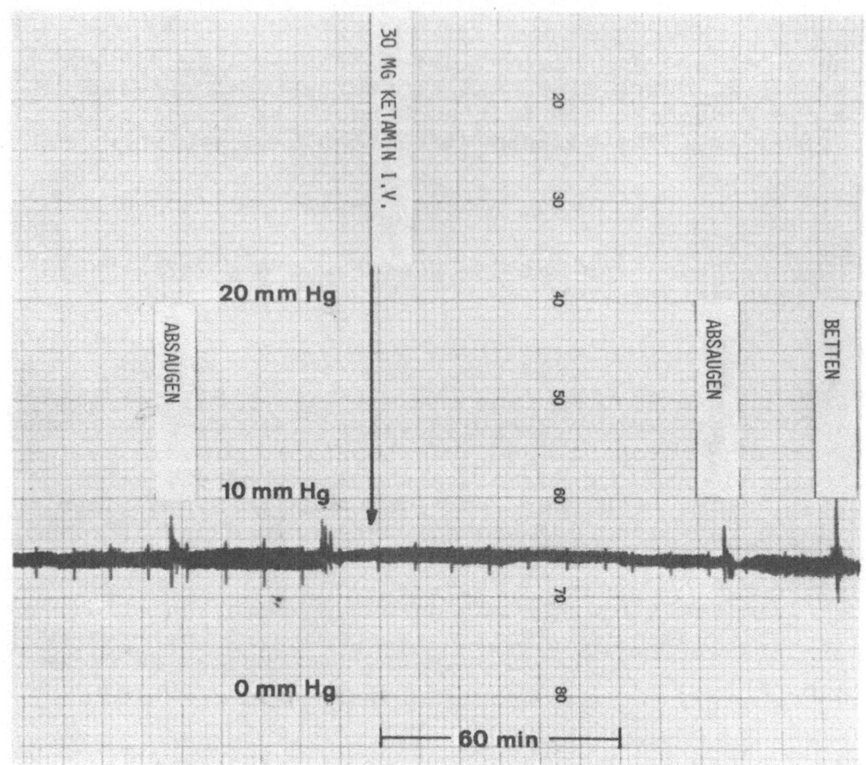

Abb. 2. Intrakranieller Druck bei einem Schädel-Hirn-traumatisierten Patienten vor und nach Injektion von 0,5 mg/kg KG Ketamin
i.v.. Zum Vergleich sind die Auswirkungen verschiedener pflege-
rischer Maßnahmen mit dargestellt (4)

den und bei denen darüber hinaus ein Schädel-Hirn-Trauma mit
einer fraglichen intrakraniellen Drucksteigerung besteht, ist
zunächst der Blutdruckabfall im Gefolge der Injektion eines Anästhetikums weitaus deletärer als eine eventuelle Zunahme des
Blutdruckes auf subnormale Werte. Da aber bei derartigen Patienten ohnehin eine maximale endogene Streßsituation besteht und
kaum noch eine streßinduzierte Blutdruckzunahme durch Ketamin
erwartet werden muß, sollte von den positiven Wirkungen der
Substanz im Schock Gebrauch gemacht werden. Das Maximum auch
dieser für anästhetische Zwecke erforderlichen Dosierung sollte bei 0,5 mg/kg liegen (3). Bei Dosen in der hier geschilderten Größenordnung sind die Auswirkungen auf den Hirndruck nur
gering oder fehlen ganz.

FRAGE:
Das Ketamin liegt als Razemat vor. Wie weit sind die Bemühungen gediehen, das (+)Isomer, das wirkungsstärker und nebenwir-
kungsärmer als das Razemat sein soll, als Monosubstanz zur Verfügung zu stellen?

ANTWORT:
Bisher sind diese Untersuchungen noch im experimentellen Stadium; ob und wann das (+)Isomer für die Klinik zur Verfügung steht, muß zur Zeit noch offen bleiben.

NARKOSEDURCHFÜHRUNG

FRAGE:
Nach Dehydrobenzperidol kann es zu langdauernden psychischen Alterationen kommen. In vielen Kliniken wurde daher das DHB durch Benzodiazepine ersetzt. Gibt es heute im Bereich der Anästhesie überhaupt noch Indikationen für seinen Einsatz?

ANTWORT:
Läßt man die Kombination DHB-Fentanyl fallen, so kann man nicht mehr von einer Neuroleptanalgesie sprechen. Ersetzt man das DHB z. B. durch Benzodiazepine, so handelt es sich nicht mehr um eine Neurolept-, sondern um eine Ataranalgesie. Die Gründe, die neben der neuroleptischen Wirkung bisher für die Verwendung des DHB sprachen, sind heute entweder als unberechtigt erkannt worden, oder die gewünschte Wirkung kann durch andere Medikamente besser sichergestellt werden. So ist die alphablockierende Wirkung des DHB nur kurzzeitig effektiv, sie kann durch andere Substanzen, wie z. B. das Hydergin oder das Phenoxybenzamin, erreicht werden. Der Einsatz als Antiemetikum in der postoperativen Phase ist durch die Entwicklung des Domperidon (Motilium) nicht mehr erforderlich.

Der intraoperative Einsatz des DHB als Alphablocker bei Phäochromozytomoperationen ist sehr umstritten; es liegen in der Literatur Berichte vor, wonach das DHB eine hypertone Krise ausgelöst hat (11, 13). Als Alternative für diese spezifische Indikation steht heute das besser steuerbare Natriumnitroprussid zur Verfügung. Betrachtet man schließlich die ursprünglichen Dosierungsvorschläge für das DHB im Rahmen der Neuroleptanalgesie und vergleicht sie mit den heute vielerorts üblichen niedrigen Dosierungen, so stellt sich die Frage, ob dieser geringe Rest nicht auch noch entbehrlich ist.

Diese Forderung ergibt sich einerseits aus den bereits dargestellten, für den Patienten unangenehmen Nebenwirkungen und zum anderen, weil inzwischen bessere Alternativen in Form der Benzodiazepine (z. B. Valium und Rohypnol) zur Verfügung stehen. Es ist durchaus möglich, daß die in klinischer Prüfung befindlichen Benzodiazepine weitere Vorteile für diese Narkoseform bieten.

FRAGE:
Welche Analgetika kommen für die perioperative Phase in Frage?

230

ANTWORT:
Von den erwähnten Ausnahmen abgesehen, sollte präoperativ auf
die Gabe eines Analgetikums verzichtet werden. Intraoperativ
bietet sich nach wie vor als Analgetikum der Wahl das Fentanyl
an, wobei allerdings der Wirkungsüberhang in die postoperative
Phase hinein beachtet werden muß. Die Erfahrungen mit anderen
Substanzen (z. B. Tramal) sind noch nicht so groß, daß sie für
die Routine empfohlen werden können. In jedem Falle muß auch
hier mit den typischen Opiatnebenwirkungen gerechnet werden.
Für die Analgesie in der postoperativen Phase kann kein allgemein gültiges Schema gegeben werden, sie hat individuell zu erfolgen. In jeder Klinik sollte man sich auf wenige Präparate
beschränken, deren Nebenwirkungen bekannt sein müssen.

FRAGE:
Soll man postoperativ ein Analgetikum mit einem Sedativum kombinieren?

ANTWORT:
In der ersten postoperativen Phase sollte man in der Regel auf
die zusätzliche Gabe eines Sedativums verzichten, da meist noch
ein Überhang entsprechend wirkender Medikamente von der Narkose
her besteht. In der weiteren postoperativen Behandlung ist es
jedoch durchaus günstig, Analgetika mit Sedativa zu kombinieren.

Als eine Möglichkeit der postoperativen Analgesie auf der Intensivstation hat sich z. B. eine niedrig dosierte Ketamin-
Dauertropfinfusion in einer Dosierung von 0,1 - 0,3 mg/kg/h bewährt. In dieser Dosierung sind die analgetischen Effekte deutlich bei nur gering ausgeprägter Sedierung und erhaltener Spontanatmung.

FRAGE:
Sind bei einer intraoperativen Anwendung von Fentanyl in der
postoperativen Phase besondere Überwachungsmaßnahmen notwendig?

ANTWORT:
Aus neueren Untersuchungen ergeben sich zunächst widersprüch-
liche Aussagen, die eventuell auf die Dosierung pro Zeiteinheit
zurückzuführen sind. Ein Teil der Untersucher fand direkt postoperativ nach Fentanylanwendung in den Blutgasanalysen keine
Anzeichen einer Atemdepression; in der Mehrzahl waren jedoch
deutliche Zeichen einer Hypoxämie nachweisbar, obwohl die Patienten oft klinisch völlig unauffällig wirkten. Untersuchungen mit Hilfe der CO_2-Antwort (2) zeigten eine deutlich geringere Bereitschaft des Atemzentrums, mögliche zusätzliche Venti-
lationsanforderungen zu kompensieren.

In der Literatur finden sich zunehmend Hinweise dafür, daß es
bei zunächst wachen Patienten 3 - 4 h nach der letzten Fentanylgabe zu einem Atemstillstand gekommen ist (1, 9). Ursächlich
dafür werden derzeit Reboundphänomene diskutiert, deren Ablauf

bisher jedoch noch ungeklärt ist. Möglicherweise kann es postoperativ durch Reabsorption, Durchblutungsumverteilung oder Milieuänderung zu einer erneuten Konzentrationserhöhung am Rezeptor kommen (12). Die wesentliche Grundlage dafür ist sicherlich ein relativ langsamer Metabolismus mit Kumulation bei wiederholter Gabe und hoher Dosierung. Wichtigste Voraussetzung zur Prophylaxe postoperativer manifester Atemdepressionen ist darum ein möglichst sparsamer Einsatz von Fentanyl, vor allem bei Repetitionsdosen. Andere Opiate in äquipotenter Dosierung bringen keine bis jetzt gesicherten Vorteile gegenüber dem Fentanyl. Eine allgemeine Dosierungsempfehlung für eine Grenzdosis, unterhalb derer es nicht zu einem solchen Effekt kommen kann, läßt sich nicht geben. Sie ist z. B. abhängig vom Alter, von der Leberfunktion des Patienten, von der Kreislaufsituation usw., so daß sie individuell stark streuen kann. Ganz allgemein kann man aber sagen, daß sich Fentanyl aus diesen Gründen nicht für kurze Eingriffe und ambulante Operationen eignet. Wird es bei mittellangen oder längeren chirurgischen Interventionen benutzt, muß eine adäquate Überwachung der Ventilation, am besten in einem Aufwachraum, sichergestellt sein. Nach längeren Eingriffen mit hoher Dosierung muß eine postoperative Nachbeatmung erwogen werden. Ein Antidot direkt postoperativ kann zwar die initiale Atemdepression beheben, unterschiedliche Wirkungshalbwertszeiten von Antidot und Fentanyl lassen eine sekundäre Atemdepression möglich erscheinen und entheben darum nicht von der Verpflichtung zur postoperativen Überwachung. Fentanylmononarkosen mit den dabei notwendigen hohen Dosen bringen für den Narkoseverlauf selbst keine Vorteile und sollten wegen der entstehenden langen postoperativen Atemdepression nicht durchgeführt werden, es sei denn, die Patienten müssen postoperativ ohnehin beatmet werden.

FRAGE:
In letzter Zeit wird häufiger über das 4-Aminopyridin als Opiatantagonist berichtet (7, 10; siehe auch Beitrag LANGREHR). Liegen bereits klinische Erfahrungen mit dieser Substanz vor?

ANTWORT:
Das Präparat befindet sich zur Zeit noch in klinischer Erprobung. Soweit man aus den bisherigen Untersuchungen weiß, hat diese Substanz praktisch keine Nebenwirkungen. Sie eignet sich als Opiatantagonist in einer Dosierung von 20 mg/70 kg KG zur Aufhebung der atemdepressorischen Wirkung, sie potenziert außerdem die Wirkung von Prostigmin und Physostigmin als Antidot gegen die Restwirkung von Muskelrelaxanzien um etwa das Doppelte, so daß die postoperative Dosierung dieser Substanzen reduziert werden kann, und sie zeigt eine Antidotwirkung gegenüber Benzodiazepinen und Ketamin. Aus diesen Gründen ist diese Substanz als Antidot sicher von großem Interesse; die Wirkungsdauer liegt in der angegebenen Dosierung mit 30 - 60 min in einem klinisch relevanten Bereich.

FRAGE:
Welche Besonderheiten ergeben sich bei der Anwendung von Diazepam bei Intensivpatienten?

ANTWORT:
Bei dem Einsatz von Diazepam im Rahmen der Intensivtherapie ist zu beachten, daß auch die Metaboliten des Diazepams wirkungsaktiv sind und kumulieren können (8). Die Dosierung ist vor allem bei wiederholten Gaben darauf abzustellen. Häufig besteht jedoch kein Zusammenhang zwischen den Blutspiegeln dieser Metaboliten und dem Wachheitszustand des Patienten. Bei dekompensierten Leberschäden ist wegen des möglichen verzögerten Abbaus von Diazepam die Dosis möglichst niedrig anzusetzen. Bei höherer Dosierung kann es sonst zu Kumulation und zu einer diazepambedingten Störung der Bewußtseinslage kommen.

<u>Literatur</u>

1. ADAMS, A. P., PYBUS, D. A.: Delayed respiratory depression after use of fentanyl during anaesthesia. Brit. med. J. 1978 I, 278

2. BECKER, L. D., PAULSON, B. A., MILLER, R. D., SEVERINGHAUS, J. W., EGER, E. J.: Biphasic respiratory depression of fentanyl-droperidol or fentanyl alone used to supplement nitrous oxide anesthesia. Anesthesiology 44, 291 (1976)

3. HARTUNG, H.-J.: Diskussionsbemerkung. In: Ketamin (Ketanest) in Notfall- und Katastrophenmedizin (ed. W. DICK). Erlangen: Perimed 1981

4. HASE, U., DICK, W.: Zum Verhalten des intrakraniellen Drucks bei Schädel-Hirn-traumatisierten Patienten nach Ketaminapplikation. In: Ketamin (Ketanest) in Notfall- und Katastrophenmedizin (ed. W. DICK), p. 77. Erlangen: Perimed 1981

5. KLOSE, R., HARTUNG, H.-J., KOTSCH, R., WALZ, Th.: Ketamin zur Narkoseeinleitung bei Schock und gesteigertem intrakraniellem Druck (ICP). In: Ketamin (Ketanest) in Notfall- und Katastrophenmedizin (ed. W. DICK), p. 57. Erlangen: Perimed 1981

6. KNOCHE, E., TRAUB, E., DICK, W.: Möglichkeiten der medikamentösen Beeinflussung von unerwünschten Nebenwirkungen und Aufwachreaktionen nach Ketamin-Anaesthesie. Anaesthesist 27, 302 (1978)

7. LUNDH, H.: Effects of 4-aminopyridine on neuromuscular transmission. Brain Research 153, 307 (1978)

8. OCHS, H. R.: Pharmacokinetics in the intensive care unit: Benzodiazepines. 7th World Congress of Anaesthesiologists. Hamburg, 14. - 21.9.1980

9. SCHAER, H., BAASCH, K., REIST, F.: Die Atemdepression nach Fentanyl und ihre Antagonisierung mit Naloxone. Anaesthesist 27, 259 (1978)

10. SIA, R. L., SALT, P. J., LANGREHR, D., AGOSTON, S., ERDMANN, W.: Effects of analeptic drug, 4-aminopyridine, upon postoperative respiratory depression in patients. Acta anaesth. belg. 30, Suppl., 195 (1979)

11. SMITH, D. S., AUKBERG, S. J., LEVITT, J. D.: Induction of anesthesia in a patient with an undiagnosed pheochromocytoma. Anesthesiology 49, 368 (1978)

12. STOECKEL, H., HENGSTMANN, J. H., SCHÜTTLER, J.: Pharmacokinetics of fentanyl as a possible explanation for recurrence of respiratory depression. Brit. J. Anaesth. 51, 741 (1979)

13. SUMIKAWA, K., AMAKATA, Y.: The pressor effect of droperidol on a patient with pheochromocytoma. Anesthesiology 46, 359 (1977)

14. TAUBE, H.-D., GOBIET, W., LIESEGANG, J., BOCK, W. J.: Intrakranielle Druckverhältnisse unter Ketamin. In: Ketamin (eds. M. GEMPERLE, H. KREUSCHER, D. LANGREHR). Anaesthesiologie und Wiederbelebung, Bd. 69, p. 223. Berlin, Heidelberg, New York: Springer 1973

Anwendung der i.v. Narkotika in der Geburtshilfe

Von J. Neumark

Die hier zur Diskussion stehenden Arzneien können im Laufe der
Schwangerschaft und der Geburt zur Analgesie, zum Sedieren oder
im Rahmen einer Narkose zur Anwendung kommen. Wie anderorts in
diesem Band bereits im Detail besprochen (siehe Beitrag DICK),
passieren diese Medikamente rasch die Plazenta und üben ihren
Einfluß auf Fetus und Uterus aus. Diese Einflüsse können teils
erwünscht, teils unerwünscht sein. Bei ihrer Anwendung sollte
man nicht nur den erwünschten Effekt, sondern auch die Nebenwirkungen vor Augen haben. Im Laufe der Frühschwangerschaft
sollten Arzneien mit teratogener und abortiver Wirkung vermieden werden. Im zweiten Drittel der Schwangerschaft sollte bekannt sein, ob das in Verwendung stehende Präparat vorzeitige
Wehen auslösen könnte. Knapp vor der Geburt verabreichte Drogen sollten das Neugeborene nicht deprimieren und von ihm leicht
ausgeschieden bzw. metabolisiert werden.

Teratogenität

Über die teratogene Wirkung von Medikamenten können in den meisten Fällen nur bedingte Aussagen gemacht werden. Da verschiedene Spezies unterschiedlich reagieren, sind Ergebnisse von
Tierversuchen nur mit Vorsicht auf den Menschen übertragbar.
Die Kenntnisse über die Wirkung auf den Menschen sind retro-
spektiv, z. B. durch jene Arzneien, die schon längere Zeit in
größerem Umfang und vermutlich auch öfter von Patientinnen mit
noch nicht bekannter Schwangerschaft verwendet wurden. Aus dieser Sicht können wir annehmen, daß Thiopental, Morphin, Meperidin (Alodan, Dolantin, Pethidin) und die Phenothiazine für den
Menschen nicht teratogen sind. Es ist jedoch Vorsicht geboten,
da auch bei Thalidomid (Contergan) 75 % der Frauen, die es ein-
genommen hatten, gesunde Kinder geboren haben. Anders beim Tier.
DOENICKE fand bei Ratten nach Thiopental einen teratogenen Einfluß, den er nach Etomidat und Propanidid nicht fand (5). Dies
macht aber letztere Präparate nicht sicherer. Thalidomid ist
z. B. für Menschen und Kaninchen teratogen, für Ratten aber
nicht (32). Opiumderivate sind bei Hamstern teratogen. Interessant ist jedoch, daß bei gleichzeitiger Verabreichung von Morphinantagonisten auch die teratogene Wirkung ausbleibt (29).
Dies läßt die Vermutung aufkommen, daß nicht das Präparat selbst
teratogen ist, sondern die Schädigung des Fetus indirekt durch
die ausgelöste Atemdepression, Hypoxie und Hyperkapnie bedingt
sein könnte. Es gibt vielfache Erfahrungen mit Opiaten bei Kindern von Rauschgiftsüchtigen. Vermutlich durch die oben erwähnten sekundären Einflüsse, gemeinsam mit Unterernährung und Ver-
wahrlosung, haben Rauschgiftsüchtige eine erhöhte Abortus- und
Frühgeburtenrate, aber kaum vermehrte Mißbildungen aufzuweisen.

Vorsicht ist bei Diazepam (Valium) geboten, dem ein Nahverhält-
nis zu Lippen-, Kiefer- und Gaumenspalten nachgesagt wird (29).
Das gleiche gilt für Meprobamat (Miltaun) zu Herzanomalien sowie von Chlordiazepoxid (Librium) zu unspezifischen Mißbildungen (24). Interessant ist weiterhin, daß Hungerazidose bei Ratten zu Skelettdeformitäten führt (29). Dies muß zwar, wie oben
erwähnt, keine Bedeutung für den Menschen haben, sollte jedoch
zum Anlaß genommen werden, die prä- und postoperative Fasten-
periode bei Schwangeren intravenös zu kompensieren.

Abortusrisiko

Die Abortusrate nach Operationen ist mit etwa 7,5 % ungefähr drei-
bis viermal so hoch wie ohne Operation (2 %) (29). Dies ist unabhängig von der Art der Narkose, aber nicht von der Art der
Operation. Sie ist besonders erhöht bei intraabdominellen Eingriffen und beinahe unbeeinflußt bei Extremitätenoperationen
(29). Von diesem Gesichtspunkt aus muß die Anästhesie als Ursache für einen Fruchtabgang ausgeschlossen werden. Und wenn,
so ist die Schuld weniger den Anästhetika als einer eventuell
auftretenden Hypoxie bzw. Hypotonie zuzuschreiben. Die Anwendung von Ketamin ist während der Schwangerschaft nicht zu empfehlen, da dieses Uteruskontraktionen verstärkt und vielleicht aus-
löst (10). Dies ist angeblich eher in der Frühschwangerschaft
als zu Geburtsende der Fall (28) und ist daher besonders bei
Zervixcerclagen (Operation nach Shirodkar) abzulehnen. Hingegen ist es bei stark blutendem Abortus wegen der Uteruswirkung
und der Kreislaufstabilität zu empfehlen (25).

Im Durchschnitt sind es zwei von tausend Graviden (18), die eine Operation benötigen. An erster Stelle stehen die Cerclagen
bei Zervixinsuffizienz. Ovarialzysten müssen bei etwa 0,04 %,
Appendektomien bei 0,07 % vorgenommen werden (29). Im allgemeinen gilt die Regel, nicht dringliche Operationen erst nach der
Schwangerschaft vorzunehmen oder zumindest bis ins zweite Trimester aufzuschieben. Im zweiten Drittel der Schwangerschaft
muß bereits auf die erhöhte Regurgitationsgefahr und auf das
Kavasyndrom in Rückenlage geachtet werden.

Analgesie zur Geburt

Der rasche Durchtritt durch die Blut-Hirn-Schranke ist Voraussetzung für eine zufriedenstellende Wirkung von Sedativa, Analgetika und Anästhetika. Erreicht man eine ausreichende Dämpfung des mütterlichen ZNS, ist eine Dämpfung des fetalen ZNS
nicht zu vermeiden, wie zahlreiche neurologische Verhaltens-
tests aufzeigten (15). Die Ausscheidung dieser Medikamente erfolgt durch die Niere oder metabolischen Abbau. Intravenös verabreichte Narkotika sind daher sowohl den Leitungsanästhesien,
bei welchen die zentrale Wirkung minimalisiert werden kann, als
auch den Inhalationsanästhetika, welche vom Neugeborenen rasch
abgeatmet werden können, in ihrem Einfluß auf das Kind unbe-
streitbar unterlegen. Fast alle im Handel befindlichen natürlichen und synthetischen Morphinderivate wurden in der Geburts-

hilfe erprobt, als hervorragend gelobt oder als ungeeignet kritisiert (9). Sie mögen sich untereinander in vereinzelten, weniger bedeutenden pharmakologischen Eigenschaften unterscheiden, aber in Analgesie, zentraler Dämpfung und Atemdepression unterscheiden sie sich wenig. Trotz vieler anderslautender Publikationen haben ernstzunehmende Autoren glaubwürdig aufgezeigt, daß sie sich in äquipotenten analgetischen Dosen in ihren Nebenwirkungen, besonders jener der Atemdepression, nicht meßbar voneinander unterscheiden (9). Das gilt selbst für das Pentazocin (Talwin, Fortral) (17). Dennoch hat das Meperidin (Alodan, Dolantin), die Ursache hierfür wollen wir hier nicht diskutieren, in der Geburtshilfe die größte Verbreitung gefunden. 50 - 100 mg i.m. an die Mutter verabreicht machen sich beim Neugeborenen 2 - 4 h danach am stärksten bemerkbar. Bereits 50 mg i.m. zeigen beim Neugeborenen Veränderungen im EEG, verringerte Atemaktivität, silenten Herzrhythmus, reduzierte O_2-Sättigung und abweichendes neurologisches Verhalten (31). Letzteres findet man sogar mehrere Tage, da die Halbwertszeit von Meperidin beim Neugeborenen 23 h, beim Erwachsenen aber nur 3 - 5 h beträgt (31). Untersuchungen in letzter Zeit zeigen, daß die intravenöse Verabreichung über eine Infusion besser steuerbar ist und mit geringerem Gesamtverbrauch für die Patientin befriedigerende Ergebnisse bringt als die i.m. Verabreichung (30).

Das Vorhandensein von Morphinantagonisten fördert einen gewissen Mißbrauch der Morphinderivate. Es ist richtig, daß durch die Verabreichung von Antagonisten an die Mutter kurz vor der Geburt oder an das Neugeborene kurz nach der Geburt die Dämpfung und Atemdepression durch die Morphinderivate aufgehoben werden können - das gilt besonders für das Naloxon. Hat jedoch die Mutter so hohe Dosen erhalten, daß sie bereits selber eine Atemdepression hat, so führt dies zur fetalen Hypoxie und Azidose, welche durch die Antagonisten nicht behoben werden können (3). Auch die seit Jahren praktizierte Mischung von Meperidin und Antagonisten (Alodan comp., Dolantin spez.) ist nach Untersuchungen der letzten Jahre abzulehnen. Die angeblich geringere Antagonisierung der Analgesie gegenüber der Atemdepression konnte widerlegt werden, es wurden sogar verstärkte Nebenwirkungen beobachtet (1, 9). Es sei noch vor der Gabe der Morphinantagonisten an Rauschgiftsüchtige gewarnt, da diese zu schweren Entzugserscheinungen führt, dies gilt auch für das als Analgetikum verwendete Pentazocin. Barbiturate allein haben zwar einen guten sedierenden, zusätzlich jedoch einen antanalgetischen Effekt. Gemeinsam mit Morphinderivaten verstärken sie deren atemdepressive Wirkung (31). Promethazin (Phenergan) und auch DHB (Droperidol) machen keine Atemdepression und begünstigen vermutlich den analgetischen Effekt von Meperidin. Vorteilhaft ist auch ihr antiemetischer Effekt, während man der durch sie bedingten Kreislauflabilität einige Aufmerksamkeit schenken sollte. Diazepam (Valium) führt bei Anwendung von mehr als 30 mg innerhalb von 15 h (es hat eine sehr lange Halbwertszeit und kumuliert daher leicht) zu Depression des Neugeborenen mit apnoischen Attacken, Temperaturregulationsstörungen (Auskühlung) und Reduktion des Muskeltonus (26). Sein Indikationsgebiet bleibt die EPH-Gestose und das Kupieren von Konvulsionen. Hier überwiegen die günstigen Wirkungen die Nachteile der Nebenwirkungen.

Schlafgeburt

Schon 1906 beschrieben GAUSS den "Dämmerschlaf" (11) und KNIPE 1915 den "twilight sleep" (20) mit der Anwendung von hohen Dosen Morphin und Scopolamin. Wann immer neue Narkotika und Anästhetika im Handel erschienen, fand sich jemand, der damit "gute Erfolge" erzielte, wenn er die Mutter die Geburt "verschlafen" ließ. Kontinuierliche Gaben von Thiopental und Oxytocin als "Perfusion Toulousienne" (13, 14), Propanidid und Valium gemeinsam im Dauertropf (21), Droperidol, Muskelrelaxanzien und Halothan (6), Gammahydroxybuttersäure mit Analgetika (12, 22) und Ketamin mit Valium als "Tranqualgesie" (2) wurden bisher publiziert. Es ist anzunehmen, daß bei Verabreichung einiger der obigen Medikamente zumindest das neurologische Verhalten der Neugeborenen für Tage schwer gestört sein dürfte. Nicht vergessen darf man in allen Fällen von produzierter Somnolenz die Regurgitationsgefahr bei der Mutter. Schließlich haben einige Autoren ihre Patientinnen intubieren und beatmen müssen (6, 21).

Die operative Entbindung

Wie schon zuvor begründet, sollten vor Abnabelung des Kindes i.v. Anästhetika sehr sparsam gebraucht werden. Am besten verwendet man diese nur zur Einleitung. Bis zur Entbindung des Neugeborenen kann man mit Lachgas 50 % und mit minimalen Konzentrationen von Halothan, Ethran oder Methoxyfluran auskommen (27). Es ist schließlich bekannt, daß bei Schwangeren die MAC um 25 % geringer ist als im nichtgraviden Zustand. Die fetale Pharmakokinetik der intravenösen Einleitungsanästhetika ist durch die Studien von FINSTER et al. mit Thiopental bekannt (8). Durch Abfilterung einer einmalig verabreichten Dosis durch die fetale Leber und durch verschiedene Shunt- und Verdünnungsmechanismen wird das fetale ZNS kaum beeinflußt. Dieser Vorteil wird jedoch mit jeder Repetitionsdosis geschmälert. Vor der Anwendung von Althesin zur Einleitung wurde gewarnt, da dieses im Gegensatz zum Thiopental Neugeborene sichtbar deprimierte (4). Etomidat und Propanidid bieten den Vorteil, in Neugeborenen durch Esterasen rasch abgebaut zu werden. Die Wirkung des letzteren kann jedoch bei gleichzeitiger Anwendung mit Succinylcholin zu einer verlängerten Relaxation der Mutter führen, da Schwangere eine reduzierte Plasmacholinesterase haben (19). Bei Ketamin muß auf die uteruskontrahierende und blutdrucksteigernde Wirkung geachtet werden. Es ist daher bei EPH-Gestosen, Hypertonie und fetalen Frequenzdezelerationen, die durch Wehen ausgelöst werden, kontraindiziert (25). Seine uteruskontrahierende Wirkung ist bei Dosen unter 1 mg/kg Körpergewicht ignorierbar (23). In diesen Dosen ist es als Einleitungsanästhetikum zur Sectio bei schweren Blutungen, bei Asthma bronchiale und bei nichtwehendem Uterus zu empfehlen. Der Einfluß auf den Fetus soll dabei geringer sein als bei Thiopental (16). Ketamin ist bei Rauschgiftsüchtigen zur Einleitung und Erhaltung der Narkose das Mittel der Wahl (1). In subanästhetischen Dosen (0,3 - 1 mg/kg Körpergewicht), in denen es eine geringe narkotische, aber stark analgetische und amnestische Wirkung hat,

hat es sich besonders bei vaginal-operativen Eingriffen bewährt. In diesen Dosen wurden weder Atemdepressionen noch Regurgitation, deprimierte Neugeborene oder psychotische Träume
beobachtet. Gelegentlich sind die Patienten während des Eingriffes ansprechbar und kooperativ, ohne sich daran zu erinnern
(25).

Der Hormonhaushalt

Seit die Implantation der im Labor befruchteten Eizelle in Eng-
land und Australien zum Erfolg geführt hat, ist der Einfluß der
Anästhetika auf das Hypothalamus-Hypophysen-Ovarien-System und
auf die Corpus-luteum-Funktion von Interesse. Da sich die entsprechenden Hormone im Laufe des Zyklus ändern, sollte zu Ver-
gleichszwecken Rücksicht auf die Zyklusphase genommen werden.
Durch laufende LH-Bestimmungen im Harn der Patientinnen kann
der Zeitpunkt des Eisprunges bestimmt werden. In einer derzeit
noch laufenden Studie wurden bisher mehr als 40 Patientinnen
genau zu diesem Zeitpunkt zur laparoskopischen Eizellgewinnung
narkotisiert. Es wurden vor Einleitung der Narkose und nach
dieser in zehnminütigen Abständen Blut zur Bestimmung von Prolaktin, LH, FSH, Progesteron, Östradiol, Testosteron und Kortisol abgenommen. Progesteron wurde auch eine Woche nach der
Operation bestimmt, um zu sehen, ob die Lutealphase beeinflußt
wurde. Wir haben bisher zur Einleitung die i.v. Narkotika Thiopental, Rohypnol, Etomidat und Ketamin erprobt. Verglichen wurde auch die Erhaltungsanästhesie mit Neurolept und Halothan. Obwohl die Studie noch nicht abgeschlossen ist, können wir vorläufig folgende Aussage machen:

1. Gleichgültig welches Anästhetikum verwendet wurde, der Verlauf der Hormone war immer der gleiche (siehe Abb. 1 a und
   1 b).

2. Die Corpus-luteum-Funktion (Progesteron während der Narkose)
   und die Lutealphase (Progesteron eine Woche später) werden
   von der Narkose vermutlich nicht beeinflußt.

3. FSH bleibt ebenfalls unbeeinflußt.

4. Da die Patientinnen zur Zeit des bereits abfallenden LH operiert wurden, wäre ein weiterer Abfall des LH zu erwarten.
   Es wurde hingegen bis Ende der Narkose ein leichter, nicht
   signifikanter Anstieg festgestellt. Daher scheint die Narkose den weiteren Abfall zu verzögern. Erst nach der Narkose kam es zum erwarteten Absinken des Hormons.

5. Kortisol zeigt im Laufe der Narkose nur einen geringen Anstieg, steigt aber sprunghaft nach Beendigung der Narkose
   an.

6. Die deutlichste Veränderung fanden wir, wie erwartet, beim
   Prolaktin. In den ersten 30 - 60 min nach Narkoseeinleitung
   kam es immer zu einem starken Anstieg. Trotz des anschließenden deutlichen Abfalles bleibt Prolaktin bis zu 4 h nach der

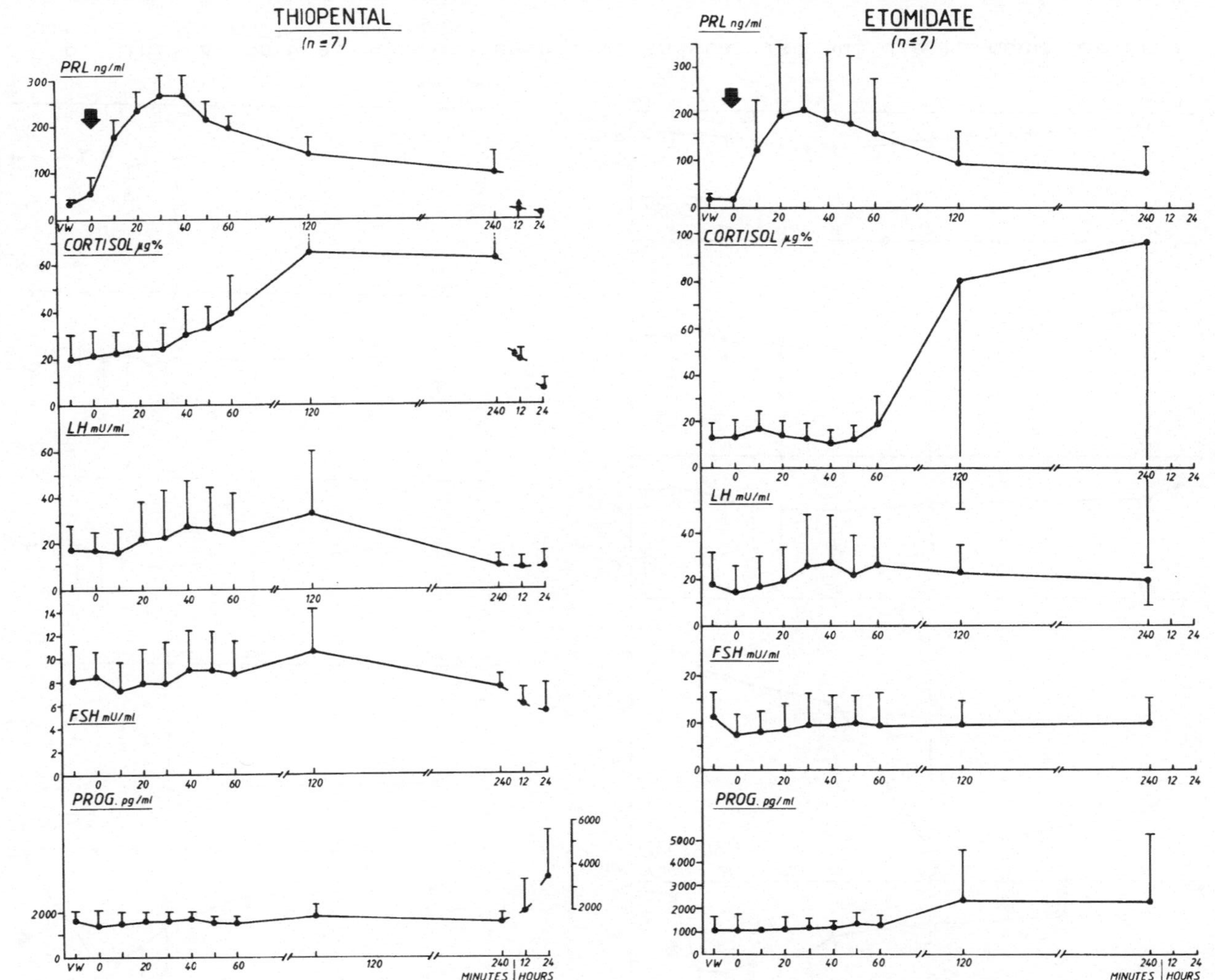

Abb. 1 a. Einfluß von vier verschiedenen i.v. Anästhetika auf die Hormone der Frau zum Zeitpunkt des Follikelsprunges

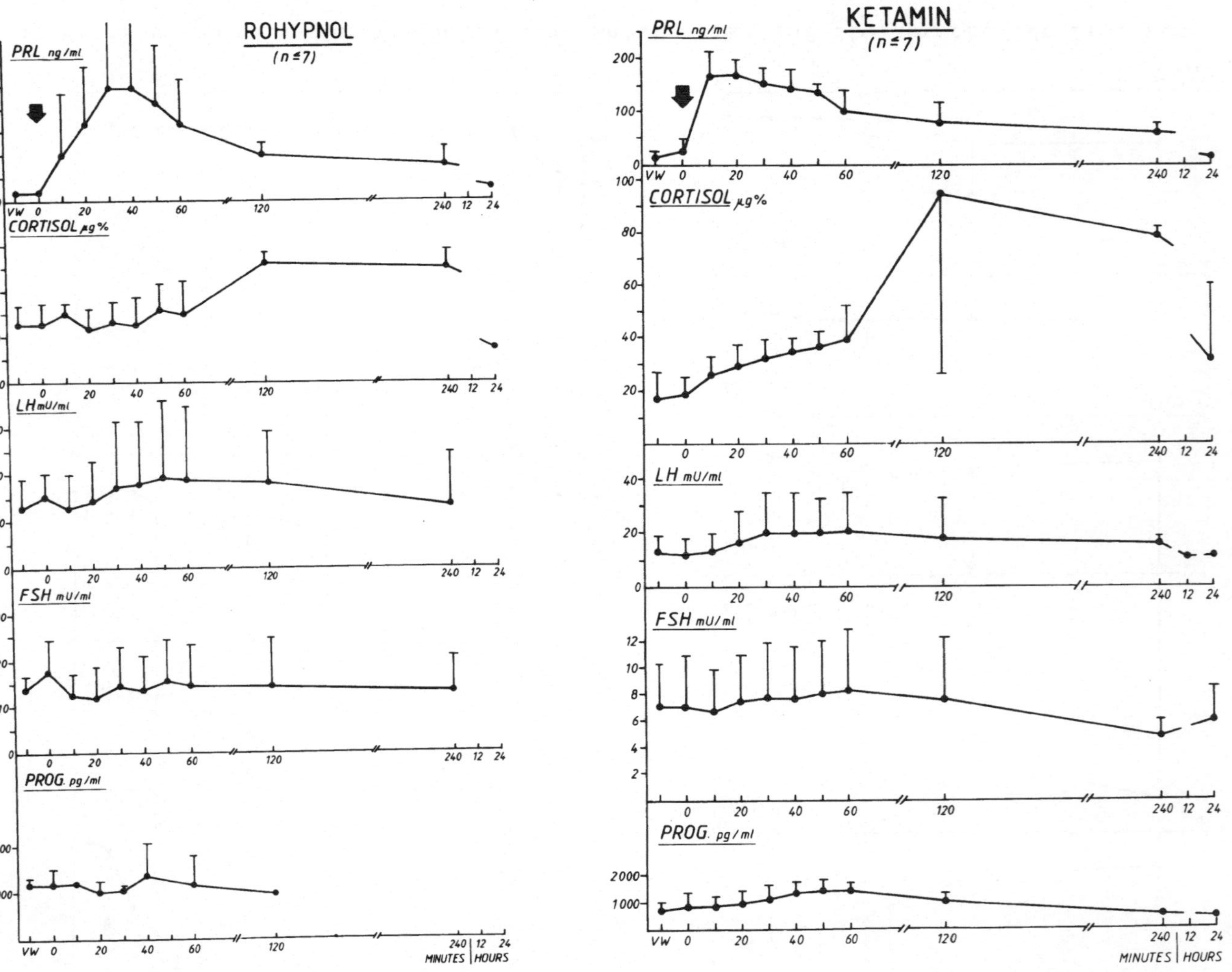

Abb. 1 b. Einfluß von vier verschiedenen i.v. Anästhetika auf die Hormone der Frau zum Zeitpunkt des Follikelsprunges

Narkose auf Werten drei- bis viermal so hoch wie der Ausgangswert. Nach 12 h kommt es zu einem Rebound-Effekt, wobei die Werte unter den Ausgangswert sinken.

Inwieweit die Veränderungen von Kortisol und Prolaktin intra- und postoperativ eine Bedeutung für die Reimplantation des Eies haben, kann derzeit nicht gesagt werden.

<u>Literatur</u>

1. ALBRIGHT, G. A.: Anesthesia in obstetrics, p. 140. California/U. S. A.: Addison-Wesley Publ. 1978

2. BENAD, G., MUNDT, A., KRUSE, H. J.: Application of low-dose diazepam-ketamine infusion for labour pain. Abstracts 7th World Congress of Anaesthesiologists, Hamburg 1980, p. 325. Excerpta Medica No. 533

3. CLARK, R. B., COOPER, J. O., STEPHENS, S. R., BROWN, W. E.: Neonatal acid-base studies: II. Effect of a heavy medication-narcotic antagonist regimen for labor and delivery. Obstet. and Gynec. <u>33</u>, 30 (1969)

4. DATTA, S., ALPER, M. H.: Anesthesia for cesarean section. Anesthesiology <u>53</u>, 142 (1980)

5. DOENICKE, A.: Wirkung und Nebenwirkung von Anästhesiemitteln und Adjuvantien auf Mutter und Kind. In: Anästhesie in der Geburtshilfe. Klinische Anästhesiologie (eds. F. W. AHNEFELD, C. BURRI, W. DICK, M. HALMAGYI), p. 156. München: Lehmanns 1974

6. DROH, R., KOHLER, R., KUHN, F.: Schlafentbindung. Anaesthesist <u>16</u>, 101 (1967)

7. ERIKSSON, M., CATZ, C. S., YAFFE, S. J.: Drugs and pregnancy. Clin. Obstet. Gynec. <u>16</u>, 199 (1973)

8. FINSTER, M., MORISHIMA, H. O., MARK, L. C., PEREL, J. M., DAYTON, P. G., JAMES, L. S.: Tissue thiopental concentrations in the fetus and newborn. Anesthesiology <u>36</u>, 155 (1972)

9. FOLDES, F. F., SWERDLOW, M., SIKER, E. S.: Morphinartige Analgetika und ihre Antagonisten. In: Anaesthesiologie und Wiederbelebung, Bd. 25, p. 186. Berlin, Heidelberg, New York: Springer 1968

10. GALLOON, S., HARLEY, P.: Ketamine and the pregnant uterus. Canad. Anaesth. Soc. J. <u>20</u>, 141 (1973)

11. GAUSS, C. J.: Geburten im künstlichem Dämmerschlaf. Arch. Gynäk. <u>78</u>, 579 (1906)

12. GELDENHUYS, F. G., SONNENDECKER, E. W. W., DeKLERK, M. C. C.:
    Experience with sodium-gamma-hydroxybutyric-acid (Gamma-OH)
    in obstetrics. J. Obst. Gynaec. Brit. Commonw. 75, 405 (1968)

13. GUILHEM, P., PONTONNIER, A., BAUX, R., MONROZIÈS, M., AR-
    MENGAU, P., ESPAGNO, G., BENNET, P.: L'association de la
    perfusion d'oxytocique à l'anesthésie au pentothal dans
    l'accouchement normal et pathologique. Gynéc. et Obstét.
    59, 173 (1960)

14. HICKL, E. J., JOPP, H., MARTIUS, G.: Erfahrungen mit der
    Geburtsbeschleunigung durch Kombination von Allgemeinnar-
    kose, Oxytocininfusion und Vacuum-Extraktion (Perfusion
    Toulousaine). Geburtsh. u. Frauenheilk. 26, 32 (1966)

15. HODGKINSON, R.: Effects of obstetric analgesia-anesthesia
    on neonatal neurobehavior. In: Clinical management of mother
    and newborn (ed. G. MARX), p. 85. New York, Heidelberg,
    Berlin: Springer 1979

16. HODGKINSON, R., MARX, G. F., KIM, S. S., MICLAT, N. M.:
    Neonatal neurobehavioral tests following vaginal delivery
    under ketamine, thiopental and extradural anesthesia. An-
    esth. Analg. 56, 548 (1977)

17. JENNET, S., BARKER, J., FORREST, J. B.: A double-blind con-
    trolled study of the effects on respiration of pentazocine,
    phenoperidine and morphine in normal man. Brit. J. Anaesth.
    40, 864 (1968)

18. KAMMERER, W. S.: Nonobstetric surgery during pregnancy. Med.
    Clin. N. Amer. 63, 1157 (1979)

19. KAPFHAMMER, V.: Muskelrelaxantien in der Geburtshilfe. Z.
    prakt. Anästh. 1, 360 (1966)

20. KNIPE, W. H. W.: Twilight sleep; its future and relation
    to the general practitioner. Amer. Med. New Serv. 10, 29
    (1915)

21. KRÜGER, H. W.: Propanidid-Narkosen für gynäkologische und
    geburtshilfliche Eingriffe. In: Anaesthesiologie und Wie-
    derbelebung, Bd. 74, p. 399. Berlin, Heidelberg, New York:
    Springer 1973

22. LAMBERTI, G.: Über die Schlafentbindung mit Gamma-Hydroxy-
    Buttersäure. Zbl. Gynäk. 30, 979 (1969)

23. MARX, G. F., HWANG, H. S., CHANDRA, P.: Postpartum uterine
    pressures with different doses of ketamine. Anesthesiology
    50, 163 (1979)

24. MILKOVICH, L., van den BERG, B. J.: Effects of prenatal
    meprobamate and chlordiazepoxide hydrochloride on human
    embryonic and fetal development. New Engl. J. Med. 291,
    1268 (1974)

25. NEUMARK, J.: Ketamin in der Geburtshilfe. Anästh. Intensiv-
    med. 21, 271 (1980)

26. NEUMARK, J., BAUMGARTEN, K.: Analgetika und Psychopharmaka:
    Einfluß auf den Foetus und das Neugeborene. In: Probleme
    der perinatalen Medizin, Bd. 5, p. 25. Wien, München, Bern:
    W. Maudrich 1978

27. NEUMARK, J., CHOTT, F.: Probleme der Anaesthesie bei der
    Sectio Caesarea. In: Probleme der perinatalen Medizin, Bd.
    5, p. 45. Wien, München, Bern: W. Maudrich 1978

28. OATS, J. N., VASEY, D. P., WALDRON, B. A.: The effects of
    Ketamine on the pregnant uterus. Abstracts OAA-meeting Bir-
    mingham 1979 (No 11)

29. PEDERSON, H., FINSTER, M.: Anesthetic risk in the pregnant
    surgical patient. Anesthesiology $\underline{51}$, 439 (1979)

30. REVILL, S.: What the patient requires. In: Obstetric cli-
    nical care (eds. CRAWFORD, WEAVER, WILDAY), p. 1. Elsevier/
    North-Holland 1980

31. SHNIDER, S. M., LEVINSON, G.: Anesthesia for obstetrics, p.
    75. Baltimore: Williams and Wilkins Comp. 1979

32. TUCHMANN-DUPLESSIS, H.: Influence of certain drugs on the
    prenatal development. Int. J. Gynaecol. Obstet. $\underline{8}$, 777 (1970)

Plazentagängigkeit der intravenösen Narkotika und Wirkung auf Uterus und Fetus

Von W. Dick

Jede Diskussion der Plazentagängigkeit von Pharmaka muß von der funktionellen Existenz der materno-plazento-fetalen Einheit aus- gehen. Entsprechend ist die diaplazentare Passage von Pharmaka abhängig von der mütterlichen Plazentaperfusion, der fetalen Pla- zentadurchströmung, vom Metabolismus der Plazenta selbst und ih- rem Alter, von der Lipoidlöslichkeit, dem Ionisationsgrad, dem Molekulargewicht und der Proteinbindung der passierenden Phar- maka und vielem anderen mehr (Abb. 1).

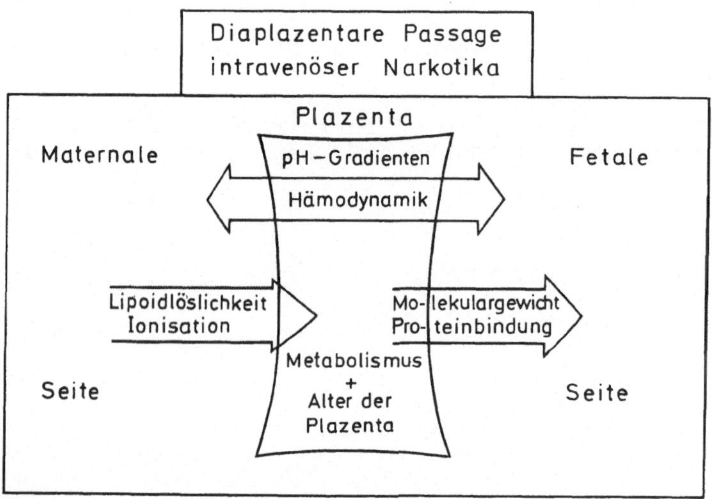

Abb. 1. Einflüsse der Plazenta und der Medikamente auf die trans- plazentare Medikamentenpassage (Nach 21)

Die für den diaplazentaren Übergang bedeutenden Mechanismen sind unter anderem
a) einfache Diffusion entsprechend den bestehenden Konzentrations- gefällen;
b) die sogenannte erleichterte Diffusion, wobei über das Konzen- trationsgefälle hinaus eine Passage resultiert, die schneller ist, als es dem Konzentrationsgefälle entsprechen würde;
c) der aktive Transport entgegen einem bestehenden Konzentra- tionsgefälle sowie schließlich bestimmte spezielle Mechanis- men wie Pinozentese, Lücken in der Plazenta etc. (4, 21, 36).
d) Daneben spielen die zur Verfügung stehenden Diffusionsflächen sowie die Dicke der zu diffundierenden Membranen eine unter- geordnete Rolle.

Tabelle 1. Erleichterung und Erschwerung der diaplazentaren Passage intravenöser Narkotika (Nach 36)

	Passage		
	erleichtert		erschwert
Lipoidlöslichkeit (Proteinbindung)	hoch		niedrig
Ionisation	niedrig		hoch
Molekulargewicht	250 - 500	500 - 1.000	> 1.000
Maternale (fetale) Zirkulation	Normotension		Hypotension
Materno-fetale pH-Differenz	hoch		niedrig
Plazentaalter	1. + 3. Trimester		2. Trimester

In Abhängigkeit von diesen und anderen Faktoren wird die Passage entweder erleichtert oder erschwert (36). Hohe Lipoidlöslichkeit z. B. erleichtert die Plazentapassage, niedrige Lipoidlöslichkeit erschwert sie. Eine nur niedrige Ionisation der Pharmaka begünstigt den diaplazentaren Übergang ebenso wie ein niedriges Molekulargewicht. Die Molekulargewichtsgrenze für die Passage soll bei 1.000 liegen.

Normotension begünstigt die Plazentapassage, Hypotension kann sie erschweren oder auch über eine Veränderung des pH-Wertes erleichtern. So mag ein hoher materno-fetaler pH-Gradient die Plazentapassage begünstigen, ein niedriger erschweren. Die Passagevorgänge sind generell im zweiten Trimester der Schwangerschaft besonders schlecht, im ersten und dritten besonders leicht, so daß während der Geburt die Passage von Pharmaka, insbesondere Anästhetika und Adjuvanzien, sehr rasch verläuft (Tabelle 1).

Haben nun intravenöse Narkotika oder Analgetika die Plazenta passiert, so ist ihre Konzentration im fetalen Kreislauf und in fetalen Organen keineswegs von der die Plazenta passierenden Pharmakamenge allein abhängig. Alle Substanzen, die die fetale Zirkulation erreichen, müssen über die Umbilikalvene die fetale Leber passieren (18, 19, 36). In der fetalen Leber teilt sich die Zirkulation in zwei Bereiche, der eine Teil dient zur Versorgung der Leber selbst, der andere Teil umgeht die Leber und mündet direkt in die untere Hohlvene. Ist der Anteil der fetalen Zirkulation, der durch die Leber geht, hoch, so wird ein Großteil der in dieser Zirkulation enthaltenen Pharmaka in der Leber gespeichert oder primär metabolisiert; die Mengen, die anschließend das Hirn des Feten erreichen, sind denkbar klein. Wird jedoch ein Großteil der Zirkulation an der Leber vorbeigeshuntet, so erreicht ein hoher Anteil der Pharmaka das fetale Hirn oder das fetale Herz (Abb. 2).

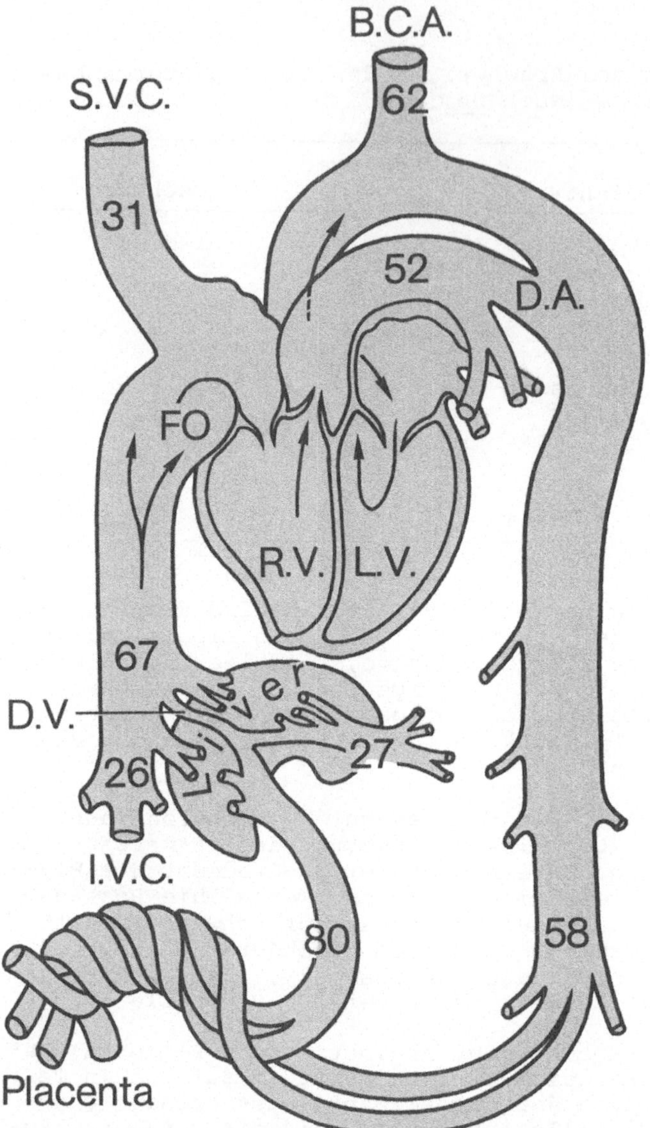

Abb. 2. Fetale Zirkulation (Nach 19)

Auch der über die untere Hohlvene das Herz erreichende Anteil
von Pharmaka gelangt nicht in dieser Konzentration auf die arterielle Seite der Zirkulation, sondern wird im rechten Herzen
durch das Blut verdünnt, das über die obere Hohlvene herange-
führt wird, und - da 60 % des rechtsventrikulären Auswurfvolu-
mens über das Foramen ovale in den linken Ventrikel gelangen -
zusätzlich mit dem aus dem Lungenkreislauf in den linken Vorhof
und Ventrikel zurückfließenden Blut aus der Lungenzirkulation.
Allein diese Zirkulationsmechanismen bewahren den Feten davor,
ähnlich hohen anästhetischen Konzentrationen von Pharmaka ausgesetzt zu werden wie der mütterliche Organismus. Fetale Zirkulation und Plazentapassage sowie andere Schutzmechanismen erklären die Tatsache, daß Feten anästhesierter Mütter gewöhnlich wach
zur Welt kommen (18, 19).

Wenn für die materno-fetale Plazentapassage das Konzentrationsgefälle vom mütterlichen zum fetalen Blut eine entscheidende
Rolle spielt, so kann dieses Konzentrationsgefälle auch in umgekehrter Richtung entstehen; dadurch wird z. B. der Pharmakaübertritt aus dem fetalen in den mütterlichen Kreislauf zurück
ermöglicht.

FINSTER und Mitarbeiter (18) haben durch radiologische Untersuchungen die Hypothese untermauert, daß die Plazentadurchblutung
während des Höhepunktes der Wehen besonders niedrig sei und damit der Pharmakaübertritt erschwert würde. HARAM und Mitarbeiter (22) vermochten diese Hypothese anhand der diaplazentaren
Passage von Diazepam auch im klinischen Experiment wahrscheinlich zu machen. Nach 30 mg Diazepam trat innerhalb von 15 - 20 s
bei der Mutter Schlaf ein, schon 60 s später war Diazepam beim
Feten nachweisbar; die Relation fetale Konzentration zu mütter-
licher Konzentration betrug rund 1,0. 2 h nach der Entbindung
waren die neonatalen Konzentrationen in der Gruppe, in der Diazepam in die Wehe hineininjiziert worden war, deutlich und sta-
tistisch signifikant niedriger als in der Vergleichsgruppe, in
der Diazepam in der Wehenpause verabreicht worden war. Die neo-
nato-maternale Konzentrationsdifferenz lag bei 0,9. Zum Zeitpunkt der Geburt waren allerdings solche Unterschiede nicht erkennbar.

Da jedoch heute vorwiegend Sectiones am wehenlosen Uterus durchgeführt werden, spielt der Schutzmechanismus - Injektion in die
Wehe hinein - für die meisten Allgemeinanästhesien nur eine untergeordnete Rolle.

Stellt man die wesentlichen intravenösen Anästhetika - soweit
sie ausreichend untersucht sind - zusammen, die zur intravenösen Narkoseeinleitung etwa bei der Sectio caesarea oder ähnli-
chem verabreicht werden, so diffundieren alle etwa gleich rasch
durch die Plazenta. Die materno-fetale Zeitverzögerung liegt in
der Größenordnung von einer bis mehreren Minuten, wobei diese
Zeitverzögerung unter anderem von der Applikationsart abhängig
ist (Tabelle 2).

Schon wenige Minuten nach der Applikation an die Mutter werden
beim Feten Konzentrationen erreicht, die denen der Mutter gleichen oder gar darüber hinausgehen. Mit abklingender Konzentration bei der Mutter kann zunächst ein umgekehrtes feto-materna-
les Konzentrationsverhältnis resultieren, die Konzentrationen
des Neonaten oder Feten liegen jedoch später deutlich unter denen der Mutter.

Die Konzentrationen im mütterlichen und fetalen Blut fallen unterschiedlich rasch ab, z. B. spät bei den Oxybarbituraten, rasch
beim Thiopental, ebenso wie bei Propanidid und Ketamin, während
Diazepam wiederum einen langsamen Konzentrationsabfall nach sich
zieht (1, 12, 13, 16, 18, 19, 27, 30, 31, 35, 38, 42).

Während Barbiturate und Thiobarbiturate in Abhängigkeit von der
Dosierung durchaus den Zustand des Feten und des Neugeborenen
beeinflussen können (2), ist die Depression der Feten nach Pro-

Tabelle 2. Plazentapassage und Uterusmotilität nach einigen intravenösen Anästhetika

Substanz i.v.	Plazenta-passage	Feto-maternaler Konzentrations-gradient	Uterusmotilität
Pentobarbital		$< 1,0$	$(-)$
Thiopental		$0,6$	
Propanidid	unter 2 min	$< 1,0$	$-$
Ketamin		$> 1,0$	$++$
Diazepam		$\approx 1,0$	$(\underline{+})$

panidid kaum nachweisbar. Für Ketamin und Diazepam wird trotz der raschen Plazentapassage und der hohen Konzentrationen beim Feten kaum über respiratorische Depressionen oder ähnliches berichtet.

KOSAKA und Mitarbeiter (29) haben Thioamylalkonzentrationen unter verschiedenen Injektionsbedingungen bei Mutter und Fet untersucht, die Bedingungen sind durchaus auf Thiopental übertragbar. Dabei zeigte sich (Abb. 3), daß bei 4 mg/kg noch vor der 60. Sekunde Konzentrationen in der Umbilikalvene auftraten, die nahe den mütterlichen Konzentrationen waren, die arteriellen Konzentrationen lagen 3 min nach Beginn der Anästhesie nur geringfügig unter den mütterlichen Werten.

Wurden zwei Injektionen verabreicht (Abb. 4), trat mit einer Latenz von rund 1 min eine erneute Steigerung der Konzentration in allen Bereichen auf.

Wurde schließlich die doppelte Dosierung (8 mg/kg) appliziert (Abb. 5), dann lagen die kindlichen Konzentrationen nahezu beim Doppelten der Dosierung von 4 mg/kg, jedoch mit einer deutlichen Zeitverzögerung um nahezu 2 min, während die umbilikalarteriellen in einem ähnlichen Bereich wie bei 4 mg/kg sich bewegten.

Ähnliche Bedingungen hat FINSTER (18) für Thiopental nachgewiesen.

Wir selbst haben vor einigen Jahren Ketamin auf seine Plazentagängigkeit untersucht (Abb. 6) (10, 11). Dabei zeigten sich nach 1 mg/kg verhältnismäßig niedrige Werte, nach 2 mg/kg deutlich höhere, wobei dann auch die neonatalen Konzentrationen angestiegen waren. Bei 1 mg/kg KG war das Verhältnis der mütterlichen und fetalen Konzentrationen in der Größenordnung von 1, bei 2 mg/kg unterhalb von 1. ELLINGSON (14) konnte wesentlich früher Blut zur Untersuchung gewinnen, als das in unseren Untersuchungen möglich war. Innerhalb der ersten 2 min lagen bei ihm die fetalen Blutkonzentrationen bis zum Zweifachen höher als bei der Mutter. Danach ist anzunehmen, daß auch Ketamin von der allgemeinen Regel keine Ausnahme macht, daß in Abhängigkeit vom

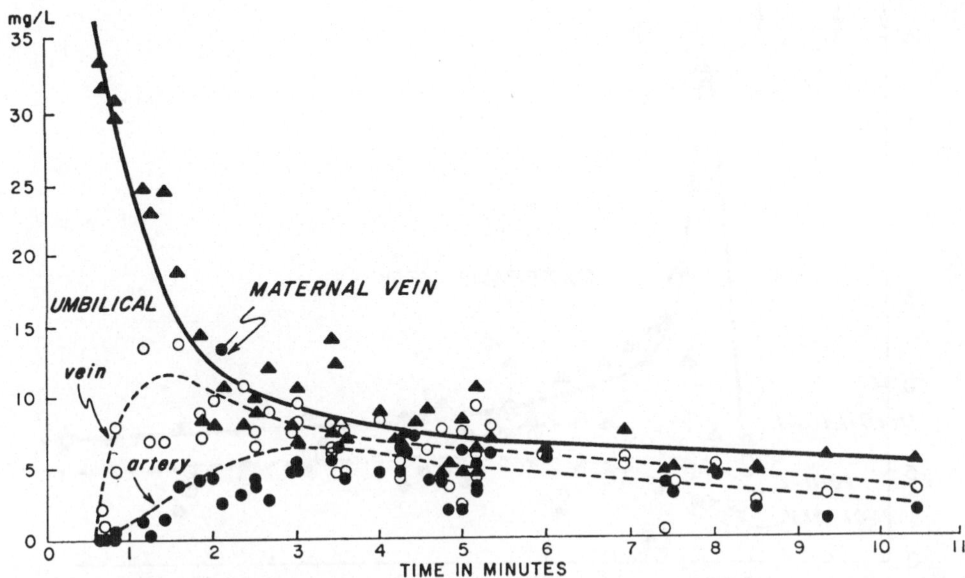

Abb. 3. Maternale und neonatale Thioamylalkonzentrationen nach
4 mg/kg (Nach 29)

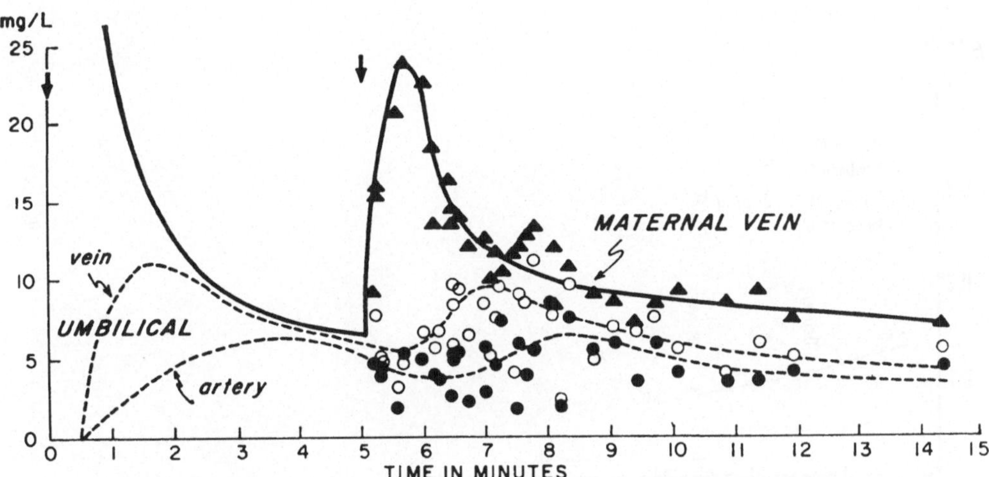

Abb. 4. Maternale und neonatale Thioamylalkonzentrationen nach
2 x 4 mg/kg (Nach 29)

Meßzeitpunkt bereits kurze Zeit nach der Applikation an die Mutter hohe Dosen der Substanz beim Feten nachgewiesen werden können. In beiden Dosierungen hatte Ketamin auf den neonatalen Zustand - soweit PO_2- und PCO_2-Werte aussagefähig sind - keinen

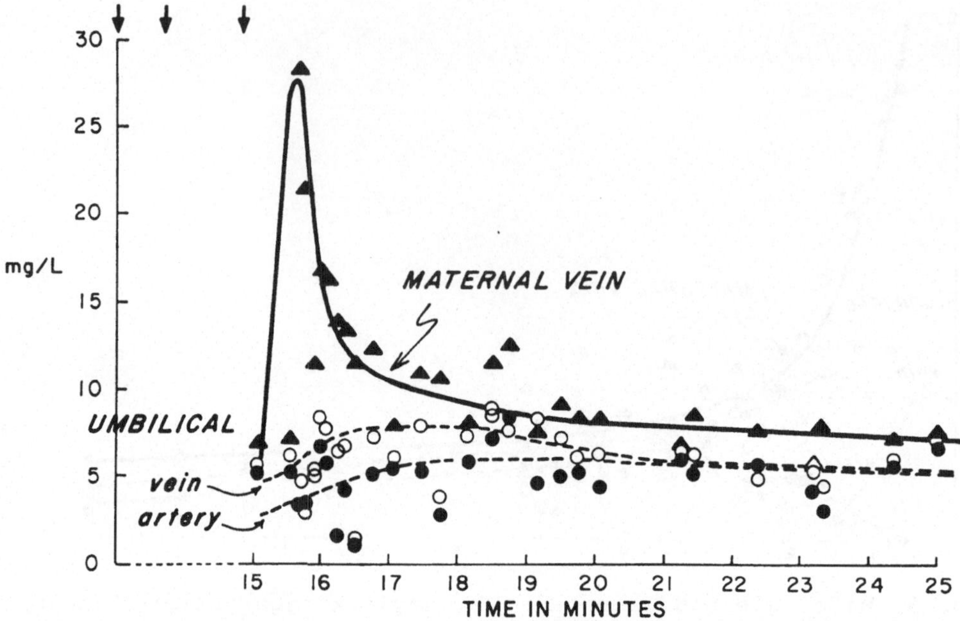

Abb. 5. Maternale und neonatale Thioamylalkonzentrationen nach 8 mg/kg (Nach 29)

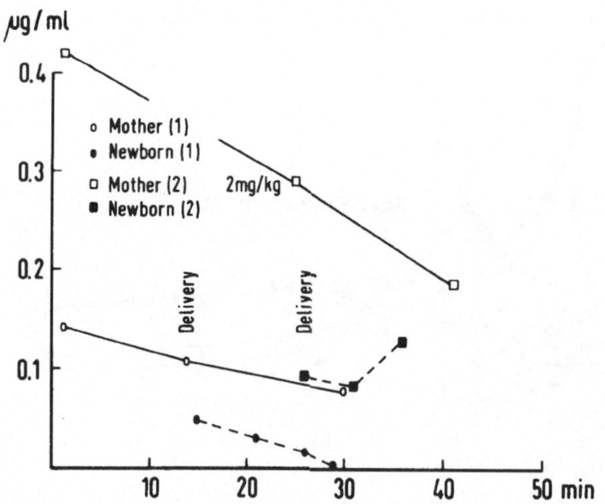

Abb. 6. Maternale und neonatale Ketaminkonzentrationen nach 1 bzw. 2 mg/kg Ketamin i.v. (Nach 11)

negativen Einfluß (11, 14, 15, 20, 32, 34, 38). ENG und Mitarbeiter (15) konnten auch im Tierexperiment einen negativen Effekt von 1 - 2 mg/kg Ketamin auf den Feten in utero ausschließen.

Tabelle 3. Plazentapassage und Uterusmotilität nach Applikation einiger ausgewählter Analgetika

Substanz	Plazentapassage		Feto-maternaler Konzentrations-gradient		Uterus-motilität
	i.v.	i.m.	i.v.	i.m.	
Morphin	Minuten	Minuten bis zu Stunden	> 1,0	(1,5 - 3 h)	(+)
Methadon	Minuten		> 1,0	0,6	?
Pethidin	Minuten		> 1,0	0,3 - 1,0 0,85	+
Fentanyl	Minuten			–	
Butorphanol	Minuten			0,84	
Pentazocin	Minuten			bis zu 60 min	0,6	+

JANECZKO (26) beobachtete jedoch, daß Neugeborene, deren Mütter 2 mg/kg erhalten hatten, niedrigere Apgar-Werte als Neugeborene ohne mütterliche Anästhesie aufwiesen. NISHIAMA (39) beurteilt seine Befunde vergleichbar mit denen nach Pentobarbital.

Nicht alle fetalen und neonatalen Situationen sind dem Narkotikum zur Last zu legen; fetale Hypoxie anderer Genese oder auch zu flache Anästhesie spielen für eine fetale und neonatale Depression eine ebenso mitbestimmende Rolle (40).

Die diaplazentare Passage von Analgetika wird neben den eingangs erwähnten Faktoren insbesondere von der Applikationsart bestimmt. Hier konkurriert die traditionelle intramuskuläre Verabreichungsform, bei der meist hohe Dosen von Analgetika verwendet werden, mit der niedrig dosierten intravenösen Injektion oder Infusion (3, 5, 28, 33, 41, 44, 45) (Tabelle 3).

Retrospektive Studien haben gezeigt, daß Neugeborene, die innerhalb 1 h nach intramuskulärer Injektion von Pethidin an die Mutter entbunden wurden, vergleichbar lebensfrisch waren wie Neugeborene einer Kontrollgruppe ohne Analgesie. Der höchste Grad an neonataler Depression wurde bei solchen Neugeborenen erreicht, die in der zweiten und dritten Stunde nach der intramuskulären Injektion von Pethidin entwickelt wurden (41). Nach intravenöser Applikation von Opiaten liegen die Konzentrationsmaxima des Feten innerhalb von 10 - 60 min nach der Applikation an die Mutter zum Teil über denen der Mutter (41).

Wie bei anderen Substanzen, so spielt auch der Verteilungsraum eine Rolle für eine mögliche Schädigung des Feten durch Analgetika. Small-for-date-Babys oder Frühgeburten haben ein kleineres Verteilungsvolumen und damit höhere Konzentrationen als reife Neugeborene.

Die in verschiedenen Arbeiten unterschiedlich angegebenen feto-
maternalen Konzentrationsgradienten sind im wesentlichen von den
Zeitintervallen zwischen Injektion an die Mutter und Abnahme
beim Feten bzw. Neugeborenen bedingt, jedoch nicht durch prinzipielle Unterschiede im transplazentaren Übertritt der Opiate.
Auch die nach intramuskulärer Applikation zwischen 1,5 und 3 h
nach der Injektion gemessenen verschieden hohen feto-maternalen
Konzentrationsgradienten sind nur ein Spiegelbild der abklingenden neonatalen Konzentrationen der Analgetika.

Direkte Auswirkungen von intravenös applizierbaren Narkotika
auf den Feten lassen sich einmal anhand der unterschiedlichen
neonatalen Beurteilungskriterien feststellen, seit einigen Jahren erweitert um neurophysiologische Verhaltensmuster (24). Direkte Effekte mögen an den fetalen Herztönen und ihrer individuellen Auswirkung abgelesen werden, ebenso wie an zufällig oder
gezielt entnommenen fetalen Blutgasanalysen. So steigert etwa
Atropin zunächst die mütterliche und - mit einer kurzzeitigen
Latenz - die fetale Herzfrequenz; zentral wirksame Substanzen,
wie Barbiturate, Opiatanalgetika etc., führen vielfach zu einer
fetalen Herzfrequenzsenkung (25, 43). Man vermutet, daß derartige Nebenwirkungen über direkt zentrale Wirkungen am Hypothalamus und der Medulla oblongata zustande kommen. Exakt dokumen-
tierte, häufig wiederholte Blutgasanalysen nach der Applikation
von intravenösen Narkotika sind naturgemäß kaum durchgeführt
worden. Derartige Untersuchungen liegen nahezu ausschließlich
für die Periduralanästhesie, den Parazervikalblock etc. vor (6).

Wenn man für die Beurteilung des neonatalen Zustandes nicht nur
das Apgar-Schema, sondern die Blutgase und insbesondere neurophysiologische Verhaltensmuster mit heranzieht, so zeigt sich,
daß nach nahezu allen Narkotika und Analgetika bei den Neugeborenen, deren Mütter derartige Substanzen erhalten haben, über
zwei bis sieben Tage Differenzen im Verhaltensmuster gegenüber
solchen Neugeborenen bestehen, deren Mütter keine Analgetika be-
kamen bzw. eine Epiduralanästhesie vorzogen. Insofern sind vergleichende tierexperimentelle Studien von ebenso begrenztem Wert
wie Studien über die Plazentapassage, da sie rein physische Parameter des Tierexperiments zu Hilfe nehmen müssen (21, 23).

Wenden wir uns abschließend den möglichen Einflüssen intravenöser Narkotika auf die Uterusmotilität und die Wehentätigkeit zu.

Der Uterus verhält sich prinzipiell wie jeder glatte Muskel und
wechselt Rhythmus und Intensität der Kontraktionen unregelmäßig.
Am Ende der ersten Geburtsphase werden die Kontraktionen regel-
mäßiger, nach BASSELL und Mitarbeitern (1) muß wegen der rhyth-
mischen Unregelmäßigkeiten bei jeder Medikamententestung jeder
Patient als seine eigene Kontrolle dienen. Beurteilt wird die
Uterusmotilität nach dem Produkt aus Intensität und Frequenz
der Wehen in Montevideo-Einheiten, d. h. Torr/10 min, sowie
nach der Mikroballonkathetertechnik nach CSAPO (7).

Die überwiegende Verwendung der internen Tokometrie zusammen mit
Messungen an isolierten Myometriumstreifen haben zum Teil Ergebnisse erbracht, die im Gegensatz zu früheren Befunden stehen (27).

Nach wie vor kann angenommen werden, daß die Barbiturate in toto
die Wehentätigkeit dämpfen. Demgegenüber ruft Ketamin in den
verwendeten anästhetischen Dosen eine deutliche Steigerung der
Wehenfrequenz und damit der Wehenintensität hervor (1, 9, 10,
27, 47), die bis zum Wehensturm reichen kann. An einem begrenzten Kollektiv haben wir vor einigen Jahren die Änderung der Wehentätigkeit unter 2 mg/kg Ketamin untersucht (9, 10, 11). Nach
BASSELL (1) sind Dosen um 25 mg jedoch wehenneutral.

Diazepam wiederum soll keinen wesentlichen Einfluß ausüben (42).

Unter den Analgetika scheinen z. B. Pethidin oder Pentazocin
die Wehentätigkeit bei der überwiegenden Anzahl der Schwangeren
eher zu beschleunigen als zu hemmen (8, 37). Diese Antriebsef-
fekte sollen auf den Wegfall von Angst und Schmerz durch die Analgesie zurückzuführen sein und die Geburt im positiven Sinne
beschleunigen. Wenn eine Minderung der Wehentätigkeit eintritt,
so könnte dies auch auf die Elimination unproduktiver Wehen durch
die Analgesie zurückzuführen sein (18).

Schließlich konnte nachgewiesen werden, daß im Rahmen einer ausreichenden Analgesie die Katecholaminfreisetzung zurückgeht und
damit auch ihre wehenhemmenden Einflüsse verschwinden. Dies würde nach FILLER und Mitarbeitern (17) die Steigerung der Wehentätigkeit nach Pentazocin oder Pethidin zwanglos erklären.

Insgesamt sind die wehenmindernden Effekte von Anästhetika und
Adjuvanzien wohl eher von untergeordneter Bedeutung, da die moderne Geburtshilfe gerade für operative Interventionen die Aufhebung jeglicher Wehentätigkeit und jeglichen Uterustonus an-
strebt. Derartige Effekte sollten nur nicht in der postpartalen
Phase andauern. Die wehensteigernden Wirkungen von Anästhetika
und Adjuvanzien hingegen können unter diesem Aspekt sehr wohl
von klinischem Interesse sein, weil hierdurch die intrauterine
Situation gefährdeter Feten weiter verschlechtert werden kann.

Literatur

1. BASSELL, G. M., CHANDRA, P., MARX, G. F.: Postpartum uterine
   activity and anesthesia. In: Clinical management of mother
   and newborn (ed. G. F. MARX), p. 1. Berlin, Heidelberg, New
   York: Springer 1979

2. BECK, L., AHNEFELD, F. W., DICK, W., FINSTER, M., FOLDES, F.,
   HICKL, E. J., HOCHULI, E., POTTHOFF, S., STRASSER, K.: Analgesie und Anästhesie im Kreißsaal. Geburtsh. u. Frauenheilk.
   33, 837 (1973)

3. BECK, L., POTTHOFF, S.: Zusammenfassende Übersicht über die
   praktische Anwendung der medikamentösen Analgesie bei der Geburt. Gynäkologe 9, 223 (1976)

4. BONICA, J. J.: Principles and practice of obstetric analgesia
   and anesthesia. Oxford: Blackwell Scientific Publications 1967

5. BRACKBILL, Y., KANE, J., MANNIELLO, R. L., ABRAMSON, D.: Obstetric meperidine usage and assessment of neonatal status. Anesthesiology 40, 116 (1974)

6. COHEN, H.: Fetal scalp sampling. In: The anesthesiologist, mother & newborn (eds. S. M. SHNIDER, F. MOYA), p. 171. Baltimore: Williams & Wilkins Co. 1974

7. CSAPO, A., SAUVAGE, J.: The evolution of uterine activity during human pregnancy. Acta obstet. gynec. scand. 47, 181 (1968)

8. DeVOE, S. J., DeVOE, K., RIGSBY, W., McDANIELS, B.: Effect of meperidine on uterine contractility. Amer. J. Obstet. Gynec. 105, 1004 (1968)

9. DICK, W., JONATHA, W. D., MILEWSKI, P., TRAUB, E.: Untersuchungen zum Verhalten des Uterustonus unter der Geburt während der Ketamin-Anaesthesie. In: Ketamin (eds. M. GEMPERLE, H. KREUSCHER, D. LANGREHR). Anaesthesiologie und Wiederbelebung, Bd. 69, p. 285. Berlin, Heidelberg, New York: Springer 1973

10. DICK, W., AHNEFELD, F. W.: Intravenöse Narkosemittel und Inhalationsnarkotika zur vaginalen Entbindung und zur Sektio. Gynäkologe 9, 211 (1976)

11. DICK, W., KNOCHE, E., TRAUB, E., MILEWSKI, P., SPECHT, I.: Klinisch-experimentelle Untersuchungen zur Anwendung von Ketamin in der geburtshilflichen Anaesthesie. Anaesthesist 25, 83 (1976)

12. DOWNING, J. W., COLEMAN, A. J., MEER, F. M.: An intravenous method of anaesthesia for caesarean section. Part I.: Propanidid. Brit. J. Anaesth. 44, 1069 (1972)

13. ELIOT, B. W., HILL, J. G., COLE, A. P., HAILEY, D. M.: Continuous pethidine/diazepam infusion during labour and its effects on the newborn. Brit. J. Obstet. Gynaec. 82, 126 (1975)

14. ELLINGSON, A., HARAM, K., SAGEN, N., SOLHEIM, E.: Transplacental passage of ketamine after intravenous administration. Acta anaesth. scand. 21, 41 (1977)

15. ENG, M., BONICA, J. J., AKAMATSU, T. J., BERGES, P. U., UELAND, K.: Respiratory depression in newborn monkeys at caesarean section following ketamine administration. Brit. J. Anaesth. 47, 917 (1975)

16. ERKKOLA, R., KANGAS, L., PERKKARINEN, A.: The transfer of diazepam across the placenta during labor. Acta obstet. gynec. scand. 52, 167 (1973)

17. FILLER, W. W., HALL, W. C., FILLER, N. W.: Analgesia in obstetrics. Amer. J. Obstet. Gynec. 96, 832 (1967)

18. FINSTER, M., MORISHIMA, H. O., MARK, L. C., PEREL, J. M., DAYTON, P. G., JAMES, L. S.: Tissue thiopental concentrations in the fetus and newborn. Anesthesiology 36, 155 (1972)

19. FINSTER, M.: The placental transfer of drugs. In: The anesthesiologist, mother & newborn (eds. S. M. SHNIDER, F. MOYA), p. 20. Baltimore: Williams & Wilkins Company 1974

20. GALLOON, S.: Ketamine for obstetric delivery. Anesthesiology 44, 522 (1976)

21. GINSBURG, J.: The placental effects of drugs used in labour. Brit. J. Anaesth. 45, 790 (1973)

22. HARAM, K., BAKKE, O., JOHANNESSEN, K. H., LUND, T.: Transplacental passage of diazepam during labour: Influence of uterine contractions. Clin. Pharmacol. Ther. 24, 590 (1978)

23. HODGKINSON, R., MARX, G. F., KIM, S. S., MICLAT, N. M.: Neonatal neurobehavioral tests following vaginal delivery under ketamine, thiopental and extradural anesthesia. Anesth. Analg. Curr. Res. 56, 548 (1977)

24. HODGKINSON, R., BHATT, M., WANG, C. N.: Double-blind comparison of the neurobehaviour of neonates following the administration of different doses of meperidine to the mother. Canad. Anaesth. Soc. J. 25, 405 (1978)

25. HON, E. H.: Fetal heart rate monitoring. In: The anesthesiologist, mother & newborn (eds. S. M. SHNIDER, F. MOYA), p. 163. Baltimore: Williams & Wilkins Co. 1974

26. JANECZKO, G. F., EL-ETR, A. A., YOUNES, S.: Low-dose ketamine anesthesia for obstetrical delivery. Anesth. Analg. Curr. Res. 53, 828 (1974)

27. JAWALEKAR, K. S., JAWALEKAR, S. R., MATHUR, V. P.: Effect of ketamine on isolated murine myometrial activity. Anesth. Analg. Curr. Res. 51, 685 (1972)

28. JENKINS, Van R., TALBERT, W. M.: Placental transfer of meperidine HCl. Obstet. and Gynec. 39, 254 (1972)

29. KOSAKA, Y., TAKAHASHI, T., MARK, L. C.: Intravenous thiobarbiturate anesthesia for cesarean section. Anesthesiology 31, 489 (1970)

30. LEVINSON, G., SHNIDER, S. M., GILDEA, J. E., DeLORIMIER, A. A.: Maternal and foetal cardiovascular and acid-base changes during ketamine anaesthesia in pregnant ewes. Brit. J. Anaesth. 45, 1111 (1973)

31. LEVINSON, G.: Valium, innovar and ketamine in obstetrics. In: The anesthesiologist, mother & newborn (eds. S. M. SHNIDER, F. MOYA), p. 47. Baltimore: Williams & Wilkins Co. 1974

256

32. LITTLE, B., CHANG, T., CHUCOT, L., DILL, W. A., ENRILE, L. L., GLAZKO, A. J., JASSANI, M., KRETCHMER, H., SWEET, A. Y.: Study of ketamine as an obstetric anesthetic agent. Amer. J. Obstet. Gynec. 113, 247 (1972)

33. MADUSKA, A. L., HAJGHASSEMALI, M.: A double-blind comparison of butorphanol and meperidine in labour: maternal pain relief and effect on the newborn. Canad. Anaesth. Soc. J. 25, 398 (1978)

34. MADUSKA, A. L., HAJGHASSEMALI, M.: Arterial blood gases in mothers and infants during ketamine anesthesia for vaginal delivery. Anesth. Analg. (Cleve.) 57, 121 (1978)

35. MAHOMEDY, M. C., DOWNING, J. W., JEAL, D. E., COLEMAN, A. J.: Anaesthetic induction for caesarean section with propanidid. Anaesthesia 31, 205 (1976)

36. MIRKIN, B. L.: Perinatal pharmacology: Placental transfer, fetal localization, and neonatal disposition of drugs. Anesthesiology 43, 156 (1975)

37. MUNSON, E. S.: Effects of anesthetics on uterus and labor. In: The anesthesiologist, mother & newborn (eds. S. M. SHNIDER, F. MOYA), p. 28. Baltimore: Williams & Wilkins Co. 1974

38. NEUMARK, J.: Ketamin in der Geburtshilfe. Vortrag beim Landesverband der Deutschen Anästhesisten, Tübingen, 1979

39. NISHIJIMA, M.: Ketamine in obstetric anesthesia: Special reference to placental transfer and its concentration in blood plasma. Acta obstet. gynaec. jap. 19, 80 (1972)

40. PALAHNIUK, R. J., CUMMING, M.: Foetal deterioration following thiopentone-nitrous oxide anaesthesia in the pregnant ewe. Canad. Anaesth. Soc. J. 21, 361 (1977)

41. RICCIARELLI, E. A. M., GUTSCHKE, B. B., SMITH, T. C.: Opioids and obstetrics. Clin. Obstet. Gynec. 17, 259 (1974)

42. SCHER, J., HAILEY, D. M., BEARD, R. W.: The effects of diazepam on the fetus. J. Obstet. Gynec. 79, 635 (1972)

43. STEEL, G. C.: Parenteral analgesia. Int. Anesth. Clin. 11, 75 (1973)

44. STEPHEN, G. W., COOPER, L. V.: The role of analgesics in respiratory depression: a rabbit model. Anaesthesia 32, 324 (1977)

45. STOLP, W., LANGREHR, D., SOKOL, K.: Zur Anwendung von Ketamine in der geburtshilflichen Anästhesie. Geburtshilfe und Gynäkologie 169, 198 (1968)

46. TRAUB, E., KNOCHE, E., DICK, W., VÖLSCHOW, E.: Klinische Analyse des postpartalen Zustandes von Neugeborenen nach Sektionarkose mit Thiopental- bzw. Ketamineinleitung. Anaesthesist 26, 176 (1977)

47. WEISS, V., SABETI, S, BERLI, Ch.: Pentazocin in der Geburts-
    hilfe. Anaesthesist 20, 471 (1971)

Anwendung von i.v. Narkotika bei Kindern

Von K.-H. Altemeyer, E. Breucking und U. W. Heise

Die Narkoseeinleitung per inhalationem ist das schonendste Verfahren bei Kindern, speziell bei Säuglingen und Kleinkindern.
Diese Feststellung war und ist zum größten Teil auch heute noch
eine allgemein akzeptierte Aussage für die Kinderanästhesie. Als
Narkoseverfahren selbst gilt die Inhalationsanästhesie als Methode der Wahl, i.v. Narkotika werden, wenn überhaupt, nur für den
Einsatz bei größeren Kindern diskutiert. Hier sind jedoch die
Unterschiede zum Erwachsenen klinisch nicht mehr relevant, und
mit dieser Aussage könnte eigentlich der Beitrag beendet sein.
Wir sind jedoch im Hinblick auf die Narkoseeinleitung anderer
Meinung und glauben - und wir glauben das nicht nur, sondern praktizieren es auch als Routineverfahren seit über vier Jahren -,
daß die intravenöse Einleitung bei Kindern aller Altersstufen
nicht traumatisierender, sondern in vielen Fällen sogar schonender, schneller und vor allen Dingen sicherer ist.

Unabhängig davon stehen bei uns intravenöse Narkoseverfahren
allein oder in Verbindung mit Inhalationsanästhetika gleichbe-
rechtigt neben den reinen Inhalationsverfahren, wenn diese zah-
lenmäßig sicher auch überwiegen.

Bevor wir näher auf die klinische Anwendung der verschiedenen
Substanzen eingehen, möchten wir kurz einige altersabhängige
physiologische Besonderheiten des Kindesalters aufzeigen, weil
diese eine andere Ausgangssituation für die Wirkung von Pharmaka darstellen können. Die Unterschiede zu Erwachsenen sind dabei um so größer, je jünger die Kinder sind und lassen sich deshalb am besten demonstrieren, wenn man Säuglinge mit Erwachsenen
vergleicht.

Tabelle 1. Physiologische Größen mit altersabhängigen Besonderheiten

---

Kreislauffunktion
Albumingehalt
Flüssigkeitsräume
Fettgewebe
Blut-Hirn-Schranke
Gehirn
Leberfunktion
Nierenfunktion

In der Tabelle 1 sind die Punkte stichwortartig zusammengestellt,
die uns wesentlich erschienen. Die Kreislauffunktion insgesamt
zeigt, betrachtet man z. B. das Herzminutenvolumen, keine wesentlichen Unterschiede zwischen Kindern und Erwachsenen.

Dabei ist allerdings zu beachten, daß das Herzzeitvolumen bei Säuglingen fast ausschließlich über eine Frequenzänderung geregelt wird. Das Schlagvolumen ist relativ klein, allein schon aufgrund der hohen Frequenz ist die Zeit für die diastolische Füllung begrenzt. Insgesamt entsteht dadurch eine geringere Kompensationsbreite des Herzminutenvolumens, da dieses wegen der hohen Normalfrequenz nicht mehr beliebig gesteigert werden kann (1). Das Gesamteiweiß, wie auch der Albuminanteil, ist im ersten Lebensjahr niedriger und kann zu einem veränderten Transport- und Bindungsverhalten der Pharmaka führen (4). Die Flüssigkeitsräume haben untereinander eine andere Relation. Von größter Bedeutung ist dabei der mehr als doppelt so große Extrazellulärraum, der erhebliche Rückwirkungen auf die Pharmakokinetik hat. Wasserlösliche i.v. Hypnotika oder Narkotika, wie z. B. Thiopental, werden deshalb wesentlich stärker verdünnt, bevor sie ihre Wirkung an der Zelle entfalten können. Veränderungen im Extrazellulärraum in Form von Hypo- oder Hyperhydratationszuständen können daher bei gleicher Dosierung bei ein und demselben Kind zu völlig unterschiedlichen Reaktionen führen. Die im Vergleich zu Erwachsenen höhere Dosierung vieler Medikamente ist oft nur scheinbar vorhanden, weil durch die stärkere Verdünnung im Extrazellulärraum die wirksame Dosis an der Zelle niedriger ist, also von daher gesehen sogar eine höhere Empfindlichkeit besteht (3).

Der Anteil des Fettgewebes am Gesamtkörpergewicht ist normalerweise geringer und hat damit einen anderen Stellenwert bei der Verteilung der Pharmaka im Organismus. Unabhängig davon ist der Übertritt der Medikamente aus dem Blut in das Gehirn abhängig vom Funktionszustand der Blut-Hirn-Schranke. Eine dem Erwachsenen vergleichbare Funktion wird erst Monate nach der Geburt erreicht. Dabei zeigt das Gehirn selbst im ersten Lebensjahr aufgrund des sich rasch ändernden Entwicklungsstandes zum Teil eine erhöhte oder auch reduzierte Ansprechbarkeit auf Pharmaka. Erhöht sich z. B. die Empfindlichkeit gegenüber Opiaten oder Barbituraten, vermindert sich dagegen die Reaktion auf indirekt wirkende Sympathikomimetika (2).

Für den Abbau als auch für die Konjugation von Medikamenten ist die Leberfunktion von zentraler Bedeutung. Die wesentlichen Enzymsysteme dafür sind zwar vorhanden, arbeiten aber direkt nach der Geburt noch nicht in normaler Geschwindigkeit. Eine ausreichende Funktion kann aber unter adäquater Belastung meist rasch induziert werden, so daß eine anfänglich verzögerte Inaktivierung von Pharmaka sich dadurch normalisiert. Als Beispiel hierfür sei nur kurz auf die Enzyminduktion der Bilirubinkonjugation durch Barbiturate hingewiesen.

In der Nierenfunktion zeigen sich vor allen Dingen quantitative Unterschiede. Das betrifft sowohl die glomeruläre Filtration als auch die tubuläre Sekretion und Rückresorption. Eine dem Erwachsenenalter vergleichbare Leistungsbreite ist erst ab dem dritten Lebensjahr vorhanden (3). Bei Pharmaka, deren Inaktivierung von der renalen Ausscheidung mit abhängt, muß bis zu diesem Alter mit einer möglichen verlängerten Wirkung gerechnet werden.

Aufgrund dieser theoretischen Überlegungen lassen sich sicher
noch keine klaren Aussagen über die Wirkstärke, Wirkdauer und
über die Nebeneffekte der verschiedenen Medikamente machen. Dazu sind zu viele Faktoren vorhanden, die zum Teil sowohl ago-
nistisch als auch antagonistisch wirken und noch zusätzlich individuellen Schwankungen unterliegen. Daher sind Beobachtungen
beim routinemäßigen Einsatz in der täglichen Praxis unerläßlich,
um ein vollständiges Bild über die Vor- und Nachteile der zur
Diskussion stehenden Pharmaka zu gewinnen.

Tabelle 2. Gebräuchliche Pharmaka für die Kinderanästhesie

Barbiturate	(Methohexital, Thiopental)
Etomidat	
Ketamin	
Opiate	(Morphin, Pethidin, Fentanyl)
Droperidol	
Benzodiazepine	(Diazepam, Flunitrazepam)

Die nach unserer Meinung für die Kinderanästhesie in Frage kommenden Substanzen haben wir in der Tabelle 2 zusammengestellt.
Barbiturate werden in der Pädiatrie seit langer Zeit verwendet,
dort vor allen Dingen das Phenobarbital. Zu den Hauptindikatio-
nen gehören dabei die Sedierung oder die antikonvulsive Therapie. Wir verwenden das Phenobarbital in der Prämedikation am
Vorabend der Operation als Sedativum. Methohexital wie auch
Thiopental zählen zu den wichtigen Medikamenten für die intravenöse Narkoseeinleitung. Das Methohexital führt in einer Dosierung von 1 mg/kg KG zu einem raschen Einschlafen. Relaxierung,
Intubation und die Weiterführung der Narkose müssen zügig erfolgen, da die Kinder nach Methohexital schnell wieder erwachen.
Die Gewebeverträglichkeit des Methohexitals hat für die Kinderanästhesie neben der geringeren Venenreizung auch den möglichen
Vorteil, daß es intramuskulär gegeben werden kann. Die Dosierung beträgt dann 5 mg/kg KG; damit das Volumen für die i.m.
Applikation nicht zu groß wird, wird die Grundsubstanz entsprechend weniger verdünnt und als 5%ige Lösung gegeben. Diese Methode soll sich vor allen Dingen für nicht prämedizierte, sehr un-
ruhige und ängstliche Kinder eignen. Wir denken da vor allem an
die Kinder, die zwar nüchtern, aber nicht prämediziert zu ambulanten HNO-Eingriffen wie Adenotomie oder Tonsillektomie kommen.

Größere Erfahrung haben wir bei der intravenösen Einleitung mit
Thiopental. Im Prinzip ist es in einer Dosierung von 3 - 5 mg/kg
KG für alle Altersstufen anwendbar, in praxi benutzen wir es jedoch nur bei kleinen Säuglingen unter sechs Monaten oder dann
wieder bei Kindern über zehn Jahren. Den gesamten Zwischenbe-
reich leiten wir mit Ketamin intravenös ein, auf unser Verfahren gehen wir später noch genauer ein. Da Säuglinge unter sechs
Monaten, und mit abnehmendem Alter häufiger, nach intravenöser
Ketamingabe oft eine stark verzögerte Aufwachphase zeigten, haben wir für diese Altersstufen auf Thiopental zurückgegriffen.

Die Einschlafphase ist jedoch dabei im Gegensatz zu großen Kindern und Erwachsenen nicht ruhig, die Säuglinge zeigen oft in wechselnder Stärke und Häufigkeit typische Exzitationsbilder, die bei uns von der wohlgemeinten Bemerkung begleitet werden: und jetzt das Succinylcholin zum Sedieren. Auch nach Thiopental wachen die Säuglinge relativ rasch auf, so daß die Narkoseeinleitung nicht zu lange hinausgezögert werden sollte, jedoch ist diese Zeitspanne länger als beim Methohexital.

Da wir mit beiden Medikamenten als Einschlafhypnotikum für junge Säuglinge nicht voll zufrieden waren, haben wir auch das Etomidat für diese Indikation eingesetzt. In der Dosierung von 0,2 - 0,3 mg/kg KG schliefen die Kinder rasch ein, Venenreizungen waren auch bei den dünnen Kopfvenen selten, aber wir sahen wiederholt Myokloni. Die Schlafdauer war sehr kurz, so daß man zügigst mit der Narkose beginnen mußte, damit die Kinder nach der Intubation nicht schon wieder wach waren.

Jenseits des sechsten Lebensmonats bis etwa zum zehnten Lebensjahr ist das Ketamin bei uns das intravenöse Einschlafmedikament der Wahl geworden. Da unsere übliche Prämedikation - außer der Phenobarbitalgabe am Vorabend - in der intramuskulären Applikation des Neuroleptikums Chlorprotixen 1 h vor OP-Beginn besteht, sind unangenehme Traumerlebnisse im Rahmen dieser Einleitung unwahrscheinlich und uns bisher nur von einem 12jährigen Kind berichtet worden. Da die Schutzreflexe weitgehend erhalten bleiben und eine Normoventilation nachgewiesen ist, können außer der i.v. Injektion von 2 mg/kg KG alle weiteren Manipulationen erst nach dem Einschlafen des Kindes erfolgen. Die Schlafdauer beträgt etwa 10 - 15 min, man hat also ausreichend Zeit.

Die Venenpunktion ist bei entsprechender Übung und dem dazugehörigen Instrumentarium - wir benützen für alle Kinder eine G 23-Butterfly-Kanüle - mit Sicherheit nicht traumatisierender als z. B. die Inhalationseinleitung mit Sauerstoff-Lachgas-Halothan.

Es gibt nach unserer Meinung nur eine Inhalationseinleitung, die schonender ist, nämlich die mit Zyklopropan, die aber aus anderen Gründen nicht unproblematisch ist.

Wir benutzen das Ketamin nicht nur als Einschlafhypnotikum, sondern in Verbindung mit Dehydrobenzperidol auch als intravenöses Narkotikum für kurz dauernde diagnostische und therapeutische Eingriffe. Dazu gehören Radiusrepositionen, Abszeßspaltungen, Spickdrahtentfernungen, Knochenmarkspunktionen usw. Eine Sonderstellung hat diese Narkoseform noch im Rahmen der Verbrennungsbehandlung.

Messungen der Ventilation unter dieser Narkoseform, die bei uns mit Hilfe von arteriellen Blutgasanalysen durchgeführt worden sind, bestätigen, daß es nicht zu einer Hypoventilation kommt.

Anhand der in Abb. 1 dargestellten PCO_2-Werte sehen Sie, daß der Normbereich nicht verlassen wird.

arterieller PCO_2

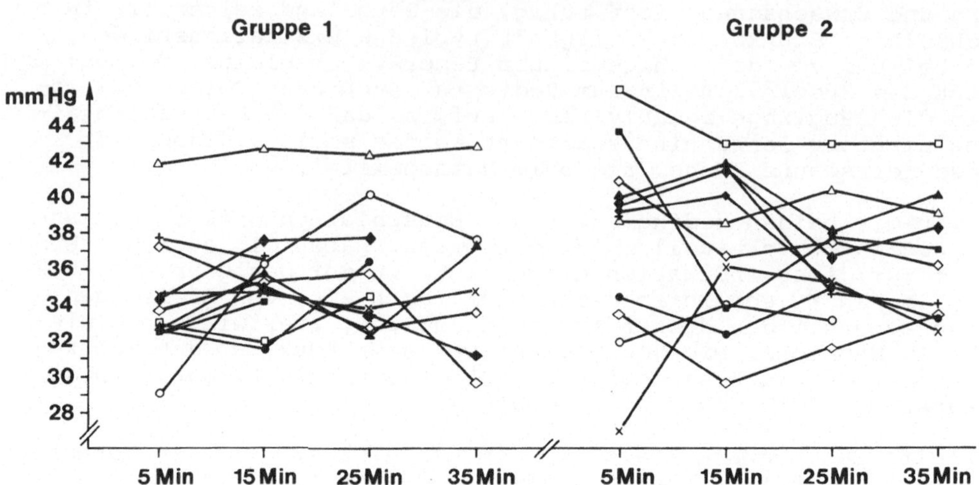

Abb. 1. Arterieller PCO_2-Verlauf. Gruppe 1 ohne Sauerstoffzufuhr, Gruppe 2 mit Sauerstoffzufuhr

artieller PO_2

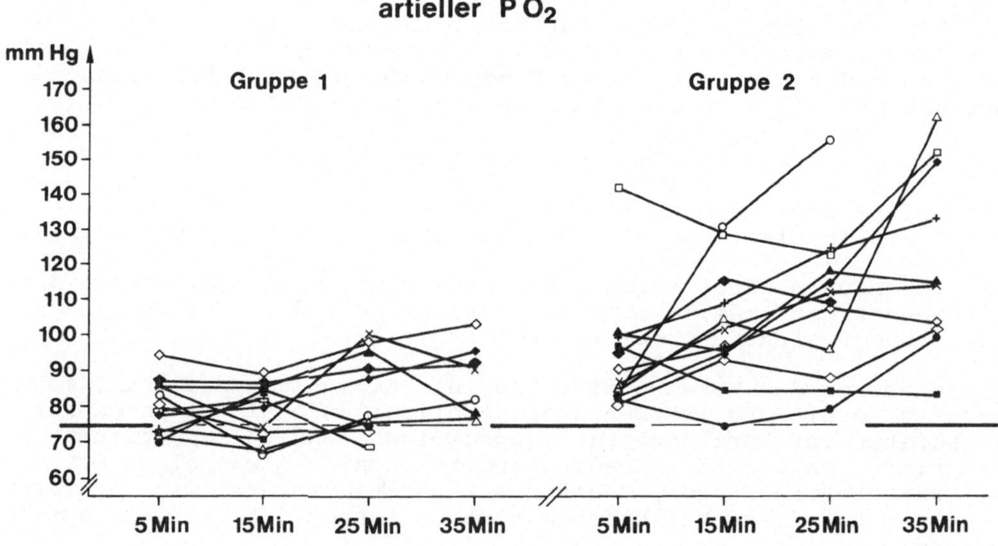

Abb. 2. Arterieller PO_2-Verlauf. Gruppe 1 ohne Sauerstoffzufuhr, Gruppe 2 mit Sauerstoffzufuhr

Bei den arteriellen PO_2-Werten lagen ein Drittel 5 und 15 min nach Narkosebeginn jedoch unter 75 mm Hg, wie aus der Abb. 2 zu entnehmen ist. Da die Ventilation nicht beeinträchtigt war, muß als Ursache dieses passageren PO_2-Abfalls eine Verteilungsstö-

rung in der Lunge diskutiert werden. Bei den Kindern in der
Gruppe 2 wurde die inspiratorische Sauerstoffkonzentration erhöht, die PO_2-Werte lagen dabei dann alle über 75 mm Hg. Wir
empfehlen daher für diese intravenöse Narkoseform routinemäßig
die zusätzliche Gabe von Sauerstoff über eine Nasensonde oder
über den Inspirationsschlauch des Narkosesystems mit einem Flow
von etwa 2 l/min. Eine Beatmung selbst ist nicht erforderlich,
da eine Hypoventilation ja nachgewiesenermaßen nicht vorliegt.

Von den Opiaten benutzen wir als i.v. Narkotikum nur das Fentanyl. Indikationen sind dabei länger dauernde Eingriffe, wobei
das Fentanyl mit niedrigen Dosen von Dehydrobenzperidol (0,15 mg/
kg KG) kombiniert wird. Zur Einleitung gehört dabei immer ein
Einschlafhypnotikum. Eine weitere Indikation für den Einsatz
von Fentanyl sind Risikokinder, z. B. Frühgeborene mit offenem
Ductus Botallo oder polytraumatisierte Kinder, wo wir auf DHB
verzichten und das Fentanyl allein mit Lachgas-Sauerstoff und
einer Relaxierung kombinieren. Die initiale Fentanyldosis liegt
im Normalfall bei 10 µg/kg KG, Repetitionsdosen von 2 - 3 µg/kg
KG sind meist nach 20 - 30 min erforderlich, diese Dosierung ist
im Vorgehen bei Erwachsenen vergleichbar. Beachten sollte man
jedoch immer die höhere Opiatempfindlichkeit mit der entsprechenden Dämpfung des Atemzentrums. Dies ist um so ausgeprägter,
je jünger die Kinder sind. D. h. für die Praxis, daß der Einsatz von Opiaten für die Narkose nur dann in Erwägung gezogen
werden sollte, wenn die Möglichkeit der Nachbeatmung gesichert
ist. Opiate sind im Kindesalter als Narkotika für kurz dauernde
Eingriffe nicht geeignet und verbieten sich immer, wenn eine entsprechende postoperative Nachsorge nicht gewährleistet ist.

Dehydrobenzperidol wurde im Zusammenhang mit Ketamin als auch
mit der Neuroleptanalgesie als intravenöses Neuroleptikum bereits besprochen, weitere Indikationen für die Verwendung im
Rahmen von i.v. Narkotika sehen wir nicht. Die Dosierung liegt
zwischen 0,15 - 0,30 mg/kg KG, jedoch sollten nie mehr als insgesamt 5 mg gegeben werden.

Die Benzodiazepine spielen bei uns in der Kinderanästhesie als
i.v. Narkotika oder Hypnotika keine Rolle. Sie werden in diesem
Alter an anderen Stellen, wenn überhaupt, vor allen Dingen im
Rahmen der Prämedikation eingesetzt. Die Rohypnoldosierung liegt
dabei um 0,02 mg/kg KG i.m., die Valiumdosierung um 0,2 mg/kg KG
i.m. Allgemein gilt für die hier erwähnten Benzodiazepine, daß
jüngere Kinder, ähnlich wie alte Leute, paradox reagieren können und anstelle einer Sedierung ein Exzitationszustand hervor-
gerufen wird.

Zusammenfassend läßt sich sagen:

1. Die intravenöse Narkoseeinleitung hat sich bei uns als Routineverfahren für Kinder aller Altersstufen bewährt. Bei Kindern unter sechs Monaten und über zehn Jahren kommen als Ein-
   schlafhypnotika Methohexital, Thiopental und Etomidat in Frage. Bei allen übrigen Kindern empfehlen wir Ketamin zur Narkoseeinleitung.

2. <u>Intravenöse Narkosen</u> für kurze Eingriffe werden bei uns mit
der Kombination Dehydrobenzperidol-Ketamin durchgeführt, eine zusätzliche Sauerstoffgabe verhindert dabei den passageren PO_2-Abfall. Dieses Verfahren ist die Methode der Wahl für
Narkosen im Rahmen von Verbrennungsbehandlungen.

Für lang dauernde operative Eingriffe und vor allem für Risikokinder empfehlen wir den Einsatz von Fentanyl, speziell
dann, wenn aufgrund des operativen Eingriffs von vornherein
eine Nachbeatmung ins Auge gefaßt werden sollte. Für kurz
dauernde Eingriffe sind Opiate ungeeignet; grundsätzlich gilt,
daß Opiate als Narkotika nur dann verwendet werden sollten,
wenn eine entsprechende postoperative Überwachung gesichert
ist.

<u>Literatur</u>

1. GRAHAM, G. R.: Pathophysiologische Probleme des Kindesalters
und ihre Bedeutung für die Anästhesie. In: Klinische Anästhesiologie (eds. F. W. AHNEFELD, C. BURRI, W. DICK, M. HALMAGYI),
Bd. 2, p. 54. München: Lehmanns 1973

2. KREBS, R.: Pharmakologie der Anästhesie. In: Kinderanästhesie
(eds. W. DICK, F. W. AHNEFELD), p. 39. Berlin, Heidelberg,
New York: Springer 1976

3. OETLIKER, O. H.: Physiologische Grundlagen zur Therapie der
Wasser-, Elektrolyt- und Säuren-Basen-Störung im Säuglings-
und Kindesalter. Infusionstherapie <u>2</u>, 18 (1975)

4. SITZMANN, F. C.: Normalwerte. München: Marseille 1976

Anwendung der i.v. Narkotika bei geriatrischen Patienten

Von G. Haldemann und B. Mutter

Einleitung

Die Veränderung der Altersstruktur ist ein wesentliches Merkmal unserer Zeit. So hat sich in den letzten 100 Jahren (nach
Angaben des Bundesamtes für Sozialversicherung, 1979) die Wohn-
bevölkerung der Schweiz etwas mehr als verdoppelt, die Zahl der
über 65jährigen aber verfünffacht. Anhand der mit der Checkliste
nach LUTZ et al. (12) durchgeführten Risikoeinstufung war festzustellen, daß am Kantonsspital Aarau in den letzten 1 1/2 Jahren knapp 30 % aller Patienten den risikoreichen Gruppen 3 - 5
zugeordnet werden mußten, davon waren mehr als 50 % über 60 Jahre alt.

Intraoperativ sind bei diesem Krankengut vor allem die kardiovaskulären Vorerkrankungen, einschließlich der durch die Narkose ausgelösten hämodynamischen Komplikationen zu berücksichtigen. Es wurden daher bei geriatrischen Patienten neuere Einleitungsanästhetika wie Etomidat, Althesin und Midazolam in bezug
auf die Auswirkungen auf die systolischen Zeitintervalle (STI)
mit Thiopental verglichen und auch der Effekt von Rohypnol/Fen-
tanyl in dieser Beziehung untersucht. Da letztere, eine in der
Geriatrie oft verwendete Kombination, das Einschlafen in der
postoperativen Phase begünstigt (15), wurde die respiratorische
Nebenwirkung einer Einleitungsdosis Flunitrazepam sowohl am wach-
gehaltenen als auch am bewußtlosen Patienten festgehalten.

Gerade bei Alterspatienten kommt der präoperativen Volumenzufuhr
(7, 9) eine entscheidende Rolle zu, um stabilere hämodynamische
Verhältnisse in Narkose zu schaffen. Dazu verwenden wir die
gleichen kolloidalen Lösungen, die beim Blutersatz im Rahmen der
Komponententherapie zum Einsatz kommen, nämlich eine 3-%-Dextran/
Ringer-Laktat-* oder eine 6-%-HÄS-Lösung (Plasmasteril)**. Da
der Effekt verdünnter Dextranlösungen unterschiedlich beurteilt
wird (3, 4), überprüften wir die Volumenwirkung dieser Plasmaer-
satzpräparate bei diesem Krankengut.

Methodik

Die Untersuchungen führten wir an Patienten über 65 Jahre durch.
Die Herz-Kreislauf-Wirkung der Einleitungsanästhetika wurde im
Moment des Einschlafens und Verlustes des Lidreflexes mit den

---

* Laboratorien Hausmann AG, St. Gallen, Schweiz
** Fresenius GmbH, Homburg, Deutschland

Kontrollwerten verglichen, die am wachen Patienten erhoben wurden. In einem Vorbereitungsraum führte man bei den digitalisierten und mit Pethidin/Atropin prämedizierten Patienten einen zentralen Katheter ein. Die Registrierung des zentralvenösen Druckes (ZVD) erfolgte zusammen mit dem EKG auf einem Siemens Sirecust 302A. Die Blutdruckmessung wurde mit der Arteriosonde 1217 vorgenommen. Die STI erfaßte man in 5-Sekunden-Intervallen mit dem Myocard-Check nach LIST (10), der unter anderem auch den besonders aussagekräftigen Quotienten PEP/LVET = Q lieferte. Der arterielle Mitteldruck (AMD) und der totale periphere Widerstand (TPW) ergaben sich anhand der relativen Veränderungen mit Hilfe der üblichen Formeln. Bei Flunitrazepam/Fentanyl führte man, um Vergleichsmöglichkeiten mit anderen Kombinationsverfahren zu haben, die erste Messung 15 min nach Intubation bei kontrollierter Beatmung, die zweite nach dem Hautschnitt durch.

Für die Erfassung des respiratorischen Effektes von 0,5 mg langsam appliziertem Flunitrazepam wurden zwei Gruppen gebildet. Der einen wurde in absoluter Ruhe das Einschlafen ermöglicht, die Patienten der anderen Gruppe hinderte man daran, indem man sie immer wieder aufforderte, eine 20-ml-Spritze in der Hand zu halten. Die Blutgasanalysen wurden aus der A. radialis entnommen.

Bei der Volumenbestimmung maß man Blutvolumen (BV) und Plasmavolumen (PV) mit der Volemetrontechnik (Ames. Comp. Elkhardt, USA) (16), unter Verwendung von Radiojod-Humanalbumin. Nach einer Kontrollmessung und Applikation der Plasmaersatzlösung erfolgten weitere Bestimmungen 10 min sowie 2, 6, 24 und 48 h später. Acht Patienten, die während eines operativen Eingriffes keine Plasmaersatzlösung erhielten, bildeten die Kontrollgruppe.

Zur Eiweißbestimmung diente die Biuretreaktion. Die Eiweißfraktionen ergaben sich mittels der Zellulose-Azetat-Elektrophorese. Dextran- und HÄS-Konzentrationen im Serum wurden nach der Anthronmethode von ROE (14), der kolloidosmotische Druck (KOD) mit dem Onkometer nach WEIL et al. (18) ermittelt. Alle Ergebnisse sind als Mittelwerte angegeben und entweder durch die Standardabweichung (SD) oder durch die Standardabweichung der Mittelwerte (SEM) charakterisiert. Für die Prüfung von signifikanten Unterschieden bediente man sich einer einfachen Varianzanalyse (18).

Resultate

Wie aus Abb. 1 hervorgeht, führten 2 - 5 mg/kg KG Thiopental zu einer Zunahme von Q auf 117,5 $\pm$ 2,8 % (p < 0,01), HF und AMD zeigten keinen Unterschied zu den Ausgangswerten. Dagegen nahm TPW mit 123,1 $\pm$ 6,8 % (p < 0,001) erheblich zu. Eine signifikante Abweichung des ZVD kam wie bei den anderen Präparaten nicht zur Darstellung. 0,3 mg/kg KG Etomidat bewirkten keine Veränderung der STI, auch nicht der HF, des AMD und TPW. Dagegen führten 0,15 mg/kg KG Midazolam ohne Einschränkung von Q und HF zu einer signifikanten Reduktion des AMD mit 7,5 $\pm$ 2,2 % (p < 0,01) über eine Senkung des TPW. Althesin zeigte in einer Dosierung von 0,05 - 0,075 ml/kg KG eine Vergrößerung von Q auf 118,5 $\pm$ 2,9 % (p < 0,01) und eine Abnahme des AMD auf 85,9 $\pm$ 5,1 %

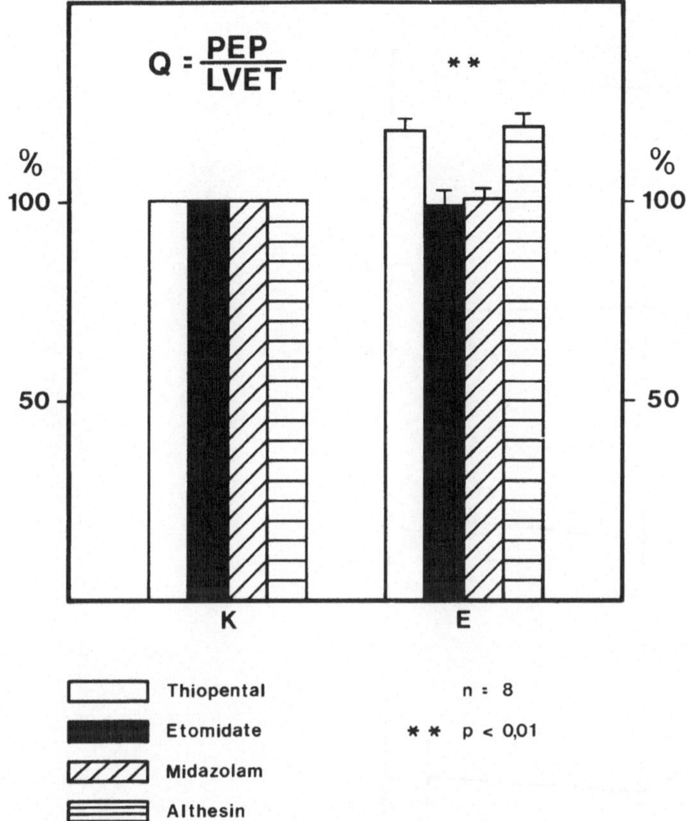

Abb. 1. Relative Veränderungen des Quotienten Anspannungszeit/
linksventrikuläre Austreibungszeit (PEP/LVET = Q) durch eine
Einleitungsdosis Thiopental, Etomidat, Midazolam und Althesin
bei alten Patienten.
K = Kontrollmessung am wachen Patienten
E = Messung bei Narkoseeinleitung zum Zeitpunkt des Lidschlusses
    und Erlöschen des Lidreflexes
Mittelwerte ± Standardabweichung des Mittelwertes (SEM)

(p < 0,01). Außer Etomidat applizierte man die Einleitungsanästhetika fraktioniert über 30 s. Die Kombination 0,5 mg Flunitrazepam und 2 x 0,1 mg Fentanyl führte ebenfalls, sowohl prä-
als auch intraoperativ, zu nur unerheblichen Veränderungen der
STI (Abb. 2).

Wie aus Abb. 3 und 4 hervorgeht, kam es nur in der schlafenden
Gruppe zu signifikanten Änderungen der Blutgasanalysewerte. Die
größte Zunahme von $PaCO_2$ betrug 4,6 ± 3,5 mm Hg (p < 0,01), PaO_2
fiel maximal von 71,2 ± 10,3 mm Hg auf 53,7 ± 2,5 mm Hg
(p < 0,001).

10 min nach Beendigung der Dextraninfusion ließ sich ein Anstieg
des BV um 7,8 ± 2,9 % und des PV um 14,8 ± 3,9 % (p < 0,01) nach-

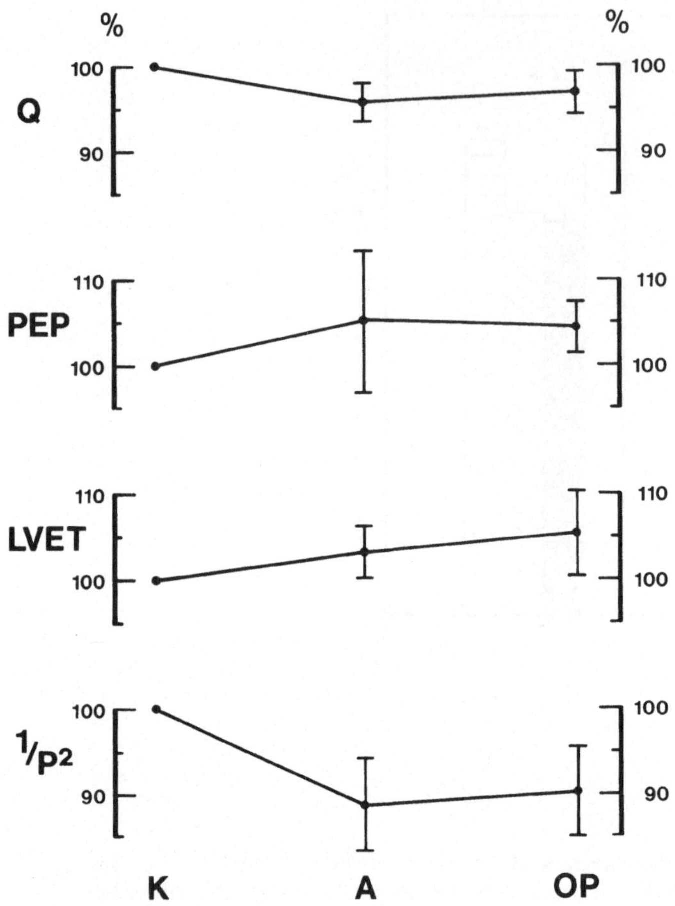

Abb. 2. Relative Veränderungen der systolischen Zeitintervalle
während einer Flunitrazepam-Fentanyl-Anästhesie bei geriatri-
schen Patienten.
K = Kontrollmessung am wachen Patienten
A = Anästhesie mit Beatmung, ohne Operation
OP = Anästhesie mit Beatmung, nach Hautschnitt
Mittelwerte ± Standardabweichung des Mittelwertes (SEM)
n = 8

weisen. 6 h später war nur noch eine geringe, allerdings immer
noch signifikante Zunahme des BV um 4,4 ± 3,6 % und des PV um
9,5 ± 4,7 % (p < 0,01) zu erfassen. Das totale Plasmaalbumin
(TPA) verminderte sich nach 24 h um 8,5 ± 6,5 % und nach 48 h
um 11,3 ± 9,9 % signifikant. Nach HÄS war der Volumeneffekt etwas stärker.

Diskussion

Wie zu erwarten, zeigten Thiopental und Althesin bei diesem Krankengut, auch bei vorsichtiger Dosierung, erhebliche negative Aus-

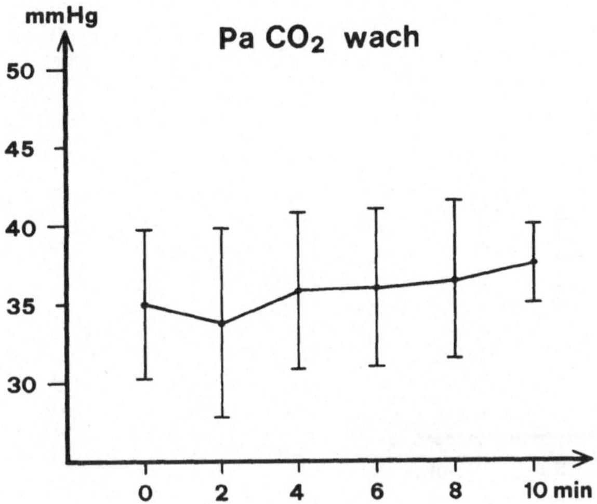

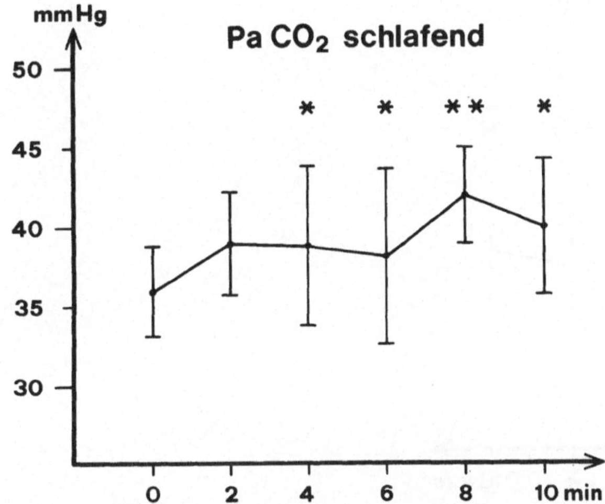

Abb. 3. Wirkung von 0,5 mg Flunitrazepam i.v. auf das arterielle
PCO_2 bei einer Gruppe alter Patienten, die einschlief, und bei
einer anderen, die wachgehalten wurde.
n = 8 für jede Gruppe
Mittelwerte ± Standardabweichung (SD)
* p < 0,05
** p < 0,01

wirkungen auf die Myokardfunktion und führten zu einer beträcht-
lichen Zunahme des TPW. Dagegen ließ sich auch bei alten Patienten die geringe Herz-Kreislauf-Wirkung von Etomidat bestätigen.
Midazolam beeinflußte die Myokardfunktion nur unbedeutend, führte aber, wie Flunitrazepam und vor allem die Kombination Flu-
nitrazepam-Fentanyl, zu einem Abfall des TPW. Entsprechend den
Untersuchungen von anderen Autoren (1, 17) konnten wir bei geriatrischen Patienten eine nicht unerhebliche Atemdepression und

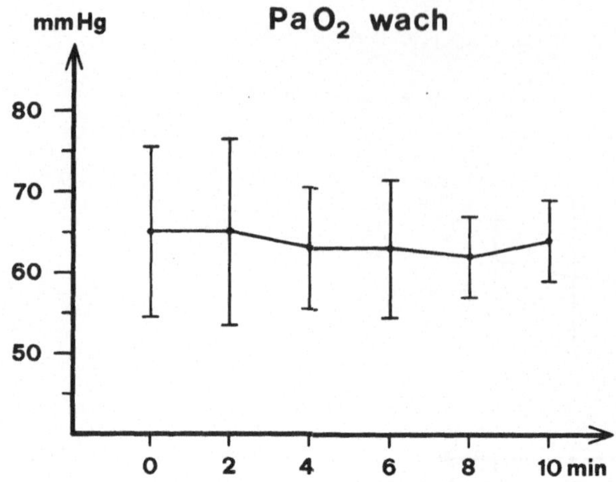

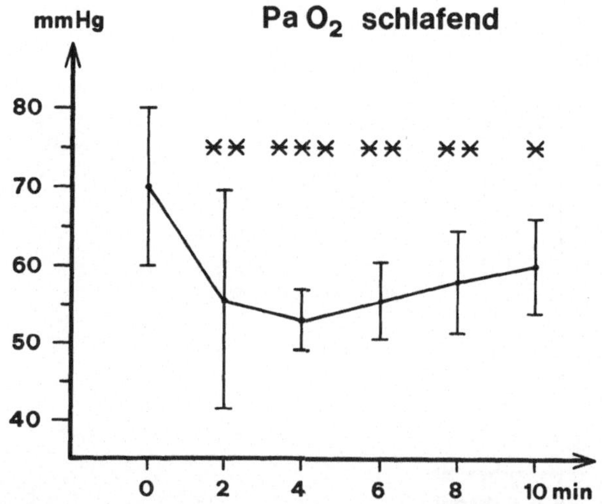

Abb. 4. Effekt von 0,5 mg Flunitrazepam i.v. auf arterielles PO_2 bei einer Gruppe alter Patienten, die einschlief, und bei einer anderen, die wachgehalten wurde.

n = 8 für jede Gruppe

Mittelwerte ± Standardabweichung (SD)

* $p < 0,05$

** $p < 0,01$

*** $p < 0,001$

einen ausgeprägten Abfall des PaO_2 nachweisen, jedoch nur bei der Gruppe, die nach Flunitrazepam einschlief. Dies zeigt, daß zur Beurteilung einer atemdepressiven Wirkung von Hypnotika oder Analgetika der Vigilitätszustand nicht unberücksichtigt bleiben darf. Auch für Morphin und Fentanyl wurde eine Verstärkung der Atemdepression beim Auftreten einer Bewußtlosigkeit beschrieben (5, 6). Der Unterschied zwischen wach und schlafend muß somit als Interaktion der physiologischerweise feststellbaren Atemde-

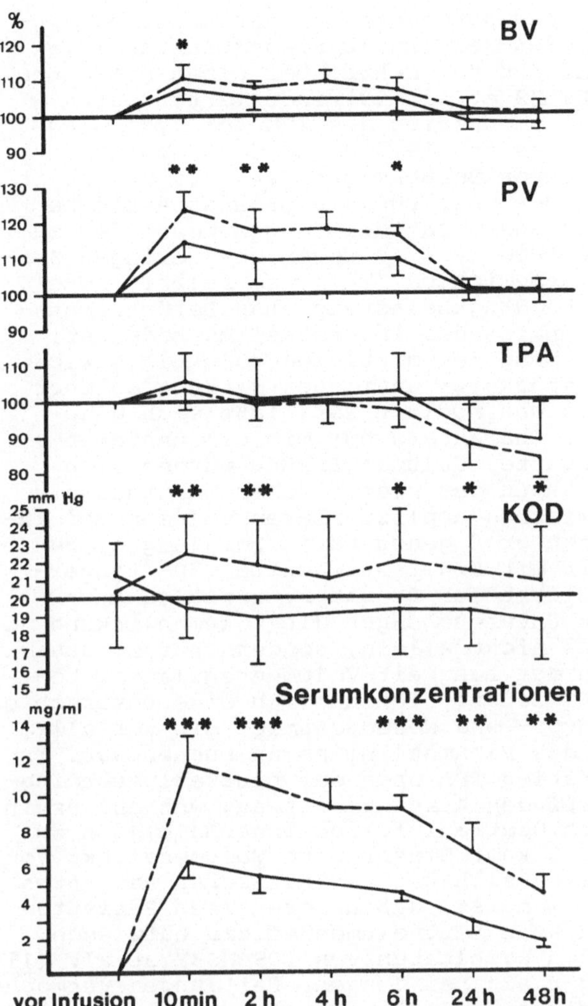

Abb. 5. Verhalten von Blutvolumen (BV), Plasmavolumen (PV), totalem Plasmaalbumin (TPA), kolloidosmotischem Druck (KOD) und Serumkonzentrationen nach 800 ml 3-%-Dextran-70/Ringer-Laktat (————) und 800 ml 6-%-HÄS (-.-) bei alten Patienten. KOD und Serumkonzentrationen aus darstellerischen Gründen in mm Hg bzw. in mg/ml angegeben.
n = 8 für jede Gruppe
Mittelwerte ± Standardabweichung (SD)
*   p < 0,05
**   p < 0,01
*** p < 0,001

pression durch den Schlaf und der pharmakologisch, durch Hypnotika oder Analgetika induzierten gedeutet werden. Als bedenklich ist für diese Risikopatienten der starke Abfall der PaO_2 bei der schlafenden Gruppe zu beurteilen.

HALDEMANN et al. (7) vermochten durch eine pränarkotische Volumenzufuhr von 15 ml/kg KG 1,8-%-Dextran-70/Ringer-Laktat (Flex Flac)* den Herz-Kreislauf-Effekt von Ethran bei alten Patienten wesentlich abzuschwächen. HELMS et al. (9) induzierten durch 500 ml 6-%-Dextran-70 mit einem Anstieg des ZVD auf 7,0 mm Hg und des Pulmonalkapillardruckes auf 15,5 mm Hg durchaus akzeptable Füllungsdrucke, dies unter Berücksichtigung der Steifheit der Ventrikel des alternden Herzens. Für die pränästhetische Volumensubstitution schienen uns Gelatinelösungen wegen der zu kurzen Volumenwirkung und 6-%-Dextran-70 wegen des geringen Zahlenmittelwertes des Molekulargewichtes (Mn̄), was relativ hohe onkotische und hydrostatische Druckbelastung ohne Berücksichtigung der spezifischen Bedürfnisse des Interstitiums bedeutet, wenig geeignet. Da eine Anhebung des mittleren Molekulargewichtes (Mw̄) bei Dextran wegen stärkerer antigener Wirkung solcher hochmolekularer Fraktionen nicht möglich ist, läßt sich eine Senkung des hyperonkotischen Charakters nur mit verdünnteren Lösungen erreichen. Bei adäquater Volumenwirkung würden sich diese auch zum Einsatz im Rahmen der spezifischen Hämotherapie eignen, da der Spielraum zwischen applizierbarem Volumen und induzierten Gerinnungsproblemen groß genug wäre. Bei jungen, gesunden Patienten konnten wir mit einer 3-%-Dextran-70-/Ringer-Laktat-Lösung einen guten Effekt auf BV und PV erzielen und nachweisen, daß bei solchen Untersuchungen die Volumenwirkung eines Plasmaersatzpräparates nicht allein, sondern nur im Zusammenhang mit den Mechanismen der Langzeit-Volumenregulation betrachtet werden kann (8). Es zeigte sich nämlich eine unterschiedliche Wirkungsdauer unter Hypo- und Normovolämie, die vor allem im verschiedenen Verhalten des Plasmaalbumins zu suchen war. In der hypovolämischen Gruppe stieg TPA nach dem blutverlustbedingten Abfall innerhalb 24 h auf den Ausgangswert an, während es in der normovolämen Gruppe nach Dextraninfusion innerhalb 48 h zu einem Abfall um mehr als 10 % kam. Dieser gute Volumeneffekt von 3-%-Dextran/Ringer-Laktat ließ sich bei geriatrischen Patienten bestätigen, wobei festzustellen ist, daß unsere alten Patienten beim Eintritt in die Klinik kein Blutvolumendefizit aufwiesen. Dagegen lag, entsprechend den Resultaten von LOSOWSKY et al. (11), der KOD signifikant niedriger als bei Jungen. Bei Jungen vermochte die 3-%-Dextran-Lösung den onkotischen Druck zu halten, während er bei alten Patienten abnahm. Für Gesamteiweiß und TPA kamen keine Unterschiede zwischen beiden Altersklassen zur Darstellung.

Es ergeben sich folgende Schlußfolgerungen:

1. Dank seines minimalen Effektes auf Atmung und Kreislauf ist Etomidat bei kardiovaskulären Risikopatienten in der Geriatrie, z. B. für die Einleitung von Maskennarkosen in Spontanatmung, eine wertvolle Ergänzung. Da Midazolam einen ähnlichen negativen respiratorischen Effekt wie Flunitrazepam aufweist, ist es dazu nicht geeignet (2).

---

* VIFOR A. A., Genève, Schweiz

2. Für den Ersatz von Flunitrazepam durch ein kürzer wirkendes
   Benzodiazepin, bei Kombination mit Fentanyl für Intubations-
   narkosen mit kontrollierter Beatmung, erscheint bei vorsichtiger Dosierung und garantierter lückenloser postoperativer
   Überwachung keine Veranlassung.

3. Auch bei i.v. Anästhetika ist in der Geriatrie eine ausreichende Volumenzufuhr zur allfälligen Korrektur einer Hypo-
   volämie und Anpassung der Füllungsdrucke an die geänderte
   Dynamik des alternden Herzens die wichtigste Maßnahme zur
   präoperativen Verbesserung der Ausgangssituation. Dabei kann
   im Durchschnitt, im Gegensatz z. B. zu Intensivpatienten, mit
   einer genügenden Eiweißreserve gerechnet werden, so daß die
   Interaktion der Wirkung exogen zugeführter Kolloide mit den
   Regulationssystemen, insbesondere mit dem zirkulierenden Plasmaalbumin, und somit ein anhaltender Volumeneffekt gewährleistet ist.

Literatur

1. DOENICKE, A., SUTTMANN, H., SOHLER, W.: Der Einfluß von Flu-
   nitrazepam und Lormetazepam auf die Blutgase. In: Rohypnol
   (Flunitrazepam). Klinische Anästhesiologie und Intensivthe-
   rapie (eds. F. W. AHNEFELD, H. BERGMANN, C. BURRI, W. DICK,
   M. HALMAGYI, G. HOSSLI, E. RÜGHEIMER), Bd. 17, p. 93. Berlin,
   Heidelberg, New York: Springer 1978

2. DOENICKE, A.: Beeinflussung von Midazolam auf das ZNS und Dosisfindung. Vortrag an der 11. Fortbildungstagung der Schweizerischen Gesellschaft für Anästhesie und Reanimation, Genf,
   1980

3. DRAXLER, V., WAGNER, H., ZEKERT, F., SPORN, P., WATZEK, C.,
   STEINBEREITHNER, K.: Studies on a modified dextrane-Ringer's
   lactate mixture in intensive care patients. Europ. J. intens.
   Care Med. 1, 43 (1975)

4. DRAXLER, V., SPORN, P., STEINBEREITHNER, K., WAGNER, M., WAL-
   ZER, R.: Einfluß einer 3,6%igen Dextran-Ringer-Azetatlösung
   auf mäßig hypovolämischen Intensivpatienten. Infusionstherapie
   6, 162 (1979)

5. DUNBAR, B. S., OVASSAPIAN, A., DRIPPS, R. D., SMITH, T. C.:
   The respiratory response to carbondioxide during innovar-nitrous
   oxide anaesthesia in man. Brit. J. Anaesth. 39, 861 (1967)

6. FORREST, W. H. jr., BELLVILLE, J. W.: The effect of sleep
   plus morphine on the respiratory response to carbondioxide.
   Anesthesiology 25, 137 (1964)

7. HALDEMANN, G., WÜST, H. P., HOSSLI, G., SCHAER, H.: Die Auswirkungen einer Volumenrestitution mit Dextran-Ringerlaktat
   auf den kreislaufdepressorischen Effekt von Ethrane bei geriatrischen Patienten. Anaesthesist 25, 522 (1976)

8. HALDEMANN, G., SCHAER, H., SPRING, C., FREY, P., GEBAUER, U., HOSSLI, G.: Effect of dextran on blood volume and interactions with volume regulatory systems. Intens. Care Med. 5, 11 (1979)

9. HELMS, U., WEIHRAUCH, H., JACOBITZ, K.: Auswirkungen der raschen Volumensubstitution auf hämodynamische Parameter bei geriatrischen Patienten. Anaesthesist 27, 298 (1978)

10. LIST, W. F.: Digitalis-thiopentone effects on myocardial function. Anaesthesia 30, 624 (1975)

11. LOSOWSKY, M. S., ALLTREE, E. M., ATKINSON, M.: Plasma colloid osmotic pressure and its relation to protein fractions. Clin. Sci. 22, 249 (1962)

12. LUTZ, H., KLOSE, R., PETER, K.: Die Problematik der präoperativen Risikoeinstufung. Anästh. Inform. 7, 342 (1976)

13. RIEDWYL, H.: Angewandte mathematische Statistik in Wissenschaft, Administration und Technik. Bern, Stuttgart: Haupt 1978

14. ROE, J. H.: The determination of dextran in blood and urine with anthrone reagent. J. biol. Chem. 208, 889 (1954)

15. SCHAER, H., BAASCH, K., REIST, F.: Die Atemdepression nach Fentanyl und ihre Antagonisierung mit Naloxone. Anaesthesist 27, 259 (1978)

16. SIEWERT, R.: Messmethoden und klinische Bedeutung des Blutvolumens. Méd. Lab. 21, 1 (1968)

17. TARNOW, J., HESS, W., SCHMIDT, D., EBERLEIN, H. J.: Wirkung von Flunitrazepam und Diazepam auf den Kreislauf koronarchirurgischer Patienten bei der Narkoseeinleitung und während der extrakorporalen Zirkulation. In: Rohypnol (Flunitrazepam). Klinische Anästhesiologie und Intensivtherapie (eds. F. W. AHNEFELD, H. BERGMANN, C. BURRI, W. DICK, M. HALMAGYI, G. HOSSLI, E. RÜGHEIMER), Bd. 17, p. 119. Berlin, Heidelberg, New York: Springer 1978

18. WEIL, M. H., HENNING, R. J., MORISETTE, M., MICHAELS, S.: Relationship between colloid osmotic pressure and pulmonary artery wedge pressure in patients with acute cardiorespiratory failure. Amer. J. Med. 64, 643 (1978)

Anwendung der i.v. Narkotika bei Stoffwechsel-, Leber- und Nierenerkrankungen, endokrinen und zentralen Störungen

Von H. Schoeppner

Viel ist bisher über die Wirkung intravenöser Narkotika auf
Gasaustausch und Hämodynamik geschrieben worden, vergleichsweise wenig über ihren Einfluß auf den energieliefernden Stoffwechsel. Sie greifen indes unmittelbar an den zentralen Schaltstellen der Stoffwechselsteuerung (Abb. 1), den übergeordneten,
sensitiven Rindenfeldern im Gyrus postcentralis, den limbisch-
hypothalamischen Kerngebieten, mit den efferenten Verbindungen
über Nn. splanchnici, sympathischen Grenzstrang und humoralen
Wirksystemen sowie den Rezeptoren für zentripetale Impulse in
der mediobasalen (ergotropen) und anterioren (trophotropen) hypothalamischen Region an. Sie wirken mittelbar über die Steuerung der Kortikotropinsekretion auf das System Adenylzyklase-
zyklisches AMP und durch Strukturisometrie mit Enzymen der Atmungskette (Dihydroorotase und Flavoproteide) limitierend auf
die zelluläre ATP-Produktion.

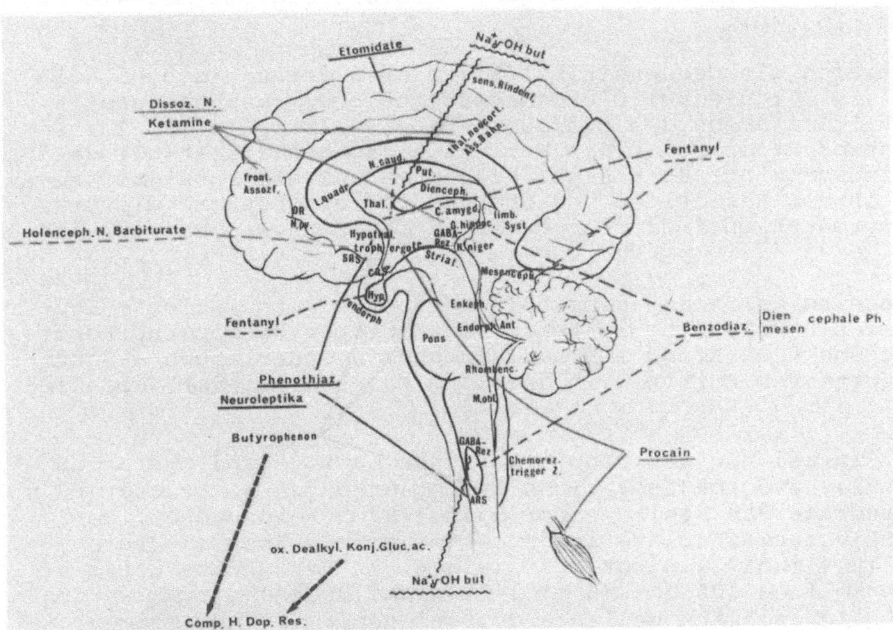

Abb. 1. Zentrale Angriffspunkte intravenöser Narkotika

Im Gegensatz zu den volatilen Narkotika fehlt ihnen die durch
das pulmonale Ventilations-Perfusions-Volumen definierte Anflu-
tungsschranke (FEURSTEIN). Ihre Wirkungsdauer ist durch Induk-

tion von Hydrolasen und Cytochromoxydasen begrenzt. Die Dealky-
lierungs- und Konjugierungsprozesse in der Leber sowie Konzen-
trierung und Sekretion in den Nieren sind endotherme Reaktionen.

Bei Anwendung intravenöser Narkotika im Bereich metabolisch-
endokriner Störungen sollten diese nach den Kriterien:
1. Verbleiben im Plasmakompartiment,
2. geringstmögliche Parenchymspeicherung,
3. extrahepatischer Abbau und
4. relativ kurze Halbwertszeit
ausgewählt werden.

Diabetes mellitus

Diese Glukoseverwertungsstörung kann auf drei Ebenen fixiert
sein:

1. Im zentralen Bereich an der kortikalen Stimulation des Nucleus mediobasalis hypothalami mit konsekutiver zentrifuga-
   ler Fortleitung über Stammhirnstrukturen - Nn. splanchnici -
   bis hin zu Terminalretikula auf der Oberfläche der Leberzel-
   len mit Aktivierung von Phosphorylasen (4). Über diesen Mechanismus kann das Hirn bei unmittelbar hypoglykämischer Be-
   drohung 50 % des Leberglykogens zu Glukose depolymerisieren
   (Bedarf 6 g/h).

2. Im Bereich glukosesensitiver Rezeptoren der Regio hypothala-
   mica (5, 9), die auf Glukoseüberschuß bzw. -mangel jeweils
   durch Stimulation des Nucleus lateralis (Stimulation der In-
   sulinproduktion) oder des Nucleus mediobasalis (Insulinse-
   kretionshemmung) über Alpharezeptoren auf die Insulinsekre-
   tion in den Betazellen und über Betarezeptoren auf die Glu-
   kagonproduktion in den Alphazellen des Pankreas Einfluß nehmen.

3. Im Bereich der Achse sympathikoadrenerge Stimulation - Kor-
   tikotropin-Releasing-System - somatotropes Hormon und Korti-
   kotropinausschüttung aus dem Hypophysenvorderlappen - Sekre-
   tionsrate von Kortisol in der Zona fasciculata der Nebennie-
   ren.

Für die Einstellung des Diabetikers für Narkose und Operation
gilt: Es ist zweckmäßiger einen leicht erhöhten Blutzucker zu
tolerieren als das Risiko einer Hypoglykämie einzugehen. Der
Nüchternblutzucker sollte in der Altersgruppe über 45 Jahre
140 mg% (8,4 mmol/l) nicht übersteigen, in der Gruppe unter
45 Jahre sollten 100 mg% (6 mmol/l) nicht überschritten werden.
Grundsätzlich sollten geplante Operationen am frühen Morgen
vorgenommen werden. Zu dieser Zeit wird kein Insulin benötigt,
doch sollte 5%ige Glukose als Dauertropfinfusion gegeben werden,
um jedem Risiko einer Hyperglykämie aus dem Wege zu gehen. Für
Eingriffe bis zu einstündiger Dauer bedürfen weder der auf orale Antidiabetika eingestellte noch der insulinbedürftige Diabetiker einer besonderen Vorbereitung. Zur Narkoseeinleitung

langsam intravenös injiziertes Flunitrazepam (Rohypnol) (0,02 -
0,03 mg/kg) führt neben seiner sedierenden und anxiolytisch-
hypnotischen Wirkung zur Senkung des Spiegels der unverester-
ten freien Fettsäuren. Die Analgesie kann durch N_2O (66 % des
Atmungsgemisches) oder kleine Fentanyldosen (0,0015 mg/kg) aufrechterhalten werden. Intubation mit Succinylcholin 1 mg/kg;
Alloferin 0,25 mg/kg (vor Succinylcholingabe 0,025 mg/kg) und
kontrollierte Beatmung.

Für länger dauernde Operationen bedürfen sowohl der diätetisch
eingestellte (die Einstellung kann durch den Eingriff aus dem
Gleichgewicht geraten) als auch der mit oralen Antidiabetika
vorbehandelte Diabetiker der Umstellung auf lösliches Insulin
(Chlorpropamid, wenn nicht 24 h präoperativ abgesetzt, kann zur
Nüchternhypoglykämie führen). Der Diabetiker benötigt unter
Narkose und Operation mehr Insulin, weil
1. die metabolisch-endokrine Antwort auf Schmerzafferenzen aus
   dem Operationsgebiet zu einer reaktiven Ausschüttung anti-
   insulinärer Hormone führt,
2. Insulin nicht nur auf die Polymerisierung der Glukose zu
   Glykogen, sondern wesentlicher im Sinne einer Inhibierung
   der Lipolyse und Förderung des Aminosäurentransfers in die
   Muskelzelle wirkt.

Für die perioperative Insulindosierung legen wir das nachfolgende Schema von GÖTZ (in Anlehnung an ALBERTI) zugrunde: Orien-
tiert am Nüchternblutzucker werden folgende Insulindosen in
10%iger Glukose verabfolgt, wobei der Infusionsbeginn 30 min
vor Einleitung der Narkose liegt:

Blutzuckerwert			Insulindosierung
6 mmol	(entspricht	100 mg%)	1 IE/h
6 - 10 mmol	(entspricht 100 -	180 mg%)	2 IE/h
10 - 20 mmol	(entspricht 180 -	300 mg%)	3 IE/h
> 20 mmol	(entspricht	> 300 mg%)	4 IE/h

Von diesen Lösungen werden, morgens nüchtern beginnend, unter
zweistündigen Blutzuckerkontrollen über Infusomat 100 ml/h infundiert. Über den Tag verteilt werden 250 g Glukose verabfolgt.
Mit dem Lösungswasser wird zugleich der basale Flüssigkeitsbedarf des Diabetikers gedeckt.

Als Narkoseform ist die modifizierte Neuroleptanalgesie (Aus-
tausch von Droperidol gegen 0,3 mg/kg Diazepam) geeignet. Ihre
Faktoren aktivieren nicht das adrenokortikale System. Zur Narkoseeinleitung verwendetes Barbiturat (Thiopental 4 - 6 mg/kg)
begünstigt die Glukoseutilisation über den Pentosephosphat-
shunt und führt zu einer Reduzierung des Verbrauches an Kreatinphosphat. Die Relaxation erfolgt mit 0,1 - 0,3 mg/kg Pancu-
roniumbromid. Kontrollierte Beatmung mit N_2O/O_2 2 : 1.

Lebererkrankungen

Die hepatische Clearance eines Pharmakons ist nach WILKINSON
und SHAND (1975) durch das Produkt aus Leberdurchblutung und
Extraktionsrate im Steady state definiert.

Bei bereits bestehender Einschränkung der Entgiftungsfunktion
der Mikrosomen des endoplasmatischen Retikulums wird diese durch
Narkotika, deren Biotransformation der Leber obliegt, weiter
reduziert. Zu diesen gehören Opiate, synthetische Analgetika,
Phenothiazine und Lokalanästhetika vom Amidtyp. Angesichts eines potentiellen Pseudocholinesterasemangels verbietet sich die
Relaxation mit Succinylcholin. Bei Lebererkrankungen kann die
Neuroleptanalgesie als Methode der Wahl gelten. Dabei empfiehlt
sich ihre Anwendung in modifizierter Form: Induktion mit Etomidat 0,4 mg/kg und Fentanyl 1,35 µg/kg; Aufrechterhaltung der
Narkose durch Infusion von Etomidat (Dosierung 20 µg/kg/min)
und Fentanyl (Dosierung 0,056 µg/kg/min), Relaxation mit 0,1 -
0,3 mg/kg Pancuronium und kontrollierte Beatmung mit N_2O/O_2
2 : 1.

Nierenerkrankungen

Bis zu einer Reduktion der Nierendurchblutung auf 30 % der Norm
werden Perfusionsgröße und Sauerstoffbedarf durch einen Feed-
back-Mechanismus zwischen der Natriumkonzentration in den ku-
bischen Zellen des Macula-densa-Segments und der lichten Weite
der Vasa afferentia proportional geregelt. Deswegen sollten
Pharmaka vermieden werden, die durch renokortikale Vasokonstriktion diesen Autoregulationsmechanismus gefährden. Hierzu
gehören Opiate und synthetische Analgetika.

Für kleinere Eingriffe (Scribner-Shunt) genügt eine mit Etomidat eingeleitete Gasnarkose mit geringer Halothankonzentration.
Bei größeren Eingriffen (Nephrektomie) schließt sich an die
Einleitung durch Thiopental 4 mg/kg die Gabe einer gerade eben
zur Relaxation ausreichenden Succinylcholindosis an (bei Niereninsuffizienz muß mit einer Verminderung der Pseudocholin-
esteraseaktivität gerechnet werden). Nach der Intubation erfolgt die weitere Relaxation durch Alloferin 0,15 mg/kg möglichst unter Verzicht auf repetierende Dosen und unter Beachtung einer sicheren Antagonisierung. Als Basis dient die modifizierte Neuroleptanalgesie (statt Droperidol Diazepam 0,3 mg/
kg). Droperidol wirkt kompetitiv auf die tubulären Dopaminre-
zeptoren, dies kann die Konversion von Dioxyphenylalanin zu
Dopamin behindern. Hypertone Krisen nach Abklemmen des Nieren-
hilus müssen mit einer 0,01%igen Natriumnitroprussidlösung in
einer Dosierung von 2,7 µg/kg/min angegangen werden. Eine Hypotonie (systolischer Druck von 80 - 60 Torr, die den Filtrations-
druck gefährdet, muß im Falle von Volumenmangel durch Infusion
von 20%igem Humanalbumin, bei Vorliegen einer Herzinsuffizienz
mit Dopamin 2 - 12 µg/kg/min behandelt werden.

Endokrinium

Sekundärer Hyperaldosteronismus im Gefolge von hirnchirurgi-
schen Eingriffen und Laparotomien. Auslösende Faktoren einer
überschießenden Aktivierung des Renin-Angiotensin-Aldosteron-
Systems können sein:

1. Die direkte Stimulation oder Irritation der Strukturen des posterioren Hypothalamus mit Sympathikusaktivierung.

2. Eine homoiostatische Induktion bei zerebralem Salzverlustsyndrom über Osmorezeptoren rostral des Nucleus paraventricularis.

3. Eine hämodynamische Aktivierung als Folge einer Hypotension durch vasale oder extrazelluläre Volumenverluste. Hierbei wird entweder über Barorezeptoren die Reaktionsfolge zentral ausgelöst, oder es erfolgt bei Abnahme des glomerulären Filtrationsdruckes eine direkte Aktivierung der Zellen des juxtaglomerulären Apparates zu gesteigerter Reninsekretion.

Hieraus ergeben sich für die Anästhesieführung zwei Konsequenzen:
1. Es müssen Narkotika vermieden werden, deren Wirkung mit Blutdruckdepression verbunden ist (Barbiturate und Droperidol sind potentielle Aktivatoren des RAA-Systems).

2. Eine Normovolämie ist unverzüglich herzustellen.

Als Narkose ist die Benzodiazepin-(Diazepam 0,3 mg/kg)Fentanyl-(0,005 mg/kg)Narkose nach Einleitung mit 0,3 mg/kg Etomidat und Relaxation mit Pancuronium 0,1 mg/kg geeignet. Bei Verminderung des Na^+/K^+-Quotienten im Harn sind prophylaktische Gaben von Spironolakton (300 - 400 mg pro dosi) erforderlich.

Phäochromozytom: Die Hyperplasie des chromaffinen Systems kann von hypertensiver Enzephalopathie mit Krämpfen, Herzrhythmusstörungen und Hypermetabolismus begleitet sein. Derartige Patienten müssen präoperativ ausreichend mit isotoner Elektrolytlösung (Ringer-Laktat) hydriert werden. Die pharmakologische Einstellung ist wie folgt vorzunehmen:
1. Einwöchige präoperative Gabe von Alpharezeptorenblockern mit langer Halbwertszeit (Phenoxybenzamin 10 - 20 mg je nach Blutdruck),
2. am Operationstag Alpharezeptorenblocker mit kurzer Halbwertszeit (Phentolamin 5 - 10 mg in isotoner Glukose).
3. Für den Einsatz von Betarezeptorenblockern (Propranolol 0,5 - 1,0 mg) bestehen zwei Indikationen:
   a) eine ventrikuläre Tachyarrhythmie,
   b) eine permanente Tachykardie (> 140/min).

Die Atropinprämedikation entfällt. Die Narkose wird mit Thiopental 3 - 5 mg/kg eingeleitet. Sowohl Droperidol 0,2 mg/kg wie Fentanyl 0,007 mg/kg wirken alpharezeptorenblockierend. Die Intubation erfolgt unter Relaxation mit 0,1 mg/kg Pancuronium, kontrollierte Beatmung mit N_2O/O_2 2 : 1 schließt sich an. In der kritischen Phase der Tumorpräparation sollte der Druck mit 0,01%iger Natriumnitroprussidlösung 10 - 15 μg/kg kurzfristig gesenkt werden, gleichzeitig gegebenes Dociton 0,5 - 1 mg/min beseitigt dabei auftretende Arrhythmien. Die Kombination mit Alpharezeptorenblockern vermag hypotensionsbedingte Barorezeptorenstimulation zu antagonisieren. Potentieller Katecholaminmangel kann durch Gaben von Suprarenin (0,05 - 0,2 mg) kompen-

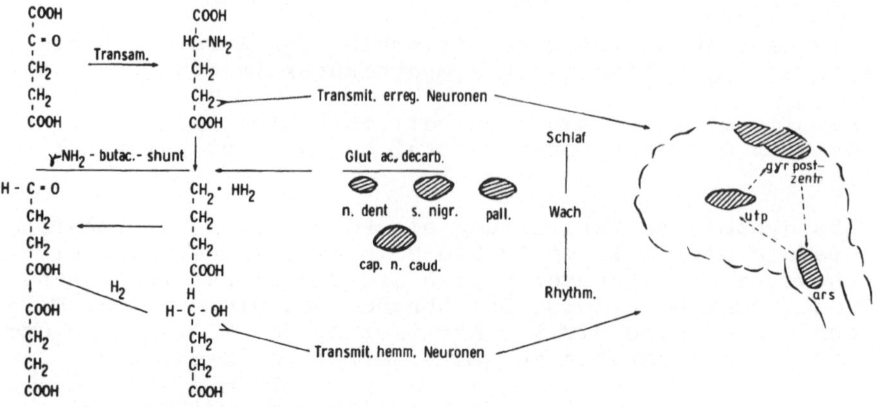

Abb. 2. Die Verbindungen der Transmittersynthese im Gammaamino-
buttersäure-Shunt zum Schlaf-Wach-System

siert werden. Gelegentlich empfiehlt sich die Beendigung der
Anästhesie mit volatilen Narkotika.

<u>Neurologie.</u> Narkoseführung bei krampfdisponierten Patienten.

Die Behandlung des Status epilepticus erfolgt durch Gabe von
8 mg/kg Thiopental oder 0,3 mg/kg Etomidat, 20 - 40 mg Valium
oder 250 mg Phenytoin (Phenhydan). Kernreaktion des Krampfge-
schehens ist die Störung der Ausgewogenheit der Transmittersynthese zwischen exzitatorisch wirksamem Glutamin und inhibieren-
der γ-NH2- bzw. γ-OH-Buttersäure (Abb. 2) mit Rückwirkungen
auf den neuronalen Kationentransport (6). Daran sollte sich die
Kombination intravenöser Pharmaka für neurodiagnostische Eingriffe (zerebrale Angiographie, Computertomographie) orientie-
ren. Gammahydroxybuttersäure (initial 60 mg/kg; Aufrechterhaltung durch Infusion von 30 mg/kg in 5%iger Glukose), Etomidat
(initial 0,2 mg/kg, aufrechtzuerhalten durch Infusion von 0,1
mg/min in 100 ml 5%iger Glukose) oder Thiopental (Initaldosis
7 mg/kg, Erhaltungsdosis von 4 mg/kg als Tropfinfusion), jeweils kombiniert mit N2O/O2 eignen sich als Basisnarkoseformen.
Indikationen zur Beatmung sind:
1. ein PaO2 < 100 Torr,
2. Dyspnoe bei einem PaO2 > 100 Torr,
3. Bewußtseinsverlust mit Hirnstammsymptomatik und
4. pathologische Atmungsformen.

Bei der Auswahl geeigneter Relaxanzien ist dem Pancuronium
(0,1 mg/kg) der Vorzug vor dem Succinylcholin wegen dessen zentraler Wirkung (Alphaaktivierung) zu geben. Bei Fehlen präfor-
mierter Hirndrucksteigerung über 20 Torr kann in Kombination
mit Valium (0,3 mg/kg) Ketamin (2 mg/kg) als Dauertropfinfusion
eingesetzt werden. Ketamin wirkt nicht krampfinduzierend (3, 7).
Die in der Initialphase der Ketaminwirkung im EEG zu beobachtenden periodischen Abläufe (Abb. 3) sind der Hintergrundaktivität superponiert und nur frontopräzentral lokalisiert, wäh-

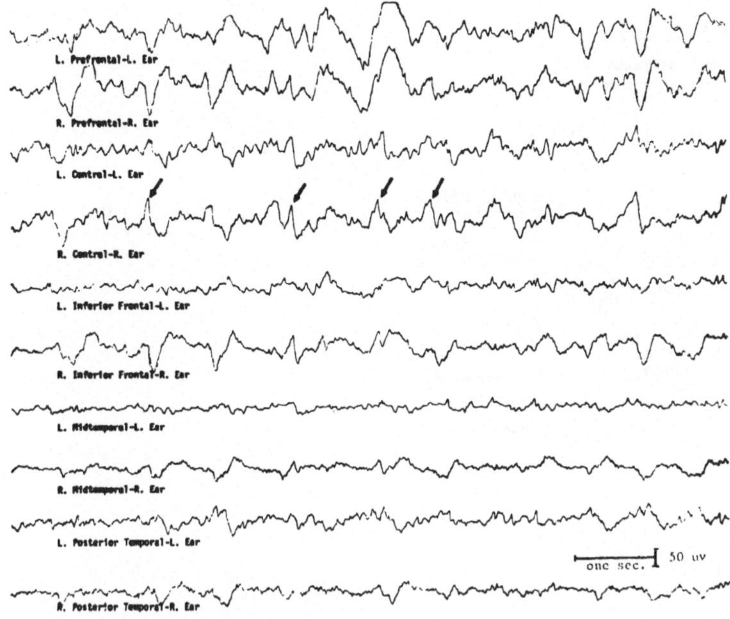

Abb. 3. Der Hintergrundaktivität superponierte ketamininduzier-
te Perioden (Nach 7)

die Spike-3/s-Wellen-Komplexe der Enzephalopathie über die gesamte Hemisphäre ausgebreitet sind.

Die Narkoseführung bei neurochirurgischen Operationen erfordert
Bedingungen, die einen suffizienten Perfusionsdruck (MAP - ICP),
Barostabilisation der Hirnsubstanz (ICP 5 - 15 Torr, entsprechend 7 - 20 mm H_2O), Polarisation der Endothel-Glia-Barriere
und Reduktion des zerebralen Blutdurchflusses (45 ml/100 g Ge-
webe/min) unter Senkung des zerebralen Energiestoffwechsels garantieren. Ketamin, Enfluran mehr als Halothan, N_2O erhöhen den
Hirndruck, zumeist über eine Arteriolendilatation, Opiate durch
Atemdepression, Droperidol und Fentanyl verhalten sich indif-
ferent. Die intravenösen Narkotika (Thiopental 3 - 4,5 mg/kg,
Etomidat 0,15 - 0,3 mg/kg, Althesin 0,07 - 0,1 ml/kg, Diazepam
0,3 mg/kg, Butyrat 50 mg/kg und Procain 0,7 - 1,0 mg/kg senken
den intrazerebralen Druck und entfalten durch Stoffwechselsen-
kung auf das Niveau des Pentosephosphatzyklus Membranstabilisa-
tion (Verhinderung der Glutathion-SH-Gruppe zu Disulfid) und
Perfusionsverbesserung über den Inverse steal zugleich eine zerebroprotektive Wirkung.

Zur Auswahl stehen zwei Anästhesieformen:
1. Die Neuroleptanalgesie. Prämedikation mit Atropin 0,5 mg,
Diazepam 10 mg; Induktion mit 1 mg Atropin wird gefolgt von
Practolol 0,4 mg/kg zur Blockierung des der Intubation folgenden arteriellen und intrazerebralen Druckanstiegs. Vorgabe von
0,01 mg/kg Pancuronium. Langsame intravenöse Injektion von 150
mg Thiopental oder 15 mg Etomidat oder 0,2 ml/kg Althesin. Re-

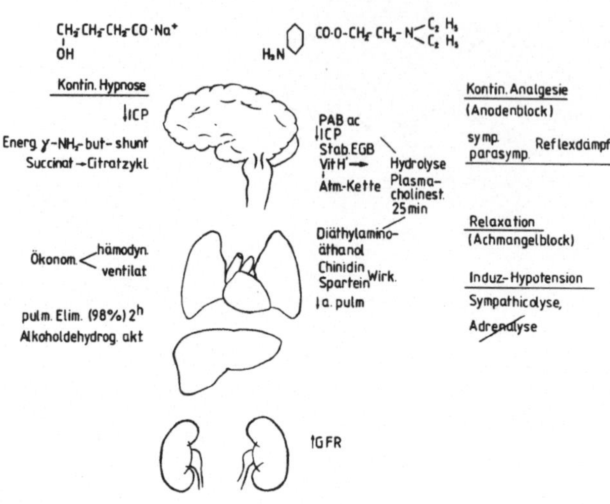

Abb. 4

laxation mit Succinylcholin 1 mg/kg, Hyperventilation bis zur
vollen Relaxation. Intubation nach der Lokalanästhesie von Larynx und oberer Trachea. Gabe von Pancuronium 0,1 mg/kg. Beatmung mit N_2O/O_2 2 : 1 (kontrollierte Hyperventilation bis zu
einem $PaCO_2$ von 30 Torr zur Senkung der N_2O-induzierten Hirndrucksteigerung; lediglich bei respiratorischer Insuffizienz
als Folge eines Schädel-Hirn-Traumas kann die Entscheidung zur
Beatmung mit 5 cm H_2O PEEP unter Anhebung des Kopfes um 30° gegeben sein). Analgesierung durch Low doses Fentanyl 0,0015 mg/kg.
Die Aneurysmachirurgie erfordert zusätzlich die induzierte Hypotension. Hierzu dient das gut steuerbare, rezeptorspezifische
Natriumnitroprussid (3 - 10 µg/kg/min). Zur Prävention der
Cyanidintoxikation werden Kalziumthiosulfat 6 mg/kg/h und Hy-
droxycobalamin 300 mg/kg appliziert. Bei Senkung der Vorlast
ist NPN durch initialen Hirndruckanstieg bei Normokapnie und
durch reaktive Hypertension und Tachyphylaxie durch Reinakti-
vierung, Barorezeptorenstimulation und zentrale Sympathikusaktivierung belastet. Sie können durch Gabe von Propranolol 0,4 mg,
besser des Alpha- und Betarezeptorenblockers Labetalol abgefan-
gen werden. Geeignet hierfür ist auch eine präoperative Basis-
drucksenkung (fünf Tage vor OP täglich 1 mg Reserpin), schließlich die Kombination von NPN 3,28 µg/kg/min mit Nitroglycerin
4,13 µg/kg/min. Zur Prüfung von Hirnnervenschädigung der Nn.
IX, X, XI wird das Erwachen des Patienten nach Antagonisierung
mit Atropin 0,018 - 0,02 mg/kg und Prostigmin 0,05 - 0,08 mg/kg
angestrebt. Bewußtlosigkeit, respiratorische Insuffizienz und
Störungen der Autoregulation erfordern Nachbeatmung.

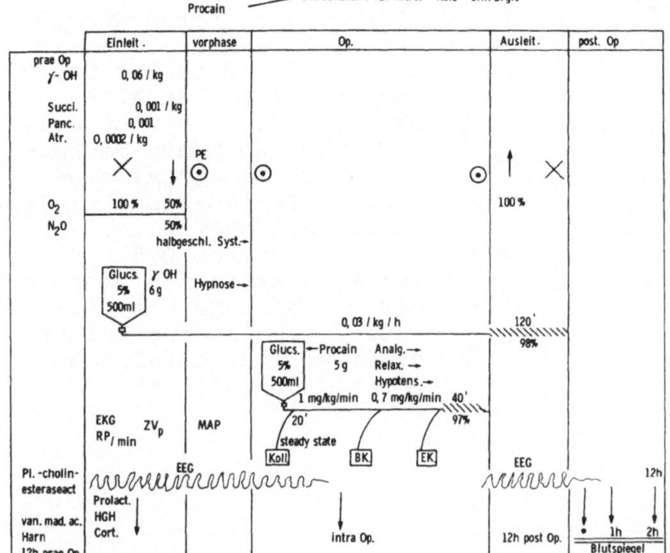

Abb. 5

Als Alternative zur NLA bietet sich die Infusion von Gammahydroxybuttersäure an. Beide Substanzen haben den Vorteil, Faktoren oder Koferment des zerebralen Stoffwechsels zu sein, zur
Biotransformation endogene Fermente vorzufinden und extrahepa-
tisch mit kurzer Halbwertszeit eliminiert zu werden. Butyrat
liefert stetige Hypnose, Procain ergänzt Analgesie, Reflex-
dämpfung, Relaxation induzierte Hypotension bei erhaltener va-
somotorischer Katecholaminsensibilität (Abb. 4). Zur Technik
(Abb. 5): Gabe von 0,5 mg Atropin, langsam intravenöse Injektion von 60 mg/kg Gammahydroxybuttersäure, Aufrechterhaltung
durch Tropfinfusion von 30 mg/kg Butyrat in 5%iger Glukose. Intubation unter Succinylcholinrelaxation, Zuschaltung von 1 mg/kg/
min Procain in 5%iger Glukose. Nach 20 min kann diese Dosis auf
0,7 mg/kg reduziert werden. Mäßige Hyperventilation mit N_2O/O_2
2 : 1. Im EEG (Abb. 6) findet sich während des gesamten Narkoseverlaufes bilateral synchrone, hochgespannte Deltaaktivität
als Ausdruck stabilen Tiefschlafes (13).

Butyrat und Procain werden nicht parenchymatös gespeichert. Sie
gewähren aufgrund ihrer kurzen Halbwertszeit eine überhang- und
rebound-freie postnarkotische Phase (Abb. 7).

Die Kunst der Anwendung intravenöser Narkotika bei Vorliegen
metabolischer, endokriner oder zentraler Dysregulationen besteht
darin, durch Auffinden geeigneter Kombinationen die Integrität
von Hirnperfusion und -struktur, eine Senkung der Stoffwechsel-
intensität und endokrine Ausgewogenheit zu erhalten.

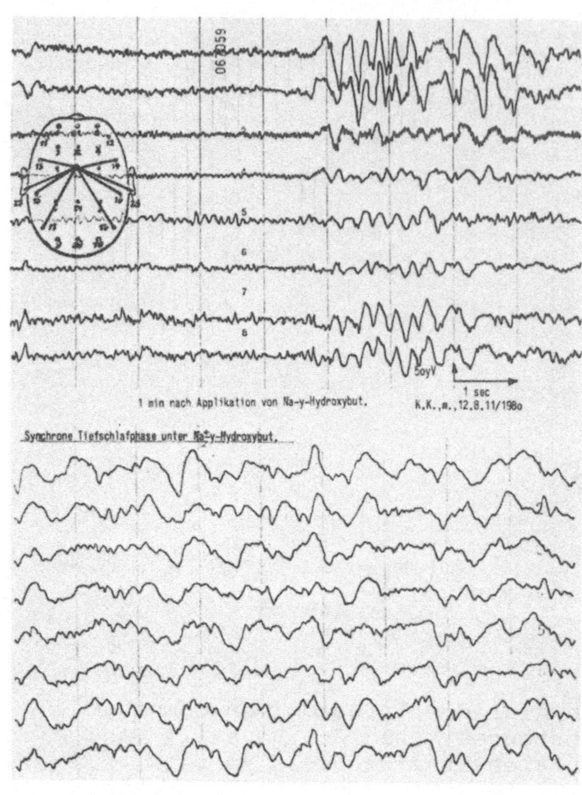

Abb. 6. Verhalten der bioelektrischen Aktivität während der Gammahydroxybuttersäure-Procain-Basisanästhesie. Direkter Übergang von normaler Alphaaktivität in die Tiefschlafphasen D und E mit hochgespannter, bilateral synchroner Deltawellenaktivität (obere Bildhälfte). Dominanz dieser O,5 - 2 Wellen/s-Aktivität während des gesamten Narkoseverlaufes als Ausdruck einer stabilen Tiefschlafphase (untere Bildhälfte)

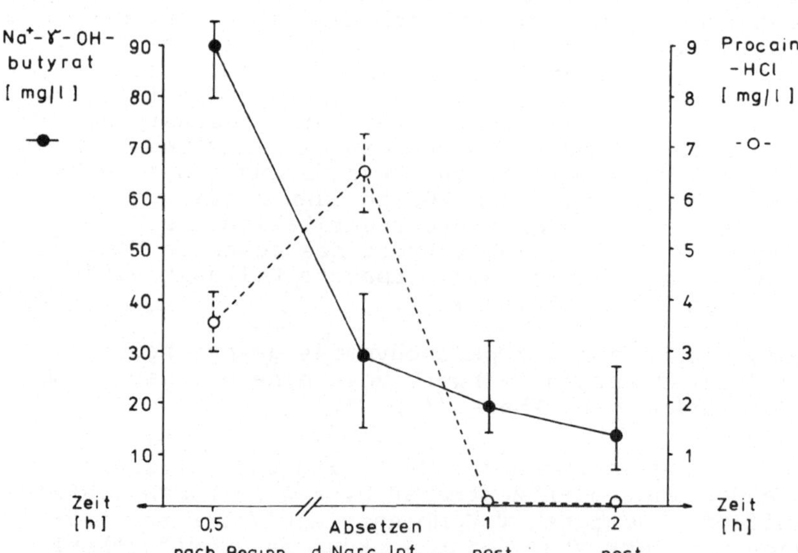

Abb. 7. Blutspiegelverhalten beider Faktoren der Gammahydroxybuttersäure-Procain-Basisanästhesie (Zehn Patienten mit > 10 h Narkosedauer. Mittelwerte gaschromatographischer Bestimmungen)

Literatur

1. BIDWAY, A. V. et al.: The effects of large doses of fentanyl and fentanyl with nitrous oxide on renal function. Canad. Anaesth. Soc. J. $\underline{23}$, 296 (1976)

2. BURDFIELD, CALVEY, zit. in MILLER, CULLEN: Renal failure and postoperative respiratory failure. Brit. J. Anesth. $\underline{48}$, 253 (1976)

3. CORSSEN, G., DOMINO, E.: Electroencephalographic effects of Ketamine-anesthesia in children. Anesth. Analg. $\underline{48}$, 141 (1969)

4. FROHMANN, L. A., BERNARDIS, L. L.: Effect of hypothalamic stimulation of plasma-glucose-insulin and glucagon levels. Amer. J. Physiol. $\underline{221}$, 1596 (1971)

5. HIMSWORTH, R. L.: Hypothalamic control of adrenalin secretion on response to insufficient glucose. Amer. J. Physiol. $\underline{206}$, 441 (1970)

6. KANIG, K.: Allgemeine und klinische Neurochemie, p. 149. Stuttgart: Fischer 1973

7. KUGLER, J., DOENICKE, A.: Enzephalose und Analgesie im klinischen Experiment. In: Ketamine (eds. M. GEMPERLE, H. KREUSCHER, D. LANGREHR). Anaesthesiologie und Wiederbelebung, Bd. 69, p. 231. Berlin, Heidelberg, New York: Springer 1973

8. McDERMOTT, R. W., STANLEY, T. H.: The cardiovascular effects of low concentrations of nitrous oxide during morphine anesthesia. Anesthesiology $\underline{41}$, 89 (1974)

9. OUMURA, Y.: Glucose- and osmosensitive neurons in the rat hypothalamus. Nature $\underline{222}$, 202 (1969)

10. OUMURA, T. et al.: Effects of anesthesia and surgery on plasma aldosteron concentration and renin activity in man. Brit. J. Anesth. $\underline{51}$, 747 (1979)

11. PFEIFER, G., TAUBERGER, G., SCHULTE am ESCH, J.: Wirkungen von Etomidate auf den zentralen Sympathicus, die Atmung und den Kreislauf. Prakt. Anästh. $\underline{13}$, 495 (1978)

12. PFLÜGER, H.: Besonderheiten der Narkoseführung beim Diabetiker. In: Kohlehydratstoffwechsel. Anaesthesiologie und Wiederbelebung, Bd. 37, p. 48. Berlin, Heidelberg, New York: Springer 1969

13. SCHOEPPNER, H., SITZER, G., ROLF, L., BOHN, G., VAN DER KLEIJN, E., AUSTERMANN, K. H.: Die Na$^+$-gamma-OH-butyrat/ Procain-Basisanästhesie in der Kiefer-Hals-Chirurgie. 7th World Congress of Anaesthesiologists. Hamburg, 14. - 21.9. 1980. Abstracts Nr. 638, p. 309

14. SCHÜTTLER, J., STOECKEL, H., LAUWEN, P. M.: Das Verhalten
    der Streßhormone HGH und Cortisol unter verschiedener Fen-
    tanyldosierung. XVI. Gemeinsame Tagung der Deutschen Ge-
    sellschaft für Anaesthesiologie und Intensivmedizin, der
    Schweizerischen Gesellschaft für Anaesthesiologie und Re-
    animation, der Österreichischen Gesellschaft für Anaesthe-
    siologie, Reanimation und Intensivtherapie, Innsbruck,
    5. - 8.9.1979

15. STANLEY, T. H., GRAY, M. H., BIDWAI, A. V., LORDON, R.:
    The effects of high dose morphine plus nitrous oxide on
    urinary output in man. Canad. Anaesth. Soc. J. $\underline{21}$, 379
    (1974)

Intravenöse Narkotika in der Kardiochirurgie

Von R. Gattiker und W. Dimai

Das ideale Anästhesieverfahren für herzchirurgische und andere
kardial vorgeschädigte Patienten muß neben der Gewährung adäquater Analgesie- und Hypnosebedingungen vor allem folgende
Forderungen erfüllen:

1. Möglichst geringe kardiodepressive Wirkung.

2. Erhaltung der Ökonomie des Myokardstoffwechsels durch Vermeidung der Stimulation von Parametern, die den myokardialen Sauerstoffbedarf erhöhen (Herzfrequenz, Wandspannung und
   systolischer Druck).

3. Keine Beeinflussung oder milde Herabsetzung der vaskulären
   Widerstände im großen und kleinen Kreislauf im Sinne einer
   Reduktion der Nachbelastung für das linke und das rechte
   Herz.

Auf der Suche nach einer Methode, die diesen Forderungen gerecht
wird, hat die kardiovaskuläre Anästhesie Ende der 60er und anfangs der 70er Jahre einen weltweiten und tiefgreifenden Um-
schwung erlebt. Während einerseits der kardiodepressive Effekt
der halogenisierten Inhalationsanästhetika im Tierversuch und
am Menschen bereits mehrfach untersucht und bestätigt worden
war, lagen andererseits auch schon seit 1942 Untersuchungen von
PAPPER und BRADLEY (13) vor, welche eine äußerst geringfügige
und nur passagere hämodynamische Wirkung von intravenös verab-
reichtem Morphin ergaben. 1969 veröffentlichten LOWENSTEIN und
seine Arbeitsgruppe (11) in Boston ihre Resultate über den kardiovaskulären Effekt hoher Morphindosen von 0,5 - 3,0 mg/kg Körpergewicht bei herzgesunden und herzkranken Patienten sowie über
Erfahrungen mit der intravenösen Morphinnarkose für kardiochi-
rurgische Eingriffe bei über 1.000 Patienten. Das Auffallendste
an diesen Resultaten ist der unterschiedliche Effekt hoher Morphindosen auf das kardiovaskuläre System herzkranker gegenüber
herzgesunder Patienten (Abb. 1). Während Herzgesunde auf die
intravenöse Gabe von hohen Morphindosen nur geringe Veränderungen ihrer hämodynamischen Parameter zeigten, hatte eine solche
bei Herzkranken einen geradezu günstigen Effekt, der sich in
einem leichten, aber signifikanten Anstieg von Herzzeit- und
Schlagvolumen sowie in einem Absinken des peripher-vaskulären
Systemwiderstandes äußerte. Der Druck im rechten Vorhof und in
der A. pulmonalis nahmen geringfügig zu bei unveränderten Werten des arteriellen Druckes und der Herzfrequenz.

Der abnorm hohe Gefäßtonus, einhergehend mit peripherer Vaso-
konstriktion und infolgedessen kalten, schlecht durchbluteten
Akren, wie wir es oft bei Patienten mit latenter oder manifester
Herzinsuffizienz sehen, scheint demnach durch hohe Morphingaben

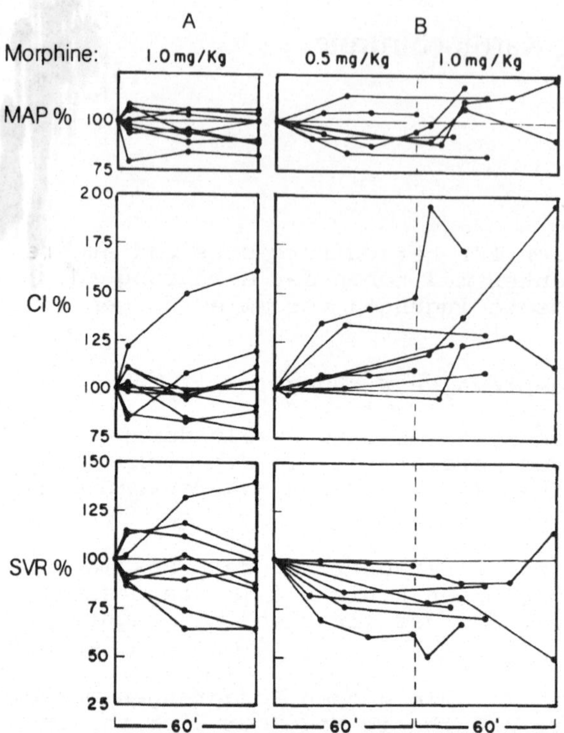

Abb. 1. Prozentuale Änderungen (Ordinate) des arteriellen Mitteldruckes (MAP), des Herzindex (CI) und des berechneten Systemwiderstandes (SVR) während je 60 min (Abszisse) nach intravenöser Injektion hoher Dosen von Morphin (0,5 und 1,0 mg/kg) bei
Herzgesunden (A) und bei Patienten mit erworbenen Herzklappen-
erkrankungen (B) (Nach 11)

gerade in dieser Patientengruppe besonders günstig beeinflußt
zu werden. Die Senkung des peripher-vaskulären Widerstandes und
damit der Nachbelastung des linken Herzens führt sekundär zu
einer Verbesserung der kardialen Auswurfleistung.

Die intravenöse Monoanästhesie mit hohen Morphindosen für kardiovaskuläre Eingriffe hat sich deshalb seit 1970 besonders in
den USA an vielen Zentren als Standardprozedere einen Platz er-
obert (8, 11, 19, 20), obwohl bereits 1973 von STANLEY und Mitarbeitern (19) auf ein beträchtliches venöses Pooling und einen vermehrten Blut- und Flüssigkeitsbedarf unter dieser Art
Anästhesie hingewiesen wurde, was natürlich besonders bei Herzpatienten als unerwünschte Nebenwirkung gewertet werden muß.

Inzwischen berichtete in Europa 1970 DE CASTRO (1) über ähnlich
günstige hämodynamische Wirkungen hoher Dosen des synthetischen
Opiates Fentanyl, welches bis vor kurzem in den USA nicht offi-
ziell zugelassen war. Die Fentanylanästhesie setzte sich deshalb in der Folge speziell an europäischen herzchirurgischen
Zentren durch und wurde seither Gegenstand zahlreicher hämody-

Tabelle 1. Intravenöse Anästhetika in der Kardiochirurgie (Universitätsspital Zürich)

	Prämedikation	Einleitung	Erhaltung (Dosis nach Bedarf)	Beatmung	F_IO_2
1973 - 1975	Thalamonal 1 - 2 ml s.c.	Fentanyl 15 - 50 µg/kg	Fentanyl	N_2O/O_2	0,5
	Piritramid 15 - 22,5 mg s.c.	Piritramid 0,4 - 0,5 mg/kg	Piritramid	N_2O/O_2	0,5
1975 - 1980	Flunitrazepam 1,0 - 2,0 mg per os	Flunitrazepam 1,5 - 2,0 mg (Etomidat 0,3 mg/kg) Fentanyl 2,5 - 5,0 - 10,0 µg/kg	Flunitrazepam Fentanyl	N_2O/O_2 (Luft/O_2)	0,5 0,5

namischer Studien im Experiment und unter klinischen Bedingungen (2, 9, 14, 15, 21), deren Resultate diejenigen von DE CASTRO (1) ergänzten und bestätigten. Das venöse Pooling bleibt unter Fentanyl praktisch aus.

Die von 1961 - 1973 von uns für die Kardiochirurgie angewandte konventionelle Inhalationsanästhesie mit Halothan und Methoxyfluran (4) wurde 1973 durch die intravenöse Fentanylanästhesie allmählich vollständig abgelöst. Die Halothananästhesie beschränkt sich noch auf wenige Fälle von Kleinkindern und Säuglingen oder einfache Herzoperationen, nach welchen der Patient sofort extubiert werden soll.

Bis zu der heute verwendeten Technik wurden indessen verschiedene Stadien durchlaufen, die in Tabelle 1 aufgeführt sind. Dazu ist zu ergänzen, daß Atropin bei kardiochirurgischen Patienten seit 1961 nur in vereinzelten Fällen (4), seit 1972 nur noch bei Kindern und seit 1977 überhaupt nicht mehr zur Prämedikation gegeben wird, sondern höchstens in seltenen Fällen während der Einleitungsphase intravenös. Die Intubation wird bei allen Patienten unter Pancuronium vorgenommen. Die zwischen 1973 und 1975 durchgeführten sogenannten Mononarkosen mit Fentanyl und Piritramid in relativ hohen Dosen ergaben zwar stabile Kreislaufverhältnisse, welche die vorgängig gestellten Forderungen weitgehend erfüllten. Als Nachteile sind jedoch die oft relativ oberlächliche Schlaftiefe und die durch Interaktion zwischen Lachgas und Opiaten (20), besonders in hohen Dosen, bedingte kardiodepressive Wirkung zu erwähnen, wie sie auch anhand eigener Untersuchungen an koronarchirurgischen Patienten (2) in Abb. 2 zur Darstellung kommt: 10 min nach Narkoseeinleitung (II) mit 15 µg/kg Fentanyl und Beatmung mit einem 1 : 1 N_2O/O_2-Gemisch (links) sinken mittlerer arterieller Druck, Herzzeit- und Schlagvolumen um 20 - 25 % ab, 30 min später (III) macht sich nur ein geringer Wiederanstieg der beiden letzten Parameter bemerkbar sowie ein nachträglicher Abfall von Frequenz und Systemwiderstand. 2,5 - 10 min nach Wiederholung der initialen Fentanyldosis sinken alle Parameter, besonders das Herzzeitvolumen, fortlaufend weiter ab, mit Ausnahme des peripheren Widerstandes. Ganz im Gegensatz dazu verhalten sich dieselben Parameter nach gleicher Fentanyldosierung, aber unter Beatmung mit einem 1 : 1 Luft-O_2-Gemisch (rechts). 10 min nach Narkoseeinleitung steigt hier das Herzzeitvolumen vor allem aufgrund einer Frequenzzunahme an, der arterielle Mitteldruck und der Systemwiderstand fallen nur unbedeutend ab. Nach 30 min befinden sich alle Parameter außer dem Systemwiderstand über den Ausgangswerten und zeigen auch kurz nach Wiederholung der initialen Fentanyldosis wieder steigende Tendenz.

Entsprechende Kreislaufuntersuchungen unter Piritramidanästhesie (12) haben ähnliche Resultate, jedoch keinen Vorteil von Piritramid gegenüber Fentanyl ergeben, wie auch von PATSCHKE und Mitarbeitern (14, 15) und von KARLICZEK und Mitarbeitern (10) bestätigt wurde.

Dagegen führt Pethidin zu einer starken und lang anhaltenden Blutdrucksenkung mit ausgeprägter Tachykardie, die von PATSCHKE

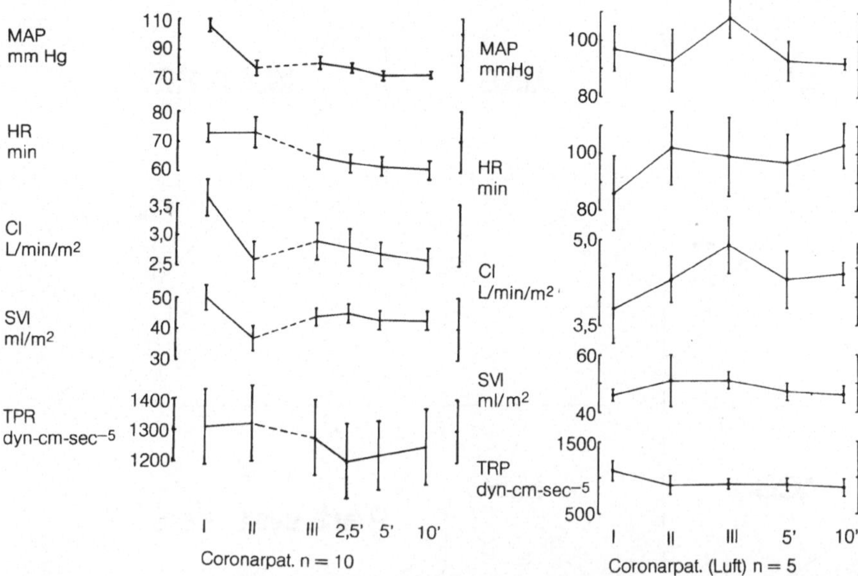

Abb. 2. Verhalten des mittleren arteriellen Druckes (MAP), der Herzfrequenz (HR), des Herzindex (CI), des Schlagvolumenindex (SVI) und des totalen peripheren Widerstandes (TPR) unter der Anästhesieeinleitung bei koronarchirurgischen Patienten mit Fentanyl (15 µg/kg) und Beatmung mit 1 : 1 N_2O/O_2 (links) im Gegensatz zu 1 : 1 Luft/O_2 (rechts). I = Kontrollwerte beim wachen prämedizierten Patienten, II = 10 min nach Narkoseeinleitung und Intubation, III = 30 min nach Narkoseeinleitung und Intubation, 2,5', 5', 10' = Minuten nach Wiederholung der initialen Fentanyldosis. Mittelwerte und Standardabweichungen (2)

und Mitarbeitern (15) sowie von anderen in ihrer Arbeit zitierten Autoren mindestens zum Teil als Folge einer Herabsetzung der myokardialen Kontraktilität und Auswurfleistung des Herzens nachgewiesen werden konnte. Pethidin ist deshalb als Opiat zu Narkosezwecken für herzgeschädigte Patienten abzulehnen.

Die ausschließliche Verwendung eines Opiates, d. h. eines praktisch reinen Analgetikums zu Narkosezwecken in sehr hohen Dosen, um gleichzeitig auch einen gewissen hypnotischen Effekt zu erzielen, ist widersinnig. Das in der klassischen Neuroleptanalgesie mit Fentanyl kombinierte Dehydrobenzperidol wird für kardial geschädigte Patienten wegen seiner unberechenbar alphablockierenden, zur Tachykardie führenden und den myokardialen Sauerstoffverbrauch steigernden Eigenschaften (18) nicht gerne verwendet. In dem Benzodiazepin Flunitrazepam fanden wir 1975 ein ideales Hypnotikum zur Ergänzung der intravenösen Fentanylanästhesie in der Kardiochirurgie. Flunitrazepam wird, wie aus Tabelle 1 hervorgeht, nicht nur während Einleitung und Erhaltung der Anästhesie, sondern in peroraler Form auch am Vorabend und am Operationstag zur Prämedikation verabreicht. Neben seiner ausgezeichneten und sicheren hypnotischen Wirkung führt Flunitrazepam vorwiegend durch Vasodilatation zu einer milden,

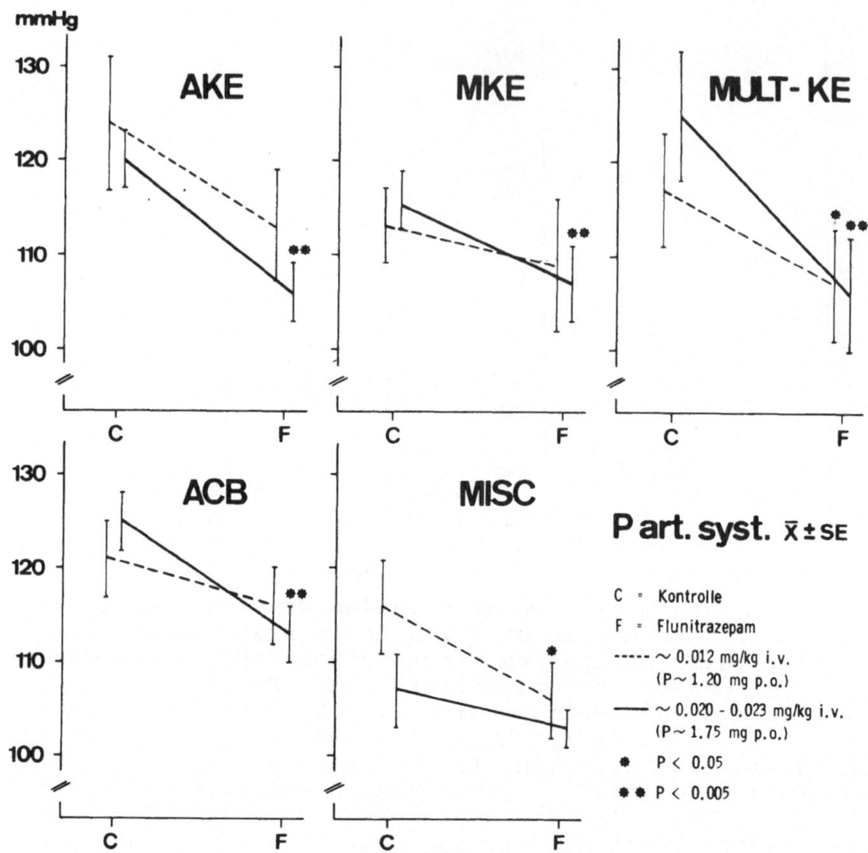

Abb. 3 a. Verhalten des systolischen Blutdruckes unter zwei verschiedenen Dosierungen von Flunitrazepam zur Prämedikation und zur Anästhesieeinleitung bei verschiedenen Gruppen herzchirurgischer Patienten (AKE, MKE, Mult-KE = Aorten-, Mitral- und Mehrklappenersatz, ACB = aortokoronare Bypassoperationen, Misc = Verschiedenes). Gestrichelt = niedrige Dosierung (Prämedikation mit durchschnittlich 1,20 mg per os, Einleitung mit durchschnittlich 0,012 mg/kg i.v.). Ausgezogen = höhere Dosierung (Prämedikation mit durchschnittlich 1,75 mg per os, Einleitung mit durchschnittlich 0,020 - 0,023 mg/kg i.v.)

dosisabhängigen Senkung des arteriellen Druckes und der Herzfrequenz, wie in Abb. 3 a und 3 b bei verschiedenen Gruppen von kardiochirurgischen Patienten gezeigt wird (5), ohne einen wesentlichen Effekt auf die Inotropie des Herzens auszuüben, wie auch von SEITZ und Mitarbeitern (17) und TARNOW und Mitarbeitern (21) bestätigt wird. Flunitrazepam eignet sich auch deshalb ausgezeichnet zur Kombination mit Opiaten, weil es im kleinen Kreislauf eine ausgesprochen drucksenkende Wirkung hat (6, 16, 21) und dadurch die durch Opiate bedingte Druckerhöhung antagonisiert. Gleichermaßen wird bei Anästhesieeinleitung die unter Fentanyl auftretende Rigidität des Thorax weitgehend unterdrückt.

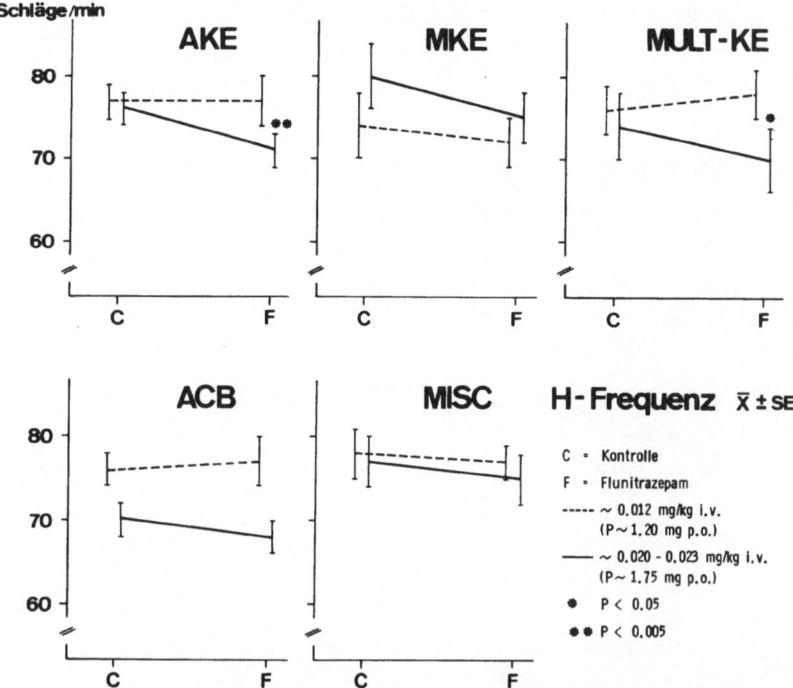

Abb. 3 b. Verhalten der Herzfrequenz unter zwei verschiedenen Dosierungen von Flunitrazepam zur Prämedikation und zur Anästhesieeinleitung bei verschiedenen Gruppen herzchirurgischer Patienten (AKE, MKE, Mult-KE = Aorten-, Mitral- und Mehrklappenersatz, ACB = aortokoronare Bypassoperationen, Misc = Verschiedenes). Gestrichelt = niedrige Dosierung (Prämedikation mit durchschnittlich 1,20 mg per os, Einleitung mit durchschnittlich 0,012 mg/kg i.v.). Ausgezogen = höhere Dosierung (Prämedikation mit durchschnittlich 1,75 mg per os, Einleitung mit durchschnittlich 0,020 - 0,023 mg/kg i.v.)

Mit dem Ziel einer eigentlichen Dosisfindung für Fentanyl in Kombination mit Flunitrazepam wurden bei koronarchirurgischen Patienten Kreislaufuntersuchungen während Narkoseeinleitung, Intubation, Hautschnitt und Sternotomie mit drei verschiedenen Fentanyldosen, jedoch unter gleichbleibender Flunitrazepammedikation durchgeführt (3). Die Resultate sind in den Abb. 4 a und 4 b dargestellt. Die Herzfrequenz ändert sich unter allen drei Fentanyldosen nicht signifikant und zeigt im allgemeinen nur geringe Streuungen um die Mittelwerte mit sinkender Tendenz. Dagegen erkennt man beim mittleren arteriellen Druck, besonders unter niedrigster Fentanyldosis (initial 2,5 µg/kg) nach der Intubation und vor Vertiefung der Anästhesie für den Hautschnitt, eine große Streuung mit steigender Tendenz des Mittelwertes, was bei Koronarpatienten unerwünscht ist. Die mittlere (initial 5 µg/kg) und die höhere (initial 10 µg/kg) Fentanyldosis vermögen den Intubationsstimulus zu unterdrücken und zeigen auch weit geringere Streuungen. Das Rate-pressure-product (RPP) wird

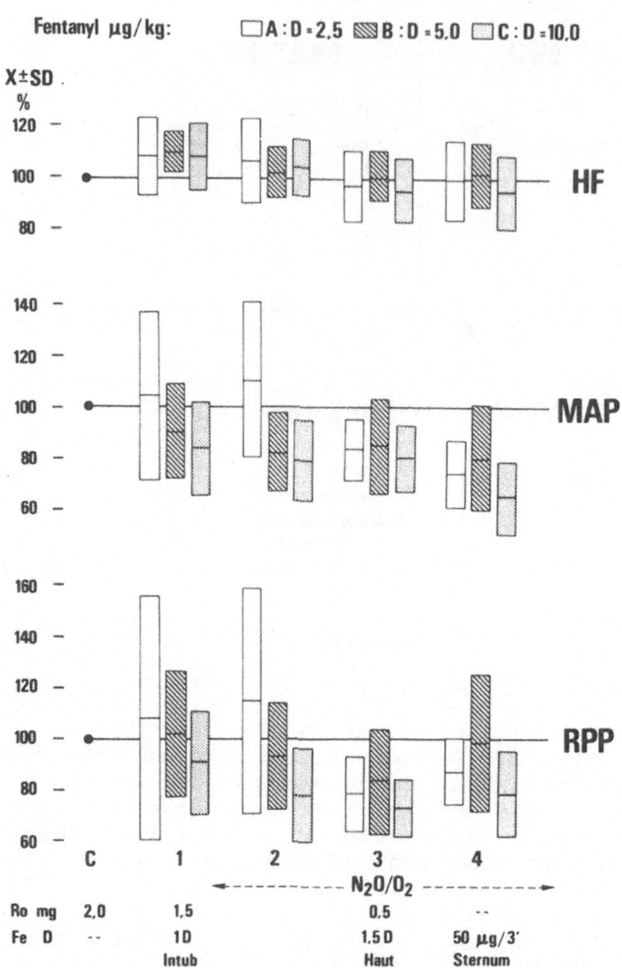

Abb. 4 a. Prozentuale Änderungen (Mittelwerte und Standardab-
weichungen) gegenüber dem Kontrollwert (100 %) einiger hämody-
namischer Parameter während Anästhesieeinleitung, Intubation,
Hautschnitt und Sternotomie bei je zehn koronarchirurgischen
Patienten unter verschiedenen Dosen von Fentanyl (Initialdosis
= D : A = 2,5, B = 5,0, C = 10,0 µg/kg) und in allen Gruppen
identischen Dosen von Flunitrazepam (Ro): Prämedikation 2,0 mg
per os, Einleitung 1,5 mg i.v.
C = Kontrollwert nach Prämedikation, 1 = nach Intubation und
Einleitung, 2 = 5 min vor Hautschnitt, 3 = nach Vertiefung der
Anästhesie mit 1,5mal der initialen Fentanyldosis und nach Haut-
schnitt, 4 = nach Sternotomie bei Gaben von 50 µg Fentanyl al-
le 3 min vom Hautschnitt bis zur Sternotomie in jeder Gruppe.
Herzfrequenz (HF), mittlerer arterieller Druck (MAP), Rate-
pressure-product (RPP)

heute vielfach als einfachstes Maß zur Abschätzung des myokardialen Sauerstoffverbrauchs (7) herangezogen. Erwartungsgemäß

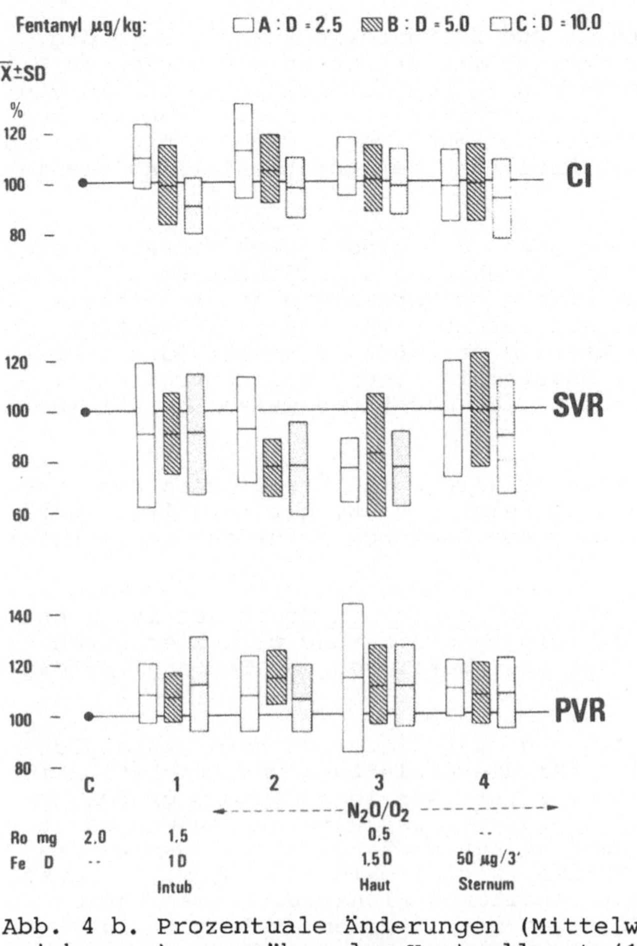

Abb. 4 b. Prozentuale Änderungen (Mittelwerte und Standardab-
weichungen) gegenüber dem Kontrollwert (100 %) einiger hämody-
namischer Parameter während Anästhesieeinleitung, Intubation,
Hautschnitt und Sternotomie bei je zehn koronarchirurgischen
Patienten unter verschiedenen Dosen von Fentanyl (Initialdosis
= D : A = 2,5, B = 5,0, C = 10,0 µg/kg) und in allen Gruppen
identischen Dosen von Flunitrazepam (Ro): Prämedikation 2,0 mg
per os, Einleitung 1,5 mg i.v.
C = Kontrollwert nach Prämedikation, 1 = nach Intubation und
Einleitung, 2 = 5 min vor Hautschnitt, 3 = nach Vertiefung der
Anästhesie mit 1,5mal der initialen Fentanyldosis und nach Haut-
schnitt, 4 = nach Sternotomie bei Gaben von 50 µg Fentanyl al-
le 3 min vom Hautschnitt bis zur Sternotomie in jeder Gruppe.
Herzindex (CI), systemvaskulärer Widerstand (SVR), pulmonal-
vaskulärer Widerstand (PVR)

resultieren auch hier große Streuungen bei der niedrigsten und
mittleren Fentanyldosis während Einleitung und Intubation. Nach
Vertiefung der Anästhesie kurz vor dem Hautschnitt, was in jeder Gruppe mit 1,5mal der jeweiligen Initialdosis von Fentanyl
erreicht wurde, verhalten sich die drei Parameter in sämtlichen

Gruppen während Hautschnitt und Sternotomie stabil. Nach dem
Hautschnitt und bis zur Sternotomie erhielten die Patienten
aller Gruppen kleine Dosen von 50 µg Fentanyl in Abständen von
3 min. Die rund 20 % Senkung des mittleren arteriellen Druckes
und des RPP unter mittlerer und hoher Fentanyldosierung vor und
nach dem Hautschnitt mit Vertiefung der Anästhesie sind signifikant.

Das Herzzeitvolumen steigt unter der niedrigsten Fentanyldosierung während Einleitung und Intubation signifikant um ca. 10 %
an und bleibt erhöht, um erst nach Vertiefung der Anästhesie
zur Norm zurückzukehren. Mit der höchsten Fentanyldosierung
sinkt es dagegen signifikant um ca. 10 %, erreicht dann aber
schon vor Vertiefung der Anästhesie wieder den Kontrollwert.
Alle übrigen Werte verändern sich nicht und weisen nur kleine
Streuungsbreiten auf.

Der Systemwiderstand hat unter allen drei Dosierungen sinkende
Tendenz. Die Streuungen sind relativ groß, der Abfall ist nur
kurz vor und nach Vertiefung der Anästhesie für den Hautschnitt
signifikant.

Die geringe Widerstandserhöhung im kleinen Kreislauf ist nicht
signifikant. Die fentanylbedingte Steigerung wird hier durch
Flunitrazepam in allen drei Dosisbereichen von Fentanyl erfolgreich unterdrückt.

Diese Untersuchung hat ergeben, daß die niedrigste Fentanyldosis von initial 2,5 µg/kg für die Einleitung und Intubation im
allgemeinen nicht ausreichend ist, was in den enorm großen
Streuungen des arteriellen Druckes, des Rate-pressure-product
und des Systemwiderstandes zum Ausdruck kommt. Dagegen werden
mit der mittleren und höheren Initialdosis von 5 bzw. 10 µg/kg
zusammen mit der konstant gehaltenen Flunitrazepammedikation
adäquate Anästhesiebedingungen mit stabilen Kreislaufverhältnissen erzielt, was besonders bei Koronarpatienten einerseits
am schwierigsten zu erreichen, andererseits jedoch von entscheidender Bedeutung ist.

Die Vorteile der kombinierten Anästhesietechnik mit dem Analgetikum Fentanyl und dem Hypnotikum Flunitrazepam möchten wir
wie folgt zusammenfassen:

1. Minimale Beeinflussung der Inotropie und Chronotropie des
   Herzens.

2. Keine Sensibilisierung des Reizleitungssystems auf andere
   Drogen, wie z. B. Katecholamine.

3. Keine Interferenz mit Betarezeptorenblockern und Glykosiden.

4. Minimales venöses Pooling.

5. Keine potentielle Organschädigungen der Subsysteme Leber,
   Niere und Lungen durch toxische Metabolite.

6. Möglichkeit der selektiven Vertiefung von Analgesie und Hypnose und dadurch individuelle Gestaltung einer streß-freien Anästhesie.

7. Antagonisierung der opiatbedingten Druck- und Widerstands-erhöhung im kleinen Kreislauf durch Flunitrazepam.

8. Protrahierte Sedierung und Atemdämpfung, welche die in der Kardiochirurgie postoperativ erwünschte Weiterführung der kontrollierten Beatmung bis zur Erreichung stabiler Kreis-laufverhältnisse erleichtert.

Literatur

1. DE CASTRO, J.: L'anesthésie à base de fentanyl utilisé à hautes doses. Ars Med. 4, 87 (1970)

2. DIMAI, W., GATTIKER, R.: Hochdosierte Fentanyl-Anästhesie in der Herzchirurgie. Zentraleuropäischer Anästhesie-Kongress, Bremen 1975, Abstracts p. 153

3. DIMAI, W., ALON, E., KAYE, S. E., GATTIKER, R.: Hemodynamic effects of various fentanyl doses combined with flunitraze-pam for coronary artery bypass grafting. 7th World Congress of Anaesthesiologists, Hamburg 1980, Abstracts p. 164

4. GATTIKER, R.: Anästhesie in der Herzchirurgie. Bern, Stutt-gart, Wien: Huber 1971

5. GATTIKER, R.: Hemodynamic effects of Flunitrazepam. 5th European Congress of Anaesthesiologists, Paris 1978 (Symposium: Hemodynamic effects of intravenous anaesthetics, Chairman: M. Zindler) (Nicht publiziert)

6. GAUER, E. F., DITTMANN, M., RÜEGGER, R., WOLFF, G.: Erfahrungen mit Flunitrazepam bei langzeitbeatmeten Patienten mit besonderer Berücksichtigung der hämodynamischen Auswirkungen. In: Bisherige Erfahrungen mit "Rohypnol" (Flunitraze-pam) (eds. W. HÜGIN, G. HOSSLI, M. GEMPERLE), p. 181. Basel: Editiones Roche 1976

7. GOBEL, F. L., NORDSTROM, L. A., NELSON, R. R., JORGENSEN, C. R., WANG, Y.: The rate-pressure-product as an index of myocardial oxygen consumption during exercise in patients with angina pectoris. Circulation 57, 549 (1978)

8. HASBROUCK, J. D.: Morphine anesthesia for open heart surgery. Ann. thorac. Surg. 10, 364 (1970)

9. HEMPELMANN, G., SEITZ, W., PIEPENBROCK, S.: Kombination von Etomidate und Fentanyl. Ein Beitrag zur Haemodynamik, Inotropie, myokardialem Sauerstoffverbrauch und selektiver Gefäßwirkung. Anaesthesist 26, 231 (1977)

10. KARLICZEK, G. F., BRENKEN, U., AGNEW, M.: Narkoseeinleitung mit Etomidate und Piritramid bei Patienten mit Koronarsklerose oder Klappenfehlern. Anaesthesist 29, 1 (1980)

11. LOWENSTEIN, E., HALLOWELL, Ph., LEVINE, F. H., DAGGETT, W. M., AUSTEN, W. G., LAVER, M. B.: Cardiovascular response to large doses of intravenous morphine in man. New Engl. J. Med. 281, 1389 (1969)

12. MÜLLER, H., DIMAI, W., GATTIKER, R.: Vergleichende Untersuchungen von Piritramid und Methoxyfluran zur Anästhesie für koronarchirurgische Eingriffe. Kongreßbericht der DGAW, Jahrestagung 1974, p. 958. Erlangen: Perimed 1975

13. PAPPER, E. M., BRADLEY, S. E.: Hemodynamic effects of intravenous morphine and pentothal sodium. J. Pharmacol. exp. Ther. 74, 319 (1942)

14. PATSCHKE, D., GETHMANN, J. W., HESS, W., TARNOW, J., WAIBEL, H.: Hämodynamik, Koronardurchblutung und myokardialer Sauerstoffverbrauch unter hohen Fentanyl- und Piritramiddosen. Anaesthesist 25, 309 (1976)

15. PATSCHKE, D., EBERLEIN, H. J., HESS, W., OSER, G., TARNOW, J., ZIMMERMANN, G.: Hämodynamik, Koronardurchblutung und myokardialer Sauerstoffverbrauch unter hohen Morphin-, Pethidin-, Fentanyl- und Piritramiddosen. Anaesthesist 26, 239 (1977)

16. RIFAT, K., BOLOMEY, M.: Les effets cardio-vasculaires du "Rohypnol" utilisé comme agent d'induction anesthésique. In: Bisherige Erfahrungen mit "Rohypnol" (Flunitrazepam) (eds. W. HÜGIN, G. HOSSLI, M. GEMPERLE), p. 84. Basel: Editiones Roche 1976

17. SEITZ, W., HEMPELMANN, G., PIEPENBROCK, S.: Zur kardiovaskulären Wirkung von Flunitrazepam. Anaesthesist 26, 249 (1977)

18. SONNTAG, H.: Coronardurchblutung und Energieumsatz des menschlichen Herzens unter verschiedenen Anaesthetica. Anaesthesiologie und Wiederbelebung, Bd. 79. Berlin, Heidelberg, New York: Springer 1973

19. STANLEY, T. H., GRAY, N. H., STANFORD, W., ARMSTRONG, R.: The effects of high-dose morphine on fluid and blood requirements in open-heart operations. Anesthesiology 38, 536 (1973)

20. STOELTING, R. K., GIBBS, P. S.: Hemodynamic effects of morphine and morphine-nitrous oxide in valvular heart disease and coronary artery disease. Anesthesiology 38, 45 (1973)

21. TARNOW, J., HESS, W., SCHMIDT, D., EBERLEIN, H. J.: Narkoseeinleitung bei Patienten mit koronarer Herzkrankheit: Flunitrazepam, Diazepam, Ketamin, Fentanyl. Eine hämodynamische Untersuchung. Anaesthesist 28, 9 (1979)

Ein Beitrag zur Anwendung intravenöser Anästhetika in der postoperativen Sedierung und Analgesie

Von H. Suttmann, A. Doenicke, E. Blazejewicz, A. Blahs und
E. Ebentheuer

In den ersten postoperativen Stunden durchläuft der Patient oftmals unangenehme und gelegentlich auch vital bedrohliche Phasen. In dieser Zeit ist die ärztliche Betreuung vielfach lücken-
haft und muß meistens vom Pflegepersonal übernommen werden.

Einige nur bedingt abschätzbare Einflüsse erschweren die Schmerztherapie in diesen ersten postoperativen Stunden und können die
Behandlung zu einem Problem werden lassen:

1. Allgemeinzustand und Begleiterkrankungen des Patienten,
2. Art und Umfang der chirurgischen Traumatisierung,
3. Art und Dauer des Narkoseverfahrens mit seinen spezifischen
   Nebenwirkungen.

Hieraus resultiert eine zum Teil erhebliche Beeinträchtigung
der Homöostase mit konsekutiver Umstellung des Intermediärstoffwechsels und der neurohumoralen Regelung. Diese Umstellung muß
als physiologische Anpassung in der Regenerationsphase angesehen werden.

Bei Patienten ohne ernste Begleiterkrankungen dienen Analgesie
und Sedierung (Anxiolyse) der Besserung des subjektiven Wohlbefindens, bei Risikopatienten sind sie ein wesentlicher Bestandteil der kausalen Therapie. Überschießende Streßreaktionen müssen unterdrückt werden, um eine Dekompensation zu verhindern.
Allerdings muß berücksichtigt werden, daß alle potenten Analgetika und Sedativa die Atmung deutlich beeinträchtigen. Aus vergleichenden Untersuchungen geht hervor, daß neben postoperativen Schmerzen und Hypothermie (2) auch Hypoxie (1) einen starken Katecholaminliberator darstellt (Abb. 1).
Es stellen sich folgende Fragen:
a) Bestehen unter den verwendeten Analgetika und Sedativa Unterschiede und bedeutet die Kombination verschiedener Substanzen, z. B. eines Morphinomimetikums mit einem Benzodiazepin, eine Verbesserung der Therapie?

b) Ist auf diese Weise eine Einsparung an Analgetika und eine
   Verbesserung des subjektiven Befindens ohne Verschlechterung
   der Blutgaswerte möglich?

Bei einer Analyse dieser Fragen müssen Einflußfaktoren wie Narkose, Alter und Geschlecht sowie die Art des Eingriffs berücksichtigt werden. Anhand klinischer Untersuchungen soll auf die
Wirkung und Wechselwirkung einiger gebräuchlicher Analgetika
und Sedativa eingegangen werden.

Die folgenden Ergebnisse wurden in einer kontrollierten, prospektiven Studie an insgesamt 36 Patienten gewonnen. Um zu ei-

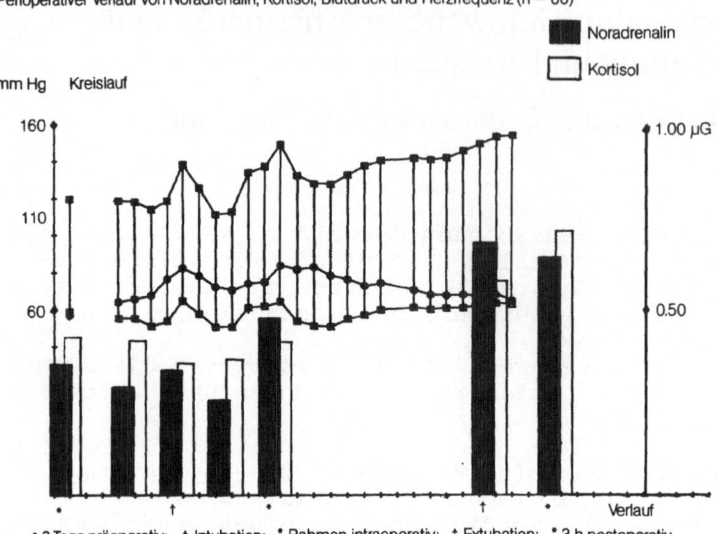

Abb. 1. Perioperativer Verlauf von Noradrenalin, Kortisol, Blutdruck und Herzfrequenz (n = 60)

ner klinisch relevanten Aussage zu gelangen, wurden Patienten
beiderlei Geschlechts im Alter von 20 bis 70 Jahren einbezogen.
Aufgrund der hohen intra- und postoperativen Schmerzbelastung
sowie der damit verbundenen Schonhaltung erschienen Abdominal-
eingriffe für die Fragestellung der postoperativen Schmerzbekämpfung besonders geeignet.

Einer Aufnahmeuntersuchung ein bis zwei Tage vor der Operation
schloß sich postoperativ über 24 h ein engmaschiges Registrie-
ren folgender Zielgrößen an: Blutgase aus der A. radialis, in-
vasiv gemessener Blutdruck, Grundängstlichkeit und Verlauf der
Zustandsangst nach SPIELBERGER, vegetative Begleiterscheinungen,
Schmerzbelastung und Medikamentenverbrauch.

Zur Analgesie wurden die beiden Morphinomimetika Pentazocin
(Fortral) und Piritramid (Dipidolor), zur Sedierung die Benzodiazepine Lormetazepam (Noctamid) und Flunitrazepam (Rohypnol)
verwendet.

Zusätzlich kamen keinerlei Analgetika oder Sedativa zum Ein-
satz. Die i.v. verabreichte Dosis betrug im einzelnen: 30 mg
Pentazocin, 7,5 mg Piritramid, 0,5 mg Lormetazepam und 0,5 mg
Flunitrazepam.

Es wurde davon ausgegangen, daß es sich um jeweils äquianalge-
tische bzw. äquisedative Dosen handelt. In Abhängigkeit von der
Schmerzbelastung erhielten die Patienten entweder ein reines
Morphinomimetikum oder die Kombination eines Morphinomimetikums
mit einem der beiden Benzodiazepine. Die gleiche Medikation

wurde je nach Bedarf bis zur ausreichenden Wirkung, jedoch frühestens nach 30 min nachinjiziert.

Um den Einfluß der Narkose zu erfassen, kamen insgesamt zwei standardisierte Verfahren zur Anwendung:
Elektrostimulationsanästhesie (ESA),
Benzodiazepin-Fentanyl-Kombinationsanästhesie (BFA).

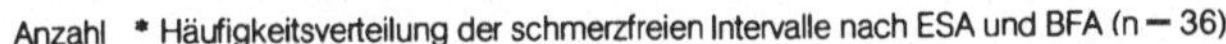

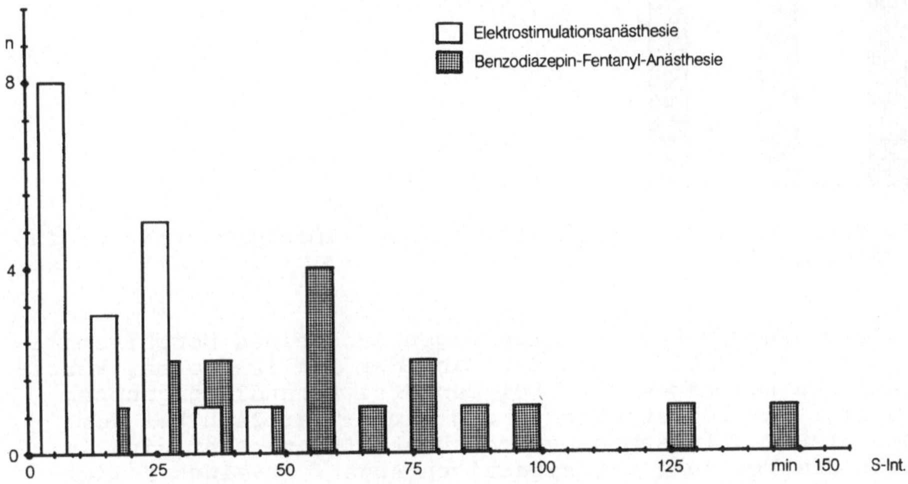

Abb. 2. Häufigkeitsverteilung der schmerzfreien Intervalle nach ESA und BFA (n = 36)

Bezüglich des postoperativen Analgetikaverbrauchs bringt der Hang-over des intraoperativ verabreichten Analgetikums eine Einsparung am Gesamtverbrauch innerhalb 24 h. Das schmerzfreie Intervall gibt diesen Sachverhalt gut wieder. Gemeint ist die Zeit, die von der Extubation bis zur ersten postoperativen Analgetikagabe vergeht. In Abb. 2 sind die schmerzfreien Intervalle nach zwei sehr unterschiedlichen Narkoseverfahren dargestellt. Während bei der ESA durchschnittlich nach 20 min eine Schmerzmittelgabe erfolgt, ist bei der BFA erst nach etwa 70 min ein Analgetikum notwendig. Vereinfachend kann gesagt werden, daß in den ersten postoperativen Stunden an Analgetika nachgegeben werden muß, was in der Narkose eingespart wurde. Wie die Blutgasanalyse zeigt, ist die bedarfsgerechte Medikation einer schematischen Dosierung vorzuziehen. Dafür spricht auch die hohe individuelle Streuung der schmerzfreien Intervalle bei beiden untersuchten Verfahren. Nach der Kombinationsnarkose mit Fentanyl erstreckt sich der Bereich von wenigen Minuten bis zu 4 h.

Wie erwartet, ging der Gesamtverbrauch von Analgetika innerhalb 24 h bei der Kombination eines Morphinomimetikums mit einem

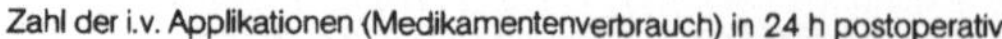

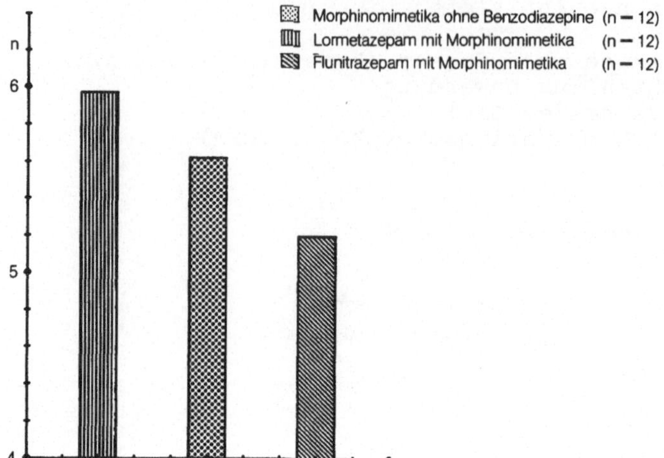

Abb. 3. Zahl der i.v. Applikationen (Medikamentenverbrauch) in 24 h postoperativ

Benzodiazepin gegenüber der alleinigen Gabe eines Morphinomimetikums zurück. In Abb. 3 ist die Zahl der Applikationen, korrigiert auf das Körpergewicht, bei den drei Behandlungsgruppen dargestellt. Die höchste Einsparung wurde über 24 h bei dem sehr potenten Flunitrazepam verzeichnet. Interessant sind im Vergleich die Verläufe der situativen Angst. In einem Kollektiv mit annähernd gleicher Grundängstlichkeit und gleich hoher Situationsangst am präoperativen Tag fällt der Angstpegel postoperativ bei den Behandlungsgruppen mit einer Kombinationstherapie deutlich ab, während die Angstspiegel der allein mit einem Morphinomimetikum behandelten Patienten etwa das Ausgangsniveau beibehalten (Abb. 4). Zustandsangst und Grundängstlichkeit wurden nach SPIELBERGER mit den Selbstbeurteilungsbögen STAI G-X1 und STAI G-X2 gemessen (3, 4).

Die Empfindlichkeit dieser Testmethode steht in einer engen Beziehung zum Alter und zum Geschlecht. Dabei erreichen Frauen in ihrer verbal geäußerten Grundängstlichkeit und der präoperativen Zustandsangst deutlich höhere Werte als Männer. Die situationsbedingten Veränderungen sind bei jungen Patienten höher als bei alten. Nach den Angaben scheinen junge Frauen am stärksten unter dem Operationserlebnis zu leiden, während alte Männer ein relativ indifferentes Verhalten zeigen. Die Subjektivität bedingt, daß Angst und Schmerz nur schwer meßbare Größen darstellen. Ihr Einfluß auf die Homöostase ist jedoch unbestritten. Für eine rationale Pharmakotherapie benötigen wir trotz methodischer Schwierigkeiten ein "Maß" für diese Einflußfaktoren.

Meßtechnisch einfacher verläuft die Analyse vegetativer Parameter, wie z. B. die der Blutgase. Postoperativ kommt es zu einer bedenklichen Azidose. Dabei überlagern sich zwei Effekte.

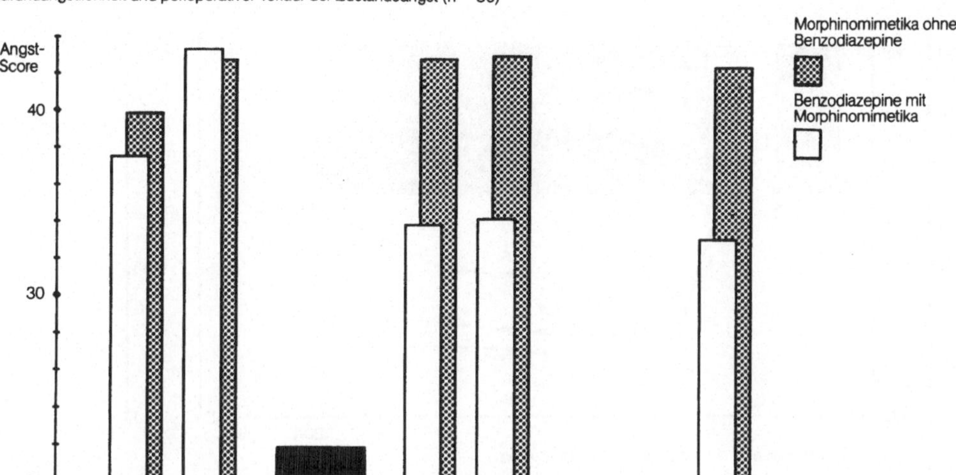

Abb. 4. Grundängstlichkeit und perioperativer Verlauf der Zustandsangst (n = 36)

Bereits intraoperativ, während unter maschineller Beatmung für eine Normoventilation und ein Überangebot an Sauerstoff gesorgt wird, führt die streßbedingte Umstellung des Intermediärstoffwechsels zu einer metabolischen Azidose. In den ersten postoperativen Stunden verschlechtert sich diese metabolische Azidose durch eine ausgeprägte Hypoxie. Aufgrund eines insuffizienten Atemmusters ergibt sich eine unterschiedliche Behinderung des Atemgastransports. Während die CO_2-Partialdrucke im Normbereich bleiben, sinkt der Sauerstoffpartialdruck unter die Ausgangswerte ab. Hypoxie und Azidose stellen zwei starke Atemantriebe dar. Über die Rückkoppelung der Atemregulation sorgen sie für eine respiratorische Kompensation.

Mit ihrem hemmenden Effekt auf das Stammhirn greifen sowohl Sedativa als auch Analgetika in diesen Regelkreis ein. Nach intravenöser Applikation läßt sich der Einfluß durch die Blutgasanalyse zeigen. In den ersten Minuten kommt es zu einem deutlichen Abfall der O_2-Partialdrucke, der nach etwa 15 min wieder ausgeglichen ist (Abb. 5). Diese Befunde decken sich mit dem Verlauf bei gesunden Versuchspersonen (5).

Der Anstieg der CO_2-Partialdrucke ist weniger stark ausgeprägt, dauert jedoch über 30 min an und normalisiert sich erst nach der 60. min. Unter der verminderten Empfindlichkeit der Chemorezeptoren kommt es nach Analgetika und Sedativa nur noch bedingt zur notwendigen Kompensation.

Während die alleinige Gabe eines der beiden Morphinomimetika eine relativ diskrete Veränderung der Blutgase bewirkt (6), führt die Kombination mit einem Benzodiazepin zu einer weite-

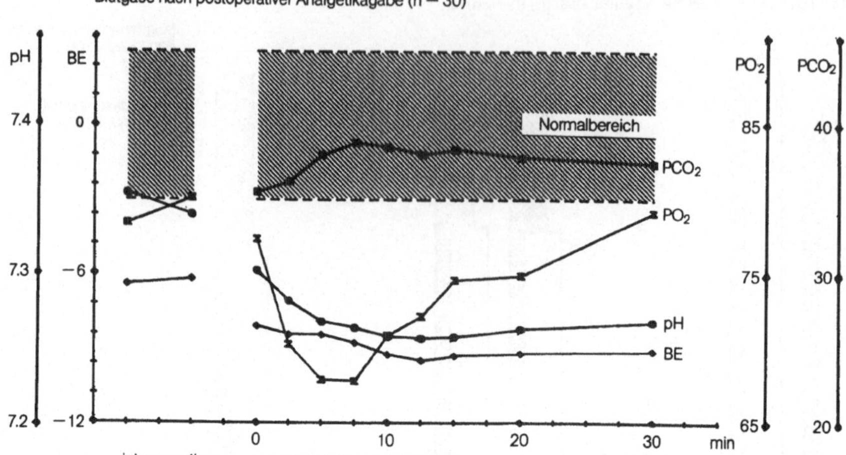

Abb. 5. Blutgase nach postoperativer Analgetikagabe (n = 30)

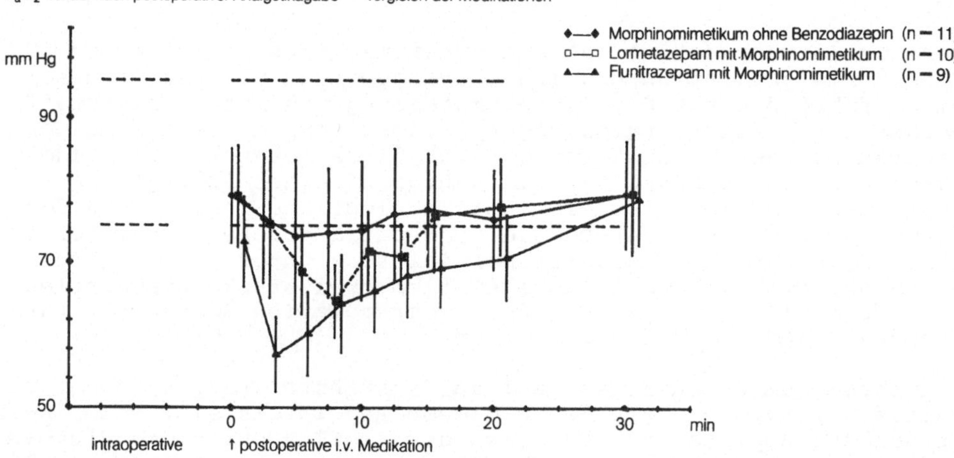

Abb. 6. PaO2-Verlauf nach postoperativer Analgetikagabe - Vergleich der Medikationen

ren Verschlechterung. Bei Flunitrazepam muß sogar mit erheblicher Beeinträchtigung gerechnet werden, die in drei Fällen zu einer Sauerstoffinsufflationstherapie zwang. Aus dem Verlauf der Sauerstoffpartialdrucke ist zu ersehen, daß die Auswirkung der Medikation auf etwa 10 - 15 min beschränkt bleibt (Abb. 6). Die azidotische Stoffwechsellage hält jedoch über diese Akutphase hinaus an.

Beim Einsatz potenter Analgetika, und nur solche sind bei starken Schmerzen sinnvoll, kann eine Einsparung und Verbesserung des subjektiven Befindens durch Kombination mit einem Benzodiazepin erreicht werden. Eine zu starke Sedierung führt jedoch zu einer zusätzlichen Atemdepression. Es bleibt die Frage, ob Schmerzfreiheit auf intravenösem Wege überhaupt ohne Beeinträchtigung der Atemfunktion erreicht werden kann. Beim gegenwärtigen Stand ist die postoperative Schmerztherapie weniger ein pharmakologisches, als vielmehr ein personelles und technisches Problem.

Eine ausreichende Analgesie und Sedierung ist mit i.v. Narkotika möglich. Nur eine gute Überwachung und die individuelle Betreuung rechtfertigen ihren Einsatz.

<u>Literatur</u>

1. GANONG, W. F., GOLDFIEN, A.: Regulation der Nebennierenmark-Sekretion. In: Lehrbuch der medizinischen Physiologie, p. 340 (1979)

2. OTTERMANN, U., DUDZIAK, R., APPEL, E., PALM, D.: Die Wirkung der Hypothermie und Methoxyflurane-Narkose auf die sympathoadrenerge Aktivität bei Herzoperationen. Vortrag Jahrestagung der Deutschen Gesellschaft für Anästhesie und Wiederbelebung. Travemünde, 7. - 9.10.1976

3. SPIELBERGER, C. D., GORSUCH, R. L., LUSHENE, R. E.: Manual for state trait anxiety inventory. Consulting Psychologists Press 1970

4. SPIELBERGER, C. D., AUERBACH, S. M., WADSWORTH, A. P., DUNN, T. M., TAULBEE, E. S.: Emotional reaction to surgery. J. cons. clin. Psychol. <u>40</u>, 33 (1973)

5. SUTTMANN, H., DOENICKE, A., SOHLER, W., HIEBL, R.: Blutgasveränderungen nach Gabe von Lormetazepam und Flunitrazepam. In: Anaesthesiologie und Intensivmedizin, Bd. 133, p. 8.1. Berlin, Heidelberg, New York: Springer 1980

6. VOGEL, W., BURCHARDI, H.: Der Einfluß verschiedener Analgetika (Pethidin, Pentazocin und Piritramid) auf Atmung und Kreislauf. Z. prakt. Anästh. <u>7</u>, 69 (1972)

Beitrag zur Anxiolysemessung in der Anästhesie

Von B. Ulsamer

Um die anxiolytischen Eigenschaften des neuen Benzodiazepinderivates Lormetazepam (3) zu prüfen, wurde eine klinische placebokontrollierte Doppelblindstudie durchgeführt. Da auf bewährte Versuchsanordnungen nicht zurückgegriffen werden konnte, wurde ein Modell zur Angstmessung entworfen, das speziell auf die klinische Situation zugeschnitten war.

Methodik

An der Untersuchung nahmen nur Patienten (Risikogruppe ASA I) teil, die sich zum ersten Mal einer Operation in Spinalanästhesie unterzogen. Alle Patienten wurden vom selben Untersucher prämediziert und anästhesiert. Sie waren während der Leitungsanästhesie zu jedem Zeitpunkt bei Bewußtsein und erlebten die gesamte Operation und die Operationsatmosphäre mit.

Interferenzen mit anderen Medikamenten waren ausgeschlossen, da außer der zu prüfenden Substanz und dem Lokalanästhetikum kein anderes Medikament verabreicht wurde.

Basierend auf dem Konzept der "State-trait"-Angst (5, 10, 11) benutzten wir zwei Selbstbeurteilungsskalen - die Erlanger Angstskala EAS-S von GALSTER und SPÖRL (4) zur Messung der situativen, den STAI-G X2 von SPIELBERGER (10) zur Messung der habituellen Angst. Der STAI-G X2 wurde den Patienten am Tag vor der Operation, die Erlanger Angstskala EAS-S im OP-Vorraum vor der Spinalanästhesie, im OP-Saal vor Beginn der Operation, unmittelbar nach Operationsende und 24 h post operationem vorgelegt.

Den Patienten wurden neun Fragen bezüglich Begleiterscheinungen der Spinalanästhesie unmittelbar nach Operationsende und 24 h post operationem in Form einer Selbstbeurteilungsskala gestellt. Der Summenscore spiegelt den Grad der Beeinträchtigung des Wohlbefindens wieder.

Der Grad der Ausgeglichenheit wurde mit Hilfe eines Punktesystems, der Nisbet-Norris-Skala (7, 8, 9), gemessen. In dieses System gehen zu 40 % eine Angstbeurteilung des Patienten durch den Untersucher als subjektiver, zu 60 % das Blutdruck- und Pulsverhalten als objektiver Parameter ein. Eine hohe Ausgeglichenheit deutet auf Angstfreiheit, ein niedriger Grad der Ausgeglichenheit auf Ängstlichkeit hin.

Der kontrollierten Studie lag ein Randomisierungsplan mit Doppelblindcharakter zugrunde. Die Patienten wurden im Rahmen der präoperativen Visite durch den Untersucher über Ziel und Ablauf der Studie informiert. Ihr Einverständnis vorausgesetzt, wurden sie in das Randomisierungsschema aufgenommen, wobei eine Gruppe (n = 25) die zu prüfende Substanz Lormetazepam (1 - 2 mg oral und 0,5 - 1,0 mg i.v.) erhielt und die andere (n = 25) Placebo.

Zur biometrischen Hypothesenprüfung wurde generell eine Irrtumswahrscheinlichkeit $\alpha \leq 0,10$ festgelegt.

Ergebnisse

Kernstück unserer psychometrischen Messungen war die Erlanger Angstskala, mit der die situative Angst zu vier verschiedenen Zeitpunkten gemessen wurde.

Erwartungsgemäß war die situationsbedingte Angst bei beiden Behandlungsgruppen unmittelbar vor der Operation hoch, fiel nach Operationsende auf Normalwerte (d. h. Werte von Studenten in unbelasteter Situation) ab und stieg 24 h post operationem wieder geringfügig an.

Zu beiden Meßzeitpunkten vor der Operation wurden deutlich niedrigere Angstscores bei den mit Lormetazepam behandelten Patienten festgestellt als bei den unbehandelten (p < 0,1 im OP-Vorraum, p < 0,05 im OP-Saal).

Eine Bestätigung fand das Ergebnis der Angstmessung in der Beurteilung der Begleiterscheinungen durch die Patienten: Die mit Lormetazepam behandelten Patienten empfanden den Operationsablauf wesentlich angenehmer als die unbehandelten Patienten (p < 0,05). Unter Lormetazepam erreichten die Patienten im Durchschnitt eine höhere Ausgeglichenheit als unter Placebo (p < 0,05).

Zusammenfassung

In einer placebokontrollierten Doppelblindstudie erhielten 25 Patienten vor Spinalanästhesie 1 - 2 mg Lormetazepam oral und 0,5 - 1,0 mg Lormetazepam i.v. präoperativ und 25 Patienten Placebo (NaCl) vor der Operation.

Vor, während und nach der Operation wurden mit einer standardisierten Skala der subjektive Angstgrad, die Ausgeglichenheit und die Begleiterscheinungen erfaßt.

Die Angst war am Operationstag vor dem Operationstermin am größten, sie konnte durch Lormetazepam gegenüber Placebo gesenkt werden.

Das Erlebnis der Operationsatmosphäre war wesentlich angenehmer, die Begleiterscheinungen unter Lormetazepam geringer.

Die mit Lormetazepam behandelten Patienten waren ausgeglichener als die mit Placebo behandelten.

Da alle Patienten zu jedem Zeitpunkt wach und kooperativ waren,
lassen sich die Ergebnisse des Anxiolysemodells nicht mit einem Sedierungseffekt im Sinne von Schläfrigkeit, sondern mit
der anxiolytischen Wirkung des Benzodiazepinderivates erklären.

Literatur

1. BYRNE, D.: The repression-sensitization-scale: Rationale,
   reliability and validity. J. Personality 29, 334 (1961)

2. BYRNE, D.: Repression-sensitization as a dimension of personality. In: Progress in experimental personality research
   (ed. B. A. MAHER), vol. 1. New York: Academic Press 1970

3. DOENICKE, A., KUGLER, J., KROPP, M., LAUB, M., KALBFLEISCH,
   G.: Der hypnotische Effekt des neuen Benzodiazepinderivates Lormetazepam nach intravenöser Injektion. Anaesthesist
   28, 578 (1979)

4. GALSTER, I. V., SPÖRL, G.: Entwicklung einer Skala zur Quan-
   tifizierung transitorischer und habitueller Angstzustände.
   Neurol. Psychiat. 5, 223 (1979)

5. GLANZMANN, P., LAUX, L.: The effects of trait anxiety and
   two kinds of stressors on state anxiety and performance.
   In: Stress and anxiety (ed. C. D. SPIELBERGER, I. G. SARA-
   SON), vol. 5. Washington: Hemisphere/Wiley 1978

6. KROHNE, H. W.: Untersuchungen mit einer deutschen Form der
   Repression-Sensitization-Skala. Z. klin. Psychol. 3, 239
   (1974)

7. NISBET, H. I. A., NORRIS, W.: Objective measurement of sedation II: A simple scoring system. Brit. J. Anaesth. 35,
   618 (1969)

8. NORRIS, W., NISBET, H. I. A.: Objective measurement of sedation I.: Introduction: General considerations. Brit. J.
   Anaesth. 35, 473 (1963)

9. NORRIS, W.: The quantitative assessment of premedication.
   Brit. J. Anaesth. 41, 778 (1969)

10. SPIELBERGER, C. D.: Anxiety: state-trait process. In: Stress
    and anxiety (eds. C. D. SPIELBERGER, I. G. SARASON), vol. 1.
    Washington: Hemisphere/Wiley 1975

11. SPIELBERGER, C. D., GORSUCH, R. L., LUSHENE, R. E.: Manual
    for the state-trait-anxiety inventory. Palo Alto/Calif.:
    Consulting Psychologists Press 1970

Ausblick über weitere Entwicklungen von i.v. Hypnotika

Von A. Doenicke, J. Kugler, H. Suttmann, Ch. Bretz, H. Haegler und
J. Wörschhauser

Folgende Forderungen sind an ein ideales, intravenös zu applizierendes Anästhetikum zu stellen:

1. rasche und ohne Exzitation erfolgende Einleitung,
2. gute Steuerbarkeit - Möglichkeit, je nach Operationserfor-
   dernis die Narkose zu verlängern, d. h. kurze Halbwertszeit,
   kein Hang-over,
3. neben hypnotischer auch analgetische Wirkung,
4. keine Herz-Kreislauf-Belastung,
5. keine Atemdepression,
6. keine Histaminfreisetzung,
7. gute Venenverträglichkeit, möglichst wasserlöslich,
8. keine Metabolisierung in der Leber.

Wenn man diese Punkte betrachtet, so gibt es bisher kein Anästhetikum, das diesen Forderungen gerecht würde. Es ist daher
verständlich, wenn die Industrie immer wieder nach neuen i.v.
Anästhetika forscht. Noch in klinischer Erprobung (Phase 2)
stehen die drei Anästhetika Midazolam, Minaxolon und Diprivan.
Über Midazolam ist in den letzten Jahren ausführlich berichtet
worden, so daß es nicht erforderlich ist, hierauf näher einzugehen.

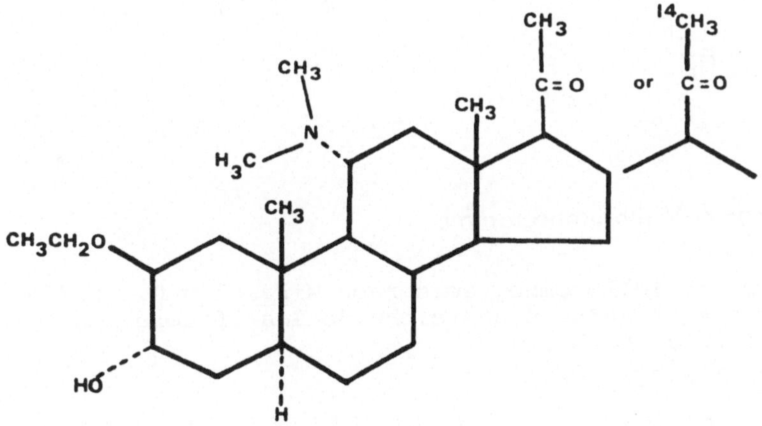

Abb. 1. Strukturformel von Minaxolon (2ß-ethoxy-3α-hydroxy-
11α-dimethylamino-5α-pregnan-20-one)

310

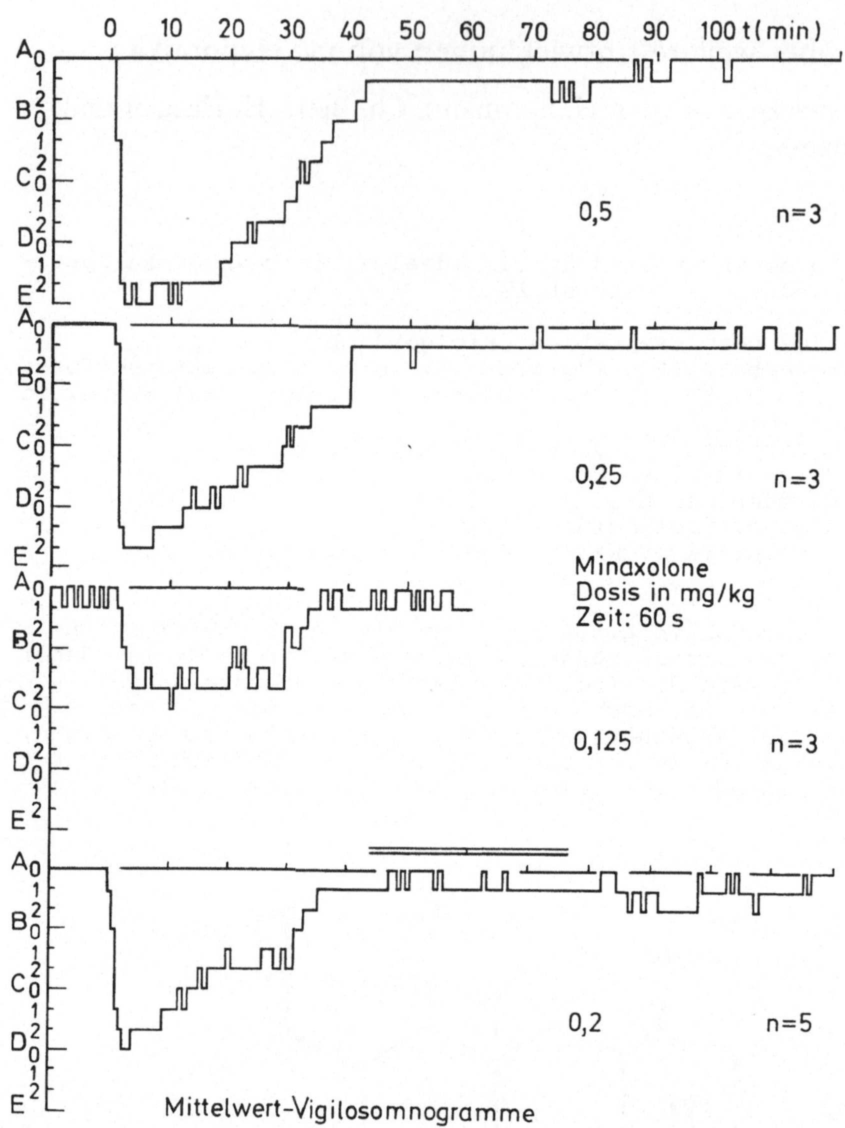

Abb. 2. Mittelwert-Vigilosomnogramme nach Minaxolon 0,2 mg/kg
Körpergewicht (n = 5) zeigten ausreichende Schlaftiefe und
-dauer. Vergleiche auch Abb. 4

Minaxolon

Minaxolon bleibt aus Gründen karzinogener Schäden im Tierexperiment bis auf weiteres einer abschließenden klinischen Prüfung
vorenthalten. Da in der eigenen Abteilung vor diesem Verbot einige vielversprechende Ergebnisse erzielt worden sind, ist es
angezeigt, die Substanz dennoch vorzustellen.

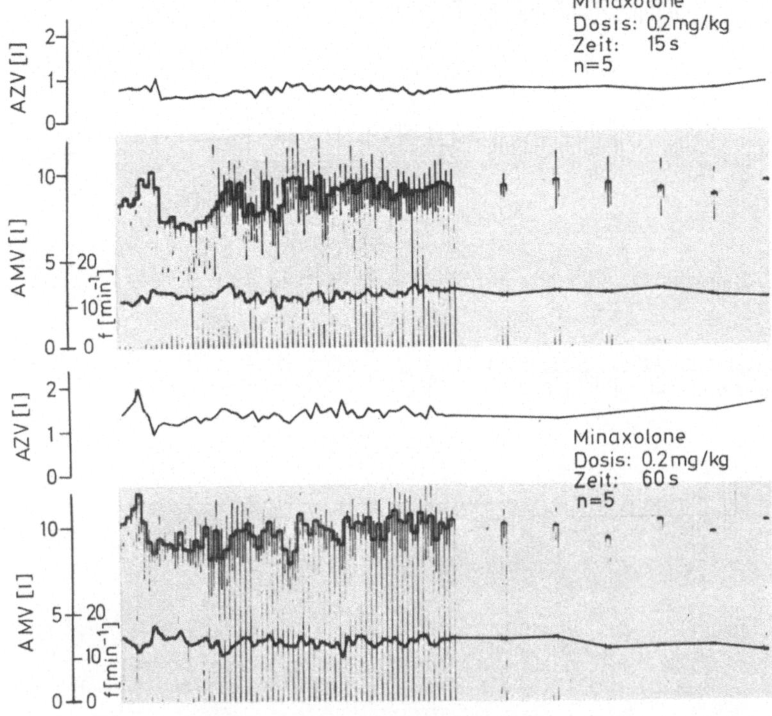

Abb. 3 a. Atemzugvolumen (AZV) und Atemminutenvolumen (AMV) sowie Frequenz nach 0,2 mg/kg Körpergewicht. Nach 15 s dauernder Injektionszeit hat das Atemminutenvolumen in der 1. min deutlich abgenommen

Minaxolon ist das erste wasserlösliche Steroid mit der in Abb. 1 dargestellten Struktur. Es wird schnell metabolisiert und besitzt nach den klinischen Erfahrungen einiger englischer Zentren keine analgetische Wirkung. Da eine Dosisfindungskurve nicht erstellt wurde, haben wir diese nachvollzogen (Abb. 2). Dabei hat sich eine optimale Dosierung von 0,2 mg/kg KG herausgestellt. Bei dieser Dosierung war eine Schlafinduktion bis zum Schlafstadium D_1 möglich und die Nebenwirkungen auf Atmung und Kreislauf (Abb. 3) blieben gering.

Bei einer Dosierung von über 0,2 mg/kg KG erscheinen uns die Nebenwirkungen (Apnoe, Myokloni, Kreislauf) zu hoch, so daß wir diese Dosierungen für klinische Studien am Patienten für kontraindiziert halten. Auf die begrenzten Möglichkeiten eines guten i.v. Hypnotikums, mit einer Überdosierung eine analgetische Wirkung zu erreichen, muß immer wieder hingewiesen werden. Wir halten es weiterhin für angezeigt, eine Vergleichsuntersuchung mit Etomidat durchzuführen. Beide Hypnotika wurden in einer Dosis von 0,2 mg/kg KG nach einer Prämedikation mit Atropin binnen 15 s appliziert. Die EEG-Veränderungen nach Minaxolon treten mit einer Latenz von 48 s auf (Abb. 4), die ersten EEG-Veränderungen sind bei Etomidat vergleichsweise schneller, näm-

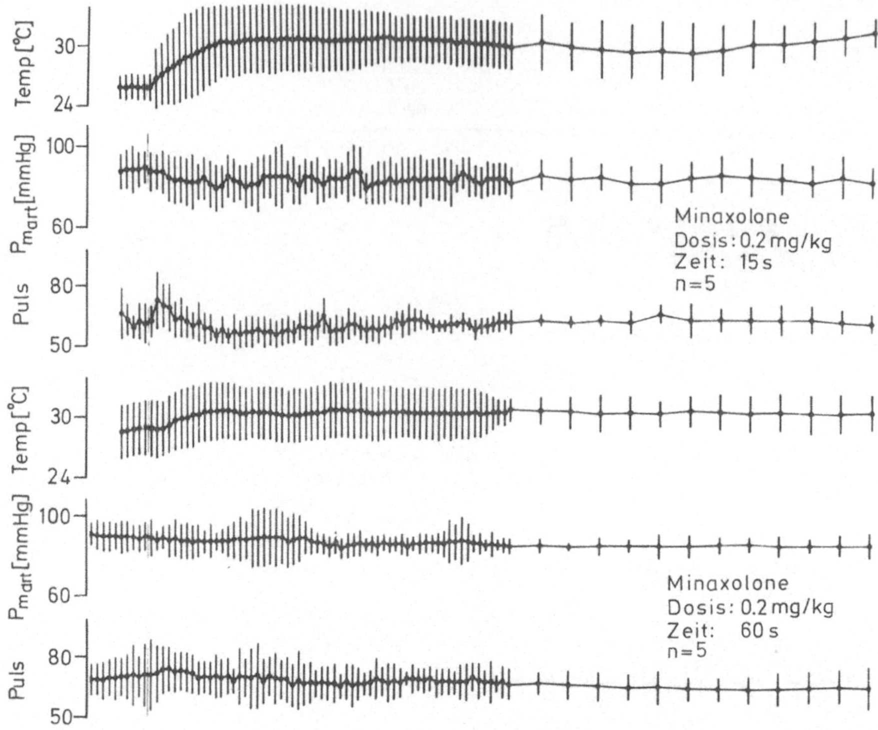

Abb. 3 b. Der arterielle Mitteldruck war sowohl nach der 5. s als auch nach der 60. s unverändert. Die periphere Temperatur nahm nach der 15 s dauernden Injektion signifikant zu (obere Bildhälfte)

lich nach 36 s feststellbar. Das Wirkungsmaximum nach Minaxolon wird nach 90 s erreicht, es entspricht im Mittel einem D_1-Stadium (D_0 - D_2), das nach 9,6 min beendet ist. Mit dem spontanen Erwachen der Patienten ist um die 50. min zu rechnen. Im Vergleich dazu ist Etomidat ein wesentlich kürzer wirkendes Hypnotikum. Die maximale Schlaftiefe im Stadium D_1 - E_0 dauert von 0,9 min - 5,3 min, spontanes Erwachen erfolgt nach 16,5 min. Die Standardabweichung (Abb. 5) ist bei beiden Medikamenten gering, nämlich ungefähr eine Schlaftiefenstufe, d. h. es kann mit Sicherheit die erwünschte Wirkung erzielt werden. Während nach Minaxolon in der Dosisfindungsstudie bei höheren Dosen zwischen 0,25 mg und 0,5 mg/kg KG ausgesprochene Myokloni zu sehen waren, ist diese Nebenwirkung bei der Dosis von 0,2 mg/kg KG kaum nachweisbar gewesen.

Bei den Nebenwirkungen zeigten sich einige Unterschiede zwischen den beiden Hypnotika:

1. Atmung:
   Bei Minaxolon blieben die Atemfrequenz und -tiefe bei fünf von acht Probanden gleichmäßig (Abb. 6). Bei zwei Probanden wurde die Atmung kurzfristig flacher und normalisierte sich

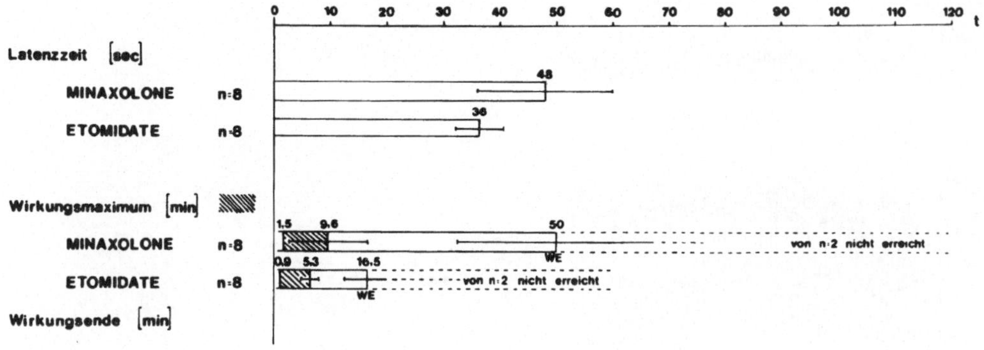

Abb. 4. Pharmakodynamik nach Minaxolon und Etomidat

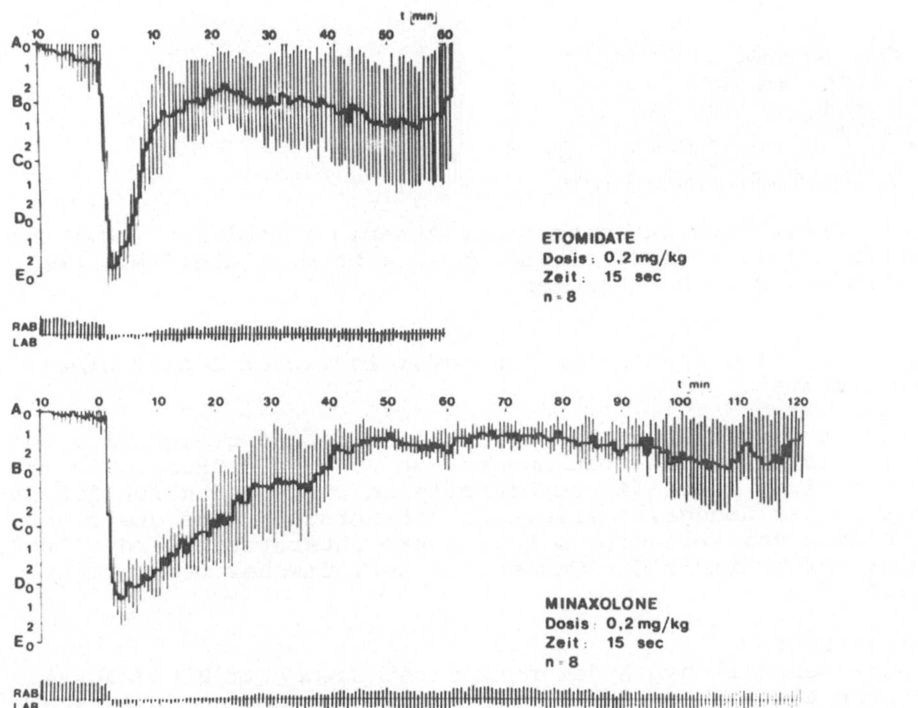

Abb. 5. Im Vigilosomnogramm war zum Zeitpunkt der maximalen
Tiefe sowohl bei Etomidat als auch bei Minaxolon die Standard-
abweichung gering. Aus dem Vigilosomnogramm ist die längere
Wirkung von Minaxolon deutlich erkennbar

nach 1 min. Lediglich ein Proband verfiel in eine periodische
Atmung mit Cheyne-Stokes-Charakteristik und Apnoepausen bis

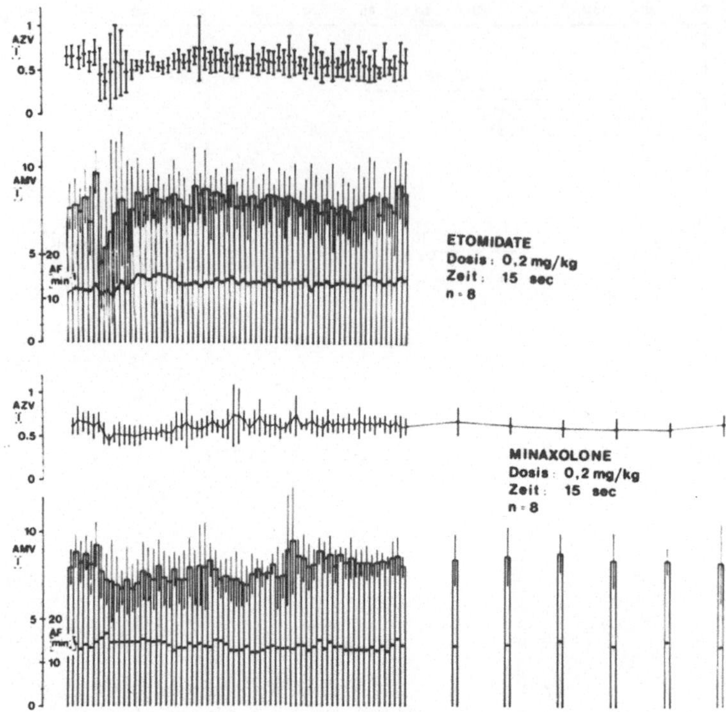

Abb. 6. Unter Etomidat nahmen das Atemminutenvolumen (AMV) und das Atemzugvolumen (AZV) deutlich ab (obere Bildhälfte). Geringe Veränderung nach Minaxolon

zu 35 s, die sich bis in den physiologischen Schlaf hinein fortsetzten.

Unter Etomidat atmete lediglich ein Proband gleichmäßig weiter, die übrigen hatten Apnoen von 20 - 65 s Dauer. Sie waren bedingt durch die zurückfallende Zunge und durch den Esmarchschen Handgriff sofort zu unterbrechen, was stets vorgenommen und teilweise mit O_2-Maske unterstützt wurde. Auch hier war mehrmals die Tendenz zu periodischer Atmung deutlich.

2. Kreislauf:
Keine wesentlichen Änderungen waren sowohl im Blutdruckverhalten als auch in der Herzfrequenz nach beiden Hypnotika feststellbar (Abb. 7).

3. Temperaturerhöhung:
Eine Temperaturerhöhung nach Minaxolon, gemessen an der peripheren Durchblutung des Fingers, war deutlich vorhanden (Abb. 7).

4. Venenverträglichkeit:
Die Venenverträglichkeit wurde nach einem strengen Schema, eine Methode, wie wir sie in der Klinik nicht praktizieren,

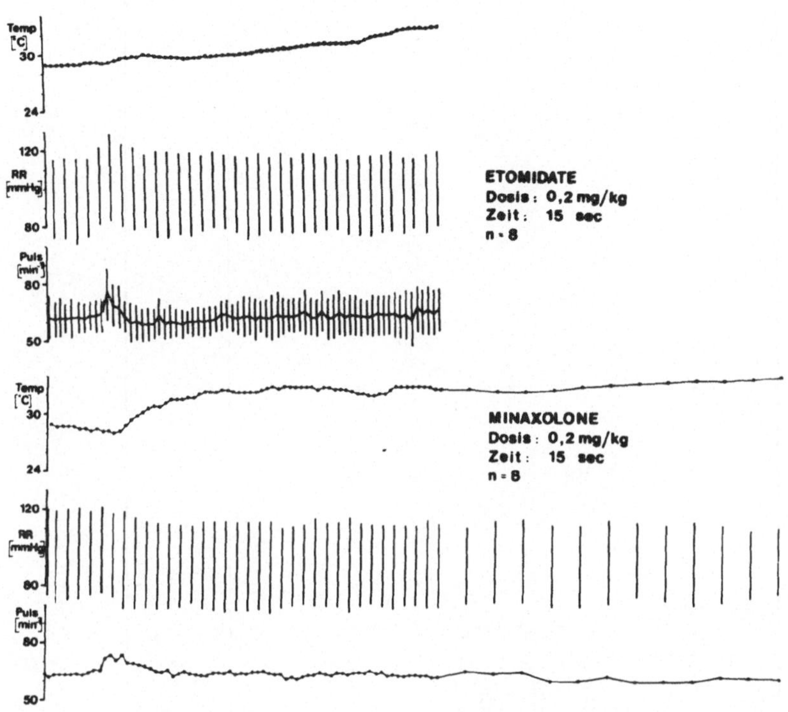

Abb. 7. Das Blutdruckverhalten zeigte keine Veränderungen. Die Temperatur stieg unter Minaxolon deutlich an

kontrolliert. Appliziert wurden die Pharmaka in eine kleine Handrückenvene (Butterfly) ohne Trägerinfusion. Die aus der klinischen Erfahrung bekannte mäßige Venenverträglichkeit von Etomidat konnte unter dieser strengen Versuchsanordnung bestätigt werden (Tabelle 1). Von acht Probanden reagierten sechs mit Schmerzäußerungen während der Injektion und bei der Nachkontrolle 24 h später gaben alle acht Probanden Schmerzen bei Druck auf die Injektionsstelle an. Minaxolon schneidet dabei als wasserlösliches Steroid deutlich besser ab: Nur bei zwei Probanden wurde ein Schmerzreiz bei der Injektion verzeichnet, und bei der 24-Stunden-Kontrolle hatte nur ein Proband eine druckschmerzhafte Venenreaktion.

Schlußfolgerung:
Minaxolon läßt eine schnelle, schonende und sichere Schlafinduktion zu, die mit geringen Nebenwirkungen erreicht wird. Die Schlafdauer ist deutlich länger als bei Etomidat. Trotz der längeren Wirkungsdauer sind die Probanden nach 150 min in ihrer psychomotorischen Leistungsfähigkeit nicht beeinträchtigt gewesen.

Tabelle 1. Venenverträglichkeit nach Etomidat und Minaxolon. Je 0,2 mg/kg KG injiziert in
15 s am Handrücken

Proband	Etomidat				Minaxolon			
	Schmerz bei Injektion	Druck-schmerz 24 h	Rötung 24 h	Verhärtung 24 - 48 h	Schmerz bei Injektion	Druck-schmerz 24 h	Rötung 24 h	Verhärtung 24 - 48 h
1	++ Druck	++	+			+		
2	+ Wärme, Druck					+		
3	Wärme	++	+	++ 10 cm				
4	++	++	++	++ 20 cm				
5		++	+	++ 5 cm				
6	Hitze +	+				+		
7	+++	+			+	+		
8	+ Druck, Brennen	++			Druck			

+   leicht
++ mittel
+++ schwer

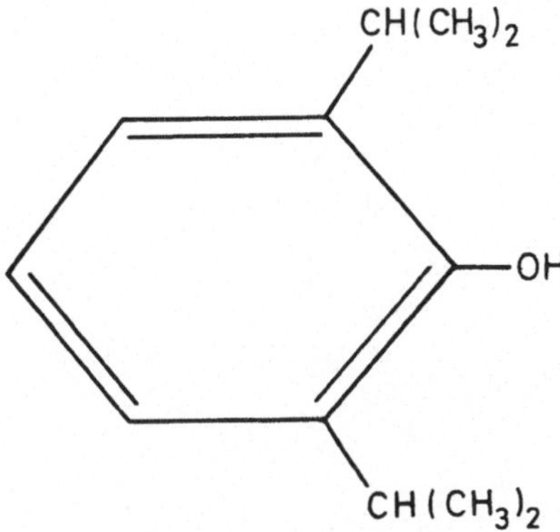

Abb. 8. Strukturformel von Diprivan (2,6 Diisopropylphenol)

Diprivan

Das zweite noch in Erprobung stehende Hypnotikum ist die Substanz ICI 35.868 (Diprivan), ein 2,6 Diisopropylphenol (Abb. 8); es ist nicht wasserlöslich und in 16 % Cremophor EL gelöst.

Im Tierexperiment traten Apnoen, barbituratähnliche EEG-Veränderungen und Blutdruckabfall in Abhängigkeit von der Injektionsgeschwindigkeit auf (2). Die Ausscheidung von Diprivan erfolgt in erster Linie renal, bis zu 90 % in 24 h, das Ausscheidungsprodukt ist ein metabolisiertes, unbekanntes Konjugat (1).

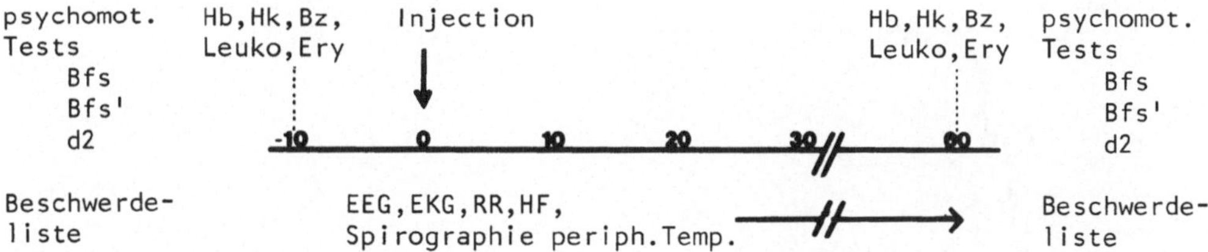

Abb. 9. Versuchsablauf

Erste pharmakokinetische Untersuchungen am Menschen wurden von ROGERS et al. (6) durchgeführt (nicht veröffentlicht). Nach diesen Untersuchungen besteht keine Dosisabhängigkeit, die erste Verteilungsphase ist äußerst schnell (Halbwertszeit 2,2 min) und die terminale Halbwertszeit mit 70 min ebenfalls sehr kurz. Man schließt hieraus, daß Diprivan für kurze Narkosen gut anzuwenden ist. PRYS-ROBERTS und SEAR (5) halten die Aufrechterhaltung eines narkoseähnlichen Schlafes, auch mit wiederholten Injektionen oder Dauerperfusionen (50 ng/kg KG), bis zu 3 h für möglich.

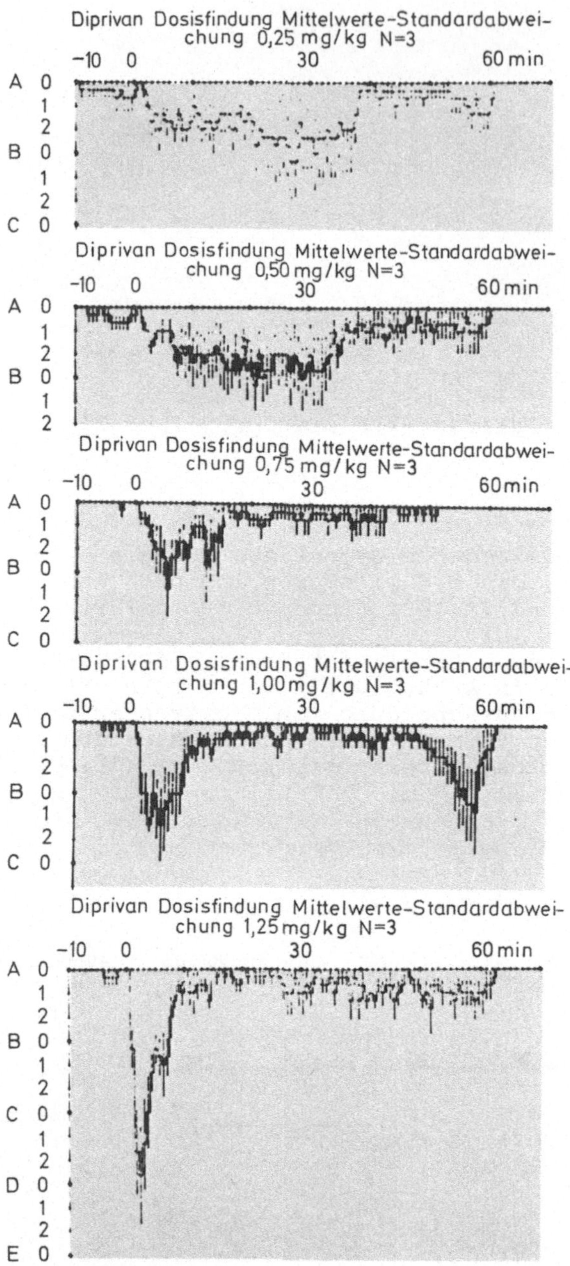

Abb. 10 a. Dosiswirkung nach Diprivan. Bei den niedrigen Dosierungen waren kaum Schlafstadien nachweisbar. Erst ab 1,5 mg/kg Körpergewicht wurde das Schlafstadium C_0 im Mittel erreicht. Die Standardabweichung nach 2,0 mg/kg war im Bereich der maximalen Schlaftiefe gering

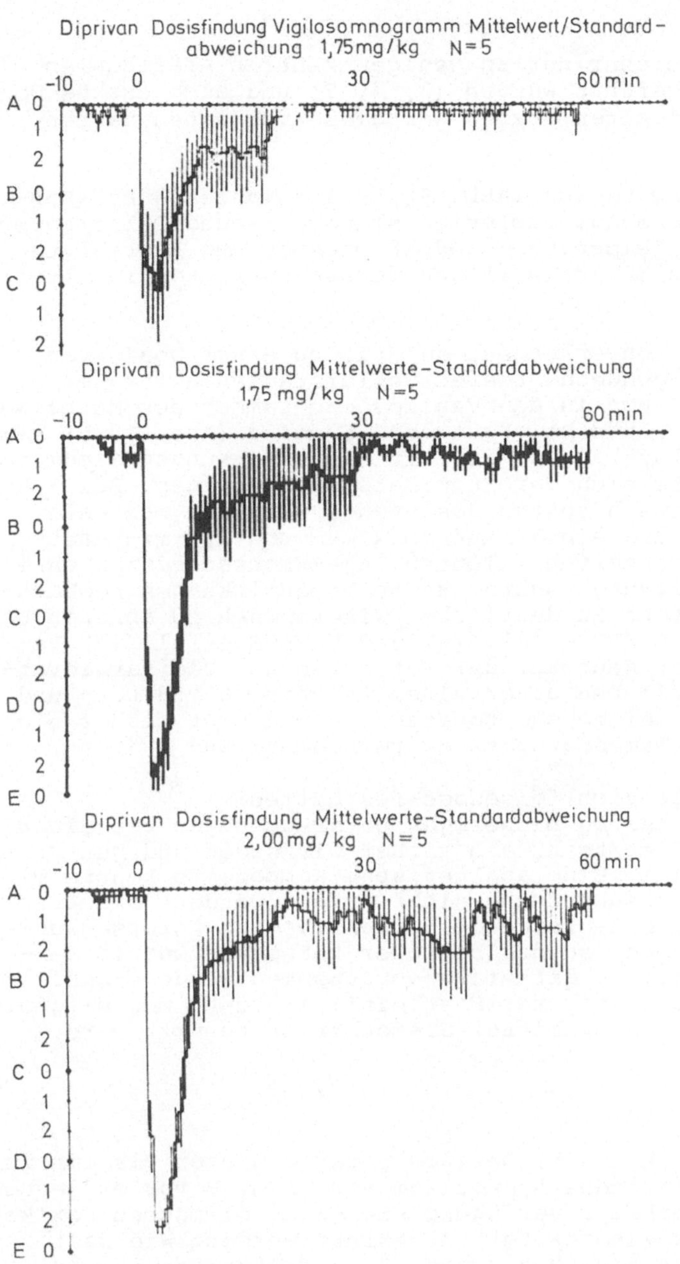

Abb. 10 b. Dosiswirkung nach Diprivan. Bei den niedrigen Dosierungen waren kaum Schlafstadien nachweisbar. Erst ab 1,5 mg/kg
Körpergewicht wurde das Schlafstadium C_0 im Mittel erreicht.
Die Standardabweichung nach 2,0 mg/kg war im Bereich der maximalen Schlaftiefe gering

Da mit ICI 35.868 bisher nur an wenigen Zentren Anästhesien
am Patienten durchgeführt wurden (3, 4, 7) und auch exakte Do-
sisfindungskurven fehlten, haben wir diese vor einem halben
Jahr erstellt.

Entsprechend unserem Design (Abb. 9), - fortlaufende EEG-Kon-
trolle, EKG-Aufzeichnung, unblutige Blutdruck- und Pulsfrequenz-
messung, periphere Temperatur- und Atemgasmessung - erfolgte
die Dosisfindung an 32 freiwilligen Versuchspersonen im Alter
von 18 bis 32 Jahren.

Die Einzeldosen lassen erkennen, daß bis zu einer Dosis von
1,0 mg/kg KG keine genügend tiefen Schlafstadien auftraten.
Dies spiegelt sich auch in den Vigilosomnogrammen der Mittelwerte wieder (Abb. 10 a und b). Erst ab 1,5 mg/kg (Abb. 10 b) kam
es zu sicheren Schlafstadien, die mit einem Wirkungsmaximum von
3 - 4 min etwa im Bereich der Etomidatwirkung liegen. Bei 2,0
mg/kg KG, der bei uns höchsten Dosierung, war eine maximale
Schlaftiefe von E_0 und ein Wirkungsmaximum von 3,5 min nachweisbar. Außer vereinzelten leichten Injektionsschmerzen ohne
Rötung oder Venenreizung konnten keine Nebenwirkungen beobachtet werden. Dies steht in deutlichem Widerspruch zu anderen Untersuchern. So gaben KAY et al. (4) und SAVEGE et al. (7) Venenschmerzen bei der Mehrzahl der Patienten an. Die kardiovaskulären Parameter blieben außer einem leichten Blutdruck- und
Pulsfrequenzabfall weitgehend konstant. Flush trat bisher nicht
auf, die periphere Temperatur stieg zwischen 2 und 4 °C an.

Zusammenfassend läßt sich folgendes festhalten:
Diprivan ist nach unseren bisherigen Untersuchungen bei einer
Dosis von 1,5 - 2,0 mg/kg KG ein sicher wirkendes und gut ver-
trägliches Hypnotikum. Eine analgetische Komponente konnte mit
der gewählten Versuchsanordnung nicht erfaßt werden. Die Erholungszeit ist kurz. Entsprechende Herz-Kreislauf-Untersuchun-
gen fehlen jedoch noch, so daß hierüber keine Wertung im Vergleich zu anderen i.v. Anästhetika vorgenommen werden kann.
Auch auf die Möglichkeit einer Histaminfreisetzung muß hingewiesen werden, da als Lösungsmittel Cremophor EL benutzt wird.

Zusammenfassung:

Minaxolon hat sich in den bisherigen Untersuchungen als ein gutes i.v. zu applizierendes Hypnotikum erwiesen. Bevor es jedoch
wieder für die Klinik zur Verfügung stehen wird, müssen toxiko-
logische Fragen (Karzinogenität) abgeklärt werden. Wie weit
beide i.v. Hypnotika eine Bedeutung für die Anästhesie erhalten werden, ist zum derzeitigen Stand der Untersuchungen noch
nicht absehbar.

Literatur

1. ADAM, H. K., GLEN, J. B., HOYLE, P. A.: Pharmacokinetics in
   laboratory animals of ICI 35.868 - a new i.v. anaesthetic
   agent. Brit. J. Anaesth. 52, 743 (1980)

2. GLEN, J. B.: Animal studies of the anaesthetic activity of
   ICI 35,868. Brit. J. Anaesth. 52, 731 (1980)

3. KAY, B., ROLLY, G.: ICI 35,868. A new intravenous induction
   agent. Acta anaesth. belg. 28, 303 (1977)

4. KAY, B., ROLLY, G.: ICI 35,868. The effect of a change of
   formulation on the incidence of pain after intravenous injection. Acta anaesth. belg. 28, 317 (1977)

5. PRYS-ROBERTS, C., SEAR, J. W.: Pharmacokinetics of continuous
   infusion of Althesin, Minaxolon and ICI 35,868 to supplement
   nitrous oxide anaesthesia in man. European Academy of Anaesthesiology (1980)

6. ROGERS, K. M., ADAM, H. K., DEWAR, K. M. S., KAY, B., Mc-
   CUBBIN, SPENCE, A., STEPHENSON, D.: ICI 35,868, a new i.v.
   anaesthetic: Preliminary findings in 20 patients. Brit.
   J. Anaesth. 52, 230 (1980)

7. SAVEGE, T. M., HOFFLER, D., AVELING, W., CHANG, H., MAJOR,
   E.: Clinical use of Diprivan, ICI 35,868, a new short acting
   intravenous anaesthetic. 7th World Congress of Anaesthesiologists, Hamburg 1980

Intravenöse Narkosen bei Patienten mit zerebralem Krampfleiden

Von D. Koch, A. Opitz und R. Degen

Bis zum heutigen Tag sind die Aussagen in der Literatur widersprüchlich, welches i.v. Narkotikum für Patienten mit einem zerebralen Anfallsleiden geeignet ist. KUGLER hat wiederholt darauf hingewiesen, daß die Einteilung von WINTERS (9, 10) nur noch bedingt Bedeutung hat. Die Unterscheidung in exzitierende und deprimierende Substanzen kann bei Kenntnis der verschiedenen detaillierten Untersuchungen nicht mehr aufrechterhalten werden. Wir wissen, daß das EEG zur Therapiekontrolle bei der Behandlung von Epileptikern und dem Erfassen einer "Anfallsneigung" nur mit äußerster Kritik verwendet werden darf. Völlig ungenügend für eine statistische Zuverlässigkeit ist der Zusammenhang von sogenannten "krampfstromverdächtigen Potentialabläufen" mit epileptischen Anfallsleiden (3).

Solange uns jedoch keine anderen Untersuchungsmethoden zur Verfügung stehen, bleibt lediglich das EEG übrig, allerdings mit der erforderlichen Zurückhaltung bei der Wertung seiner Befunde.

Tabelle 1. Zusammenstellung der verwendeten Einleitungsnarkotika

Substanz	Prozent	n
Methohexital	93,5	913
Etomidat	4,0	39
Ketamin	2,0	20
Thiopental	0,5	5
	100 %	977

Nur wenige Zentren verfügen über ausreichend große Zahlen von Narkosen bei Epileptikern. Wir haben in den letzten acht Jahren ca. 1.200 Narkosen bei Patienten mit nachgewiesenem zerebralem Anfallsleiden durchgeführt. Dabei wurden bisher die Auswirkungen von Ethrane, Halothan, NLA, Regionalverfahren und Etomidat mit Hilfe einer differenzierten Langzeit-EEG-Auswertung untersucht. Bei unserer ersten Untersuchungsreihe lag der Schwerpunkt auf der Beurteilung der Inhalationsnarkotika. Dabei haben wir die Inhalationsnarkosen überwiegend mit einem i.v. Narkotikum eingeleitet (Tabelle 1). Es wurde jedoch bei der EEG-Auswertung diesem Initialabschnitt weniger Bedeutung beigemessen. In einer weiteren, zur Zeit laufenden Untersuchungsreihe sollen nun Flunitrazepam, Methohexital und Thiopental in ihrer Wirkung auf den Patienten mit zerebralem Anfallsleiden untersucht werden.

Auf dem Methohexital-Symposium 1970 in Frankfurt wurde von
WHITWAM ausdrücklich Methohexital als nicht kontraindiziert
bei Epileptikern bezeichnet (8). Dagegen wird von MALE und AL-
LEN 1977 Thiopental als Mittel der ersten Wahl herausgestellt
(4). Lediglich bei gut eingestellten Patienten wäre Methohexital als i.v. Narkotikum akzeptabel. Dieser Meinung schließt
sich auch KERN (2) in einem Kommentar zur Arbeit von OPITZ et
al. (5) über Enflurane-Anästhesie bei Epileptikern an. Wir übersehen bis jetzt über 1.000 Narkosen bei Patienten mit zerebralem Anfallsleiden, die mit Methohexital eingeleitet wurden. In
keinem einzigen Fall kam es zu einer Anfallsprovokation bzw.
zu "krampfpotentialverdächtigen Aktivitäten". In einer Lang-
zeit-EEG-Untersuchung, in der das Ethrane beurteilt werden sollte, sind im ersten Abschnitt die EEG-Veränderungen, die durch
i.v. Einleitung mit Methohexital verursacht wurden, dokumentiert. Ein solches Alpha- und Betawellenbild konnte in allen
bisher ausgewerteten EEG-Streifen beobachtet werden. Hieraus
kann sicher keine Anfallsprovokation abgeleitet werden. Aufgrund unserer bisherigen Untersuchungen und des langjährigen
klinischen Einsatzes von Methohexital bei Anfallspatienten können wir folgern, daß die Warnung vor dieser Substanz nicht aufrechterhalten werden darf. Methohexital ist bei Patienten mit
zerebralem Anfallsleiden nicht kontraindiziert.

Zur Untersuchung der Auswirkung von Etomidat auf Epileptiker
haben wir bei 37 Patienten Narkose-EEG-Langzeitableitungen ausgewertet. Dabei konnten wir in einem sehr hohen Prozentsatz
feststellen, daß sich wenige Sekunden nach Gabe von Etomidat
krampfverdächtige Potentiale nachweisen lassen, die jedoch in
keinem Fall mit einem klinisch relevanten Anfall einhergehen.
Wir hatten damals geglaubt, daß wir aufgrund dieser krampfverdächtigen Potentiale das Etomidat als nicht geeignet für Epileptiker bezeichnen müßten. Im Gegensatz zu dieser Aussage stehen die Untersuchungen von WAUQUIER (7) und anderen, die im
Tierexperiment dem Etomidat eine gute antikonvulsive Wirkung
zuschreiben. VAN DER STARRE (6) setzt das Etomidat als schnell
wirkende antiepileptische Substanz sogar im Status epilepticus
ein.

Bei der Untersuchung der Präparate Fentanyl und Dehydrobenzperidol haben wir gesehen, daß unter NLA typische EEG-Veränderungen auftreten, wie sie bereits Anfang der 60er Jahre von DE
CASTRO (1) und anderen publiziert wurden. Eine Steigerung von
krampfverdächtigen Potentialen konnten wir in keinem Fall nachweisen. Die Neuroleptanästhesie stellt somit unter Berücksichtigung der bekannten Einschränkungen eine geeignete i.v. Narkose beim Epileptiker dar.

Zu den zur Zeit laufenden Untersuchungen kann bisher nur sehr
wenig ausgesagt werden. Wir beabsichtigen, Methohexital und
Thiopental gegenüberzustellen. Im übrigen haben erste Untersuchungen mit Flunitrazepam ergeben, daß wir in dieser Substanz
anscheinend ein gutes Präparat haben, das sich ideal beim Epileptiker einsetzen läßt. Insbesondere bei Prämedikation mit
Flunitrazepam erscheinen die Übergänge vom Schlaf-EEG auf das
Narkose-EEG geradezu ideal. Gewisse Schwierigkeiten bestehen

für uns noch in der Dosierung, da es in einzelnen Fällen zu
erheblichen Nachschlafphasen kam, die einer intensiven Bewa-
chung bedurften. Inwieweit es sich um Interaktionen mit den Antiepileptika handelt, kann noch nicht abschließend beurteilt
werden. Zur Prämedikation verabfolgen wir 0,02 mg/kg, während
zur Narkose maximal bis zu 0,015 mg/kg injiziert wurden.

Zusammenfassung

Entgegen den Aussagen, daß Methohexital nur mit Zurückhaltung
bei Patienten mit zerebralem Anfallsleiden verwandt werden darf,
sind in den vorliegenden EEG-Ableitungen keinerlei "krampfpo-
tentialverdächtige Aktivitäten" nachweisbar. Es kam bei der
großen Zahl der mit Methohexital eingeleiteten Narkosen zu keiner Anfallsprovokation. Diese Tatsache begründet unsere Aussage, daß wir keine Bedenken haben, Methohexital auch bei Patienten mit zerebralem Anfallsleiden einzusetzen. Dies wird seit
Jahren mit gutem Erfolg bei uns praktiziert. Erfahrungen mit
Thiopental liegen uns nur in geringer Zahl vor. Wir haben bisher Methohexital wegen seiner geringeren nachteiligen Wirkungen auf das kardiozirkulatorische System dem Thiopental vorge-
zogen.

Bezüglich der Aussage, inwieweit das Etomidat beim Anfallskran-
ken eingesetzt werden kann, müssen wir darauf hinweisen, daß
es unter Etomidat wohl zu einer deutlichen Steigerung sogenannter "krampfverdächtiger Potentiale" kam, die jedoch in keinem
Fall zu einer Anfallsprovokation geführt haben. Nach Aussage
von KUGLER und anderen sind die von uns beobachteten Phänomene
nicht so zu deuten, daß vor der Anwendung von Etomidat beim
Epileptiker gewarnt werden muß. Dies deckt sich auch mit den
Untersuchungen von WAUQUIER und VAN DER STARRE, die dem Etomidat eine ausgesprochen antikonvulsive Wirkung zuschreiben und
es sogar im Status epilepticus anwenden.

Die NLA mit ihren zahlreichen Varianten stellt unter Berücksichtigung der bekannten Vorsichtsmaßnahmen eine ideale i.v.
Narkose auch beim Epileptiker dar. Man muß allerdings berücksichtigen, daß die in der letzten Zeit gehäuften Berichte über
Fälle im Sinne des "Silent death" zu großer Zurückhaltung veranlassen müssen.

Im Flunitrazepam haben wir nach unseren ersten Ergebnissen sicherlich ein ideales Präparat, bei dem jedoch die Dosierungs-
frage gerade beim Epileptiker mit seinen vielen Medikamenten
noch nicht abschließend beurteilt werden kann. Die ausgezeichnete antikonvulsive Wirkung läßt jedoch vermuten, daß Flunitrazepam speziell zur Prämedikation der Epileptiker geeignet ist.
Lediglich die lange Eliminationsphase bringt einige Probleme
mit sich. Inwieweit die neuesten Benzodiazepine (z. B. Midazolam) neue Akzente setzen, können wir bisher wegen fehlender Erfahrung nicht beurteilen.

Literatur

1. DE CASTRO, J., MUNDELEER, P.: Dehydrobenzpéridol et Phentanyl. Symposium über Neuroleptanalgesie in Verbindung mit dem 1. Europäischen Anästhesiekongreß, p. 31. Wien, 5.9. 1962

2. KERN, F.: Kommentar zur Arbeit: OPITZ, A., BRECHT, S., STENZEL, E.: Enfluran-Anästhesie bei Epileptikern. Anaesthesist 26, 329 (1977). In: Survey of Anesthesiology 104 (1979)

3. KUGLER, J., DOENICKE, A.: Anfälle bei Narkose. In: Anästhesie bei zerebralen Krampfanfällen und Intensivtherapie des Status epilepticus (eds. A. OPITZ, R. DEGEN). Erlangen: perimed 1980

4. MALE, C. G., ALLEN, E. M.: Methohexitone-induced convulsions in epileptics. Anesth. Intens. Care 5, 226 (1977)

5. OPITZ, A., BRECHT, S., STENZEL, E.: Enfluran-Anästhesie bei Epileptikern. Anaesthesist 26, 329 (1977)

6. VAN DER STARRE, P.: Etomidat als schnellwirkende antiepileptische Substanz. In: Anästhesie bei zerebralen Krampfanfällen und Intensivtherapie des Status epilepticus (eds. A. OPITZ, R. DEGEN). Erlangen: perimed 1980

7. WAUQUIER, A., ASHTON, D., CLINCHE, G., NIEMEGEERS, C. J. E., JANSSEN, P. A. J.: Etomidat, ein barbituratfreies Hypnotikum; anti-konvulsive, anti-anoxische und hirnprotektive Wirkung im Tierexperiment. In: Anästhesie bei zerebralen Krampfanfällen und Intensivtherapie des Status epilepticus (eds. A. OPITZ, R. DEGEN). Erlangen: perimed 1980

8. WHITWAM, J. G.: The pharmacology of brietal sodium (methohexitone sodium). In: Das Ultrakurznarkotikum Methohexital (ed. Ch. LEHMANN). Anaesthesiologie und Wiederbelebung (eds. R. FREY, F. KERN, O. MAYRHOFER), Bd. 57, p. 2. Berlin, Heidelberg, New York: Springer 1972

9. WINTERS, W. D.: Epilepsy of anesthesia with ketamine. Anesthesiology 36, 309 (1972)

10. WINTERS, W. D., WALLACH, M. B.: Drug induced states of CNS excitation. A theory of hallocinosis, psychosomimetic drugs (ed. D. H. EFRON), p. 193. New York: Raven Press 1970

Zusammenfassung der Diskussion zum Thema:
„Klinische Anwendung"

FRAGE:
Um einen Querschnitt über die von den einzelnen Teilnehmern ge-
übte Narkosepraxis zu erhalten, wurde eingangs jeder Teilnehmer
gebeten, zu den folgenden Fragen Stellung zu nehmen:

Welche Narkoseart bevorzugen Sie bei folgenden Eingriffen:
a) kurzer Eingriff, ambulant, z. B. Radiusreposition;
b) mittellang dauernder Eingriff (ca. 60 min), z. B. Hüftgelenks-
   ersatz;
c) lang dauernder, ausgedehnter Eingriff, z. B. Abdominalopera-
   tion?

ANTWORT:
Bei Durchführung der Kurznarkose waren sich die Teilnehmer ei-
nig darüber, daß eine Prämedikation nur dann gegeben werden
soll, wenn der Patient postoperativ noch mehrere Stunden überwacht wird. Der Eingriff selbst kann in Lokalanästhesie durchgeführt werden; falls eine Vollnarkose erforderlich ist, kann
diese mit Methohexital, Etomidat oder mit Thiopental eingeleitet werden. Im weiteren empfiehlt sich die Anwendung von Inhalationsanästhetika. In jedem Falle ist auch bei ambulanten Kurz-
eingriffen eine postoperative Überwachung notwendig.

Die bei kurz dauernden Eingriffen abzulehnende Benzodiazepin-
Fentanyl-Narkose wird bei den mittellang und lang dauernden
Eingriffen allgemein empfohlen, wobei als spezielle Indikation
die Alterschirurgie erwähnt wird. Wegen des diskutierten Rebound-
effektes nach Fentanyl wird dieses Medikament sehr zurückhal-
tend dosiert. Im Bedarfsfall wird in einigen Kliniken mit Halothan oder Ethran ergänzt. Auf den Einsatz von DHB wird anscheinend zunehmend verzichtet.

Auf die Regionalanästhesieverfahren wurde in diesem Zusammenhang nicht speziell eingegangen. Dagegen wurde allgemein auf
die adäquate postoperative Überwachung als integraler Bestandteil der Narkose speziell nach länger dauernden Eingriffen hingewiesen.

FRAGE:
Welche Narkosetechnik empfiehlt sich heute zur Einleitung einer Sectio?

ANTWORT:
Bei der einmaligen Gabe von Einleitungsnarkotika kann die Frage
der Pharmakokinetik dieser Substanzen beim Feten vernachlässigt

werden. Nach den Empfehlungen von FINSTER wird in Wien die Narkose mit 4 mg/kg Thiopental eingeleitet und anschließend mit einem Inhalationsanästhetikum aufrechterhalten. Nach Entwicklung des Kindes wird Fentanyl gegeben. Hingewiesen wurde weiter auf die Empfehlung von MARX (persönliche Mitteilung), die zur Einleitung 2 mg/kg KG Thiopental und 0,5 mg/kg KG Ketamin verwendet. Damit ist im allgemeinen eine ausreichende Analgesie bis zur Entwicklung des Kindes zu erreichen.

Prinzipiell sollte beachtet werden, daß alle Narkotika die Plazenta passieren. Entscheidend ist, wie der Fet das Medikament hinsichtlich Wirkung und Abbau verträgt. Es muß die Metabolisierungsrate des Medikaments beim Feten beachtet werden, da dadurch wesentlich der Zustand des Feten nach der Abnabelung bestimmt wird.

FRAGE:
Wie ist der Einsatz von Diazepam in der Schwangerschaft hinsichtlich Teratogenität und Häufigkeit des Auftretens von Kernikterus beim Neugeborenen zu beurteilen?

ANTWORT:
Die sogenannte Degenhardt-Studie (2) hat eindeutig bewiesen, daß die Einnahme von Diazepam während der Schwangerschaft nicht zu einer erhöhten Rate von Lippenspalten bei Neugeborenen (4) führt.

Am gehäuften Auftreten eines Kernikterus bei Neugeborenen nach Diazepameinnahme in der Schwangerschaft besteht kein Zweifel; kanadische Forscher (5) machen für die Verdrängung des Bilirubins aus der Eiweißbindung den Benzoatanteil des Lösungsvermittlers verantwortlich. Diese Problematik würde dann für alle Benzodiazepine in Ampullenform gelten, die diese Hilfsstoffe enthalten.

FRAGE:
Kann bei Kinderanästhesien die i.m. Gabe von Barbituraten zur Einleitung empfohlen werden?

ANTWORT:
Die intramuskuläre Anwendung von Barbituraten sollte auf Ausnahmefälle beschränkt bleiben; die Routinemethode ist die intravenöse Applikation.

Ist eine i.m. Applikation nicht zu umgehen, sollte Ketamin verwendet werden, allerdings nicht als Mononarkotikum, da auch bei Kindern Angstträume auftreten können. ALTEMEYER empfiehlt hier die Kombination mit DHB und nicht mit Benzodiazepinen. Letztere wirken bei Kindern unter sechs Jahren häufig atypisch, die Kinder sind in der Narkose sehr unruhig.

FRAGE:
Welche Kombination empfiehlt sich bei der Anwendung von Ketamin
bei Kinderanästhesien?

ANTWORT:
Diskutiert wurde sowohl die Verwendung eines Phenothiazins als
auch von Diazepam oder DHB. BECSEY et al. (1) konnten schon
1972 zeigen, daß sowohl dem Diazepam als auch dem DHB eine
blockierende Wirkung in Hinblick auf das Auftreten postnarko-
tischer Träume nach Ketamin zukommt. Ketamin hemmt die Rückresorption von Katecholaminen, damit kommt es im synaptischen
Spalt zu einer Anreicherung von Katecholaminen (Dopamin und
Noradrenalin) (6, 7); das DHB ist über die Blockierung dopamin-
erger Neurone in der Lage, die Auswirkungen dieser Anreicherung
zu verhindern.

GATTIKER berichtet über besonders günstige Erfahrungen bei der
Anwendung von Flunitrazepamtropfen (die allerdings nicht im
Handel erhältlich sind) als Prämedikation bei Kleinkindern und
Säuglingen. Sie empfiehlt in der Kardiochirurgie eine Dosierung
von 0,1 mg/kg KG (Sonst liegen die Dosisempfehlungen mit 0,05
mg/kg KG wesentlich niedriger). Eine Steigerung dieser Menge
führt nicht zu einer stärkeren Sedierung, sondern häufig zu einer Zunahme der Unruhe der Kinder.

Einschränkend muß jedoch darauf hingewiesen werden, daß die
langsame Metabolisierung des Flunitrazepams seine Anwendung
bei kürzer dauernden Eingriffen verbietet. Als günstigeres Prä-
medikationsmittel empfiehlt ALTEMEYER Chlorprotixen, wobei auch
er die orale Applikation der i.m. Gabe vorziehen würde.

Bei der Kombination von DHB und Ketamin ist wegen der längeren
Nachschlafphase in jedem Falle eine sorgfältige postoperative
Überwachung notwendig. Die zur Vermeidung ketamininduzierter
Träume notwendige Dosierung von DHB liegt niedrig. Bei Kindern
unter sechs Jahren genügen hierfür 2,5 mg DHB.

FRAGE:
Gibt es für Ketamin eine Indikation für die Anwendung in der
Kardiochirurgie?

ANTWORT:
Prinzipiell gilt, daß diese Substanz bei kardiochirurgischen
Eingriffen sowie für andere Eingriffe bei kardial geschädigten
Patienten nicht eingesetzt werden soll. Als einzige Ausnahme
kann sie zur Anästhesie bei Patienten mit einer Fallot-Tetra-
logie eingesetzt werden. Hier wird durch die Erhöhung des Druckes
im linken Ventrikel eine Verminderung des Rechts-links-Shunts
und damit eine Verbesserung der Sauerstoffsättigung erreicht.

FRAGE:
Ist die Anwendung von Atropin in der Prämedikation vor kardiochirurgischen Eingriffen angezeigt?

ANTWORT:
Im Bereich der Kardiochirurgie in Zürich und Groningen wird das
Atropin zur Prämedikation nur mehr in den seltensten Fällen,
und wenn, dann unmittelbar vor Narkosebeginn intravenös eingesetzt. GATTIKER weist darauf hin, daß in ihrem Bereich allerdings zur Relaxierung auch zur Intubation niemals Succinylcholin, sondern immer kurariforme Relaxanzien verwendet werden.

FRAGE:
Inwieweit ist das Ausmaß einer postoperativen Analgesie abhängig von der durchgeführten Narkoseform?

ANTWORT:
Hier besteht ohne Zweifel ein sehr enger Zusammenhang. Die Untersuchungen von FERRARI (3) zeigen, daß nach Neuroleptanalge-
sien nur in ca. 50 % eine postoperative Analgesie notwendig
war. Nach Inhalationsanästhesien lagen diese Zahlen wesentlich
höher.

Prinzipiell stellt sich die Frage, wann Schmerzmittel gegeben
werden sollen, zum Zeitpunkt des Auftretens von Schmerzen oder
routinemäßig nach der erwarteten Abklingquote des verwendeten
Analgetikums. Speziell bei der routinemäßigen Applikation erhebt sich wieder die Frage der adäquaten Überwachung des Patienten.

Mit Aufmerksamkeit müssen die Berichte verfolgt werden, die
über Nebenwirkungen bei einer routinemäßigen Antagonisierung
von Analgetika postoperativ berichten. Speziell bei kardialen
Risikopatienten sollte die Anwendung nicht routinemäßig erfolgen.

Literatur

1. BECSEY, L., MALAMED, S., RADNAY, P., FOLDES, F. F.: Reduc-
   tion of the psychotomimetic and circulatory side-effects of
   ketamine by droperidol. Anesthesiology 37, 536 (1972)

2. DEGENHARDT, K. H.: Forschungsbericht Schwangerschaftsver-
   lauf und Kindesentwicklung. Stand Mai 1976. Boppard: H. Boldt

3. FERRARI, H. A., FUSON, R. L., DENT, S. J.: The relationship
   of the anesthetic agent to postoperative analgesic requirements. Sth. med. J. 62, 1201 (1969)

4. SAFRA, M. J., OAKLEY, G. P.: Association between cleft lip
   with or without cleft palate and prenatal exposure to diazepam. Lancet 1975 II, 478

5. SCHIFF, D., CHAN, G., STERN, L.: Clinical implications of
   bilirubin-albumin binding in the newborn. Rev. canad. Biol.
   32, Suppl., 135 (1973)

6. SMITH, R. C., MELTZER, H. Y., ARORA, R. C., DAVIS, J. M.:
   Effects of phencyclidine on ^{3}H-catecholamine and ^{3}H-sero-
   tonin uptake in synaptosomal preparations from rat brain.
   Biochem. Pharmacol. <u>26</u>, 1435 (1977)

7. TAUBE, H. D., MONTEL, H., HAU, G., STARKE, K.: Phencyclidine
   and ketamine: comparison with the effect of cocaine on the
   noradrenergic neurones of the rat brain cortex. Naunyn-
   Schmiedeberg's Arch. Pharmacol. <u>291</u>, 47 (1975)

Klinische Anästhesiologie und Intensivtherapie

Herausgeber: F.W. Ahnefeld, H. Bergmann,
C. Burri, W. Dick, M. Halmágyi, G. Hossli,
E. Rügheimer
Schriftleiter: J. Kilian

Band 3
Infusionstherapie I

Der Elektrolyt-Wasser- und Säure-Basen-
Haushalt
Workshop Timmendorfer Strand April 1973
Herausgeber: F.W. Ahnefeld, C. Burri,
W. Dick. M. Halmágyi. Unter Mitarbeit zahl-
reicher Fachwissenschaftler.
1973. 84 Abbildungen, 15 Tabellen. 256 Seiten
DM 38,-
ISBN 3-540-79775-0

Band 5
Mikrozirkulation

Workshop April 1974
Herausgeber: F.W. Ahnefeld, C. Burri,
W. Dick, M. Halmágyi. Unter Mitarbeit zahl-
reicher Fachwissenschaftler.
1974. 126 Abbildungen, 8 Tabellen.
XI, 207 Seiten
DM 28,-
ISBN 3-540-06981-X

Band 7
Infusionstherapie II: Parenterale Ernährung

Workshop Dezember 1974
Herausgeber: F.W. Ahnefeld, C. Burri,
W. Dick, H. Hamágyi. Unter Mitarbeit zahl-
reicher Fachwissenschaftler.
1975. 103 Abbildungen. X, 214 Seiten
DM 32,-
ISBN 3-540-07288-8

Band 10
Notfallmedizin

Workshop April 1975
Herausgeber: F.W. Ahnefeld, H. Bergmann,
C. Burri, W. Dick, M. Hamágyi,
E. Rügheimer. Unter Mitarbeit zahlreicher
Fachwissenschaftler.
1976. 109 Abbildungen, 124 Tabellen.
XIII, 386 Seiten
DM 53,-
ISBN 3-540-07581-X

Band 12
Der Risikopatient in der Anästhesie

2. Respiratorische Störungen
Herausgeber: F.W. Ahnefeld, H. Bergmann,
C. Burri, W. Dick, M. Halmágyi,
E. Rügheimer. Unter Mitarbeit zahlreicher
Fachwissenschaftler.
1976. 79 Abbildungen, 52 Tabellen.
X, 240 Seiten
DM 42,-
ISBN 3-540-08039-2

Band 14
Infusionslösungen

Technische Probleme in der Herstellung
und Anwendung
Herausgeber: F.W. Ahnefeld, H. Bergmann,
C. Burri, W. Dick, M. Halmágyi,
E. Rügheimer. Unter Mitarbeit zahlreicher
Fachwissenschaftler.
1977. 59 Abbildungen, 56 Tabellen. XIV,
240 Seiten
DM 36,-
ISBN 3-540-08404-5

Band 15
Wasser-Elektrolyt- und Säuren-Basen-Haushalt

Herausgeber: F.W. Ahnefeld, H. Bergmann,
C. Burri, W. Dick, M. Halmágyi,
E. Rügheimer. Unter Mitarbeit zahlreicher
Fachwissenschaftler.
1977. 89 Abbildungen, 37 Tabellen.
X, 194 Seiten
DM 32,-
ISBN 3-540-08509-2

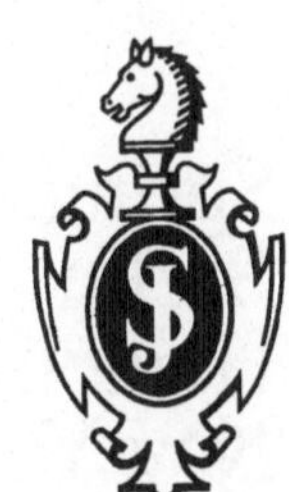

Springer-Verlag
Berlin
Heidelberg
New York

Band 16
Grundlagen der Ernährungs-
behandlung im Kindesalter
Herausgeber: F.W. Ahnefeld, H. Bergmann,
C. Burri, W. Dick, M. Hamágyi,
E. Rügheimer. Unter Mitarbeit zahlreicher
Fachwissenschaftler.
1978. 90 Abbildungen, 57 Tabellen.
XI, 246 Seiten
DM 36,-
ISBN 3-540-08609-9

Band 17
Rohypnol (Flunitrazepam)
Pharmakologische
Grundlagen –
Klinische Anwendung
Herausgeber: F.W. Ahnefeld, H. Bergmann,
C. Burri, W. Dick, M. Halmágyi, G. Hossli,
E. Rügheimer. Unter Mitarbeit zahlreicher
Fachwissenschaftler.
1978. 93 Abbildungen, 35 Tabellen.
XI, 217 Seiten
DM 36,-
ISBN 3-540-08900-4

Band 18
Lokalanästhesie
Herausgeber: F.W. Ahnefeld, H. Bergmann,
C. Burri, W. Dick, M. Halmágyi, G. Hossli,
E. Rügheimer. Unter Mitarbeit zahlreicher
Fachwissenschaftler.
1978. 86 Abbildungen, 58 Tabellen.
XI, 265 Seiten
DM 48,-
ISBN 3-540-09083-5

Band 19
Der bewußtlose Patient
Herausgeber: F.W. Ahnefeld, H. Bergmann,
C. Burri, W. Dick, M. Halmágyi, G. Hossli,
H.J. Reulen, E. Rügheimer, H.-P. Schuster.
Unter Mitarbeit zahlreicher Fachwissen-
schaftler.
1979. 74 Abbildungen, 64 Tabellen.
XI, 255 Seiten
DM 58,-
ISBN 3-540-09306-0

Band 20
Akutes Lungenversagen
Herausgeber: F.W. Ahnefeld, H. Bergmann,
C. Burri, W. Dick, M. Halmágyi, G. Hossli,
E. Rügheimer. Unter Mitarbeit zahlreicher
Fachwissenschaftler.
1979. 127 Abbildungen, 88 Tabellen.
XIV, 319 Seiten
DM 64,-
ISBN 3-540-09581-0

Band 21
Therapie mit
Blutkomponenten
Herausgeber: F.W. Ahnefeld, H. Bergmann,
C. Burri, W. Dick, M. Halmágyi, G. Hossli,
E. Rügheimer. Unter Mitarbeit zahlreicher
Fachwissenschaftler.
1980. 53 Abbildungen, 65 Tabellen. XIII,
227 Seiten
DM 58,-
ISBN 3-540-10180-2

Band 22
Muskelrelaxanzien
Herausgeber: F.W. Ahnefeld, H. Bergmann
C. Burri, W. Dick, M. Halmágyi, G. Hossli,
E. Rügheimer. Unter Mitarbeit zahlreicher
Fachwissenschaftler.
1980. 104 Abbildungen. 37 Tabellen.
XI,
281 Seiten
DM 78,-.
ISBN 3-540-10365-1

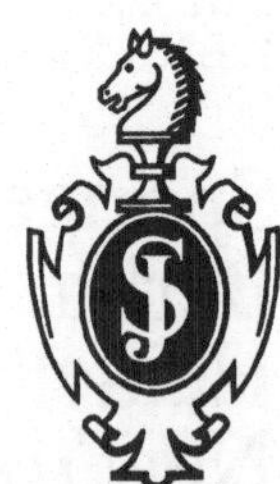

Springer-Verlag
Berlin
Heidelberg
New York